T0381306

Rheumatologie aus der Praxis

Rudolf Johannes Puchner · Antonia Mazzucato-Puchner
Hrsg.

Rheumatologie aus der Praxis

Entzündliche Gelenkerkrankungen – mit Fallbeispielen

4. Auflage

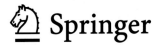 Springer

Hrsg.
Rudolf Johannes Puchner
Altmünster am Traunsee, Österreich

Antonia Mazzucato-Puchner
Wien, Österreich

ISBN 978-3-662-69692-7   ISBN 978-3-662-69693-4   (eBook)
https://doi.org/10.1007/978-3-662-69693-4

Ursprünglich erschienen im Springer-Verlag Wien

Die Deutsche Nationalbibliothek verzeichnet diese Publikation in der Deutschen Nationalbibliografie;
detaillierte bibliografische Daten sind im Internet über https://portal.dnb.de abrufbar.

Planung/Lektorat: Christine Lerche
Springer ist ein Imprint der eingetragenen Gesellschaft Springer-Verlag GmbH, DE und ist ein Teil von
Springer Nature.
Die Anschrift der Gesellschaft ist: Heidelberger Platz 3, 14197 Berlin, Germany

Wenn Sie dieses Produkt entsorgen, geben Sie das Papier bitte zum Recycling.

Für Josefine und Maximilia

Vorwort zur 4. Aufl.

Die rasanten Fortschritte in den Therapien entzündlich-rheumatischer Erkrankungen in den letzten Jahren haben das Behandlungsspektrum grundlegend verändert. Neue Biologika sowie zielgerichtete Therapien, die JAK-Inhibitoren, wurden eingeführt. Die Komplexität der Behandlungsmöglichkeiten ist gestiegen, ebenso wie die Chancen auf eine bessere Prognose für Betroffene. Unser Ziel ist es, Ihnen eine umfassende und praxisnahe Übersicht zu bieten, um Sie in Ihrer täglichen Arbeit zu unterstützen. Dieses Buch richtet sich an Hausärzte, Orthopäden und Fachärzte für Physikalische und Rehabilitative Medizin sowie an Studenten und Rheumatologen in Ausbildung. Es soll Ihnen als wertvolle Ressource dienen und Ihnen helfen, die aktuellen Therapiemöglichkeiten zu verstehen und anzuwenden. Die Aktualisierungen in der 4. Auflage stellen sicher, dass die Leserinnen und Leser stets über die neuesten wissenschaftlichen Erkenntnisse und Behandlungsansätze informiert sind. Zahlreiche Fallbeispiele runden das Buch ab und sollen zum praktischen Verständnis entzündlich-rheumatischer Erkrankungen beitragen. Des Weiteren haben wir in der vierten Auflage ein neues Kapitel über Osteoporose aufgenommen, das die brandneuen Richtlinien berücksichtigt. Bei der Erstellung dieses Buches haben wir uns bemüht, den Text so zugänglich wie möglich zu gestalten. Aus Gründen der Lesbarkeit verwenden wir daher oft das generische Maskulinum, betonen jedoch, dass uns Geschlechtergerechtigkeit und Inklusion ein wichtiges Anliegen sind.

Rudolf Johannes Puchner
Antonia Mazzucato-Puchner
Wien
April 2024

Vorwort zur 1. Auflage

Rheumatische Erkrankungen kommen in allen Altersstufen, Berufsgruppen und sozialen Schichten vor und gehören weltweit zu den Leiden, die am häufigsten Krankenstandsfälle und eine vorzeitige Berufsunfähigkeit hervorrufen. Entzündliche Gelenkerkrankungen wie die rheumatoide Arthritis sind durch einen chronisch fortschreitenden Verlauf gekennzeichnet und gehen häufig mit einer frühzeitigen Zerstörung der Gelenke einher.

Die Zerstörung der Gelenke kann bereits im ersten Jahr nach Auftreten der Beschwerden beginnen. Nach 2 bis 5 Jahren sind bereits bis zu 50 % der befallenen Gelenke irreversibel geschädigt. Die Notwendigkeit einer frühzeitigen Diagnose und rasch einsetzenden Therapie ist heute durch entsprechende Diagnoseleitlinien und Behandlungspfade etabliert.

Die Ätiologie entzündlich-rheumatischer Erkrankungen ist nach wie vor nicht geklärt.

Durch bessere Kenntnisse über Pathogenese und Krankheitsverlauf konnten im letzten Jahrzehnt sehr wirkungsvolle Medikamente entwickelt werden, welche die Behandlung revolutioniert haben. War bis Ende der 1990er-Jahre eine Verringerung der Zahl der geschwollenen Gelenke und eine Minderung der Schmerzintensität ein erreichbares und akzeptiertes Ziel, so nehmen wir uns heute vor, bei unseren Patienten einen Zustand der Remission bzw. Beschwerdefreiheit zu erreichen.

Dieses Buch informiert in erster Linie über **chronisch-entzündliche Gelenk- und Wirbelsäulenerkrankungen**; es soll zur leichteren Diagnosefindung beitragen und Kenntnisse über Therapiemöglichkeiten vermitteln.

Aus Gründen der leichteren Lesbarkeit haben wir uns entschlossen, alle geschlechtsspezifischen Wörter nur in männlicher Form zu verwenden. Selbstverständlich gelten alle Bezeichnungen gleichwertig für Frauen.

Danksagung

Ich möchte mich herzlich bei all jenen bedanken, die zur Entstehung dieses Buches beigetragen haben. Meine besondere Dankbarkeit gilt der wertvollen Zusammenarbeit mit meinem Vater, Rudolf Puchner. Gemeinsam haben wir als Rheumatologen an diesem Projekt gearbeitet und es geschafft, die vierte Auflage dieses Buches zu realisieren.

Ein besonderer Dank gebührt unseren geschätzten Kollegen, die durch ihre Expertise zum Buch beigetragen haben. Doch vor allem möchten ich unseren Patienten danken, von denen wir täglich lernen. Ihre Geschichten und Erfahrungen sind der Kern unseres Berufs und sie haben maßgeblich dazu beigetragen, dieses Buch zu formen.

Mein Vater hat seinen Kindern die Medizin stets positiv vermittelt. Seine Begeisterung hat uns alle dazu inspiriert, Ärzte zu werden. Ich hoffe, dass man in diesem Buch unsere Liebe zum Beruf erkennen kann und wir den Lesern ebenso viel Freude an der spannenden Welt der Rheumatologie vermitteln können. Während die vorherige Auflage noch mir und meinen Geschwistern gewidmet war, möchte ich diese neue Auflage nun meinen Töchtern widmen.

Vielen Dank an alle, die uns auf diesem Weg begleitet und unterstützt haben.

Antonia Mazzucato-Puchner

Inhaltsverzeichnis

Autorenverzeichnis

Herausgeber

Dr. Antonia Mazzucato-Puchner Abteilung für Rheumatologie, AKH Wien, Universitätsklinik für Innere Medizin III, Wien, Österreich

Univ.-Prof. PD Dr. Rudolf Puchner Danube Private University (DPU), Krems an der Donau, Österreich

Beitragsautoren

Priv. Doz. Dr. Stephan Blüml Abteilung für Rheumatologie, AKH Wien, Universitätsklinik für Innere Medizin III, Wien, Österreich

Dr. Gabriela Eichbauer-Sturm FA für Innere Medizin, Nephrologie und Rheumatologie, Kitzbühel, Österreich

Dr. Kastriot Kastrati Abteilung für Rheumatologie, AKH Wien, Universitätsklinik für Innere Medizin III, Wien, Österreich

Univ. Prof. Dr. Erich Mur Institut für Physikal. Medizin und Rehabilitation, Universitätsklinik Innsbruck, Innsbruck, Österreich

Priv. Doz. Dr. Stephan Puchner AKH Wien, Universitätsklinik für Orthopädie und Unfallchirurgie, Wien, Österreich

Dr. Bernhard Rintelen LKH Stockerau, II. Medizinische Abteilung, NÖ Kompetenzzentrum für Rheumatologie, Karl Landsteiner Institut für klinische Rheumatologie, Stockerau, Österreich

Dr. Klara Rosta, Ph.D. AKH Wien, Universitätsklinik für Frauenheilkunde, Wien, Österreich

Prim. Dr. Judith Sautner LK Korneuburg-Stockerau, II. Medizinische Abteilung, NÖ Kompetenzzentrum für Rheumatologie, Karl Landsteiner-Institut für klinische Rheumatologie, Stockerau, Österreich

Univ. Prof. Dr. Klemens Trieb Abteilung für Orthopädie und Traumatologie, Medizinische Fakultät, Danube Private University, Krems, Österreich

Dr. Andrea Ulbrich AKH Wien, Universitätsklinik für Kinder- und Jugendheilkunde, Abteilung für pädiatrische Nephrologie und Gastroenterologie, Wien, Österreich

Abkürzungen

AAV	ANCA-assoziierte Vaskulitis	BLyS	B-Lymphozyten-Stimulatorprotein
ACA	Zentromerantikörper		
ACE	Angiotensin-Converting-Enzym	BMI	Body-Mass-Index
aCL	Kardiolipin-Antikörper	boDMARDs, bsDMARDs	Biologische originäre und biosimiläre DMARDs
ACPA	Anti-citrullinierte Protein-Antikörper	BSG	Blutsenkungsgeschwindigkeit
ACR	American College of Rheumatology	C-ANCA	Anti-Neutrophil Cytoplasmic Antibodies with [C] cytoplasmatic fluorescence
ACW-Syndrom	Anterior-Chest-Wall-Syndrom	CADM	Amyopathische Dermatomyositis
aGF	Automatisiertes Gesichtsfeld	CAPS	Cryopyrin-assoziiertes periodisches Syndrom
ANA	Antinukleäre Antikörper		
Anti-CCP-Antikörper	Antikörper gegen zyklische citrullinierte Peptide	CASPAR	Classification criteria for Psoriatic Arthritis
AOSD	Adulter Morbus Still (Adult Onset Still's Disease)	CDAI	Clinical Disease Activity Index
AP	Alkalische Phosphatase	CED	Chronisch-entzündliche Darmerkankungen
aPL	Antiphospholipid-Antikörper		
APS	Antiphospholipid-Syndrom	CHCC	Chapel-Hill-Konsensuskonferenz
aPTT	Aktivierte partielle Thromboplastinzeit	CK	Kreatinkinase
		COX	Zyclooxygenase
ARA	American Rheumatism Association	CPDAI	Composite Psoriatic Arthritis Disease Activity Index
AS	Ankylosierende Spondyloarthritis		
ASAS	Assessment of SpondyloArthritis International Society	CPPD	Calciumpyrophosphaterkrankung
ASDAS	Ankylosing Spondylitis Disease Activity Score	CrCl	Creatinin-Clearance
		CREST-Syndrom	Calcinosis, Raynaud-Syndrom, Ö(E)sophagusmotilitätsstörungen, Sklerodaktylie und Teleangiektasien
ASS	Antisynthetase-Syndrom		
axSPA	Axiale Spondyloarthritis		
AZA	Azathioprin		
		CRP	C-reaktives Protein
BDI-FS	Beck Depressionsinventar Fast-Screen	csDMARDs	Konventionelle, synthetische DMARDs

CT	Computertomographie	ERA	Endothelin-Rezeptor-Antagonist
CU	Colitis ulcerosa		
CYC	Cyclophosphamid	EULAR	European Alliance of Associations for Rheumatology
DAPSA	Disease Activity Index for Psoriatic Arthritis	FAF	Fundus-Autofluoreszenz
DAS-28	Disease Activity Score	FFS	Five-Factor-Score
dcSSc	Diffuse, kutane systemische Sklerose	FH-Fx	Femurhalsfraktur
		FMF	Familiäres Mittelmeerfieber
DECT	Dual-Energy-Computertomographie	FMS	Fibromyalgiesyndrom
		FPA	Fingerpolyarthrosen
DGRh	Deutsche Gesellschaft für Rheumatologie	FRAX	Fracture Risk Assessment Tool
DIL	Drug-induced Lupus	Fx	Fraktur
DIP	Distales Interphalangealgelenk		
		GBM	Glomeruläre Basalmembran
DLCO	Diffusionskapazität für Kohlenmonoxid	GC	Glukokortikoide
		GCA	Giant Cell Arteritis/RZA Riesenzellarteriitis
DM	Dermatomyositis		
DMARDs	Disease-Modifying Anti-Rheumatic Drugs	GFR	Glomeruläre Filtrationsrate
		GGT	γ-Glutamyltransferase
DNA	Desoxyribonukleinsäure	GI	Gastrointestinal
DOAK	Direkte orale Antikoagulanzien	GK	Glukokortikoide
		GKT	Glukokortikoidtherapie
DRESS-Syndrom	Drug Rash with Eosinophilia and Systemic Symptoms Syndrome	GnRH	Gonadotropin Releasing Hormone
DVO	Dachverband der deutschsprachigen wissenschaftlichen osteologischen Gesellschaften	GPA	Granulomatose mit Polyangiitis (Morbus Wegener)
DXA	Dual-X-Ray-Absorptiometrie	HAQ-Score	Health Assessment Questionnaire Score
EAA	Enthesitis-assoziierte Arthritis	HCV	Hepatitis-C-Virus
EGPA	Eosinophile Granulomatose mit Polyangiitis (Churg-Strauss-Syndrom)	HLA-B27	Human Leukocyte Antigen-B27
		HRCT	High-resolution computed tomographie (hochaufgelöste Computertomographie)
EMA	European Medicines Agency		
EMG	Elektromyographie	HS	Harnsäure
ENA	Extrahierbare nukleäre Antikörper	HUV	Hypokomplementämische Urtikariavaskulitis (Anti-C1q-Vaskulitis)

IBM	Einschlusskörpermyositis	MSA	Myositisspezifische Autoanti-körper
IGRA	Interferon Gamma Release (Quantiferontest)	MTP	Metatarsophalangealgelenk
IIFT	Immunfluoreszenztest	MTX	Methotrexat
IIM	Idiopathische inflammatorische Myopathien	NM	Nekrotisierende Myopathie
IL	Interleukin	nr-axSPA	nichtradiologische axiale Spondyloarthritis
ILAR	International League of Associations for Rheumatology	NSAR	Nichtsteroidale Anti-rheumatika
ILD	Interstitielle Lungenfibrose		
IMNM	Immune-Mediated Necrotizing Myopathy	NW	Nebenwirkung
ISG	Iliosakralgelenk	NYHA	New York Heart Association
IVIg	Immunglobuline	OCT	Optische Kohärenztomographie
JAKi	Januskinase-Inhibitoren		
JIA	Juvenile idiopathische Arthritis	P-ANCA	ANCA mit [P] perinukleärem Fluoreszenzmuster
KHK	Koronare Herzkrankheit	PÄ	Prednisolonäquivalent
		PAH	Pulmonal-arterielle Hypertonie
LA	Lupusantikoagulans	PAN	Polyarteriitis nodosa
lcSSc	Limitierte systemische kutane Sklerose	PCR	Polymerasekettenreaktion (Polymerase Chain Reaction)
LDH	Laktatdehydrogenase	PDE	Phosphodiesterase
LORA	Late-Onset Rheumatoid Arthritis	PET-CT	Positronenemissionstomographie
		PIP	Proximales Interphalangealgelenk
MAO	Monoaminoxidase		
MC	Morbus Crohn	PM	Polymyositis
MCP	Metacarpophalangealgelenk	PMR	Polymyalgia rheumatica
MCTD	Mischkollagenose/Mixed connective tissue disease	PPI	Protonenpumpeninhibitoren
		PR3	Proteinase 3
MEFV-Genes	Mediterranean-fever-Gene	PROMs	Patient-reported outcome measures
MGUS	Monoklonale Gammopathie unklarer Signifikanz	Propf-cP	Propf-Polyarthritis
		PsA	Psoriasisarthritis
MMF	Mycophenolatmofetil	PsO	Psoriasis vulgaris
MOF	Major osteoporotic fracture	pSS	Primäres Sjögren-Syndrom
MPA	Mikroskopische Polyangiitis		
MPO	Myeloperoxidase	RA	Rheumatoide Arthritis = chronische Polyarthritis
MRT	Magnetresonanztomographie		

REA	Reaktive Arthritis	SSZ	Sulfasalazin
RF	Rheumafaktor	STIR-Sequenz	Short-Tau-Inversion-Recovery-Sequenz
RS	Rückenschmerz		
RS3PE	Remitting Seronegative Symmetric Synovitis with Pitting Edema	T-Score	Standardabweichung zu jungen Erwachsenen
RTX	Rituximab	TA	Takayasu-Arteriitis
		TBS	Trabekular bone score
SAPHO-Syndrom	Synovitis-Akne-Pustulosis-Hyperostosis-Osteitis-Syndrom	TENS-Therapie	Transkutane elektrische Nervenstimulation
SD	Standard deviation (Standardabweichung)	TFCC	Traingular fibrocartilage complex
SDAI	Simplified Disease Activity Index	TGF-β	Transformierender Wachstumsfaktor beta
SJC	Swollen Joint Count	TJC	Tender Joint Count
SLE	Systemischer Lupus erythematodes	TNF	Tumornekrosefaktor
		TPMT	Thiopurinmethyltransferasemangel
SLICC	Systemic Lupus International Collaborating Clinics	tsDMARDs	Zielgerichtete synthetische DMARDs
SNRI	Serotonin-Noradrenalin-Wiederaufnahme-hemmer	TUG	Timed up and go test
soJIA	Systemische JIA (Systemic onset JIA)	uSPA	Undifferenzierte Spondyloarthritis
SOV	Einzelorganvaskulitiden (Single Organ Vasculitis)	VAS	Visuelle Analogskala
SPA	Spondyloarthritis	VTE	Venöse Thromboembolie
sPAP	Pulmonalarteriendruck	Z-Score	Standardabweichung zu Gleichaltrigen
SSc	Systemische Sklerodermie (systemische Sklerose)		
		ZNS	Zentralnervensystem
SSRI	Selektive Serotonin-Wiederaufnahmehemmer	β2-GPI	β2-Glykoprotein-Antikörper
SSW	Schwangerschaftswoche		

Diagnose und Differenzialdiagnose entzündlich-rheumatischer Erkrankungen

Rudolf Puchner

Inhaltsverzeichnis

© Der/die Autor(en), exklusiv lizenziert an Springer-Verlag GmbH, DE,
ein Teil von Springer Nature 2024
R. J. Puchner, A. Mazzucato-Puchner (Hrsg.), *Rheumatologie aus der Praxis*,
https://doi.org/10.1007/978-3-662-69693-4_1

„Ein guter Arzt sollte nach einem ausführlichen Gespräch mit dem Patienten zu rund 75 % die richtige Diagnose stellen können." Ist diese Meinung „älterer" Lehrbücher und „weiser" medizinischer Lehrer heutzutage, angesichts der Fülle apparativer und laborchemischer diagnostischer Möglichkeiten, noch aufrechtzuerhalten und zeitgemäß?

Gerade bei der frühzeitigen Diagnose einer entzündlichen Gelenkerkrankung steht aber noch immer die Erfahrung des Untersuchers im Vordergrund. Trotz modernster und vielfach auch angewandter technischer Hilfsmittel sind in der Rheumatologie in erster Linie das Wissen und Einfühlungsvermögen des Arztes für das Erkennen der (ersten) Symptome notwendig. Eine frühe Diagnostik ist gefordert, da bereits wenige Monate nach Beginn einer rheumatoiden Arthritis irreversible Schäden an den Gelenken auftreten können und daher eine rasche und gezielte (Basis-)Therapie zwingend ist. Nur durch eine schnelle und richtige Diagnose ist eine frühzeitige Behandlung möglich.

1.1 Anamnese und Untersuchung

Rheumatologische Anamnese
- Gelenk: Schmerzen und/oder Schwellung
- Erstmals oder rezidivierend
- Ruhe oder/und belastungsabhängig
- Ein oder mehrere Gelenke betroffen
- Symmetrie
- Morgensteifigkeit
- Dauer (Tage, Wochen) der Beschwerden
- Akuter oder schleichender Beginn
- Rückenschmerzen
- Begleitsymptome: Fieber, Infekte, Hautveränderungen, Augenentzündungen etc.
- Familienanamnese: Morbus Bechterew, Psoriasis, Gicht, Arthrosen der kleinen Gelenke etc.

- Herkunftsland: Morbus Behçet, Mittelmeerfieber
- Medikamente (Steroide?)

Nach einer ausführlichen Anamnese folgt eine genaue Inspektion des Körpers im Sitzen, Liegen, im Stehen und Gehen (Befragung und Inspektion gehen fließend ineinander über oder überschneiden sich).

Bei der Inspektion erkennt man geschwollene und deformierte Gelenke, eine korrekt geschwungene, starre oder gekrümmte Wirbelsäule und (eventuell) einen Beckenschiefstand. Zusätzlich ist auf die Schonhaltung einer Gliedmaße und das Gangbild (z. B. Hinken) zu achten.

Bei der Untersuchung prüft man die aktive und passive Beweglichkeit der Gelenke. Der Gaenslen-Handgriff, ein Querdruck auf Finger- und Zehengrundgelenke, verursacht bei Entzündung der Grundgelenke Schmerzen.

Rheumatologische   (Basis-)Untersuchung
- Gelenke:
  - Druckempfindlichkeit
  - Schwellung
  - Symmetrie
  - Welche Gelenke?
  - Beweglichkeit
  - Gaenslen-Handgriff
  - Volarflexionsschmerz
- Beurteilung der Wirbelsäule und der Kreuz-Darmbein-Gelenke:
  - Beweglichkeit und Druckschmerz
- Muskelkraft und Muskeldruck- und Kneifschmerz

Es erfolgt auch eine Prüfung der Griffstärke der Hände, die bei rheumatoider Arthritis typischerweise deutlich herabgesetzt ist. Dies ist auch ohne Hilfsmittel orientierend möglich, indem der Patient versucht, die Hand des Untersuchers zu drücken.

Man überprüft Muskelverhärtungen und testet Muskelkraft sowie einen Muskeldruck- und Kneifschmerz, der bei einer Myositis positiv sein kann. Druckempfindliche Kreuz-Darmbein-Gelenke (Sakroiliakalgelenke) weisen auf eine Entzündung hin.

Zudem achtet man bei der Gelenkuntersuchung auf einen Gelenkerguss, eine (Baker-)Zyste sowie auf Reibe- und Knirschgeräusche.

Der geschulte Arzt sollte zunächst das Beschwerdebild so weit einordnen, ob eine primär entzündliche (Arthritis) oder degenerative Erkrankung (Arthrose, Synonym: Osteoarthrose) vorliegt.

1.1.1 Arthrose

Arthrosen treten meist in höherem Lebensalter auf, können aber bei angeborenen Fehlstellungen – wie der Hüftdysplasie oder unter besonderen Bedingungen bzw. Belastungen – auch vor dem 50. Lebensjahr auftreten. Außergewöhnliche Belastungen sind z. B. extreme sportliche Beanspruchungen der Gelenke oder auch die Fettleibigkeit.

Schmerzen   Typische Beschwerden bei Arthrosen (der Hüft- oder Kniegelenke) sind der Anlauf- und Überlastungsschmerz.

Anlaufschmerzen sind Beschwerden bei Bewegung nach längeren Ruhephasen wie Liegen oder Sitzen. Meist treten die Beschwerden nach wenigen Schritten in den Hintergrund oder verschwinden ganz. Wenn sie nach längerer Belastung – wie einem ausgedehnten Spaziergang – wieder auftreten, werden sie als Überlastungsschmerz bezeichnet. Ausgeprägte Arthrosen führen zu Schmerzen bei jeder Belastung.

Andauernde Schmerzen, die auch schon beim Liegen auftreten, werden als Ruheschmerz bezeichnet und sind bei Arthrosen oft eine Indikation für einen operativen Gelenkersatz.

Schwellungen   Entzündete Gelenke sind in der Regel sichtbar geschwollen, Schmerzen treten unabhängig von Belastungen und in jedem Lebensalter auf.

Durch Degeneration bzw. durch Verschleiß hervorgerufene Erkrankungen sind häufig in den „tragenden" Gelenken belastungsabhängig und ohne Schwellung. Durch besondere Beanspruchung kann es aber auch in diesen Gelenken zu Schwellungen kommen (Reizerguss, aktivierte Arthrose).

Auch die Schädigung eines primär gesunden Gelenks, wie z. B. eine Sportverletzung im Knie, kann durch einen Binnenschaden (Läsion von Meniskus oder Bändern) eine ausgeprägte Schwellung hervorrufen.

Fingerarthrosen   Eine sehr häufige (Sonder-)Form der Arthrosen sind die Fingerarthrosen der Mittelgelenke (Bouchard-Arthrosen) und Endgelenke (Heberden-Arthrosen) und der Daumensattelgelenke (Rhizarthrosen). Diese treten vor allem bei Frauen nach dem Klimakterium auf und werden oft mit einer entzündlichen Gelenkerkrankung verwechselt. Es handelt sich um derbe, harte Auftreibungen ausschließlich der Fingerendgelenke und Mittelgelenke, die oft nach manuellen Tätigkeiten Beschwerden hervorrufen können. Auch können sie nach besonderen Belastungen zusätzlich etwas anschwellen (aktivierte Arthrosen), was die Unterscheidung zu entzündlichen Erkrankungen schwierig machen kann.

1.1.2 Arthritis

Rheumatoide Arthritis (RA)

■ **Befallsmuster**

Bei der rheumatoiden Arthritis kann als wichtiges Unterscheidungsmerkmal gelten, dass typischerweise die Fingergrundgelenke (Articulationes metacarpophalangeae, MCP), auch häufig die Fingermittelgelenke,

1

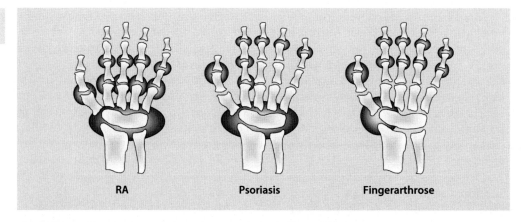

RA   Psoriasis   Fingerarthrose

◘ Abb. 1.1 Typisches Gelenkbefallsmuster bei rheumatoider Arthritis (RA), bei Psoriasisarthritis und bei Arthrosen der Fingergelenke

◘ Tab. 1.1 Differenzialdiagnose Schmerzen der Fingergelenke	
Rheumatoide Arthritis	Symmetrische Schwellung der Fingergrund- und Mittelgelenke typisch, keine Beteiligung der Endgelenke, häufig serologische Entzündungszeichen
Psoriasisarthritis	Schwellung der Fingergrund-, Mittel- und Endgelenke möglich (Befall im Strahl), seltener Symmetrie, oft nur geringe oder keine serologischen Entzündungszeichen
Fingerarthrosen	Eher harte Schwellung der Fingerend- und Mittelgelenke und/oder Schmerzen der Daumensattelgelenke, keine serologischen Entzündungszeichen

jedoch niemals die Fingerendgelenke betroffen sind (◘ Abb. 1.1 und Tab. 1.1).

Wesentlich ist der symmetrische Befall der Gelenke beider Hände, Füße etc. (◘ Abb. 1.2). Fast jedes Gelenk kann betroffen sein. Die Schwellungen sind eher teigig und weich und entwickeln sich über Tage bis Wochen. Auffällig ist eine nur bei der RA derart ausgeprägte Morgensteifigkeit von bis zu 2 h. Die Beweglichkeit der kleinen Gelenke der Hände kann nach dem Aufstehen so eingeschränkt sein, dass das Halten und Greifen von Gegenständen (z. B. Teetasse) mühsam sind.

Das Beschwerdebild ist naturgemäß abhängig von der Zahl und Art der betroffenen Gelenke. Der Befall von Knie- oder Fußgelenken führt neben Schmerzen zu einer typischen Bewegungseinschränkung der betroffenen Gelenke, eine Beteiligung der Kiefergelenke führt zu Schmerzen beim Kauen bis zur Kiefersperre.

Psoriasisarthritis (PsA)

Ist eine wurstförmige Schwellung eines Fingers, einer oder mehrerer Zehen („sausage toe") auffällig, ist an eine Gelenkbeteiligung im Rahmen einer Schuppenflechte zu denken (◘ Abb. 1.3).

Die PsA kann zahlreiche und ähnliche Gelenkregionen wie die rheumatoide Arthritis befallen, zeigt aber einige Unterschiede, wie den oben beschriebenen Befall im Strahl (Daktylitis), die Beteiligung der Endgelenke sowie einen Nagelbefall im Sinne einer Verdickung oder Abhebung des Nagels, von Nagelbrüchen oder einer Tüpfelung der Nägel. Typisch ist ein Befall der Enthesen (Sehnenansätze). Die Enthesitis (Sehnenansatzentzündung) wird aktuell als eines der Hauptmerkmale der Psoriasisarthritis diskutiert. Die drei am häufigsten

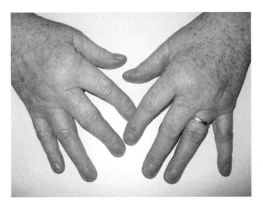

□ Abb. 1.2 Symmetrische Schwellung der MCP-Gelenke bei rheumatoider Arthritis

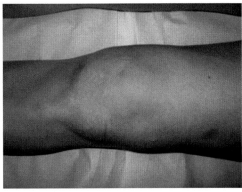

□ Abb. 1.4 Schwellung des linken Kniegelenks bei reaktiver Arthritis

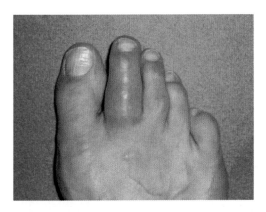

□ Abb. 1.3 Befall einer Zehe im Strahl („sausage toe") bei Psoriasisarthritis

betroffenen Stellen sind Achillessehne, Plantarfaszie am Calcaneus, Epicondylus lateralis humeri (sog. Tennisellbogen) [21].

Nagelbeteiligungen sind bei der PsA im Gegensatz zur unkomplizierten Schuppenflechte häufiger und unter Umständen für die Diagnostik wichtig.

Die Diagnose ist leicht zu stellen, wenn die Schuppenflechte an typischen Prädilektionsstellen wie an den Streckseiten der Knie- und Ellbogengelenke nachweisbar ist. An versteckte Herde am Haaransatz, im Nabelbereich oder retroaurikulär ist zu denken. An eine PsA (sine psoriasis) kann auch gedacht werden, wenn ein Patient mit Arthritis selbst keine Psoriasisherde zeigt, je-

doch ein naher Verwandter an einer Schuppenflechte erkrankt ist. Im Gegensatz zur rheumatoiden Arthritis ist die Beteiligung der gesamten Wirbelsäule und der Kreuz-Darmbein-Gelenke möglich.

Bisweilen verläuft die PsA mild und es sind nur wenige Gelenke betroffen; sie kann aber auch einen chronisch-progredienten polysynovitischen Verlauf ähnlich einer RA aufweisen (siehe auch ▶ Kap. 3).

Reaktive Arthritis

Sind nur wenige Gelenke (oder auch nur ein Gelenk) von einer schmerzhaften Schwellung betroffen und handelt es sich bevorzugt um einen Befall der unteren Extremitäten (z. B. ein entzündetes Knie-, Sprung- und Zehengelenk) muss auch an eine reaktive Arthritis gedacht werden (□ Abb. 1.4). Die reaktive (oder früher auch postinfektiöse) Arthritis kann im Gefolge von Infekten der Atem- oder Harnwege und nach Durchfallerkrankungen auftreten. Vor allem bei Befall einzelner Gelenke ist immer nach einem ca. 1–4 Wochen vor Ausbruch der Arthritis durchgemachten Infekt zu fanden. Häufig ist eine vorangegangene Infektion aber nicht nachweisbar. Auf Befragen geben Patienten dann manchmal eine Mono- oder Oligoarthritis über die Dauer einiger Wochen bis Monate

1

in früheren Jahren an. An eine mögliche Assoziation mit HLA-B27 ist zu denken (siehe auch ▸ Kap. 3).

Arthritis urica

Jede Art der Gelenkerkrankung kann sich (vorübergehend) nur durch den Befall eines Gelenks präsentieren, auch die rheumatoide Arthritis; typisch ist es für die oben beschriebene reaktive Arthritis und in erster Linie für die Gicht (Arthritis urica).

Die Arthritis urica ist gekennzeichnet durch einen plötzlichen, sehr schmerzhaften Befall meist nur eines Gelenks. Am häufigsten ist das Großzehengrundgelenk betroffen, aber die Attacke kann auch in einem anderen Gelenk, wie z. B. dem Kniegelenk, auftreten. Die Entzündung dauert in der Regel auch ohne Therapie nur wenige Wochen und bildet sich nach den ersten Anfällen vollständig zurück. Nach immer wiederkehrenden Attacken ist der Übergang in eine chronische Verlaufsform und sogar der gleichzeitige Befall mehrerer Gelenke möglich (siehe auch ▸ Kap. 11).

Kollagenosen

Lupus-Patienten präsentieren sich oft mit geschwollenen Hand- und Fingergelenken. Die Arthritis ist häufig symmetrisch. In fortgeschrittenen Fällen kann es zu Deformierungen kommen als Folge von Kapsel- und Bandläsionen (Jaccoud-Gelenke). Die Arthritis ist aber nicht erosiv oder destruktiv.

Auch andere Kollagenosen entwickeln Gelenkbeschwerden (z. B. Sjögren-Syndrom. Mischkollagenosen).

1.1.3 Rückenschmerzen

Im Verlauf einer RA kann es auch zu einer Beteiligung der Halswirbelsäule kommen. Eine entzündlich bedingte Zerstörung des Ligamentum transversum atlantis, das den Dens gegenüber dem vorderen Atlasbogen stabilisiert, kann zu einer Kompression des Rückenmarks führen. Frühsymptome sind Schmerzen im Nacken- und Schulterbereich sowie Kopfschmerzen im Hinterhauptbereich. Die Unterscheidung zum Spannungskopfschmerz oder zu degenerativen Veränderungen im Bereich der Schulter- und Nackenregion kann schwierig sein. In Abhängigkeit vom Druck auf das Rückenmark kann es auch zu Parästhesien und Schmerzen im Bereich der Arme und Beine sowie in Ausnahmefällen zu bedrohlichen Tetraparesen kommen. Eine Beteiligung der Halswirbelsäule wird üblicherweise erst bei fortgeschrittener Erkrankung beobachtet.

Schmerzen im Bereich der Lendenwirbelsäule im mittleren und höheren Alter sind meist die Folge degenerativer Veränderungen der kleinen Wirbelgelenke (Spondylarthrose) oder der Bandscheiben.

Plötzlich einschießende Schmerzen im Hals oder Lendenbereich mit Ausstrahlung in Arme oder Beine, eventuell auch mit Lähmungserscheinungen, weisen auf einen Bandscheibenvorfall hin.

Auch ein Wirbelkörpereinbruch im Rahmen einer Osteoporose kann zu plötzlich auftretenden, heftigen Schmerzen im Bereich der Wirbelsäule führen. Rückenschmerzen vorwiegend männlicher Jugendlicher treten bei Morbus Scheuermann auf. Diese relativ häufige Erkrankung (Angaben bis 30 %) unbekannter Ätiologie entsteht durch Wachstumsstörungen an Grund- und Deckplatten der Wirbelkörper und führt zu einer Kyphose der Brustwirbelsäule.

Frühmorgendliche oder nächtliche Schmerzen im tiefen Kreuzbereich mit Besserung auf Bewegung (entzündlicher Rückenschmerz) bei jungen Erwachsenen lassen an eine axiale Spondyloarthritis (axiale SpA, Morbus Bechterew) denken. Bei dieser familiär gehäuft vorkommenden Erkrankung ist eine zusätzliche apparative (konventionelle Röntgenuntersuchung, Magnetresonanztomographie) und laborchemische (Blutsenkungsreaktion, Human Leukocyte Antigen-B27 [HLA-B27]) Untersuchung zur Diagnostik notwendig.

Fallbericht: Eine Studentin mit Kreuzschmerzen

Eine 22-jährige Medizinstudentin klagte seit einigen Monaten über Kreuzschmerzen. Diese traten sowohl in Ruhe als auch bei Bewegung auf, vor allem bemerkte sie diese am Morgen und in sitzender Position. Sie suchte schließlich einen Arzt auf, der zunächst Blockaden im Lendenwirbelbereich diagnostizierte und Schmerztabletten verschrieb. Dadurch wurden die Beschwerden vorübergehend besser, kehrten jedoch wieder zurück; schließlich wurde eine Röntgen- und in Folge eine Computertomographie-Untersuchung der Lendenwirbelsäule durchgeführt. Es wurde der Verdacht auf einen „beginnenden" Bandscheibenvorfall geäußert. Entsprechende physiotherapeutische Maßnahmen und eine Schmerztherapie führten wiederum zu einer vorübergehenden Besserung. Insgesamt konnten die Beschwerden letztendlich durch die Röntgenbefunde nicht exakt erklärt und geklärt werden.

Die Schmerzen traten vor allem im Sitzen, d. h. beim Lernen auf. Ein Psychologe diskutierte sogar eine psychosomatische Ursache und vermutete einen „inneren Widerwillen" gegen das Studium. Ein Rheumatologe konnte (mit Hilfe der Magnetresonanztomographie) die Diagnose stellen. Es zeigte sich eine beidseitige Sakroiliitis; im Labor fand sich eine mäßig erhöhte Blutsenkungsreaktion und der Nachweis von HLA-B27.

Es wurde lokal in die beiden Kreuz-Darmbein-Gelenke Kortison appliziert; dadurch ging es der Patientin rasch besser, und in weiterer Folge wurden gezielte physiotherapeutische Maßnahmen und entsprechende Übungen zur Stärkung der Rückenmuskulatur eingeleitet.

Die Studentin war trotz allem erleichtert, dass die Beschwerden nicht als „psychisch" beurteilt wurden. In den folgenden Monaten war sie weitgehend beschwerdefrei, konnte ihrem Studium nachgehen und war auch sportlich aktiv. Die serologischen Entzündungsparameter waren kontrolliert im Normbereich, der tief sitzende Rückenschmerz sistierte unter fallweiser Gabe von Schmerzmittel. Entzündungen peripherer Gelenke sowie extraartikuläre Manifestationen traten nicht auf. Keiner der befragten Blutsverwandten hatte eine ähnliche Symptomatik.

Der BASDAI-Index, ein Fragebogen, der die subjektive Befindlichkeit des Patienten repräsentiert, war < 4. Aufgrund der sich rasch stabilisierenden Symptomatik war eine weitere medikamentöse Therapie nicht notwendig.

Kommentar

Bei einem tief sitzenden (typischerweise morgendlichen) Kreuzschmerz bei jungen Menschen (als Folge einer Sakroiliitis), der über mindestens 3 Monate andauert, zu keiner Erleichterung in Ruhe führt, sich aber bei Bewegung bessert, muss man einen entzündlichen Rückenschmerz in Erwägung ziehen. Unter Verabreichung von Antiphlogistika bildeten sich die Schmerzen erfolgreich zurück, die serologischen Entzündungszeichen waren nicht erhöht. Beobachtung und Verlaufskontrollen sind angezeigt. Bei Verschlechterung sollte eine Behandlung mit Biologika angestrebt werden.

1

1.1.4 Weitere Differenzialdiagnostik

Rheumaknoten Bei Gelenkerkrankungen ist immer auch die Haut des Patienten zu inspizieren. Bei der rheumatoiden Arthritis kann es typischerweise an den Streckseiten der Unterarme zu derben Knoten unter der Haut (Rheumaknoten) kommen (◘ Abb. 1.5).

Schuppenflechte Eine Schuppenflechte oder Veränderungen der Nägel lassen in Zusammenschau mit einer Gelenkerkrankung an eine PsA denken.

Enthesiopathie Eine schmerzhafte Schwellung im Bereich der Achillessehne (Enthesitis) ist hinweisend auf eine PsA oder eine axiale und periphere SpA.

Schmetterlingserythem Ein schmetterlingsförmiger Ausschlag im Gesicht lässt bei jungen Frauen an einen Lupus erythematodes denken.

Uveitis Eine Beteiligung der Augen im Sinne einer Uveitis kommt nicht selten bei Patienten mit axialer SpA oder PsA sowie im Rahmen chronisch-entzündlicher Darmerkrankungen vor.

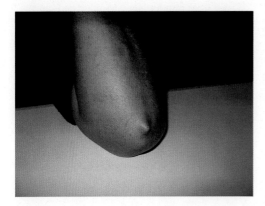

◘ **Abb. 1.5** Rheumaknoten an der Streckseite des Unterarms bei rheumatoider Arthritis

Familiäre Häufung Manche Gelenkerkrankungen kommen familiär gehäuft vor. So typischerweise die HLA-B27-assoziierten Erkrankungen, die Spodyloarthritiden (axiale Spondyloarthritis, reaktive Arthritis oder die PsA). Die Gicht als Stoffwechselerkrankung kann auch in bestimmten Familien häufiger vorkommen.

Fieberanamnese Unerlässlich ist eine Fieberanamnese. Erhöhte Temperaturen können im Rahmen von Schubsituationen bei Kollagenosen oder Vaskulitiden auftreten und ebenso auf eine infektiöse Arthritis hinweisen. Fieberhafte Temperaturen müssen aber auch an eine (Begleit-)Infektion im Rahmen einer chronischen Gelenkerkrankung, insbesondere unter einer immunsuppressiven Therapie denken lassen.

Behçet-Syndrom Treten Gelenkbeschwerden bei Patienten aus der Türkei, dem östlichen Mittelmeerraum oder Japan auf, ist an ein Behçet-Syndrom zu denken, vor allem in Zusammenhang mit einer aphtösen Stomatitis, genitalen aphtösen Schleimhautveränderungen oder einer Uveitis.

Medikamentenanamnese Im Rahmen der Medikamentenanamnese ist unbedingt nach einer vorangegangenen Glukokortikoid-Einnahme zu fragen, da diese das Krankheitsbild verschleiern können (durch eine Schmerzlinderung und Abschwellung eines entzündeten Gelenks) und daher gerade am Beginn einer entzündlichen Gelenkerkrankung die Diagnose und Einordnung des Krankheitsbildes erschweren. Andererseits kann ein promptes Ansprechen auf eine entzündliche Genese hinweisen.

1.2 Laboruntersuchungen

Laboruntersuchungen dienen zur Diagnosefindung sowie zur regelmäßigen Therapieüberprüfung. Zur Diagnosefindung empfiehlt sich eine Stufendiagnostik im Sinne eines initialen Basislabors (▶ Abschn. 1.2.1, Übersicht) und bei entsprechendem klinischem Verdacht oder/und laborchemischem Hinweis eine weiterführende Abklärung (▶ Abschn. 1.2.9).

1.2.1 Blutsenkungsgeschwindigkeit (BSG)

Die BSG ist eine alte und preiswerte Reaktion, die allerdings von zahlreichen Faktoren beeinflusst wird. Das komplexe Geschehen der Sedimentation der Blutkörperchen in einem definierten Glasrohr ist von der Viskosität des Plasmas, dem Aggregatzustand und der Geldrollenbildung der Erythrozyten und vielen anderen Umständen abhängig.

Die BSG ist für den erfahrenen Kliniker ein wichtiger und unverzichtbarer Laborwert zur Differenzierung zwischen entzündlicher und nichtentzündlicher Gelenkerkrankung. Eine nicht erhöhte BSG weist auf keine entzündliche Gelenkerkrankung hin (schließt diese aber nicht aus), ein deutlich erhöhter Wert lässt an eine entzündliche oder auch maligne Erkrankung denken, gibt aber alleine gesehen keine Auskunft, um welche Erkrankung es sich handelt.

> **Rheumatologisches Basislabor**
> - Blutsenkungsgeschwindigkeit (BSG)
> - C-reaktives Protein (CRP)
> - Rheumafaktor (RF)
> - Antikörper gegen zyklische citrullinierte Peptide (Anti-CCP-Antikörper)
> - Antinukleäre Antikörper (ANA)
> - Blutbild: Leukopenie, Anämie etc.
> - Transaminasen
> - Harnsäure
> - Kreatinin
> - Harn

Aus der Höhe der Blutsenkung kann auf die Aktivität mancher Erkrankung geschlossen werden, und die hauptsächliche Bedeutung liegt in der Verlaufsbeobachtung einer chronischen Gelenkerkrankung, vor allem der RA, der Polymyalgia rheumatica und der Kollagenosen, weniger zur Einschätzung der Aktivität einer Spondyloarthritis oder PsA.

1.2.2 C-reaktives Protein (CRP)

Das CRP wird in der Leber synthetisiert und von allen Akute-Phase-Proteinen bei bestimmten entzündlichen Reaktionen am schnellsten (innerhalb von 8 h) und am stärksten in das Plasma freigesetzt.

Es ist ein ebenso guter Parameter wie die BSG zur Verlaufskontrolle der RA und der Vaskulitiden, und mit Einschränkung zur Überwachung einer Spondyloarthritis oder PsA geeignet.

Eine Ausnahme stellt der SLE dar. Ein Anstieg der CRP ist ein Hinweis auf einen zusätzlichen bakteriellen Infekt, da eine Zunahme der Krankheitsaktivität beim SLE üblicherweise nicht mit einer Erhöhung des CRP einhergeht.

Für den erfahrenen Arzt sind zur Diagnose und Verlaufsbeobachtung chronischer entzündlich-rheumatischer Erkrankungen beide Parameter, trotz aller Einschränkungen, hilfreich und sinnvoll [9].

1.2.3 Rheumafaktor (RF)

Der RF ist der bekannteste diagnostische Marker für die RA und Bestandteil der Klassifikationskriterien des American College of Rheumatology (ACR) und der European Alliance of Associations for Rheumatology (EULAR) für die RA. Für die Diagnostik ist der Nachweis von Immungloblin(Ig)M-Rheumafaktoren am meisten verbreitet und international stan-

1

dardisiert. Diese sind gegen den Fc-Teil vom IgG gerichtete Autoantikörper, besitzen allerdings nur eine ungenügende diagnostische Spezifität (80–95 %) und Sensitivität (60–80 %). RF der IgM-Klasse sind zu Krankheitsbeginn seltener positiv und sind erst bei einer Krankheitsdauer von mehr als einem Jahr bei 70–80 % der Patienten mit RA nachweisbar („seropositive RA").

Der RF-Titer ist in der Regel unabhängig von Krankheitsaktivität und Therapie. Patienten mit extraartikulären Manifestationen oder aggressivem Krankheitsverlauf haben jedoch oft höhere Titer von Rheumafaktoren.

Die diagnostische Aussagekraft des Rheumafaktors ist insgesamt ungenügend, da er bei einer Reihe von Autoimmun- und Infektionskrankheiten sowie auch bei Gesunden mit zunehmendem Alter häufiger vorkommt, andererseits bei 20–30 % der Patienten mit RA immer negativ bleibt („seronegative RA") [4, 9].

1.2.4 Antikörper gegen citrullinierte Antigene (Anti-Citrullinated Protein/ Peptide Antibodies, ACPA)

Eine Reihe von citrullinierten Antigenen konnte innerhalb des entzündeten Synovialgewebes von Patienten mit RA nachgewiesen werden. Anti-CCP-Antikörper richten sich gegen zyklische citrullinierte Peptide, die bei Patienten mit RA im Gelenk nachweisbar sind.

Mit einer hohen Spezifität (81–100 %) und Sensitivität (39–94 %) sind Anti-CCP-Antikörper der beste serologische Diagnoseparameter der RA. Der Nachweis dieser Antikörper ist von hohem prädiktivem Wert für die Entwicklung einer RA bei Patienten mit noch unklaren Gelenkbeschwerden bzw. einer undifferenzierten Früharthritis. Anti-CCP-Antikörper können schon lange vor Ausbruch einer klinischen Symptomatik serologisch nachweisbar sein. Demgegenüber sind sie sehr selten bei anderen Gelenkerkrankungen und Kollagenosen nachweisbar. Es wurde in mehreren Untersuchungen eine prognostische Relevanz beschrieben, einhergehend mit einem möglicherweise schwereren Verlauf und frühzeitiger Entwicklung erosiver Gelenkveränderungen. Es besteht keine gesicherte Korrelation zwischen Krankheitsaktivität und Höhe des Antikörpertiters. Daher eignen sich diese Antikörper nicht als Verlaufsparameter [4, 6, 9, 22].

1.2.5 Antinukleäre Antikörper (ANA)

Als ANA werden alle Antikörper bezeichnet, die mit nicht gewebsspezifischen Zellkernantigenen reagieren. Im indirekten Immunfluoreszenztest (IIFT) rufen Antikörper mit humanen Kulturzellpräparaten eine mikroskopisch nachweisbare Zellkernimmunfluoreszenz hervor.

ANA finden sich bei vielen systemischen entzündlich-rheumatischen Erkrankungen. ANA sowie einzelne ANA-Spezialitäten wurden in die ACR-Klassifikationskriterien (American College of Rheumatology) für SLE, Sjögren-Syndrom und Mischkollagenose aufgenommen. Jemals positive ANA ($\geq$ 1:80) wurden bei den EULAR/ACR-Klassifikationskriterien von 2019 als obligatorisches Eingangskriterium gewertet [1].

ANA werden auch bei anderen Erkrankungen, z. B. bei Infektionskrankheiten und mit zunehmendem Lebensalter auch gehäuft bei Gesunden nachgewiesen. Hochtitrige ANA ohne entsprechende klinische Symptomatik und ohne Markerantikörper sind wenig aussagekräftig. Der Nachweis von ANA bei klinisch Gesunden sagt wenig über die mögliche Entwicklung einer Kollagenose aus; andererseits können positive ANA-Titer dem Ausbruch eines SLE jahrelang vorausgehen [8, 12, 29].

1.2.6 ANA-Subspezialitäten

Die Untersuchung von Antikörpern gegen „extrahierbare nukleäre Antigene (ENA, Synonym ANA-Subsets)" erfolgt üblicherweise im Anschluss an einen positiven Nachweis von ANA.

Antikörper gegen Doppelstrang-DNA (dsDNA)
Dies sind die wichtigsten Antikörper zur Diagnose eines SLE und Bestandteil der Klassifikationskriterien. Sie sind bei aktiver Erkrankung mit Nierenbeteiligung in ca. 90 %, ohne Nierenerkrankung zwischen 50 und 70 % sowie bei inaktiver Erkrankung in unter 40 % der Fälle serologisch nachweisbar. Ein fehlender Nachweis von dsDNA-Antikörpern schließt insbesondere bei hochtitrigen ANA und Nachweis anderer Markerantikörper einen SLE nicht aus [2, 5, 8].

Sm-Antikörper Sm-Antikörper besitzen eine hohe Spezifität (> 95 %) für einen SLE und es wurde eine Korrelation zwischen Krankheitsaktivität und Sm-Antikörper-Titer beschrieben.

SS-A/Ro- und SS-B/La-Antikörper Sie zeigen eine hohe Prävalenz für das primäre (bis zu 96 %) und sekundäre (bis zu 80 %) Sjögren-Syndrom. Der gleichzeitige Nachweis beider Antikörperspezifitäten erhärtet die Diagnose. SS-A/Ro und SS-B/La sind Markerantikörper für das primäre Sjögren-Syndrom, können aber auch bei anderen Kollagenosen wie dem SLE oder bei der RA nachweisbar sein.

Topoisomerase-I-Antikörper   (Anti-Scl-70)
Topoisomerase-I-Antikörper sind Markerantikörper für die systemische Sklerose (SSc). Scl-70-Antikörper finden sich in weniger als 10 % der Patienten mit limitierter kutaner systemischer Sklerose (lcSSc) und bei bis zu 65 % der diffusen, kutanen systemischen Sklerose (dcSSc).

Zentromerantikörper (ACA) Zentromerantikörper richten sich gegen in der Zentromerenregion der Chromosomen gelegene Proteine (CENP). Das häufigste Zielantigen ist CENP-B. Diese sind Markerantikörper der lcSSc und finden sich bei diesen Verlaufsformen in 60–80 % der Patienten, bei der diffusen systemischen Sklerose nur in 3–12 % [8, 11, 21].

Anti-Jo-1-Antikörper Diese sind Markerantikörper der Poly- und Dermatomyositis mit einer Prävalenz von bis zu 35 %. Sie sind in der Regel schon frühzeitig bei Krankheitsbeginn nachweisbar und weisen auf einen schweren Krankheitsverlauf hin, können aber unter Therapie verschwinden.

Mi-2-Antikörper Sie sind hochspezifisch für die Dermatomyositis, treten bei adulter Dermatomyositis in 15–30 % der Patienten auf, aber nur selten bei Polymyositis.

U1-RNP-Antikörper Diese Antikörper werden bei verschiedenen Autoimmunerkrankungen gefunden. In hoher Konzentration sind sie ein Markerantikörper und Teil der ACR-Klassifikationskriterien für die von Sharp 1971 beschriebene Mischkollagenose (MCTD) [3].

1.2.7 Autoantikörper gegen zytoplasmatische Antigene humaner neutrophiler Granulozyten

Die als C-ANCA bezeichneten (Anti-Neutrophil Cytoplasmic Antibodies with [C] cytoplasmatic fluorescence) gelten als krankheitsspezifische Marker der Granulomatose mit Polyangiitis (Wegener) und sind bei aktivem mono- bis oligosymptomatischen Verlauf in 60 %, in der Generalisationsphase in 100 % der Fälle nachweisbar. Eine Korrelation mit der

Krankheitsaktivität wird kontrovers diskutiert. Eine zweite Gruppe von Granulozytenantikörpern wurde bei Patienten mit nekrotisierender Glomerulonephritis und mikroskopischer Polyangiitis gefunden. Diese Antikörper werden als P-ANCA (ANCA mit [P] perinukleärem Fluoreszenzmuster) bezeichnet. Als Zielantigen für C-ANCA wurde die in den Granulozyten gelegene Proteinase 3 (PR3), daher PR3-ANCA, als Zielantigen für P-ANCA die Myeloperoxidase (MPO), daher MPO-ANCA, nachgewiesen. Die Untersuchung von P-ANCA und C-ANCA ist nicht als Screeningtest für eine systemische Vaskulitis geeignet. Der prädiktive Wert eines positiven ANCA-Immunfluoreszenztests für die Diagnose einer Vaskulitis ist sehr gering und steigt erst bei zusätzlicher und entsprechender klinischer Symptomatik [9, 29].

1.2.8 Antiphospholipid-Antikörper (aPL)

Lupus-Antikoagulans (LA), Kardiolipin(aCL)- und β2-Glykoprotein-I(β2-GPI)-Antikörper sind als Autoantikörper neben den klinischen Kriterien (arteriellen oder venösen Thrombosen und einer Schwangerschaftsmorbidität) entscheidend für die Diagnose eines Antiphospholipid-Syndroms (APS). Eine höhere Prävalenz von Antiphospholipidantikörpern wird bei Patienten mit nachgewiesenen Thrombosen, bei verschiedenen Autoimmunerkrankungen wie SLE, Sjögren-Syndrom und systemischer Sklerose und bei habituellen Aborten nachgewiesen (folgende Übersichten) [9, 17, 18].

- Systemischer Lupus erythematodes (SLE):
  - ANA
  - dsDNA-Antikörper
  - Sm-Antikörper
  - Nukleosomen
  - SS-A/Ro-Antikörper, SS-B/La-Antikörper
- Medikamenteninduzierter LE:
  - Histone
- Primäres Sjögren-Syndrom:
  - ANA
  - SS-A/Ro-Antikörper, SS-B/La-Antikörper
- Systemische Sklerose:
  - ANA
  - Topoisomerase-I-Antikörper (Scl-70)
  - Zentromerantikörper
- Polymyositis/Dermatomyositis:
  - ANA
  - Mi-2-Antikörper
  - Jo-1-Antikörper
- Mischkollagenose:
  - ANA
  - U1-RNP-Antikörper
- Antiphospholipid-Syndrom:
  - LA
  - aCL-Antikörper
  - β2-Glykoprotein-I-Antikörper
- Systemische Vaskulitiden:
  - Anti-Neutrophilen-Zytoplasma-Antikörper (ANCA)
  - PR3-ANCA (Anti-Proteinase 3) (C-ANCA)
  - MPO-ANCA (Anti-Myeloperoxidase) (P-ANCA)

(nach Hartung und Seelig [8, 9]).

Autoantikörper: Wichtige „Markerantikörper" bei rheumatischen Erkrankungen
- Rheumatoide Arthritis:
  - IgM-RF
  - ACPA (z. B. Anti-CCP-Antikörper)

Rheumatologisches Labor – weiterführende Diagnostik bei entsprechender Klinik
- Bei ANA > 1:80 und Verdacht auf Kollagenose: Antikörper gegen:
  - dsDNA

- Sm
- SSA/Ro, SSB/La
- U1-RNP
- Scl-70
- CENP-B
- Jo-1
- Bei Verdacht auf Antiphospholipid-Syndrom:
  - aPL (LA, aCL, β2-GPI-Antikörper)
- Bei Verdacht auf Vaskulitis:
  - PR3-ANCA (C-ANCA)
  - MPO-ANCA (P-ANCA)

1.2.9 Blutbild und Differenzialblutbild

Aus dem Blutbild lassen sich Rückschlüsse auf die Krankheitsaktivität ziehen, auf Komplikationen wie Blutverlust, Infektionen oder auch auf hämatologische Erkrankungen. Die Bestimmung des Blutbildes ist auch notwendig zur Überprüfung einer medikamentösen Therapie.

Anämie Im Rahmen entzündlich-rheumatischer Erkrankungen kommt es häufig zu einer Anämie, die oft multifaktoriell bedingt ist. Eine normochrome, normozytäre Anämie im Rahmen einer chronischen Entzündung tritt vor allem in der aktiven Phase der Erkrankung als Folge einer verminderten Produktion oder/und eines beschleunigten Abbaus von Erythrozyten auf. Daneben kann es auch zu einer Eisenmangelanämie durch einen okkulten gastrointestinalen Blutverlust (z. B. durch die Einnahme von nichtsteroidalen Antirheumatika, NSAR) kommen.

Thrombozytose Eine Thrombozytose fällt vor allem in der aktiven Phase einer entzündlich-rheumatischen Erkrankung oder auch bei akuten Blutungen und Eisenmangel auf.

Thrombozytopenie Eine Thrombozytopenie kann z. B. als Folge einer medikamenteninduzierten Knochenmarksdepression, bei Splenomegalie oder im Rahmen eines SLE oder Antiphospholipid-Syndroms vorkommen.

Leukozytose Eine Leukozytose kann typischerweise im Rahmen der aktiven Phase einer rheumatoiden Arthritis, bei Infektionen oder als Folge einer Glukokortikoidtherapie auftreten.

Leukopenie Die Leukopenie ist Teil der Symptomtrias des Felty-Syndroms (rheumatoide Arthritis, Leukopenie, Splenomegalie), kann bei SLE in der aktiven Krankheitsphase auftreten oder medikamentös induziert sein (im Rahmen einer Basistherapie).

Nierenfunktionsparameter Nierenfunktionsparameter spielen in der Rheumatologie eine wichtige Rolle zur Überprüfung einer renalen Beteiligung im Rahmen einer Autoimmunerkrankung oder zur Überwachung von Nebenwirkungen durch Medikamente.

Harnsäure Eine Erhöhung der Harnsäure kann zu einer Gichtarthritis führen.

Leberfunktionsparameter Die Bestimmung der Leberfunktionsparameter dient in der Rheumatologie vor allem der Überprüfung einer Basistherapie, da z. B. eine Erhöhung der Transaminasen häufig als Folge einer medikamentös-toxischen Wirkung auftritt, selten auch im Rahmen einer Mitbeteiligung der Leber bei entzündlich-rheumatischen Erkrankungen. Eine Transaminasenerhöhung fällt auch bei Myositiden auf. Zudem ist eine Hepatitis infektiöser Ursache auszuschließen. Bei einem isolierten Anstieg der alkalischen Phosphatase ist an einen Morbus Paget zu denken.

Kreatinkinase Bei klinischem Verdacht auf eine Myositis sollte in jedem Fall die Kreatinkinase (CK) bestimmt werden, die bei Trau-

1

mata, sportlichen Betätigungen, bei Herzinfarkt, aber eben auch im Rahmen von Muskelerkrankungen erhöht sein kann.

Synovialflüssigkeit Eine Gelenkpunktion und Analyse der Synovialflüssigkeit (Synovia) ist indiziert bei Verdacht auf eine bakterielle Gelenkinfektion, zur Differenzierung eines entzündlichen von einem nichtentzündlichen Erguss und zum Nachweis bzw. Ausschluss von Kristallen.

Serologie Serologische Verfahren in der Diagnostik reaktiver Arthritiden werden seit Jahren verwendet, geben aber nur indirekte Hinweise auf eine persistierende oder gerade abgelaufene Infektion und sollten daher sehr gezielt eingesetzt werden (◘ Tab. 1.2).

Borrelienserologie Eine Labordiagnostik der Borreliose sollte ebenfalls nur sehr gezielt bei klinischem Verdacht erfolgen. Es wird eine Stufendiagnostik empfohlen. Bei grenzwertigem oder positivem Suchtest (meist Enzymimmunoassay) empfiehlt sich zur Bestätigung ein zusätzliches Verfahren (Immunoblot).

1.2.10 HLA-B27

Eine familiäre Häufung bestimmter rheumatischer Erkrankungen ist seit Langem bekannt.

Im Jahre 1973 wurde die Assoziation zwischen HLA-B27 (Human Leukocyte Antigen-B27) und ankylosierender Spondylitis (AS, Morbus Bechterew) entdeckt.

◘ **Tab. 1.2** Rheumatologisches Labor – empfohlene weiterführende Diagnostik

Symptome/Verdacht	Diagnoseparameter
Symptome eines entzündlichen Rückenschmerzes bzw. Verdacht auf axiale Spondyloarthritis (ankylosierende Spondylitis)	HLA-B27
Verdacht auf reaktive Arthritis:	
– Arthralgien bzw. bei symmetrischer Polyarthritis	Erregerdiagnostik in der Regel nicht sinnvoll
– Asymmetrische Oligoarthritis (mit Bevorzugung der unteren Extremität) und vorausgegangene Infektion	Serologische Tests auf Chlamydien oder Enterobakterien
– Undifferenzierte Arthritis (asymmetrische Oligoarthritis) ohne Infektanamnese	Urogenitaler Chlamydia-trachomatis-Nachweis: erste Portion Morgenurin
– Rezidivierende oder/und chronische Mono-/Oligoarthritis mit/ohne vorausgegangener Infektion	HLA-B27
– Undifferenzierte Oligoarthritis (insbesondere mit Kniegelenkbefall) und entsprechendem klinischen Verdacht	Borrelienserologie
Verdacht auf bakterielle Infektion eines Gelenks (septische Arthritis)	Gelenkpunktion und Analyse der Synovialflüssigkeit
Undifferenzierte Monoarthritis und Verdacht (oder zum Ausschluss) einer Kristallarthropathie	Gelenkpunktion und Analyse der Synovia Dual-Energy-CT (DECT, „Gicht-CT")
Arthritis und Fieber (bei Verdacht auf rheumatisches Fieber)	Streptokokkenantikörper mit definiertem Titeranstieg (nur im Einzelfall!) [10, 28]

90–95 % der Patienten mit AS tragen diesen genetischen Marker. Eine derart starke Assoziation mit einem genetischen Marker ist bisher für keine andere Erkrankung gezeigt worden (◘ Tab. 1.2).

Reaktive Arthritiden vor allem mit chronifizierten Verläufen sind in 30–80 %, chronisch-entzündliche Darmerkrankungen (CED) und die Psoriasisarthritis mit Beteiligung des Achsenskeletts in ca. 50 % und die akute anteriore Uveitis in 50–70 % mit HLA-B27 assoziiert.

Circa 7–9 % der (gesunden) mitteleuropäischen Bevölkerung sind Träger dieses Gens. Es besteht ein klares Nord-Süd-Gefälle mit einer Prävalenz für HLA-B27 von ca. 15 % in Nordeuropa und einem praktischen Fehlen im südlichen Afrika. Entsprechend zahlreicher epidemiologischer Untersuchungen erkrankten 4–7 % der HLA-B27-positiven Bevölkerung an einer AS [1, 7, 10, 13–16, 20, 22, 28].

1.3 Bildgebende Verfahren

Bildgebende Verfahren stellen neben der Labordiagnostik die Säulen der technischen bzw. apparativen Untersuchungen in der Rheumatologie dar. Sie finden sowohl Verwendung in der Frühdiagnostik zur Diagnosefindung als auch zur Verlaufsbeurteilung im Sinne der Überprüfung und Erfolgskontrolle einer Basistherapie. So sollten Hände und Vorfüße in den ersten 2 Jahren alle 6–12 Monate, später alle 2 Jahre geröntgt werden. Bei schwer verlaufender RA sollte zum Ausschluss einer Zervikalarthritis die Halswirbelsäule alle 3–4 Jahre in Normalstellung und Inklination geröntgt, bei Verdacht eine Kernspintomographie gemacht werden [15, 27].

1.3.1 Gelenk- und Weichteilsonographie

Die Sonographie kann als nichtinvasive Methode beliebig oft eingesetzt werden und stellt in der Hand des geübten Untersuchers ein zunehmend wichtiges Instrument zum Nachweis eines Gelenkergusses, einer Synovitis, einer Tenovaginitis, einer Bursitis oder synovialer Zysten dar. Ebenso kann eine knöcherne Erosion sonographisch dargestellt werden. Diese Methode eignet sich daher zur Frühdiagnostik und zur Verlaufskontrolle einer rheumatoiden Arthritis. Im Gegensatz zur Röntgenuntersuchung besteht keine Strahlenbelastung [26].

1.3.2 Konventionelle Röntgendiagnostik

Diese Methode, mit der jahrzehntelange Erfahrung besteht, stellt nach wie vor die Basis der bildgebenden Diagnostik dar. Sie eignet sich zum Nachweis gelenknaher Erosionen, Zysten oder einer Osteoporose. Es können pathognomonische Befunde bei der PsA erhoben werden. Gelenknahe Erosionen kommen vordergründig bei rheumatoider Arthritis vor und nur in seltenen Ausnahmen bei der erosiv verlaufenden Arthrose oder bei der Gicht. Das konventionelle Röntgenbild eignet sich gut zur Dokumentation des Krankheitsverlaufs [23, 24].

1.3.3 Computertomographie (CT)

Die Computertomographie wird nurmehr vereinzelt zur Diagnostik entzündlicher und degenerativer Knochenveränderungen eingesetzt (eventuell zur Beurteilung knöcherner Veränderungen im Bereich der Kreuz-Darmbein-Gelenke und zur Diagnostik des Bandscheibenvorfalls).

1.3.4 Magnetresonanztomographie (MRT)

Diese Methode ist hervorragend zur Beurteilung von Schädigungen der Gelenk-

1

flächen, Knorpel, Sehnen und Bänder geeignet. Die MRT dient zur Beurteilung von traumatischen Schäden bzw. Sportverletzungen der Knie- und Schultergelenke.

Die MRT wird auch häufig zur Diagnostik entzündlicher Gelenk- und Wirbelsäulenerkrankungen herangezogen. Mit Hilfe der MRT besteht die Möglichkeit der gleichzeitigen Abbildung knöcherner und nichtknöcherner Abschnitte. Durch Gabe von Kontrastmittel können entzündliche Veränderungen im Bereich der Gelenke sehr gezielt dargestellt werden. Die Magnetresonanztomographie wird zur Frühdiagnostik und zur Verlaufskontrolle der rheumatoiden Arthritis unter Therapie eingesetzt, da knöcherne Veränderungen in der MRT früher als im konventionellen Röntgenbild darstellbar sind.

Als gesicherte Indikation zählen bei rheumatoider Arthritis die Beurteilung der Halswirbelsäule bei Verdacht auf Zervikalarthritis am atlantoaxialen Übergang, der Nachweis oder Ausschluss einer Hüftkopfnekrose und gegebenenfalls der frühzeitige Nachweis von strukturellen Veränderungen am Handskelett.

Die MRT ist die beste und wichtigste Methode zur (frühzeitigen) Darstellung und Beurteilung entzündlicher Veränderungen im Bereich der Wirbelsäule und der Sakroiliakalgelenke im Rahmen einer axialen Spondyloarthritis. Die MRT wird ohne Strahlenbelastung durchgeführt, ist aber kosten- und personalintensiv [19].

1.3.5 Drei-Phasen-Szintigraphie

Die Szintigraphie ist eine sensitive, aber wenig spezifische Methode zum Nachweis entzündlicher Gelenk- und Wirbelsäulenveränderungen. Bei dieser Untersuchung erhält der Patient eine kleine Menge einer radioaktiv markierten Substanz, die eine geringe, aber relevante Strahlenbelastung für den Patienten darstellt. Unmittelbar nach intravenös verabreichter Injektion erfolgt die Verteilung im Blutkreislauf, nach 10–15 min im entzündeten Synovialgewebe und nach 2–3 h zeigt die Aktivitätsanreicherung der markierten Substanz Veränderungen im Knochen. Die Frühphase ist entscheidend zur Beurteilung entzündeter Gelenke.

Durch die Szintigraphie können Arthralgien von einer manifesten Arthritis unterschieden werden. Ein negativer skelettszintigraphischer Befund spricht gegen das Vorliegen einer entzündlichen Gelenk- oder Wirbelsäulenerkrankung. Die Szintigraphie ist die Methode der Wahl zur Diagnose des Morbus Paget [25].

1.3.6 Positronenemissionstomographie/CT (PET/CT)

Diese Untersuchung basiert auf der Gabe von mit Fluor-18 markierter Glukose (Tracer), die besonders durch stoffwechselaktive Zellen (d. h. bei Entzündung) aufgenommen wird. Der Tracer akkumuliert bei Großgefäßvaskulitiden in den entzündeten Gefäßabschnitten, die durch Positronenemission in der PET erfasst und anschließend mit den CT-Schichten in Verbindung gebracht wird. Die diagnostische Genauigkeit ist sehr gut, allerdings besteht eine hohe Strahlenbelastung und eine sehr geringe Verfügbarkeit [2].

1.3.7 Dual-Energy-CT (DECT)

Die sogenannte Dual-Energy-CT (DECT), eine spezielle „Gicht"-CT, wird zunehmend zur Diagnose einer Gicht eingesetzt. Diese Technologie bietet mehrere Vorteile für die Diagnose von Gicht. Im Falle einer Arthritis urica, wenn eine Punktion nicht möglich oder unerwünscht ist, kann DECT als Alternative verwendet werden, um Harnsäurekristalle in den Gelenken zu identifizieren und die Diagnose zu stellen.

Literatur

1. Aringer M, Leuchten N (2023) Assessment Tools für den Antikörper gegen Doppels-trang-DNA(dsDNA). Z Rheumatol:361–366
2. Castelyn V, Schmidt WA (2023) Bildgebung bei Großgefäßvaskulitiden. Z Rheumatol 82:646–653
3. Ehrfeld H, Renz M, Hartung K et al (1994) Re-kombinante Ro-, La und U1-n-RNPAntigene: Nachweis von Autoantikörpern mittels ELISA und klinische Assoziationen beim SLE. Z Ärztl Fortbild 88:495–500
4. Feist E, Egerer K, Burmester GR (2007) Auto-antikörperprofile bei der rheumatoiden Arthritis. Z Rheumatol 66:212–218
5. Font J, Cervera R, Ramos-Casals M et al (2004) Clusters of clinical and immunologic features in systemic lupus erythematosus: analysis of 600 patients from a single center. Semin Arthritis Rheum 33:217–230
6. van Gaalen FA, Linn-Rasker SP, van Venrooij WJ et al (2004) Autoantibodies to cyclic citrulli-nated peptides predict progression to rheumatoid arthritis in patients with undifferentiated arthritis: a prospective cohort study. Arthritis Rheum 50:709–715
7. Hartung K, Langer HE (1990) Viren und Arthritis. WMW 140:315–318
8. Hartung K, Seelig HP (2006) Labordiagnostik der systemischen Autoimmunerkrankungen. Teil 1: Kollagenosen. Z Rheumatol 65:709–724
9. Hartung K, Seelig HP (2007) Labordiagnostik der systemischen Autoimmunerkrankungen. Teil 2: Rheumatoide Arthritis und Vaskulopathien. Z Rheumatol 66:225–238
10. Hartung K, Ehrfeld H, Gerritzen A, Kuipers JG, Wolters B (2007) Labordiagnostik der systemi-schen Autoimmunerkrankungen. Teil 3: Infekt-bedingte Arthritiden. Z Rheumatol 66:395–415
11. Ho KT, Reveille JD (2003) The clinical relevance of autoantibodies in scleroderma. Arthritis Res Ther 5:80–93
12. Hoffman IE, Peene I, Meheus L et al (2004) Spe-cific antinuclear antibodies are associated with clinical features in systemic lupus erythematosus. Ann Rheum Dis 63:1155–1158
13. Hülsemann JL, Zeidler H (1999) Diagnostic eva-luation of classification criteria for rheumatoid arthritis and reactive arthritis in an early synovi-tis outpatient clinic. Ann Rheum Dis 58:278–280
14. Inman RD (1999) Classification criteria for re-active arthritis. J Rheumatol 26:1219–1220
15. Kellner H, Schmidt W, Rau R (2005) Bild-gebende Verfahren in der Rheumatologie. Z Rheumatol 64:553–556
16. Kuipers JG, Zeidler H, Wollenhaupt J, Köhler L (2000) Diagnostik der reaktiven Arthritiden. Aktuelle. Rheumatol 25:22–29
17. Miyakis S, Lockshin MD, Atsumi T et al (2006) International consensus statement on an update of the classification criteria for definite antiphos-pholipid syndrome (APS). J Thromb Haemost 4:295–306
18. Obermoser G, Bitterlich W, Kunz F, Sepp NT (2004) Clinical significance of anticardiolipin and anti-β2-glycoprotein I antibodies. Int Arch Allergy Immunol 135:148–153
19. Ostendorf B, Scherer A, Backhaus M, Edelmann E, Kellner H, Schalm J, Rau R (2003) Bildgebende Verfahren in der Rheumatologie: Magnet-resonanztomographie bei rheumatoider Arthritis. Z Rheumatol 62:274–286
20. Peter HH (Hrsg) (1991) Klinische Immunologie. Urban & Schwarzenberg, München
21. Polachek R, Li S, Chandran V et al (2017) Clini-cal Enthesitis in a prospective longitudinal psoria-tic arthritis cohort: incidence, prevalence, charac-teristics, and outcome. Arthritis Care Res (Hobo-ken) 69(11):1685–1691
22. Prim S, Hiepe F, Appel H, Sieper J, Krause A, Rud-waleit M, Keyßer G, Volk HD, Reinke P (2008) Labor. In: Zeidler H, Zacher J, Hiepe F (Hrsg) In-terdisziplinäre klinische Rheumatologie, 2. Aufl. Springer, Berlin/Heidelberg/New York, S 46–77
23. Rau R, Wassenberg S (2003) Bildgebende Verfahren in der Rheumatologie: Scoringmethoden bei der rheumatoiden Arthritis. Z Rheumatol 62:555–565
24. Rau R, Lingg G, Wassenberg S, Schorn C, Scherer A (2005) Bildgebende Verfahren in der Rheumato-logie: Konventionelle Röntgendiagnostik bei der rheumatoiden Arthritis. Z Rheumatol 64:1–15
25. Sandrock D, Backhaus M, Burmester G, Munz DL (2003) Bildgebende Verfahren in der Rheumatologie: Szintigraphie bei rheumatoider Arthritis. Z Rheumatol 62:476–480
26. Schmidt WA, Backhaus M, Sattler H, Kellner H (2003) Bildgebende Verfahren in der Rheumato-logie: Sonographie bei rheumatoider Arthritis. Z Rheumatol 62:23–33
27. Selm S, Selm I, Engel JM (2008) Bildgebende Ver-fahren. In: Zeidler H, Zacher J, Hiepe F (Hrsg) In-terdisziplinäre klinische Rheumatologie, 2. Aufl. Springer, Berlin/Heidelberg/New York, S 79–97
28. Sieper J, Rudwaleit M, Braun J, van der Heijde D (2002) Diagnosing reactive arthritis. Role of clini-cal setting in the value of serologic and microbio-logic assays. Arthritis Rheum 46:319–327
29. Wiik A (2007) Neutrophil-specific antinuclear and anti-cytoplasmic antibodies in chronic in-flammatory diseases. In: Shoenfeld Y, Gershwin ME, Meroni PL (Hrsg) Autoantibodies, 2. Aufl. Elsevier, Amsterdam

Die rheumatoide Arthritis

Rudolf Puchner

Inhaltsverzeichnis

© Der/die Autor(en), exklusiv lizenziert an Springer-Verlag GmbH, DE,
ein Teil von Springer Nature 2024
R. J. Puchner, A. Mazzucato-Puchner (Hrsg.), *Rheumatologie aus der Praxis*,
https://doi.org/10.1007/978-3-662-69693-4_2

2

Die rheumatoide Arthritis (RA, Synonym: chronische Polyarthritis) ist die häufigste entzündliche Gelenkerkrankung. Etwa 0,5(–1) % der Bevölkerung sind betroffen. Es handelt sich um eine chronisch fortschreitende Entzündung mit bevorzugtem symmetrischem Gelenkbefall. Unbehandelt führt sie meist zur Gelenkzerstörung. Auch eine Beteiligung von Sehnen, Gefäßen und inneren Organen ist möglich.

Die Erkrankung kann in jedem Lebensalter auftreten, bevorzugt zwischen dem 35. und 50. Lebensjahr. Frauen sind 3-mal häufiger betroffen als Männer [10, 20, 32].

■ **Ätiologie und Pathogenese**

Typisch für die Erkrankung sind eine synoviale Entzündung und Hyperplasie, der Nachweis bzw. die Produktion von Autoantikörpern (Rheumafaktor und Anti-Citrullinierte Protein-Antikörper [ACPA]), Zerstörung von Knorpel und Knochen sowie systemische Merkmale [20].

Die RA hat nicht nur eine Ursache. Ererbte Anlagen, epigenetische Veränderungen, eine veränderte Immunabwehr und Umweltfaktoren spielen eine Rolle. Die Pathogenese der rheumatoiden Arthritis ist komplex und noch nicht vollständig geklärt. Die genetische Veranlagung spielt eine wichtige Rolle, Verwandte ersten Grades von RA-Patienten erkranken häufiger. Allerdings erkranken eineiige Zwillinge nur in etwa 15–30 % und zweieiige Zwillinge in 5 % gemeinsam. Zahlreiche Gene wurden mit einem erhöhten Risiko für rheumatoide Arthritis in Verbindung gebracht. Die stärksten Beweise unterstützen die Rolle des HLA-DRB1-Gens, insbesondere ein Abschnitt des Gens von fünf Aminosäuren, das sogenannte „shared epitope". Das „shared epitope" steht nur in geringem Zusammenhang mit ACPA-negativer und RF-negativer rheumatoider Arthritis [10, 15].

Epigenetische Faktoren, wie DNA-Methylierung und Histon-Acetylierung, tragen ebenfalls zur Pathogenese der RA bei. Rauchen gilt als ein wesentlicher Risikofaktor für das Auslösen einer RA. Auch andere Umwelteinflüsse (wie Staubbelastung, Viren, Fettleibigkeit, niedriger sozioökonomischer Status und Veränderungen im Mikrobiom von Lunge, Darm und Mund) können bei prädisponierten Personen zu posttranslationalen Veränderungen führen, die eine Citrullinierung mukosaler Proteine zur Folge haben. Dies führt zu einem Toleranzverlust und zur Ausbildung von ACPA [20].

Die Hypothese einer Infektion als (Mit-)Ursache wird immer wieder diskutiert, weil einige Formen entzündlicher Gelenkerkrankungen durch Infekte ausgelöst werden können (reaktive Arthritiden), die aber im Gegensatz zur RA in der Regel nicht chronisch verlaufen und üblicherweise keine Gelenkschädigungen hervorrufen. Zahlreiche Erreger werden bei der Auslösung der RA genannt, wie Parvovirus, Proteus mirabilis, Mycobacterium tuberculosis etc. Letztendlich ist aber bislang kein gesicherter Erregernachweis erbracht worden. Auch der Mechanismus ist nicht geklärt. Es könnte durch Ähnlichkeit viraler Antigene mit autologen Strukturen des Gelenks eine immunologische Kreuzreaktion (molekulares Mimikry) erfolgen. Die Initiierung der Entzündung könnte auch durch Ansiedlung eines noch unbekannten Erregers im Gelenk erfolgen. Dadurch kann eine ständige Freisetzung antigener Bestandteile oder eine Veränderung ortsständiger Zellen bewirkt werden. Es könnte eine sekundäre Immunreaktion gegen Strukturen des Gelenkknorpels (z. B. das Kollagen des Knorpels), die im Rahmen der Entzündung freigesetzt werden („epitope spreading"), ausgelöst werden. Möglicherweise spielt auch die Immunantwort auf eine parodontale Infektion mit *Porphyromonas gingivalis* bei einer entsprechenden genetischen Disposition bei der Entwicklung der RA eine Rolle. Diesbezüglich sind weitere Forschungsergebnisse abzuwarten.

Zusammengefasst entsteht eine rheumatoide Arthritis wahrscheinlich durch verschiedene Faktoren. Diese betreffen Umwelt, Lebensstil und Infektionen, die bei

Personen mit bestimmten Genen und Epigenetik zu einer Störung der Immunabwehr führen. Dies zeigt sich durch die Bildung von Autoantikörpern und autoreaktiven T-Zellen im Blut und in den Gelenken. Besonders eng mit dieser Krankheit verbunden sind ACPAs und in geringerem Maße RF. Die Autoimmunreaktion, die rheumatoide Arthritis auslöst, beginnt oft Jahre vor den ersten Symptomen. Bei einigen Patienten entstehen diese Autoantikörper zunächst außerhalb der Gelenke, möglicherweise in Schleimhäuten des Zahnfleischs, Darms oder der Lunge. Eine lokale Immunreaktion wandelt sich später zu einer systemischen Autoimmunität, begleitet von einer Zunahme der ACPAs. Dies führt zu einer komplexen Entzündungsreaktion und letztlich zur Entstehung der Krankheit. Rheumafaktoren und ACPA sind daher oft schon vor der Entwicklung einer Arthritis (präartikuläre Phase der RA) zu finden. ACPAs sind besonders spezifisch für rheumatoide Arthritis. Sie spielen eine wichtige Rolle bei der Diagnose und können Hinweise auf den Krankheitsverlauf geben (siehe unten).

Histologisch betrachtet findet man eine wuchernde Synovialmembran, den sogenannten Pannus, im Gelenk als charakteristisches Zeichen der rheumatoiden Arthritis. Dieser Pannus weist eine Hyperplasie des Synovialgewebes, Neovaskularisation und ein heterogenes entzündliches Zellinfiltrat auf. B-Lymphozyten und Immunglobulin(Ig)-produzierende Plasmazellen, CD4+ CD8+ T-Zellen, Makrophagen, Fibroblasten, Neutrophilen und dendritischen Zellen sind in der Synovialis anzutreffen. Wenn die Erkrankung unbehandelt bleibt und die Entzündung nicht kontrolliert wird, greift dieser hochaggressive Pannus angrenzende Strukturen an, was zu irreversiblen Schäden an Knochen, Knorpel, Sehnen und Bändern führt. Aktivierte Osteoklasten und Chondrozyten spielen eine direkte Rolle bei der Entwicklung von strukturellen Gelenkschäden. Mehrere Mediatoren wurden in der Wechselwirkung zwischen den an diesem entzündlichen Netzwerk beteiligten Zellen identifiziert, wie Tumornekrosefaktor (TNF), IL-6, IL-1 und transformierender Wachstumsfaktor beta (TGF-β). Diese Zytokine sind wichtige Ziele für Therapien bei rheumatoider Arthritis. Durch die Inhibition dieser Zytokine können wir die Inflammation im Gelenk reduzieren und die Symptome der Krankheit lindern. Medikamente, die auf diese Zytokine abzielen, werden oft als Biologika bezeichnet und haben dazu beigetragen, die Behandlungsmöglichkeiten für rheumatoide Arthritis entscheidend zu verbessern [10, 20, 28, 35].

▪ Symptomatik

Leitsymptom ist der Gelenkschmerz und eine morgendliche Steifigkeit (≥ 30 min) mit Ermüdung und Schwäche. Die Störung der Beweglichkeit bzw. Funktionsverluste entwickeln sich zu Beginn der Erkrankung durch Entzündung und Schwellung, in späteren Stadien durch Gelenkfehlstellungen und Deformierungen sowie durch Muskelabbau und Tendopathien.

Es können beinahe alle Gelenke des Körpers betroffen sein; im Vordergrund steht aber meist eine symmetrische Entzündung der Finger- und Handgelenke. Auch große Gelenke wie Hüfte oder Kniegelenke sind häufig beteiligt. Eine seltene, aber schwere Erscheinungsform ist eine Beteiligung der oberen Abschnitte der Halswirbelsäule. Alleine die Brust- und Lendenwirbelsäule sind primär nicht betroffen. Finger- und Zehenendgelenke sind bei der RA üblicherweise nicht beteiligt.

Typisch ist ein schleichender Krankheitsbeginn mit symmetrischem Befall der Fingergrund- und Fingermittelgelenke und der Handgelenke (◘ Abb. 2.1). Ein unspezifisches Vorstadium mit Abgeschlagenheit, Gewichtsverlust und subfebrilen Temperaturen kann dem Gelenkschmerz vorangehen.

Abweichend vom typischen Initialmuster können andere periphere Gelenke wie Kiefergelenke [26], aber auch Knie-, Hüft- oder Sprunggelenke primär beteiligt sein. Bei ca. 30 % der Patienten beginnt die Er-

2

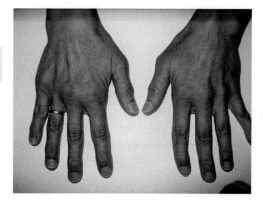

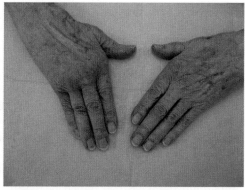

◻ **Abb. 2.1** Symmetrische Schwellung der Finger-grundgelenke (MCP-Gelenke 2 und 3) bei früher rheumatoider Arthritis

◻ **Abb. 2.2** Fortgeschrittene rheumatoide Arthritis mit Schwellung der Fingergrundgelenke und ulnarer Deviation

krankung atypisch mit einem mono- oder oligoarthritischen und auch asymmetrischen Gelenkbefall. Gelegentlich ist eine lokalisierte Tendosynovitis Erstsymptom einer RA. Bei 10–20 % der Patienten kommt es zu einem akuten Krankheitsbeginn mit polyartikulärem Gelenkbefall und fallweisen fieberhaften Temperaturen, meist unter Beteiligung der großen Gelenke.

■ Krankheitsverlauf

Der Verlauf der Erkrankung ist chronisch progredient mit unterschiedlich ausgeprägten arthritischen Schüben. Spontane Remissionen sind sehr selten.

Die Symptomatik ist geprägt durch reversible Gelenkschwellungen. Der entzündliche Gelenkbefall ist gekennzeichnet durch eine symmetrische Synovialitis kleiner und großer Extremitätengelenke mit den Symptomen Schmerz, Schwellung und Überwärmung und durch eine unterschiedlich lange ausgeprägte Morgensteifigkeit. Die Schwellung ist vordergründig prall elastisch bei Gelenkerguss oder teigig weich bei synovialer Proliferation. Eine Rötung der entzündeten Gelenke ist selten.

Unbehandelt nehmen im Verlauf der Erkrankung Gelenkdestruktion und Fehlstellungen der Gelenke zu. Früher waren Deformationen der Gelenke häufig in der Praxis zu sehen und dienten als diagnosti-

sches Merkmal. Heutzutage sind sie jedoch aufgrund der Einführung neuer Therapien und einer verbesserten, insbesondere früheren Diagnose viel seltener geworden. Auch extraartikuläre Manifestationen sind assoziiert mit einem aktiven langen Krankheitsverlauf und heute deutlich seltener zu sehen (siehe unten: extraartikuläre Manifestationen).

■ Beteiligung einzelner Gelenkregionen im Krankheitsverlauf

Im Krankheitsverlauf der rheumatoiden Arthritis sind häufig bestimmte Gelenkregionen betroffen, beginnend typischerweise an den kleinen Gelenken der Hände und Füße, es können auch größere Gelenke und andere Regionen betroffen sein.

■■ Hand

Im Verlauf der Erkrankung wird am häufigsten die ulnare Deviation im Bereich der Finger- und Zehengrundgelenke beobachtet (◻ Abb. 2.2 und 2.3). Typisch ist auch eine Schwanenhalsdeformität mit Überstreckung im Fingermittelgelenk und Beugung im Endgelenk (◻ Abb. 2.4).

Bei der Knopflochdeformität gleiten die Strecksehnen im Fingermittelgelenk seitlich nach volar ab und führen zu einer Beugung im Mittelgelenk und Überstreckung im Endgelenk.

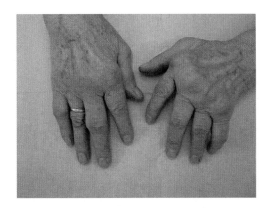

◘ Abb. 2.3 Fortgeschrittene rheumatoide Arthritis

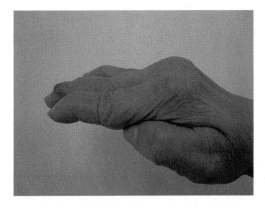

◘ Abb. 2.4 Fortgeschrittene rheumatoide Arthritis mit Schwanenhalsdeformität und Rheumaknoten

Beim Caput-ulnae-Syndrom, welches schon frühzeitig im Verlauf einer RA auftreten kann, wird das Ulnarköpfchen nach dorsal disloziert, als Folge einer Schädigung des Bandapparates zwischen Ulnarköpfchen und Handwurzel.

Die 90/90-Deformität des Daumens ist die Folge einer schweren Gelenk- und Weichteilschädigung im Daumengrund- und Endgelenk, wodurch ein Daumen-Zeigefinger- und Daumen-Mittelfinger-Griff nicht mehr möglich ist. 90 % der Handleistungen im täglichen Leben entfallen auf diese beiden Griffe.

■ ■ Knie
Bei Kniegelenkergüssen wird häufig eine Baker-Zyste beobachtet, im Sinne einer prallen elastischen Aussackung in die Kniekehle. Nicht selten kommt es zu einer Ruptur der Aussackung mit konsekutiver Schwellung der Wade, wodurch eine Phlebothrombose vorgetäuscht werden kann.

Weiters kann es als Folge der Synovitis und Ergussbildung zu Kapseldehnung mit Wackelknie und vorderer und hinterer Instabilität kommen. Zunehmende erosive Prozesse führen zu einem Genu valgum.

■ ■ Fuß
Am Fuß kann es zu einer lateralen Deviation im Großzehengrundgelenk kommen, die Zehengrundgelenke können als Folge von Bandinstabilitäten und Erosionen nach dorsal luxieren, wodurch die Grundphalangen überstreckt und die Endphalangen stark gebeugt werden. Schließlich kommt es zu einem Auseinanderweichen der Mittelfußknochen mit Entwicklung eines rheumatischen Spreizfußes.

■ ■ Hüftgelenk
Die Entzündung im Hüftgelenk lässt sich meist nur indirekt nachweisen. Ein frühes Zeichen ist die Streckhemmung; auch Ruheschmerzen, Endphasen- und Stauchungsschmerz lassen an eine entzündliche Beteiligung denken. Bei fortgeschrittener Erkrankung kann es als Folge einer Kapselschrumpfung zu Beugekontraktur und schließlich zu einer fibrösen und knöchernen Ankylosierung kommen.

■ ■ Schultergelenk
Entzündungen im Bereich des Schultergelenks werden aufgrund des muskulären Weichteilmantels oft erst spät diagnostiziert. Die Folge sind Kapselkontrakturen, Knorpeldestruktionen und in weiterer Folge eine mögliche anteriore und superiore Subluxationstellung.

■ ■ Wirbelsäule
Destruktionen können auch an Bändern und Knochen der Halswirbelsäule auftreten.

Eine Beteiligung der Halswirbelsäule im Verlauf einer RA ist möglich, selten kann diese auch schon im Frühstadium oder als Erstsymptom in Erscheinung treten. Typische Symptome sind Nackenschmerzen in Ruhe, vor allem in der Nacht mit frühmorgendlichem Schmerzmaximum und Ausstrahlung in Hinterhaupt, Schultern und Oberarme. Besonders gefürchtet sind Lockerungen des Bandapparats am Atlas-Axis-Gefüge und eine atlantoaxiale Dislokation. Lebensbedrohliche neurologische Komplikationen entstehen durch Kompression des Rückenmarks infolge der Ausbildung von Pannusgewebe und/oder Subluxation der Wirbelkörper. Als prädiktive Faktoren für die Entwicklung einer zervikalen Manifestation werden eine hohe Krankheitsaktivität vor allem in den ersten Jahren der Erkrankung sowie ausgeprägtere Erosionen peripherer Gelenke genannt [7, 17].

▪▪ Bindegewebe

Eine Beteiligung des extraartikulären Bindegewebes kann zu Entzündungen der Sehnen und Sehnenscheiden (Tendinitis und Tendosyovialitis) vor allem im Bereich der Finger und Hände, seltener der Schultern, Füße und Sprunggelenke führen.

Entzündungen der Schleimbeutel (Bursitis) finden sich im Bereich der Ellbogen, Kniegelenke und der Achillessehnen.

Rheumaknoten finden sich bei 10–20 % der Patienten mit RA und sind für diese Erkrankung charakteristisch und gehen praktisch immer mit einem serologisch nachweisbaren Rheumafaktor einher. Rheumaknoten sind derbe, schmerzlose subkutane oder periostale Knoten, am häufigsten an den Streckseiten der Ellbogen und der Finger sowie im Bereich der Achillessehnen.

Mechanische Belastungen führen zu Entzündungen und Exulzerationen. Fallweise ist eine operative Sanierung notwendig; Rheumaknoten neigen aber zu Rezidiven.

▪ Extraartikuläre Organmanifestationen

Die RA ist eine Systemerkrankung, und viele Patienten leiden an einem eingeschränkten Allgemeinbefinden mit Müdigkeit und Gewichtsverlust. Auch eine Beteiligung innerer Organe ist möglich, verläuft häufig stumm und tritt vor allem bei Rheumafaktor-positiven Patienten im fortgeschrittenen Stadium einer Erkrankung auf. Organbeteiligungen können aber auch mit schweren und bedrohlichen klinischen Symptomen einhergehen; oft ist die Unterscheidung von Nebenwirkungen bzw. Komplikationen einer medikamentösen Therapie schwierig. In Einzelfällen können Organmanifestationen auch im Frühstadium oder als Erstsymptom der Erkrankung auftreten (z. B. eine Pleuritis oder Vaskulitis).

▪▪ Gefäßsystem

Eine schwerwiegendere Manifestation ist die rheumatoide Vaskulitis, eine Entzündung kleiner oder mittelgroßer Arterien, die meist die Haut betrifft, Vasa nervorum, und gelegentlich auch Arterien in anderen Organen. Eine Beteiligung des Gefäßsystems manifestiert sich am häufigsten an den Fingern und Zehen im Sinne eines Raynaud-Syndroms mit fallweise schweren Durchblutungsstörungen und Nekrosen. Nekrotisierende Vaskulitiden werden auch im Bereich innerer Organe gefunden. Eine periphere Neuropathie kann die Folge einer Vaskulitis der Vasa vasorum sein (Mononeuritis multiplex).

▪▪ Herz

Fallweise findet sich bei Patienten echokardiographisch ein Perikarderguss im Sinne einer Pericarditis exsudativa, seltener finden sich Klappenbeteiligungen, eine Myokarditis oder eine Koronararteriitis.

▪▪ Lunge

Die häufigste Beteiligung der Lunge ist eine Pleuritis exsudativa. Fallweise findet man intrapulmonale Rheumaknoten. Auch eine interstitielle Lungenfibrose (ILD), Pneumonitis oder eine pulmonalarterielle Hypertonie werden beobachtet. Die Abgrenzung zu Nebenwirkungen einer Basistherapie kann schwierig sein. Bei der RA findet sich in ca. 5(–10) % eine klinisch manifeste

ILD. Das Risiko für eine ILD ist bei Männern, Rauchern und RA mit positivem Rheumafaktor und Antikörpern gegen citrullinierte Proteine (ACPA) am höchsten.

▪▪ Leber

Eine Beteiligung der Leber zeigt sich durch eine erhöhte γ-Glutamyltransferase (GGT) oder eine erhöhte alkalische Phosphatase (AP), selten durch einen Anstieg der Transaminasen. Auch hier ist eine Abgrenzung zu einer medikamentös induzierten Leberschädigung oft schwierig.

▪▪ Niere

Eine Nierenbeteiligung im Rahmen einer RA ist im Gegensatz zum systemischen Lupus erythematodes (SLE) eine Rarität und meist die Folge einer Basistherapie oder Behandlung mit nichtsteroidalen Antirheumatika (NSAR); in fortgeschrittenen Stadien der Erkrankung kann eine nachweisbare Proteinurie die Folge einer Amyloidose sein, ist aber im Zeitalter der Biologika selten geworden.

▪▪ Augen

Häufiges Symptom einer Augenbeteiligung ist eine Keratoconjunctivitis sicca als Folge einer verminderten Tränensekretion. Eine Episkleritis und Skleritis können bei schweren Verlaufsformen auftreten, eine Iritis wird beim Erwachsenen nicht häufiger beobachtet.

▪▪ Nervensystem

Eine direkte Mitbeteiligung des Nervensystems manifestiert sich zumeist als Mononeuritis multiplex als Folge einer Vaskulitis der Vasa vasorum. Diese Schädigung peripherer Nerven kann zu motorischen und sensiblen Störungen führen. Häufiger sind Nerven- bzw. Rückenkompressionssyndrome.

▪▪ Hämatologische Manifestationen

Diese äußern sich im Sinne einer normo- bis hypochromen Anämie mit erniedrigtem Serumeisen und erhöhtem Ferritin. Eine Eisensubstitution ist nur indiziert, wenn es zusätzlich zu einem chronischen intestinalen Blutverlust mit Abfall des Ferritins z. B. als Folge einer Therapie mit NSAR kommt.

Eine Leukozytose und/oder Thrombozytose ist meist Ausdruck einer systemischen Entzündungsaktivität. Allerdings kann auch eine Steroidbehandlung zu einer Vermehrung der Leukozyten führen.

▪ Komorbiditäten

Unter Komorbiditäten versteht man, dass im Zusammenhang mit der Grundkrankheit eine oder mehrere zusätzliche Erkrankungen vorliegen. Rund 80 % der RA-Patienten haben eine oder mehrere Komorbiditäten. Kardiovaskuläre Krankheiten stellen die häufigste Todesursache für Patienten mit RA dar. Umso wichtiger ist ein strenge Überwachung und ggf. Therapie von kardiovaskulären Risikofaktoren.

Entzündungsmechanismen spielen sowohl für die Aktivität der Grundkrankheit als auch für die Progression einer Arteriosklerose eine entscheidende Rolle [18]. Das Vorhandensein von Komorbiditäten wie einer schweren kardiovaskulären Erkrankung, unkontrolliertem Diabetes oder eingeschränkter Nieren- und Leberfunktion können die medikamentöse Therapie der RA beeinflussen. Gleichzeitig kann eine gezielte Basistherapie die Krankheitslast deutlich verringern und somit Risiko und Ausprägung von Komorbiditäten, wie kardiovaskuläre Erkrankungen, Depression und Infektionen, verringern.

▪▪ Felty-Syndrom

Das Syndrom wird definiert durch die Trias RA, Leukopenie und Splenomegalie und geht meist einher mit einem schweren erosiven Verlauf einer Rheumafaktor-positiven RA mit viszeraler Beteiligung.

▪▪ Kaplan-Syndrom

Dieses umfasst die Kombination einer RA mit einer Pneumokoniose, meist einer Silikose. Radiologisch zeigen sich multiple Lungenrundherde in der Peripherie.

2

■ **Diagnostik**

Die Diagnose wird gestellt durch die typische Gelenkschwellung mit Beteiligung der Hand- und Fingergelenke, dem symmetrischen Befall und der Morgensteifigkeit der Gelenke, die auch länger als eine Stunde andauern kann. Bei der laborchemischen Untersuchung des Blutes sind die Entzündungsparameter (Blutsenkung [BSG] und C-reaktives Protein [CRP]) in der Regel erhöht. Der Rheumafaktor kann, muss aber insbesondere zu Beginn der Erkrankung nicht erhöht sein.

d. h. wenn man zum Zeitpunkt der diagnose schon Veränderungen im Röntgenbild sieht ist die Krankheit schonfortgeschritten.

Insgesamt stehen die klinischen Erscheinungen bei der Diagnose im Vordergrund. Entscheidend ist die Gelenkschwellung. Ein Gelenkschmerz ohne Schwellung erlaubt nicht die Diagnose einer RA. Noch immer hilfreich für die Diagnose sind die von der American Rheumatism Association (ARA) 1988 publizierten revidierten Kriterien (folgende Übersichten). Diese sind allerdings nicht zur Frühdiagnostik geeignet [6].

ARA-Kriterien für die Diagnose einer rheumatoiden Arthritis (revidiert 1987) [6]
Bei Vorliegen der Symptome:
1. Morgensteifigkeit (länger als 1 h)
2. Schwellung von mehr als 3 Gelenken
3. Schwellung der Hand- und Fingergelenke
4. Symmetrische Gelenkentzündung
5. Subkutane Knoten
6. Positiver Rheumafaktor
7. Radiologische Veränderungen

Eine RA ist gesichert, wenn mehr als 3 Kriterien positiv sind, die Kriterien 1–4 müssen über 6 Wochen bestehen.

Im Jahre 2009 wurden neue Klassifikationskriterien für die RA vorgestellt, die von der European Alliance of Associations for Rheumatology (EULAR) und dem American College of Rheumatology (ACR) gemeinsam entwickelt wurden [5]. Die neuen Kriterien erlauben schon eine Diagnose im Frühstadium. Es können dadurch Patienten, die ein hohes Risiko für die Entwicklung eines progredient-erosiven Verlaufs haben und einer raschen und intensivierten Basistherapie bedürfen, frühzeitig identifiziert werden. Die neuen Kriterien fordern eine aktuell nachweisbare Synovitis zumindest eines Gelenks, die nicht durch eine andere Erkrankung besser erklärt werden kann. In einem Scoringsystem werden unterschiedliche Kriterien bewertet; bei einer Punktezahl von > 5 gilt die Diagnose einer RA als gesichert (◘ Tab. 2.1).

■■ **Hinweise für einen schweren Krankheitsverlauf**

Indikatoren eines schweren Verlaufs sind polyartikulärer Gelenkbefall, hohe entzündliche Aktivität mit deutlich erhöhten serologischen Entzündungszeichen, progrediente radiologische Veränderungen mit frühzeitigen Erosionen, positiver Rheumafaktor und Nachweis von Antikörpern gegen zyklische citrullinierte Peptide (CCP), das Auftreten von Rheumaknoten und extraartikuläre Manifestationen.

■■ **Röntgen**

Im Verlauf der Erkrankung kann es zu einer gelenknahen Entkalkung der Knochen, zu Usuren im Sinne kleiner erosiver Knochendefekte und zu einer Gelenkspaltverschmälerung kommen. Bei fortgeschrittener Erkrankung können auch Subluxationen, Luxationen und Ankylosen nachweisbar sein. Ein frühzeitiges therapeutisches Eingreifen soll das Auftreten von Usuren, die bei chronisch progredienten Verläufen meist schon innerhalb von 2 Jahren auftreten, verhindern. Eine radiologische Untersuchung ist

Tab. 2.1 ACR/EULAR-Kriterien für die Klassifikation der rheumatoiden Arthritis. Punktebezogener Algorithmus für die Klassifikation eines geeigneten[a] Patienten. (Diagnose für RA gesichert: ≥ 6) [5]

Gelenkbeteiligung (0–5 Punkte)	
1 mittleres bzw. großes Gelenk	0
2–10 mittlere bzw. große Gelenke	1
1–3 kleine Gelenke (mit oder ohne Beteiligung von großen Gelenken)	2
4–10 kleine Gelenke (mit oder ohne Beteiligung von großen Gelenken)	3
> 10 Gelenke (mit zumindest einem kleinen Gelenk)	5
Serologie (0–3 Punkte)	
Negativer RF **und** negative ACPA	0
Niedrig-positiver RF **oder** niedrig-positive ACPA	2
Hoch-positiver RF **oder** hoch-positive ACPA	3
Entzündungsparameter (0–1 Punkt)	
Normales CRP **und** normale BSG	0
Abnormales CRP **oder** abnormale BSG	1
Dauer der Symptome (0–1 Punkt)	
< 6 Wochen	0
≥ 6 Wochen	1

ACPA Antikörper gegen citrullinierte Peptide, *RF* Rheumafaktor, *CRP* C-reaktives Protein, *BSG* Blutsenkungsgeschwindigkeit
[a]Bezieht sich auf einen Patienten, bei dem bei klinischer Untersuchung zumindest ein geschwollenes Gelenk nachweisbar ist

daher zur Frühdiagnostik nicht geeignet, hat aber eine große Bedeutung in der Verlaufsbeurteilung, der Einordnung der Destruktionstendenz und der Abgrenzung zu anderen Erkrankungen.

Bei der Erstbegutachtung wird eine radiologische Darstellung der Hände und Vorfüße empfohlen, in der Folge nach 1 Jahr und dann alle 1–2 Jahre.

▪▪ Sonographie

Die Ultraschalluntersuchung hat in den letzten Jahren in der Rheumatologie an Bedeutung deutlich zugenommen und eignet sich besonders in der Frühdiagnostik zum Nachweis oder Ausschluss einer Synovitis oder eines Gelenkergusses. Sie eignet sich auch exzellent zur Beurteilung klinisch schwer zugänglicher Gelenke, wie dem Schulter- oder Hüftgelenk. Außerdem bietet sie die Möglichkeit einer dynamischen Untersuchung und kann zum Nachweis von Läsionen der Rotatorenmanschette im Schultergelenk angewendet werden.

▪▪ Magnetresonanztomographie (MRT)

Diese Methode erlaubt die Beurteilung der die Gelenke umgebenden Weichteile, d. h. Nachweis und Ausmaß einer Synovitis ebenso wie eines Gelenkergusses. Es können aber auch Veränderungen des Knochens wie ein Knochenödem oder eine Erosion frühzeitig nachgewiesen werden.

▪▪ Skelettszintigraphie

In der Differenzialdiagnostik hilft die Szintigraphie bei klinisch nur fraglicher Synovitis, um Arthralgien von Arthritiden zu unterscheiden. Ebenso hilft die Mehrphasenszintigraphie bei fortgeschrittenen Gelenkerkrankungen, entzündliche von degenerativen Gelenkveränderungen zu differenzieren. Sie hat aber in den letzten Jahren im Vergleich zu Sonographie und MRT wesentlich an Bedeutung verloren.

▪▪ Labor

Die Labordiagnostik bei rheumatoider Arthritis umfasst Entzündungsparameter wie CRP und BSG, sowie serologische Marker Rheumafaktoren und Antikörper gegen citrullinierte Peptide.

Entzündungsparameter Je nach Verlauf und Aktivität der RA sind CRP, BSG und auch andere Akute-Phase-Proteine im Serum mehr oder weniger erhöht nachweisbar.

2

Rheumafaktoren (RF) Diese können in der Frühphase der Erkrankung oft (noch) negativ sein, sind aber im Verlauf der Erkrankung bei über 70 % der Patienten nachweisbar.

Antikörper gegen citrullinierte Peptide (ACPA) Diese besitzen eine höhere Spezifität und eine ähnliche Sensitivität wie der RF für eine RA und sind oft schon lange vor Ausbruch der Erkrankung nachweisbar.

Antinukleäre Antikörper Diese sind gerade bei Rheumafaktor-positiver RA häufig niedrigtitrig nachweisbar, dienen aber vor allem zur serologischen Differenzialdiagnose einer Kollagenose.

▪ **Differenzialdiagnose**

Das differenzialdiagnostische Spektrum der RA ist sehr umfangreich und umfasst neben anderen entzündlichen auch degenerative Gelenkerkrankungen, ebenso metabolische, virale sowie reaktive und maligne Erkrankungen (folgende Übersicht, siehe auch ► Kap. 1).

Differenzialdiagnose der rheumatoiden Arthritis
- Psoriasisarthritis
- Spondyloarthritis (inklusive reaktive Arthritis)
- Kollagenosen (vor allem SLE)
- Arthritiden bei Viruserkrankungen (Parvovirus B19, Hepatitis B, C, Röteln, Varizellen etc.)
- Kristallarthritiden (Gicht, Chondrokalzinose etc.)
- (Aktivierte) Arthrosen (der großen und kleinen Gelenke)
- Hämochromatose
- Infektiöse Arthritis
- Systemische Knochenerkrankungen
- Hämatologische Erkrankungen
- Polymyalgia rheumatica (vor allem bei älteren Menschen)
- Morbus Behçet
- Löfgren-Syndrom

▪ **Verlaufskontrolle und Einschätzung der Krankheitsaktivität**

Zur Beurteilung des Krankheitsverlaufs sowie zur Einschätzung und Steuerung der Therapie haben sich Aktivitätsscores sehr bewährt.

DAS-28 (Disease Activity Score für 28 Gelenke) Der DAS-28 [34] hat sich als ein wesentliches Element der Aktivitätsbeurteilung etabliert. Aus der Anzahl von schmerzhaften und geschwollenen Gelenken (von 28 definierten Gelenken: symmetrisch Schulter-, Ellbogen-, Hand-, Fingergrund-, Fingermittelgelenke, Kniegelenke), der BSG und der Patientenbeurteilung, wird mittels mathematischer Gleichung ein DAS-28-Wert zwischen 0 und 10 ermittelt (folgende Übersicht und ◻ Tab. 2.2).

Disease Activity Score – DAS-28 [34, 38]
1. Anzahl (0–28) der geschwollenen Gelenke (SJC, Swollen Joint Count)
2. Anzahl (0–28) der druckschmerzhaften Gelenke (TJC, Tender Joint Count)
3. Blutsenkungsgeschwindigkeit in mm in erster Stunde
4. Patientenbeurteilung der Krankheitsaktivität (VAS, visuelle Analogskala)

Formel zur Berechnung des DAS-28:

$$0,56 \times \sqrt{Anzahl\ druckschmerzhafter\ Gelenke}$$

$$+0,28 \times \sqrt{Anzahl\ geschwollener\ Gelenke}$$

$$+0,70 \times \log(BSG)$$

$$+0,014 \times Patientenbeurteilung\ in\ mm$$

$$(0-100\ auf\ visueller\ Analogskala)$$

CDAI (Clinical Disease Activity Index) In der klinischen Routine hat sich auch der CDAI bewährt, da er neben dem Gelenkstatus und der Beurteilung der Krankheitsaktivität

◘ **Tab. 2.2** Disease Activity Score – DAS-28 Interpretation [39]

DAS-28	
< 2,6	Klinische Remission
≥ 2,6 und < 3,2	Geringe entzündliche Aktivität
≥ 3,2 und ≤ 5,1	Moderate Aktivität
< 5,1	Hohe Krankheits-aktivität
Veränderung der DAS-Werte (z. B. unter Therapie)	
> 1,2	Gutes Ansprechen
> 0,6 und ≤ 1,2	Moderates An-sprechen
≤ 0,6	Kein Ansprechen
Visuelle Analogskala (100 mm)	
Kein Schmerz – extre-mer Schmerz	

Remission	≤ 2,8
Geringe Krankheitsaktivität	> 2,8 und ≤ 10
Moderate Krankheitsaktivität	> 10 und ≤ 22
Hohe Krankheitsaktivität	> 22

durch Patient und Arzt auf einer visuellen Analogskala keine weiteren Parameter, insbesondere keine Laborparameter benötigt (folgende Übersichten).

Clinical Disease Activity Index (CDAI) [1]

1. Anzahl (0–28) der geschwollenen Gelenke (SJC, Swollen Joint Count)
2. Anzahl (0–28) der schmerzhaften Gelenke (TJC, Tender Joint Count)
3. Beurteilung der Krankheitsaktivität durch Patienten (visuelle Analogskala, VAS 0–10 cm)
4. Beurteilung der Krankheitsaktivität durch Arzt (VAS 0–10 cm)

Interpretation: SJC 28 + TJC 28 + VAS (Patient) + VAS (Arzt)

SDAI (Symplified Disease Activity Index)   Der SDAI umfasst Gelenkstatus, Krankheitseinschätzung von Arzt und Patienten und CRP.

HAQ-Score (Health Assessment Score)   Der HAQ-Score ist ein auf Selbstbeurteilung des Patienten beruhender Fragebogen. Durch diesen Fragebogen wird die funktionelle Beeinträchtigung des Patienten im Alltag erfasst.

ACR-Score   Das American College of Rheumatology (ACR) beurteilt 7 Messparameter: geschwollene und druckschmerzhafte Gelenke, Bewertung der Schmerzen durch Patienten, Bewertung der Krankheitsaktivität durch Patienten und Arzt, durch den Patienten bewertete Behinderung (z. B. mit HAQ-Score), Blutsenkung oder CRP. Die Verbesserung von zumindest fünf dieser Kriterien um einen prozentuellen Wert (z. B. 20 % = ACR20) gilt als Ansprechen auf eine Therapie.

Scores sind wichtige Hilfsmittel zur Beurteilung der Krankheitsaktivität. In der klinischen Praxis kann man entsprechend den subjektiven Erfahrungen des Untersuchers mit 1–2 Scores bzw. Indizes arbeiten. In durchschnittlich 3-monatigen Abständen sollte eine Beurteilung der Krankheitsaktivität erfolgen. Dadurch können der Krankheitsverlauf und das Ansprechen auf die Therapie beurteilt werden. Die Indizes ersetzen naturgemäß nicht das ärztliche Gespräch, verdrängen es aber auch nicht. Sie helfen aber frühzeitig und hoffentlich auch rechtzeitig, auf eine Änderung der Krankheitsaktivität zu reagieren und die Therapie anzupassen. Mit etwas Erfahrung sind diese Indizes in der Praxis leicht und nur mit geringem Zeitaufwand einzusetzen [1, 3, 12, 13, 30, 34].

■ **Therapie**
Das Ziel ist die Remission. Der Zweck der Behandlung muss sein, die Schmerzen des Patienten zu verringern und Schmerzfreiheit zu erreichen. Die Funktionsfähigkeit der Gelenke soll erhalten und die entzündliche Aktivität gedämpft werden. Das Fortschreiten der Erkrankung muss durch eine gezielte und der Aktivität der Gelenkentzündung entsprechende Behandlung verzögert bzw. verhindert werden. Die wesentliche Absicht der Behandlung ist die Verhinderung der Gelenkzerstörung und der Invalidität und somit die Erhaltung der Lebensqualität [2, 4, 19, 37].

Die Voraussetzung ist eine umfassende Aufklärung des Patienten, die Entwicklung einer Vertrauensbasis und eine gute Zusammenarbeit zwischen Hausärzten und internistischen Rheumatologen [27].

Die Behandlung muss frühzeitig beginnen, da schon nach 3–6 Monaten irreversible Gelenkschädigungen auftreten können. Eine Basisbehandlung sollte daher nach entsprechender Diagnose einer Früharthritis innerhalb von 3 Monaten initiiert werden („window of opportunity") [19, 33, 36, 37]

Die Betreuung erfolgt üblicherweise ambulant; eine stationäre Behandlung ist in schweren Schubsituationen, bei viszeralen Manifestationen, fieberhaften Zustandsbildern oder Auftreten von Komplikationen der Krankheit oder Therapie erforderlich.

Entsprechend dem Krankheitsbild und der Aktivität der RA sollte eine rheumatologische Kontrolle in 3- bis 6-monatigen Abständen erfolgen; zu Beginn der Erkrankung

und/oder zur Etablierung einer neuen Basistherapie sogar in 1- bis 2-monatigen Intervallen (◘ Abb. 2.5) [27] (folgende Übersichten).

Medikamentöse Behandlung der rheumatoiden Arthritis
– Nichtsteroidale Antirheumatika (NSAR)
– Analgetika
– Glukokortikoide
– Basistherapeutika (Synonym: DMARDs = Disease Modifying Anti-Rheumatic Drugs)
  – Konventionelle, synthetische DMARDs (csDMARDs)
  – Biologika (biologische originäre und biosimiläre DMARDs: boDMARDs, bsDMARDs)
  – Januskinase-Inhibitoren (Zielgerichtete synthetische DMARDs, tsDMARDs)

Es sei auch auf die Kapitel zur medikamentösen Therapie entzündlich-rheumatischer Erkrankungen und zum Erkennen/Umgang von/mit Medikamentennebenwirkungen (▶ Kap. 14 und 15) hingewiesen.

■ **Nichtsteroidale Antirheumatika (NSAR)**
NSAR unterscheiden sich hinsichtlich Wirkstärke, Halbwertszeit und Nebenwirkungen und zeigen auch im Einzelfall ein individuell sehr unterschiedliches Ansprechen. Es empfiehlt sich z. B. folgendes Vorgehen:
– Bei milder bis mittlerer Krankheitsaktivität: Ibuprofen 400 mg 2- bis 3-mal täglich, Ibuprofen 600 mg 2-mal täglich
– Bei mittlerer und hoher Krankheitsaktivität: Dexibuprofen 400 mg 2-mal täglich
– Diclofenac 50 mg oder 75 mg 2-mal täglich oder 1-mal täglich 100 mg retard
– Naproxen 500 mg 2-mal täglich

Nach spätestens 5–6 Tagen ist die Behandlung zu überprüfen, ggf. ist eine Anpassung oder Steigerung der Medikation notwendig. Bei Unwirksamkeit ist das Präparat zu wechseln. Auf Nebenwirkungen ist zu achten; vor allem gastrointestinale Komplikationen wie dyspeptische Beschwerden, Ulzerationen im oberen und unteren Intestinum und Blutungen sind zu bedenken. Bei einem entsprechenden Risikoprofil ist die zusätzliche Gabe von Protonenpumpen-Inhibitoren ratsam. Eine Polypragmasie und eine eingeschränkte Nierenfunktion, insbesondere bei älteren Patienten, sind zu bedenken, und die Dosis ist eventuell zu reduzieren. Auch das Risiko kardiovaskulärer Nebenwirkungen ist in die Therapieplanung einzubeziehen [37].

■ Analgetika

Fallweise ist auch bei chronisch-entzündlichen Gelenkerkrankungen die zusätzliche Gabe von Analgetika oder schwach wirksamen Opiaten indiziert, wie z. B. bei nicht entzündlich bedingten Schmerzen als Folge einer postarthritischen Arthrose, bei NSAR-induzierter Gastropathie oder bei eingeschränkter Nierenfunktion.

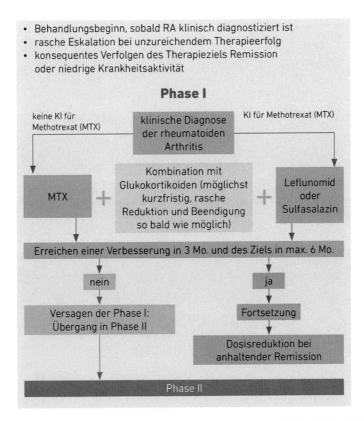

■ **Abb. 2.5** Behandlungspfad der RA mit stufenweiser Therapieanpassung. (Nach EULAR Empfehlungen 2022, mit freundlicher Genehmigung vom MedMedia Verlag)

2

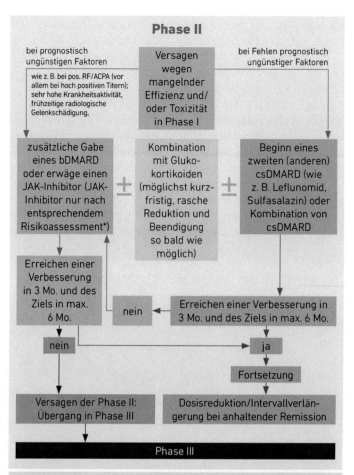

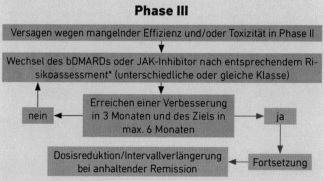

Es empfiehlt sich hier folgendes Vorgehen:

- Paracetamol 500 mg 3- bis 4-mal täglich
- oder Tramadol 50 mg 3- bis 4-mal täglich (ohne weitere Steigerung)
- oder Tramadol 100 mg retard 2-mal täglich (ohne weitere Steigerung).

■ Glukokortikoide

Glukokortikoide (GC) sind die wirksamsten Medikamente zur Behandlung der systemischen und lokalen entzündlichen Aktivität bei RA. Die Dosis der Glukokortikoid-Therapie in Prednisolon-Äquivalent richtet sich nach der Aktivität bzw. auch nach dem Stadium der Erkrankung. Die Grundregel für Glukokortikoide lautet: So kurz und niedrig dosiert wie möglich.

In Schubsituationen und am Beginn der Erkrankung empfiehlt sich initial eine Tagesdosis von 0,25–0,5 mg/kg/KG (Prednisolon-Äquivalent) in absteigender Dosierung. In schweren Schubsituationen, insbesondere mit viszeralen Manifestationen ist oft eine limitierte Tagesdosis von 0,75–1 mg pro kg Körpergewicht notwendig.

Bei geringer entzündlicher Aktivität bzw. bei neu etablierter und noch unzureichend wirksamer Basistherapie ist eine längerfristige niedrig dosierte („low dose") Steroidtherapie mit 5–7,5 mg täglich vertretbar.

Auf das erhöhte Risiko der Entwicklung einer Osteoporose oder eines Katarakts auch bei niedrig dosierter Steroidtherapie sei hingewiesen. Ebenso auf mögliche gastrointestinale Nebenwirkungen bei gleichzeitiger Gabe von NSAR. Daher wird bei längerfristiger Glukokortikoide Gabe eine Kalzium- und Vitamin-D-Substitution empfehlenswert.

■ Basistherapeutika (Synonym: DMARDs, Disease-Modifying Antirheumatic Drugs)

Basistherapeutika sind bei jeder diagnostizierten RA indiziert, wenn eine entzündliche Aktivität der Erkrankung gegeben ist und keine Kontraindikation vorliegt (◻ Abb. 2.6). Eine Basistherapie wird von erfahrenen Rheumatologen auch bei noch nicht gesicherter (Früh-)Arthritis etabliert, um durch eine möglichst rasche Behandlung das Fortschreiten der Erkrankung zu verhindern. Basismedikamente, vor allem csDMARDs haben einen verzögerten Wirkungseintritt, auf mögliche und arzneimittelspezifische Nebenwirkungen ist zu achten. Eine genaue Aufklärung und Überwachung der behandelten Patienten ist erforderlich [9, 15].

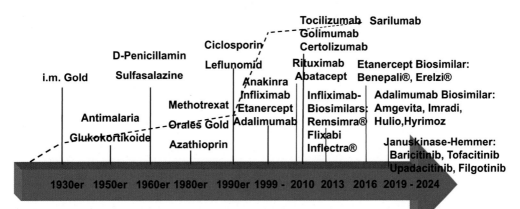

◻ **Abb. 2.6** Zeitliche Entwicklung der Basistherapeutika

2

■ **Konventionelle synthetische DMARDs (csDMARDs)**

Die erste leitliniengerechte Therapie bei rheumatoider Arthritis ist Methotrexat (MTX); bei Kontraindikationen für MTX kommen alternative sDMARDs wie Leflunomid oder Sulfasalazin zum Einsatz (■ Abb. 2.5 Phase 1).

■ ■ **Methotrexat (MTX)**

Methotrexat (z. B. Methotrexat Lederle®, Ebetrexat®, Lantarel®) ist das aufgrund einer meist guten Verträglichkeit und geringen Abbruchrate weltweit am häufigsten verwendete Basistherapeutikum bei RA und weiterhin Mittel der ersten Wahl (■ Abb. 2.6).

Es wird bei RA mit mittlerer und höherer Krankheitsaktivität alleine oder fallweise in Kombination mit Hydroxychloroquin, Salazopyrin sowie gezielt mit Biologika eingesetzt.

MTX wird in einer Dosis von 15–25(30) mg pro Woche, an einem Tag der Woche oral, intramuskulär oder auch subkutan verabreicht und führt bei den meisten Patienten nach 4–8 Wochen zu einer Besserung der Gelenksymptomatik. Zusätzlich empfiehlt sich eine begleitende Folsäuresubstitution an 2 Tagen pro Woche (allerdings nicht am MTX-Einnahmetag), um das Risiko von Nebenwirkungen wie Stomatitis, Schleimhautulzera, Haarausfall und einer megaloblasteren Anämie zu reduzieren. Auf unerwünschte hepatale Wirkungen von MTX ist zu achten; eine Erhöhung der Transaminasen auf das doppelte der Norm unter MTX kann toleriert werden. Ein Leberschaden vor Therapiebeginn ist auszuschließen, eine Alkoholkarenz ist empfehlenswert. Häufig wird am Einnahmetag und am Tag nach der Applikation über Übelkeit und Brechreiz geklagt. Leuko- und Thrombopenien sind selten; auf die äußerst seltene Pneumonitis unter MTX ist zu achten. Fieber, Husten und Atemnot zwingen zu sofortigem Abbruch der Behandlung und unverzüglicher fachärztlicher Behandlung.

Aufgrund einer teratogenen Wirkung ist Methotrexat 3 Monate vor einer Schwangerschaft abzusetzen.

Wegen der potenziellen Nebenwirkungen ist die Therapie in den ersten 8(–12) Wochen alle 2 Wochen, in der Folge alle 6–8 (12) Wochen klinisch und serologisch zu überprüfen.

Als Kontraindikationen für die Behandlung gelten vorbestehende Leberschäden, eine eingeschränkte Nierenfunktion, bestehende Infektionen und eine Allergie gegen die Substanz ebenso wie ein bestehender Kinderwunsch [29, 37].

Fallbeispiel: Eine Patientin mit Methotrexat

Eine 34-jährige Patientin suchte einen internistischen Rheumatologen auf. Sie klagte seit einigen Wochen über Schmerzen im Bereich der Fingermittelgelenke und Fingergrundgelenke beider Hände, zudem wurde eine Morgensteifigkeit von 1 h angegeben. Bei der Untersuchung zeigten sich drei druckempfindliche Fingergelenke mit geringen synovitischen Schwellungen. Aufgrund der Klinik und der vorliegenden Befunde (RF o. B. keine serologischen Entzündungszeichen) wurde unter der Verdachtsdiagnose einer (seronegativen) Früharthritis im gebärfähigen Alter eine Basistherapie mit Sulfasalazin eingeleitet. Diese musste aber bereits nach wenigen Wochen wegen einer Schwindel- und Kopfschmerzsymptomatik abgesetzt werden. Die Patientin war in der Folge auch ohne Medikamente über Monate schmerzfrei.

Schließlich traten wiederum Gelenkschmerzen auf, laborchemisch zeigten sich deutlich erhöhte Entzündungsparameter sowie ein nun schwach positiver Rheumafaktor (31 IU/ml). Es wurde folglich eine Therapie mit Methotrexat (MTX) und Glukokortikoiden (GC) initiiert und eine sichere Empfängnisverhütung besprochen. Dadurch kam es naturgemäß zu einer raschen Besserung. Die Behandlung wurde gut vertragen, der Zustand der Patientin hatte sich innerhalb von wenigen Monaten deutlich gebessert. Sie konnte auch wieder ihrem Beruf als Musikerin nachgehen. Die GC-Therapie konnte beendet werden.

In den darauffolgenden Jahren wurde unter regelmäßigen klinischen und Laborkontrollen (in 10- bis 12-wöchigen Abständen) die Therapie mit 20 mg MTX/Woche in Kombination mit Folsäure 5 mg 2-mal/Woche fortgesetzt. Unter laufender Behandlung war die Patientin beschwerdefrei.

Nach 2-jähriger Remission wurde auf Wunsch der Patientin versucht die Basismedikation zu beenden. Prompt kam es wiederum zu einer Oligosynovitis, und die Behandlung mit MTX musste wieder eingeleitet werden. Dies führte, wie erwartet, innerhalb von 3 Monaten zu einer Remission. Ein neuerliches Absetzen der Basistherapie ist bei ausgezeichneter Verträglichkeit nicht geplant. Radiologisch zeigten sich trotz 10-jähriger Krankheit keine Veränderungen im Sinne gelenknaher Erosionen.

Kommentar

Die Fallbeschreibung demonstriert einen „gutartigen" Verlauf einer RA.

Die Patientin spricht auf MTX hervorragend an, ein Absetzen der Medikation ist aber wegen einer dokumentierten Rezidivneigung nicht indiziert. Unter regelmäßigen klinischen Kontrollen sowie Überwachung der Laborwerte und der Lungenfunktion ist trotz langjähriger Behandlung die Fortsetzung der Basismedikation mit MTX notwendig und gerechtfertigt. Methotrexat ist teratogen, eine konsequente Verhütung im gebärfähigen Alter ist notwendig. Bei Kinder-

wunsch sollten andere Medikamente wie Salazopyrin oder TNF-α-Blocker eingesetzt werden.

▪▪ Sulfasalazin (SSZ)

Sulfasalazin (z. B. Salazopyrin®) führt in einer oralen Dosis von 2(–3) g pro Tag nach einer einschleichenden Periode von 6–8 Wochen zu einer Besserung der Gelenksituation. Es wird bei früher RA mit geringer oder mittlerer Entzündungsaktivität alleine oder in Kombination mit MTX (und Hydroxychloroquin) eingesetzt.

Typische und häufige Nebenwirkungen sind Kopfschmerz und Schwindel, Erhöhungen der Leberfunktionsparameter und generalisierte Exantheme. Regelmäßige klinische und Laborkontrollen, zu Beginn der Behandlung in 2-wöchigen, dann in 8-wöchigen Abständen sind notwendig.

▪▪ Leflunomid

Leflunomid (Arava®) wird erfolgreich zur Behandlung der RA und der Psoriasisarthritis eingesetzt. Es wird bei RA mit mittlerer oder hoher entzündlicher Aktivität eingesetzt und hat eine dem MTX vergleichbare Wirkung.

Die Tagesdosis beträgt in der Regel 20 mg, es wird oral eingenommen und zeigt meist bereits nach 4 Wochen eine therapeutische Wirkung. Aufgrund hämatologischer und hepatotoxischer Nebenwirkungen sind engmaschige klinische und laborchemische Kontrollen notwendig (im ersten Behandlungsmonat in wöchentlichen Abständen, dann alle 4 Wochen). Wegen einer teratogenen Wirkung und einer extrem langen Halbwertszeit muss Leflunomid 2 Jahre vor einer geplanten Schwangerschaft abgesetzt werden. Eine strenge Kontrazeption (bis 2 Jahre nach Therapie) muss gewährleistet sein. Kontraindikationen sind vorbestehende Hepatopathien, schwere Immundefekte, bestehende Infektionen, eine höhergradige renale Funktionseinschränkung und ein Kinderwunsch.

2

▪▪ Antimalariamittel

Hydroxychloroquin (z. B. Quensyl®) wird bei mild verlaufender RA ohne nachweisbare Erosivität oder selten in Kombination mit Methotrexat eingesetzt. Die Wirkung setzt nach 3–4 Monaten ein, bei fehlender Wirksamkeit ist die Medikation spätestens nach 6 Monaten zu beenden. Vor und in 6- bis 12-monatigen Abständen sind augenfachärztliche Untersuchungen notwendig, da es zu (reversiblen) Hornhauteinlagerungen und sehr selten zu irreversiblen Retinopathien kommen kann. Die Dosierung beträgt gewichtsadaptiert 200–400 mg Hydroxychloroquin pro Tag (max. 5 mg/Kg KG/Tag; bei Übergewicht 5 mg/kg KG Idealgewicht/Tag) und es sind Laborkontrollen notwendig.

▪▪ Kombinationstherapien mit csDMARDs

Diese wirken meist besser als Monotherapien, allerdings kommt es häufiger zum Auftreten von Nebenwirkungen. Am besten untersucht sind Kombinationen von MTX, SSZ und Hydroxychloroquin.

Goldsalze und D-Penicillamin sind von historischer Relevanz, haben aber ihre Bedeutung in der Behandlung der RA verloren [37].

▪ Biologika (biologische originäre und biosimiläre DMARDs: boDMARDs, bsDMARDs)

Biologika sind zur Behandlung einer RA mit hoher Krankheitsaktivität bei unzureichendem Ansprechen von konventionellen Basistherapeutika zugelassen. Sie zeigen einen meist raschen Wirkungseintritt, sind besonders bei Patienten mit polyartikulärem Gelenkbefall und hoher klinischer und serologischer Aktivität wirksam. Diese Medikamente haben seit der Jahrtausendwende das Therapiespektrum entscheidend erweitert, geprägt und die Lebensqualität der Patienten deutlich verbessert (◘ Abb. 2.5 Phase 2) [16, 31].

▪▪ Tumornekrosefaktor-α-Blocker (TNF-α-Blocker)

TNF-Blocker waren die ersten zugelassenen Biologika zur Behandlung der rheumatoiden Arthritis und werden daher häufig als erstes Biologikum eingesetzt (◘ Abb. 2.5 Phase 2). Es sind fünf verschiedene TNF-α-Blocker zugelassen, die sich in ihrer chemischen Struktur, Applikationsform (Injektion oder Infusion) und Dosierung unterscheiden, aber alle auf das gleiche Zielmolekül, TNF, wirken.

Infliximab Infliximab (Remicade®) und Biosimilar Infliximab (z. B. Flixabi®, Inflectra®, Remsima®), sind chimäre, monoklonale Antikörper (mit 25 %igem Mausanteil). Infliximab wird als Infusion in der Dosis von 3 mg pro kg Körpergewicht zu den Wochen 0, 2 und 6 und danach alle 8 Wochen verabreicht. Seit 2020 ist Infliximab auch in subkutaner Anwendung (1-mal/Woche) erhältlich.

Etanercept Etanercept (Enbrel®) und Biosimilar Etanercept (z. B. Benepali®, Erelzi®) sind humane Rezeptorfusionsproteine, die 2-mal pro Woche in Form von 25 mg oder 1-mal pro Woche in einer Dosis von 50 mg subkutan verabreicht werden.

Adalimumab Adalimumab (Humira®) und Biosimilar Adalimumab (z. B. Amgevita®, Hulio®, Hyronimoz®, Idacio®, Imraldi®) sind humane, monoklonale Antikörper und werden alle 14 Tage in einer Dosis von 40 mg subkutan verabreicht.

Golimumab Golimumab (Simponi®) ist ein vollständig humaner monoklonaler Antikörper, der TNF-α bindet. Der Antikörper wird einmal im Monat subkutan in Form von 50 mg appliziert und ist seit Oktober 2009 für die Behandlung der RA von Erwachsenen zugelassen.

Certolizumab Certolizumab Pegol (Cimzia®) ist der erste pegylierte, Fc-freie TNF-α-Inhibitor. Bei dem Molekül wurde die Fc-Region – der lange Arm des Y-förmigen Antikörpers – entfernt und eines der Fab-Fragmente durch Pegylierung, d. h. durch Verbindung mit Polyethylenglykol stabilisiert. Die empfohlene Anfangsdosis beträgt 400 mg in Woche 0, 2 und 4, gefolgt von 200 mg Certolizumab Pegol als Fertigspritze alle 2 Wochen (subkutan verabreicht). Certolizumab ist seit Herbst 2009 zur Behandlung der RA von Erwachsenen zugelassen.

▪▪ B-Zell Depletor (Rituximab)

Rituximab (MabThera®) und Biosimilar Rituximab (z. B. Rixathon®,Truxima®) sind chimäre monoklonale Antikörper und binden an das CD-20-Antigen der B-Lymphozyten. Sie werden bei Versagen von TNF-α-Blocker(n) oder Kontraindikationen üblicherweise in Form von 1000 mg als Infusion 2-mal im Abstand von 14 Tagen verabreicht.

▪▪ T-Zell-Kostimulationsblocker (Abatacept)

Abatacept (Orencia®) ist ein Fusionsprotein aus extrazellulärer Domäne von CTLA-4 und modifiziertem humanem IgG-Fc-Anteil. Abatacept bewirkt eine reduzierte Aktivierung von T-Lymphozyten durch die Hemmung von kostimulatorischen Signalen. Es wird bei Versagen oder unzureichendem Ansprechen eines konventionellen Basistherapeutikums oder von TNF-α-Blockern verabreicht, in Form einer gewichtsadaptierten Infusion zu den Wochen 0, 2 und 4 und dann alle 4 Wochen oder wöchentlich subkutan.

▪▪ IL-1 Blocker (Anakira)

Anakinra (Kineret®) ist ein humaner IL-1-Rezeptorantagonist, der in Form von 100 mg subkutan 1-mal/Tag verabreicht wird.

▪▪ IL6-Blocker

Zwei IL6 Blocker, Tocilizumab und Sarilumab, sind für die Behandlung der rheumatoiden Arthritis zugelassen und unterscheiden sich in ihrer Verabreichungsform, Dosierung und in der Häufigkeit der Anwendung.

Tocilizumab Tocilizumab (RoActemra®) ist ein humanisierter Antikörper gegen den IL6 Rezeptor und seit 2009 zur Behandlung der rheumatoiden Arthritis nach Versagen eines konventionellen Basistherapeutikums zugelassen und wird gewichtsadaptiert als Infusion alle 4 Wochen oder wöchentlich subkutan verabreicht.

Sarilumab Sarilumab (Kevzara®) ist ein humaner monoklonaler Antikörper gegen den IL-6-Rezeptor und seit 2017 zur Behandlung der rheumatoiden Arthritis zugelassen. Die empfohlene Dosis beträgt 200 mg einmal alle 2 Wochen als subkutane Injektion.

▪▪ Indikation und Kontraindikationen für Biologika

Entsprechend den Empfehlungen der rheumatologischen Fachgesellschaften besteht die Indikation zu einer Biologika-Therapie bei RA, wenn trotz adäquater Behandlung mit MTX oder einem anderen konventionellen synthetischen Basistherapeutikum nach ausreichender Behandlungsdauer (maximal 6 Monate) weiterhin eine aktive Erkrankung besteht (Abschn. „Diagnostik") [36].

Naturgemäß können individuelle Besonderheiten, wie z. B. ein äußerst progressiver Krankheitsverlauf oder Unverträglichkeit von konventionellen Basistherapeutika, einen frühzeitigeren Einsatz von Biologika erforderlich machen; dies ist aber im Einzelfall zu begründen und zu dokumentieren [21].

An Voruntersuchungen wird ein entsprechendes Laborprofil mit Blutbild, Blutsenkung (BSG), Transaminasen, Gamma-Glutamyl-Transferase (GGT), alkalischer Phosphatase, antinukleären Antikörpern (ANA) und ein Hepatitisscreening erhoben. Des Weiteren ist der Ausschluss einer aktiven oder latenten Tuberkulose vor Biologika-Therapie notwendig (außer bei Rituximab) durch Interferon-Gamma Release (IGRA) Test (QuantiFERON-Test, ELISpot-Test) und ein Röntgen-Thorax.

Bei manifester Tuberkulose und anderen Infektionskrankheiten besteht eine Kontraindikation für eine Biologika-Therapie. Bei Malignomen (auch in der Vergangenheit) sollten alle angeführten Biologika oder JAK-Inhibitoren nur nach Absprache mit dem behandelten Onkologen verabreicht werden. Bei Tumoranamnese hängt die Entscheidung für eine Basistherapie davon ab, ob das onkologische Vorgehen palliativ oder kurativ ist und wie der Onkologe die Prognose einschätzt [32].

Auch bei Patienten mit einer höhergradigen Herzinsuffizienz, entsprechend dem Stadium NYHA III und IV, besteht eine Kontraindikation für eine TNF-α-Blocker-Gabe (kann aber im Einzelfall interdisziplinär erwogen werden). Impfungen (mit Todimpfstoffen) sind bei Patienten mit RA (bzw. bei allen entzündlich rheumatischen Erkrankungen) auch unter immunsuppressiver Behandlung empfehlenswert und sinnvoll. Generell sollte aber wenn möglich vor Beginn einer Basistherapie geimpft werden.

Bezüglich einer geplanten Schwangerschaft von Patientinnen unter Biologika-Therapie sei auf ► Kap. 22 verwiesen.

Laborkontrollen unter Biologika-Behandlung erfolgen entsprechend den Leitlinien; üblicherweise werden Patienten mit Biologika-Therapie in 3-monatigen Abständen kontrolliert.

Die Patienten müssen informiert werden, bei Zeichen der Unverträglichkeit, bei Infekten, in jedem Fall aber bei unklaren Fieberzuständen über 38 Grad Kontakt mit dem behandelnden Arzt aufzunehmen und die Behandlung im Zweifelsfall vorübergehend zu unterbrechen.

Vor geplanten operativen Eingriffen wird Patienten unter einer Biologikatherapie empfohlen, die Operation am Ende des jeweiligen Therapieintervalls zu planen. Die meisten synthetischen Basistherapeutika können fortgeführt werden (z. B. MTX). GC sollen in der niedrigsten möglichen Dosis (5 mg Prednisolon/Tag) fortgesetzt werden. Bei dringlichen Operationen stellen die rheumatologischen Medikamente keine Kontraindikation dar [1].

Bei Nichtansprechen, Unverträglichkeit oder bei Wirkungsverlust des erstverabreichten Biologikums (jeder TNF-α-Blocker, Abatacept oder Tocilizumab) wird in Abhängigkeit von der individuellen Situation üblicherweise auf einen alternativen TNF-α-Blocker oder auf Abatacept, Rituximab oder Tocilizumab gewechselt. Rituximab wird als Biologikum der ersten Wahl vor allem in ausgewählten Situationen verabreicht (Lymphom und Karzinomanamnese, Tuberkulose etc.).

▪▪ Zielgerichtete synthetische DMARDs („targeted synthetic DMARDs", tsDMARDs)

Januskinase-Inhibitoren (JAK)i sind seit 2017 für die Therapie der rheumatoiden Arthritis zugelassen. Durch die Hemmung des JAK/STAT-Signalweges blockieren sie nicht nur zielgerichtet ein Zytokin wie die Biologika, sondern nehmen gleichzeitig Einfluss auf mehrere Zytokine und hemmen verschiedene Januskinasen mit unterschiedlicher Affinität. Dadurch kommt es zu einer Blockade von Signalwegen der chronischen Entzündung.

Zu den für die Behandlung in der EU zugelassenen JAKI für rheumatoide Arthritis gehören:

Tofacitinib (Xeljanz®) hemmt JAK1 und -3 und war einer der ersten JAK-Hemmer, der für die Behandlung von RA zugelassen wurde. **Tofacitinib** wird in einer Dosierung von 5 mg zweimal täglich oral verabreicht. Bei Patienten mit eingeschränkter Nieren- oder Leberfunktion kann die Dosierung angepasst werden.

Baricitinib (Olumiant®) hemmt bevorzugt JAK1 und -2 und wird in einer Dosierung von 4 mg einmal täglich oral verabreicht. Bei Patienten mit eingeschränkter Nierenfunktion kann die Dosierung auf 2 mg einmal täglich reduziert werden.

Upadacitinib (Rinvoq®) ist eine neuere Option unter den JAK-Hemmern und hemmt bevorzugt Jak1. Upadacitinib wird in einer Dosierung von 15 mg einmal täglich oral verabreicht.

Filgotinib (Jyseleca®) hemmt JAK1 und wird in einer Dosierung von 200 mg einmal täglich oral verabreicht. Bei Patienten mit eingeschränkter Nierenfunktion kann die Dosierung auf 100 mg einmal täglich reduziert werden.

▪▪ Indikation und Kontraindikationen für JAKi

JAKi kommen nach MTX-Versagen oder Unverträglichkeit (oder einem anderen konventionellen synthetischen Basistherapeutikum oder einer Kombinationstherapie) zum Einsatz, ebenfalls nach bDMARD-Unwirksamkeit oder Unverträglichkeit. JAKi werden als Mono- oder Kombinationstherapie mit einem csDMARD (bevorzugt MTX) verabreicht.

Sie werden oral verabreicht und entfalten rasch ihre Wirkung. Im Gegensatz zu Biologika tritt bei JAKi nur selten ein sekundärer Wirkverlust auf. Sie sind durch ihre kurze Halbwertszeit gut steuerbar und haben zusätzlich eine gute Wirksamkeit gegen den Schmerz.

Vor Therapiebeginn ist der Impfstatus zu überprüfen (vor einer Behandlung mit JAKi wird eine Herpes-Zoster-Impfung (mit einem Totimpfstoff) empfohlen. Nach (jeglichen) Impfungen wird eine Unterbrechung der JAKi-Behandlung von 7 Tagen empfohlen, um das Impfansprechen zu erhöhen.

An Voruntersuchungen wird ein entsprechendes Laborprofil mit großem Blutbild, BSG, Transaminasen, (GGT), AP, zudem antinukleäre Antikörper (ANA) und ein Hepatitis-Screening erhoben. Erhöhte CPK-Werte werden unter laufender Therapie beobachtet, aber ohne Krankheitsassoziation, ebenso erhöhte Kreatininwerte. Des Weiteren erfolgt vor einer Behandlung mit JAKi (wie vor einer Biologika-Therapie) zum Ausschluss einer aktiven oder latenten Tuberkulose ein IGRA-Test (QuantiFERON oder ELIspot) und ein Röntgen-

Thorax. Eine jährliche dermatologische Kontrolle wird ebenfalls empfohlen. Eine Dosisverringerung sollte bei eingeschränkter Leber- und Nierenfunktion sowie bei anhaltender Remission erfolgen [7].

Bei elektiven Operationen sollte 7 Tage vor einer Operation die Behandlung abgesetzt werden und bei unauffälligem postoperativem Verlauf Wiederbeginn nach 7–14 Tagen.

Kontraindikationen sind aktive Infektionen, maligne Erkrankungen, schwere Organschäden und rezidivierende venöse Thrombosen. Aufgrund einer erhöhten Rate an Malignomen und kardiovaskulären Ereignissen bei der Anwendung von Tofacitinib im Vergleich zu TNF--Blockern empfiehlt die European Medicines Agency (EMA), JAK-Hemmer nur bei sorgfältiger Nutzen-Risiko-Abwägung und ausschöpfenden Therapiealternativen bei bestimmten Risikofaktoren (z. B. Patienten mit einer Anamnese von Malignomen, schweren kardiovaskulären Erkrankungen, Rauchern oder Patienten über 65 Jahren) einzusetzen und in reduzierter Dosis zu verabreichen [11, 14, 22–25, 36].

Schwangerschaft und Stillzeit: Siehe ▶ Kap. 22 Rheuma und rheumatologische Pharmakotherapie in der Schwangerschaft.

▪▪ Risikoevaluation bei JAK-Inhibitoren:
- Alter > 65 Jahre
- Früheres oder derzeitiges Rauchen
- Andere kardiovaskuläre Risikofaktoren
- Risikofaktoren für Malignität
- Risiko für thromboembolische Ereignisse

Fallbeispiel: Eine verspätete Erfolgsgeschichte

Bei der heute 61-jährigen Frau begann im Jahre 2009 eine Gelenksymptomatik mit Schmerzen im Bereich der Finger-, Schulter- und Kniegelenke. Sie suchte sehr frühzeitig einen Internisten auf, der die

2

Diagnose einer seropositiven RA stellte und eine Basistherapie vorschlug. Die Patientin konnte sich primär – aufgrund des Nebenwirkungsprofils – nicht zu einer basistherapeutischen Behandlung entschließen. Sie unterzog sich in den nächsten Jahren auf eigenen Wunsch ausschließlich einer komplementärmedizinischen Betreuung und berichtete, damit – zumindest in den ersten beiden Jahren nach Diagnosestellung – eine für sie akzeptable Situation erreicht zu haben.

Im Frühjahr 2013 suchte sie einen Rheumatologen auf. Es bot sich das Bild einer polyartikulären und polysynovitischen Gelenkerkrankung mit 11 geschwollenen Gelenken und einem DAS-28-Index von 5,8. Radiologisch zeigten sich bereits deutliche Veränderungen im Bereich der Handwurzelknochen ohne radiologische Veränderung der Fingergrundgelenke. Der RF war mit 33 IU/ml schwach positiv, die BSG mit 56 in der 1. Stunde deutlich erhöht.

Es erfolgte eine entsprechende Beratung, und eine Basistherapie wurde in Übereinstimmung mit der Patientin mit Methotrexat (MTX) eingeleitet. Parallel wurden Glukokortikoide (GC) peroral verabreicht, wodurch rasch eine Besserung der Situation erreicht werden konnte. Sie fühlte durch eine MTX-Basismedikation, kombiniert mit niedrig dosiertem Prednisolon von 5 mg pro Tag, zumindest eine Besserung im Vergleich zu einem Jahr davor. Allerdings war von ärztlicher Seite die Situation wenig befriedigend, weiterhin waren 8 Gelenke synovitisch geschwollen, und es wurde die Einleitung einer Biologika-Therapie dringend empfohlen. Die Patientin konnte sich zunächst dazu nicht entschließen; außerdem war schon seit Längerem eine Amerika-Reise geplant.

Es wurde eine zusätzliche Basistherapie mit Hydroxychloroquin eingeleitet. Die Kombinationstherapie wurde gut vertragen, brachte letztendlich aber auch keine Stabilisierung, d. h., es war weiterhin eine niedrig dosierte GC-Therapie und fallweise, zur Schubkupierung, eine erhöhte Prednisolon-Medikation bis 25 mg pro Tag notwendig.

Im Herbst 2013 wurde schließlich – nach entsprechender Aufklärung – eine Biologika-Therapie begonnen. Bereits nach wenigen Injektionen kam es zu einer deutlichen Besserung der Gesamtsituation. Innerhalb von Wochen war sie weitgehend beschwerdefrei und die GC konnten abgesetzt werden. Die Abstände zwischen den TNF-α-Blocker-Injektionen konnten aufgrund der andauernden Beschwerdefreiheit ausgedehnt werden; MTX wurde auf 10 mg pro Woche reduziert, und nach einer 6-monatigen beschwerdefreien Phase wurde die Biologika-Medikation auf Wunsch der Patientin ebenso wie die MTX-Medikation abgesetzt.

Sie hat gelernt, mit beruflichen und privaten emotionalen Belastungen besser umzugehen – Probleme am Arbeitsplatz hatten, ihrer Meinung nach, in den ersten Jahren der Erkrankung zu einer Verschlechterung der Gelenksituation geführt. Nach einem Wechsel des beruflichen Umfeldes gelang es ihr, für sie emotional belastende Situationen besser in den Griff zu bekommen und sich nicht alles zu sehr „unter die Haut gehen zu lassen".

Inzwischen ist die Patientin verzogen und hat sich ein kleines Häuschen an einem ebenso kleinen See gekauft. Seit 3 Jahren, nach einer deutlichen Verschlechterung der Gelenksituation, sucht sie wieder in 3- bis 4-monatigen Abständen ihren Rheumatologen auf und appliziert „höchstens" alle 2–3 Wochen einen TNF-α-Blocker. Sie ist damit nicht beschwerdefrei, aber zufrieden. Die Behandlung und Zielvorstellung sind einvernehmlich und den Wünschen der Patientin angepasst.

Kommentar

Bei unserer Patientin wurde die RA verspätet, aber doch erfolgreich mit Basistherapeutika behandelt. Leider wurde mit einer Behandlung erst 4 Jahre nach Beginn der Erkrankung begonnen, sodass schon entsprechend den radiologischen und klinischen Befunden irreversible Schäden an den Gelenken bzw. Handwurzelknochen nachweisbar waren. Trotzdem konnte auch noch nach verzögertem Behandlungsbeginn eine deutliche Besserung erreicht werden.

Biologika sind äußerst effektive Medikamente in der Behandlung chronisch-entzündlicher Gelenkerkrankungen. Ziel und Aufgabe muss sein, mit Basistherapeutika für Patienten einen beschwerdefreien oder zumindest beschwerdearmen Zustand zu erreichen.

Leider ist es nur sehr selten möglich, eine Behandlung mit Biologika abzusetzen, da durch diese Medikamente zwar im Idealzustand Beschwerdefreiheit, aber keine Heilung erreicht werden kann und mit Rückfällen gerechnet werden muss. Berufliche und private Stresssituationen können den Verlauf einer chronischen Gelenkerkrankung beeinflussen.

Fallbeispiel: Patientin mit progredienter rheumatoider Arthritis

Bei einer 1950 geborenen Patientin wurde mit der Diagnose einer seropositiven RA mit polysynovitischem Gelenkbefall eine Basistherapie mit MTX initiiert. Aufgrund eines vorübergehenden Anstiegs der Leberwerte musste MTX pausiert werden, konnte aber nach Normalisierung der Leberwerte wieder fortgesetzt werden; ein neuerlicher Anstieg der Leberwerte war nicht zu beobachten. Parallel dazu mussten, aufgrund einer nicht erreichbaren zufriedenstellenden Besserung der Gelenkbeschwerden, Glukokortikoide (GC) in Dosierungen zwischen 5 und 15 mg Prednisolon pro Tag verabreicht werden. Wegen der polyartikulären Symptomatik, trotz einer ausreichenden MTX-Dosis (25 mg/Woche) und des ständigen Bedarfs an GC, wurde nach 6 Monaten die Indikation für eine Biologika-Therapie gestellt.

Die Patientin entschied sich für eine intravenöse Therapie in 8-wöchigen Abständen; GC in Form von täglich 5 mg Prednisolon mussten weiter eingenommen werden. Die Gelenksituation besserte sich deutlich; die Zahl der schmerzhaften Gelenke reduzierte sich. Nach ca. 8-monatiger Infusionstherapie berichtete die Patientin über einen Wirkungsverlust und es wurde in der Folge eine alternative TNF-α-Blocker-Therapie mit subkutaner Applikation begonnen. Es konnte dadurch eine vorübergehende Besserung erreicht und GC auf 2,5 mg pro Tag reduziert werden. Ein gänzliches Ausschleichen war nicht möglich. Unter engmaschiger Kontrolle konnte der DAS-28-Index nie in einen Bereich unter 3,2 gesenkt, d. h. keine Remission erreicht werden.

Schließlich wurde eine Behandlung mit Abatacept, das über eine Hemmung von kostimulatorischen Signalen wirkt, eingeleitet. Diese Substanz wurde in der Folge in Infusionen in monatlichen Abständen verabreicht; nach der 4. Infusion trat erstmalig eine signifikante Besserung ein und die GC konnten abgesetzt werden.

Aufgrund des sehr guten Ansprechens wurden die Infusionsabstände ausgedehnt (auf das Doppelte der normalen

2

Abstände, d. h. auf 2 Monate). Dadurch kam es neuerlich zu einer deutlichen Verschlechterung der Gesamtsituation mit polyartikulären Gelenkschwellungen und einem konsekutiven Anstieg der Entzündungsparameter. Nach Etablierung 4-wöchiger Abstände konnte wieder eine prolongierte Stabilität erreicht werden. Die Patientin nimmt zusätzlich 10 mg MTX pro Woche und benötigt keine GC. Wegen des langen Anfahrtsweges zu ihrem Rheumatologen wurde ihre Biologika-Therapie auf eine subkutane Applikation umgestellt. Sie ist weiterhin in einem anhaltend stabilen und zufriedenstellenden Zustand.

Kommentar

Es handelt sich um einen akzentuierten Verlauf einer RA; unsere Patientin hat auf TNF-α-Blocker nur vorübergehend angesprochen. Ein Wirkverlust von Biologika wird leider nicht selten nach Monaten bis zu mehreren Jahren einer Behandlung beobachtet. Erst durch Umstellen auf ein alternatives Biologikum mit einem unterschiedlichen Wirkansatz konnte eine deutliche Besserung erreicht werden. Biologika sind äußerst potente Medikamente, die die Behandlung der rheumatoiden Arthritis wesentlich verbessert haben, sie helfen aber nicht bei allen Patienten und haben keine kurative Wirkung; ein Absetzen oder zu lange Behandlungsintervalle können wiederum zu einer Verschlechterung der Gelenksituation führen.

Fallbeispiel: Christiaan Barnard

Der im Jahr 2001 verstorbene Christiaan Barnard war wohl zu seinen Lebzeiten der berühmteste Arzt des 20. Jahrhunderts. Jeder kennt ihn als Herzspezialisten und denjenigen Chirurgen, der 1967 die erste erfolgreiche Herztransplantation durchgeführt hat. Weniger bekannt ist, dass Prof. Barnard an einer RA litt, obwohl er sogar über seine Krankheit ein Buch geschrieben hat. Im Dezember 1955 reiste Christiaan Barnard in die USA, um in Minnesota auf dem Gebiet der Transplantationschirurgie zu arbeiten. Erstmals verspürte er im darauffolgenden Winter Schmerzen im Bereich einer Knöchelregion sowie im Bereich der Hände. Zunächst wurde gerade im Bereich des Knöchels an eine Verletzung vom Schlittschuhlaufen gedacht. Als sich aber die Schwellung nicht zurückbildete und mehrere Gelenke betroffen waren, suchte er einen Rheumatologen an der Mayo-Klinik auf, der die Diagnose einer rheumatoiden Arthritis stellte. Für einen jungen Arzt, der gerade auf dem Weg war, ein Chirurg zu werden, eine niederschmetternde Diagnose.

Er erinnerte sich, dass er bereits in Jugendjahren des Öfteren an Gelenkschmerzen gelitten hatte, die so schlimm waren, dass er nachts nicht schlafen konnte, und die als Wachstumsschmerzen bezeichnet wurden.

Der Arthritis zum Trotz arbeitete er weiterhin hart und wurde zusehends besser und anerkannter. Er arbeitete bis zu 18 h täglich und verbrachte lange Zeitspannen im Operationssaal. Vielleicht ahnte er schon, dass er nur eine begrenzte Zeit als Chirurg zur Verfügung hatte, um alles verwirklichen zu können, was ihm vorschwebte. Er ließ sich Spezialschuhe anfertigen, da in den ersten Jahren vornehmlich seine Füße betroffen waren. Die Arthritis war beim Operieren weniger störend als bei den Nebenarbeiten, z. B. Plastikschläuche über bestimmte Verbindungsstücke zu stülpen, was er zunehmend seinen Assistenten überließ. Während seiner ersten Herztransplantation 1967 litt er bereits seit 12 Jahren an einer RA. Er erinnert in seinem Buch vor allem an seine zweite Herzoperation an dem britischen Arzt Dr. Philip Blaiberg, wo er Schwierigkeiten beim Anlegen der Nähte hatte, da seine Hände und Finger steif waren und stark schmerzten. Trotzdem war die Operation erfolgreich. Professor Christiaan Barnard wollte alle Ziele als Arzt und Wissenschaftler verwirklichen und sah diesen inneren Antrieb als positive Verstärkung. Der Psychologe würde sagen, als Motivation über Schmerzen und schlechte Lebensphasen. Er lernte, mit seiner Behinderung zu leben, und die Hoffnung auf Erfolg, oder wenigstens das Gefühl, nicht zu versagen, ließ ihn weitermachen.

Im Jahre 1948 wurde von amerikanischen Wissenschaftlern Kortison für den therapeutischen Gebrauch entwickelt und dies half ihm über viele schmerzhafte Phasen hinweg. Er war in seinen Aufzeichnungen immer ein Befürworter der Kortison-Gabe bei RA, wenn auch mit Vorsicht und Bedacht und in höheren Dosen nur über eine kurze Zeit. Viele Herzoperationen wären wohl ohne ausreichende Schmerztherapie nicht möglich gewesen.

Schließlich musste er aber doch seine chirurgische Karriere beenden, und er versuchte in der Folge, durch zahlreiche Vortragsreisen auf der ganzen Welt, in Büchern und Zeitschriften anderen Menschen Mut zu machen, vor allem aber Herz- und Rheumakranken.

Bis zuletzt nahm er MTX in niedriger Dosis 1-mal pro Woche und Prednisolon 5 mg pro Tag. Für die neuen und sehr wirksamen Biologicals war er um Jahrzehnte zu früh auf die Welt gekommen. Wäre sein Ruhm als Herzchirurg ein noch größerer gewesen? Dies ist wohl kaum möglich; sicherlich hätten ihm die neuen Medikamente aber viel Schmerz und Leid erspart [8].

Literatur

1. Albrecht K, Leipe J (2022) Fortsetzen oder Pausieren? Die antirheumatische Therapie bei elektiven Operationen. Z Rheumatol 81:492–500
2. Aletaha D, Smolen J (2005) The simplified disease activity index (SDAI) and the clinical disease activity index (CDAI): a review of their usefulness and validity in rheumatoid arthritis. Clin Exp Rheumatol 23(Suppl 39):S100–S108
3. Aletaha D, Smolen J (2023) Diagnosis and management of rheumatoid arthritis. JAMA 320(13):1360–1372
4. Aletaha D, Nell VPK, Stamm T et al (2005) Acute phase reactants add little to composite disease activity indices for rheumatoid arthritis: Validation of a clinical activity score. Arthritis Res 7:R796–R806
5. Aletaha D, Neogi T, Silman AJ, Funovits J, Felson DT, Bingham CO 3rd et al (2010) 2010 rheumatoid arthritis classification criteria: an American College of Rheumatology/European League Against Rheumatism collaborative initiative. Ann Rheum Dis 69(9):1580–1588
6. Arnett FC, Edworthy SM, Block DA (1998) The American Rheumatism Association 1987 revised criteria for the classification of rheumatoid arthritis. Arthritis Rheum 31:315–323
7. Arlt AC, Steinmetz J (2004) Die zervikale Myelopathie als Komplikation der rheumatoiden Arthritis. Z Rheumatol 63:281–295
8. Barnard C (1984) Mit Arthritis leben. Scherz, Berlin
9. Breedfeld FC, Kalden JR (2004) Appropriate and effective management of rheumatoid arthritis. Ann Rheum Dis 63:627–633
10. Di Matteo A, Bathon JM, Emery P (2023) Rheumatoid Arthritis. Lancet 402:219–233
11. Emery P, Van Vollenhofen R, Ostergaard M, Choy E, Chomb B, Graninger W et al (2009) Guidelines for initiation of anti-tumour necrosis factor therapy in rheumatoid arthritis: similarities and differences across Europe. Ann Rheum Dis 68:456–459

2

12. Felson DT, Anderson JJ, Boers M et al (1993) The American College of Rheumatology preliminary core set of disease activity measures for rheumatoid arthritis clinical trials. Arthritis Rheum 36:729–740

13. Felson DT, Anderson JJ, Boers M et al (1995) American College of Rheumatology preliminary definition of improvement in rheumatoid arthritis. Arthritis Rheum 38:727–735

14. Furst DE, Breedfeld FC, Kalden JR, Smolen JS, Burmester GR et al (2007) Updated consensus statement on biological agents for the treatment of rheumatic diseases. Ann Rheum Dis 66:iii2–iii22

15. Haas JP, Weimann V, Feist E (2022) Polyartikuläre juvenile idiopathische Arthritis und rheumatoide Arthritis. Z Rheumatol 81:4–13

16. Kalden JR (2016) Biologika. Z Rheumatol 75:604–610

17. Kotte R, Wiesner L, Rüther W (2004) Therapie der zervikalen rheumatoiden Arthrtitis. Z Rheumatol 63:303–311

18. Krüger K, Kneitz C (2019) Komorbiditäten – ihre Rolle im Treat-to-Target-Konzept für die rheumatoide Arthritis. Z Rheumatol 78:422–442

19. Machold KP, Nell V, Stamm T, Aletaha D, Smolen JS (2006) Early rheumatoid arthritis. Curr Opin Rheumatol 18:282–288. (Review)

20. McInnes IB, Schett G (2011) The pathogenesis of rheumatoid arthritis. N Engl J Med 365(23):2205–2219. https://doi.org/10.1056/NEJMra1004965. Review

21. Neumann E, Frommer K, Diller M, Müller-Ladner U (2018) Rheumatoide Arthritis. Z Rheumatol 77:769–775

22. Patloch D, Richter A, Manger B et al (2016) Das erste Biologikum bei rheumatoider Arthritis: Einflussfaktoren auf die Therapieentscheidung. Z Rheumatol. https://doi.org/10.1007/s00393-016-0174-3

23. Pflugbeil S, Smolen J (2004) Richtlinien zum Beginn und zur Fortsetzung einer TNF-Blocker-Therapie bei Patienten mit chronisch entzündlichen rheumatologischen Erkrankungen unter besonderer Berücksichtigung der österreichischen Gegebenheiten. J Miner Stoffwechs 4:50–53

24. Pierer M, Baerwald C (2008) Biologikatherapie bei rheumatologischen Erkrankungen. Internist 49:938–946

25. Pieringer H, Stuby U, Biesenbach G (2009) TNF-α-blocker bei rheumatoider arthritis. J Miner Stoffwechs 16:7–16

26. Puchner R (2011) Perspektiven der Biologika-Therapie. rheuma plus 2:24–27

27. Puchner R, Krennmair G (2004) Über die Mitbeteiligung des Kiefergelenkes bei rheumatoider Arthritis. Acta Med Austriaca 31:18–22

28. Puchner R, Steglegger-Friede B, Roithinger FX, Knoflach P (1994) Die niedrig dosierte Methotrexatbehandlung der chronischen Polyarthrtis. Acta Med Austriaca 21:107–110

29. Puchner R, Edlinger M, Mur E et al (2016) Interface management between general practitioners and rheumatologists – results of a survey defining a concept for future joint recommendations. PLoS One 11(1):e0146149

30. Redlich K, Schett G, Steiner G, Hayer S, Wagner EF, Smolen JS (2003) Rheumatoid arthritis therapy after tumor necrosis factor and Interleukin-1 blockade. Arthritis Rheum 48:3308–3319. (Review)

31. Rintelen B, Leeb BF (2009) Krankheitsaktivitätsindizes für die rheumatoide Arthritis in der täglichen Praxis. J Miner Stoffwechs 16:20–23

32. Schmalzing M (2022) Management von entzündlich rheumatischen Erkrankungen während und nach Malignomen. Z Rheumatol 21:766 und 777

33. Schneider M (2015) Rheumatoide arthritis. In: Hettenkofer HJ, Schneider M, Braun J (Hrsg) Rheumatologie. Thieme, Stuttgart, S 134–158

34. Smolen JS, Hayer S, Schett G, Redlich K, Kollias G, Wagner E, Steiner G (2004) Autimmunity and rheumatoid arthrtitis. Autoimmun Rev 3(Suppl 1):S23 (Review)

35. Smolen JS, Aletaha D, McInnes IB (2016) Rheumatoid arthritis. Lancet 388:223–238

36. Smolen JS, Breedveld FC, Burmester GR et al (2016) Treating rheumatoid arthritis to target: 2014 update of the recommendations of an international taskforce]. Ann Rheum Dis 75:3–15

37. Smolen JS, Landewé RBM, Sytske AB et al (2023) EULAR recommendations for the management of rheumatoid arthritis with synthetic and biological disease-modifying antirheumatic drugs: 2022 update. Ann Rheum Dis 2023(82):3–18

38. Van der Heijde DM, van't Hof M, van Riel PL, van de Putte LB (1993) Development of a disease activity score based on judgement in clinical practice by rheumatologists. Z Rheumatol 20:579–581

39. Van Gestel AM, Haagsma CJ, van Riel CL (1998) Validation of rheumatoid arthritis improvement criteria that include simplified joint counts. Arthritis Rheum 41:1845–1850

Spondyloarthritiden

Rudolf Puchner

Inhaltsverzeichnis

Das Fallbeispiel im Abschn. ▶ 3.6 („Ein 37-jähriger Mann mit Symptomen eines entzündlichen Rückenschmerzes") wurde gekürzt übernommen aus: Puchner A, Winkler S (2016) Maltafieber. Fakten der Rheumatologie 4.

© Der/die Autor(en), exklusiv lizenziert an Springer-Verlag GmbH, DE,
ein Teil von Springer Nature 2024
R. J. Puchner, A. Mazzucato-Puchner (Hrsg.), *Rheumatologie aus der Praxis*,
https://doi.org/10.1007/978-3-662-69693-4_3

3

Der Begriff Spondyloarthritis (SpA) bezeichnet eine Familie von entzündlich-rheumatischen Erkrankungen, die einige typische klinische, serologische und genetische Gemeinsamkeiten aufweisen. Charakteristisch ist eine Beteiligung des Achsenskeletts, der Sehnenansätze im Sinne einer Enthesitis (z. B. ein Fersenschmerz) oder eine asymmetrische Oligoarthritis der unteren Extremitäten. Auch extraartikuläre Manifestationen wie eine Psoriasis, Uveitis anterior oder eine chronisch-entzündliche Darmerkrankung sind häufig nachweisbar.

Es besteht eine gemeinsame Assoziation mit dem Human Leukocyte Antigen (HLA-B27); eine familiäre Häufung ist daher nicht verwunderlich. Die Prävalenz der Spondyloarthritiden korreliert direkt mit dem Nachweis von HLA-B27 in der Bevölkerung und ist daher in Nordeuropa häufiger als in den Mittelmeerländern. Die Prävalenz aller Spondyloarthritiden wird mit ca. 0,4–2 % angegeben.

Darüber hinaus teilt man die Spondyloarthritiden entsprechend ihrer klinischen Manifestation in eine axiale SpA und eine periphere SpA.

Bei der prädominanten axialen Spondyloarthritis (axSpA) überwiegt der entzündliche Rückenschmerz. Dazu gehören die Frühformen der axialen SpA ohne nativradiologische Veränderungen (nichtradiologische axiale Spondyloarthritis [nr-axSpA]) sowie die radiologische axiale Spondyloarthritis (r-axSpA; Synonym: ankylosierende Spondylitis) mit nativradiologisch sichtbaren Veränderungen an den Sakroiliakalgelenken. Im deutschsprachigen Raum wurde diese Ausprägung der Erkrankung auch als Morbus Bechterew bezeichnet.

Zur prädominant peripheren Spondyloarthritis (pSpA), bei der die asymmetrische Oligoarthritis der unteren Extremitäten vorherrscht, zählt man reaktive Arthritiden, Arthritiden bei chronisch-entzündlichen Darmerkrankungen, Arthritiden bei Psoriasis sowie undifferenzierte Arthritiden. Etwa 70 % aller SpA-Patienten haben eine axiale

SpA mit oder ohne zusätzliche periphere Beteiligung, etwa 30 % eine rein periphere SpA. Mischformen sind sehr häufig [11, 23, 33, 49, 52, 56, 58].

Konzept der Spondyloarthritiden

Prädominant axiale SpA:
- Nichtröntgenologische axiale SpA (nr-axSpA)
- Ankylosierende Spondylitis (röntgenologische axiale SpA, r-axSpA, Morbus Bechterew)

Prädominant periphere SpA
- Reaktive Arthritis
- Psoriasisarthritis
- Arthritis bei chronisch-entzündlichen Darmerkrankungen (CED)
- Periphere (undifferenzierte) SpA

3.1 Axiale Spondyloarthritis

Die axSpA ist im deutschen Sprachbereich auch noch immer unter der Bezeichnung Morbus Bechterew bekannt (nach dem russischen Arzt Wladimir M. Bechterew). Allerdings bezeichnet dieser Begriff im Genaueren die ankylosierende Spondylitis (AS), ein Stadium, in dem röntgenologische Veränderungen in den Sakroiliakalgelenken vorliegen. Die Unterscheidung nicht-röntgenologisch/röntgenologisch ist in der Klinik nicht besonders wichtig, da es sich im Wesentlichen um eine Erkrankung handelt. Die Unterscheidung war vor allem für Biologika-Zulassungsstudien notwendig.

Die Erkrankung befällt hauptsächlich die Wirbelsäule und die Kreuz-Darmbein-Gelenke (Sakroiliakalgelenke, ISG-Gelenke), wodurch es in seltenen Fällen (meist unbehandelt) im Verlauf der Erkrankung zur Versteifung der Wirbelsäule kommen kann (Bambuswirbelsäule). Zusätzlich können periphere Gelenke vor allem der unteren Extremität (Knie, Hüfte, Sprunggelenk), aber auch extraskeletale Organe beteiligt sein.

Die Prävalenz der axSpA in Europa schwankt zwischen 0,2 und 1,4 % und ist abhängig von der Frequenz des Auftretens von HLA-B27 in der Bevölkerung. Männer erkranken entsprechend den (unterschiedlichen) Literaturangaben nur unwesentlich häufiger als Frauen (2:1 bis 1:1). Die Krankheit beginnt im späten Adoleszenz- und frühen Erwachsenenalter und manifestiert sich bei 90 % der Patienten zwischen dem 15. und 40. Lebensjahr. Die Diagnose wird häufig (noch immer) erst mit einer Verzögerung von 5 und mehr Jahren vom Zeitpunkt des Auftretens der ersten Symptome gestellt. Mögliche Ursachen einer verspäteten Diagnose sind neben einer unzureichenden Anamnese der oft schleichende Beginn und die nativradiologisch orientierten modifizierten New-York-Kriterien von 1984 zur Diagnosestellung des Morbus Bechterew. Diese lassen erst nach eindeutigen nativradiologischen Veränderungen im Bereich der Sakroiliakalgelenke die Diagnose zu. Bis zum Auftreten solcher Veränderungen können aber Monate bis Jahre vergehen. Erst die Einführung der MRT konnte diese Lücke schließen. Sie erleichtert heute die Frühdiagnostik ganz erheblich.

Die Ätiologie ist bisher nicht bekannt. Es besteht eine hohe Assoziation mit HLA-B27 (ca. 90–95 %). Das HLA-B27-Gen kommt in der gesunden europäischen Bevölkerung in 4–13 % mit einem deutlichen Nord-Süd-Gefälle vor, im deutschsprachigen Raum in ca. 8 %. Nur 4–7 % der HLA-B27-positiven Träger erkranken an axSPA. Neben genetischen Faktoren dürften aber auch externe Faktoren, insbesondere Bakterien, eine Rolle spielen. Der Interleukin-IL23/IL17-Signalweg spielt eine entscheidende Rolle bei den entzündlichen Prozessen. Es wird vermutet, dass der Ort der Aktivierung von IL-23- und IL-17-produzierenden Zellen beim Menschen die Darmschleimhaut ist. Von letztlich großer therapeutischer Konsequenz war der Nachweis von Tumornekrosefaktor alpha (TNF-α) in CT-gesteuerten Biopsien von Kreuz-Darmbein-Gelenken von Patienten mit AS [12, 15, 26, 42, 56, 73, 79]. Die Inhibition dieser Zytokine durch Biologika ist heute die Therapie der Wahl und hat den Verlauf der Erkrankung deutlich verändert.

■ Symptomatik

Die Symptomatik der axialen Spondyloarthritis wird durch tiefen Rückenschmerz als Leitsymptom geprägt, kann jedoch auch pereiphere Gelenke, Enthesen, Darm, Augen und Haut betreffen

Rückenschmerz Das Leitsymptom ist ein tief sitzender, vor allem nächtlich oder frühmorgens auftretender Rückenschmerz, der sich bei Bewegung bessert und als Ausdruck einer Entzündung der Sakroiliakalgelenke gesehen werden kann. Der Rückenschmerz wird oft falsch interpretiert. Wie oben angeführt, treten nativradiologische Veränderungen im Bereich der Kreuz-Darmbein-Gelenke oft erst Jahre nach Beginn der Schmerzen auf.

Allerdings leiden nur ca. 5 % der Patienten mit chronischen Rückenschmerzen an einer axialen SpA. Zur Abgrenzung von degenerativen und posttraumatischen Rückenschmerzen (Übersicht) wurde ein „entzündlicher Rückenschmerz" definiert (Übersicht). Wenn mindestens 4 von 5 Parametern (Alter bei Symptombeginn < 40 Jahre, schleichender Beginn, Besserung durch Bewegung, keine Besserung in Ruhe; nächtlicher Schmerz, mit Besserung durch Aufstehen) erfüllt werden, spricht man von einem entzündlichen Rückenschmerz [53, 56, 61, 74].

Entzündlicher Rückenschmerz [74]
1. Alter bei Symptombeginn < 40 Jahre
2. Schleichender Beginn
3. Besserung bei Bewegung
4. Keine Besserung in Ruhe
5. Nächtlicher Schmerz (mit Besserung durch Aufstehen)

3

Entzündlicher Rückenschmerz gemäß ASAS(Assessment of SpondyloArthritis International Society)-Experten: Mindestens 4 Kriterien müssen vorhanden sein.

Differenzialdiagnose des entzündlichen Rückenschmerzes
Nichtentzündliche Ursachen von Wirbelsäulenschmerzen:
- Unspezifischer, mechanischer Rückenschmerz (RS)
- Lumbospondylogener und lumboradikulärer RS
- Osteoporose-assoziierter RS
- RS bei frischen osteoporotischen Wirbelkörperfrakturen
- Spondylosis hyperostotica (Morbus Forestier)
- Morbus Scheuermann
- Fibromyalgiesyndrom
- Malignom

Enthesiopathien Weitere typische Symptome sind Schmerzen als Folge von Entzündungen im Bereich der Sehnenansätze (Enthesiopathien), am häufigsten im Bereich des Ansatzes der Achillessehne oder der Plantarfaszie.

Gelenkbeteiligung Ein gürtelförmiger Thoraxschmerz tritt auf bei einer Beteiligung kostovertebraler und kostotransversaler sowie kostosternaler Gelenke, ebenso bei einer Enthesitis im kostosternalen Bereich. Eine Entzündung der Sternoklavikulargelenke sowie der Synchondrosis manubriosternalis führt zu Schmerzen im vorderen Brustbereich. Typischerweise führt Husten oder Niesen und eine tiefe Inspiration zu einer Schmerzverstärkung. Diese Beschwerden können eine atypische Angina pectoris oder eine Perikarditis imitieren und eine kardiale Abklärung junger Erwachsener notwendig machen.

Typisch ist auch eine asymmetrische Mono- bis Oligoarthritis peripherer Gelenke, wobei vor allem die großen Gelenke der unteren Extremitäten befallen sind. Die Gelenkbeteiligung reicht von flüchtigen Arthralgien bis zu seltenen, schweren destruierenden Entzündungen.

Die Prävalenz einer peripheren Gelenkbeteiligung wird in der Literatur mit 20–30 % angegeben. Bei weniger als einem Drittel der Patienten beginnt die AS nicht mit dem typischen Rückenschmerz, sondern mit einer peripheren Arthritis [25, 26, 53, 56, 58].

- **Extraskelettale Manifestationen:**
Neben den klassischen skelettalen Symptomen können auch extraskelettale Manifestationen wie Uveitis, entzündliche Darmkrankheiten und Psoriasis auftreten.

Augenbeteiligung: Extraskeletale Manifestationen sind möglich. Die häufigste extraartikuläre Beteiligung ist die akute anteriore Uveitis, die bei 25–40 % der Patienten im Verlauf der Erkrankung ein- oder auch mehrmals auftritt. Es handelt sich um eine akute Entzündung der Regenbogenhaut und des Ziliarkörpers und wird daher auch als Iritis oder Iridozyklitis bezeichnet. Die Iritis bei HLA-B27-positiven Patienten ist typischerweise einseitig, beginnt akut mit Schmerzgefühl, gefolgt von einer Rötung des Auges. Die Betroffenen klagen häufig über Schleiersehen und eine generelle Sehverschlechterung.

Ein zeitlicher Zusammenhang zwischen Arthritisaktivität und Iritis ist zufällig. Gelegentlich kann die Iritis erst auf die Diagnose eines Morbus Bechterew aufmerksam machen bzw. diesem lange Zeit vorausgehen. Patienten mit akuten Augenschmerzen und einer deutlichen Sehverschlechterung müssen unverzüglich dem Augenarzt vorgestellt werden.

Haut: Hautmanifestationen sind eine häufige Begleiterscheinung bei axSpA-Patienten. Die Psoriasis ist mit ca. 16 % die häufigste Hautmanifestation. Zwischen axSpA und

PsA gibt es daher Überschneidungen. So entwickeln Patienten mit axSpA auch eine Psoriasis, während sich auch Patienten mit Psoriasisarthritis mit Sakroilitis präsentieren können. Je nach Dominanz der Manifestation wird die Erkrankung bezeichnet (siehe auch ▶ Abschn. 3.2). Erythema nodosum ist eine weitere Hauterscheinung im Zusammenhang mit SpA, gekennzeichnet durch eine schmerzhafte knotige Verdickung der Haut, die meist an den Schienbeinen auftreten. Seltene Hautmanifestationen sind Pyoderma gangraenosum und Keratoderma blenorrhagicum.

Intestinale Manifestationen Eine intestinale Beteiligung in Form einer Kolitis oder Ileitis terminalis ist häufig, wobei die prozentuellen Angaben sehr schwanken. 5–10 % der Patienten mit AS haben eine begleitende chronisch-entzündliche Darmerkrankung, ein viel größerer Anteil von über 60 % zeigt in endoskopischen Studien eine klinisch stumme (asymptomatische) intestinale Entzündung [26, 42].

Herzbeteiligung Eine Beteiligung des Herzens ist selten und manifestiert sich in einer möglichen Entzündung der Aortenwurzel (Aortitis) und dem Risiko der Entwicklung einer Aorteninsuffizienz. Die Häufigkeit einer kardialen Beteiligung variiert in der Literatur beträchtlich und scheint von der Krankheitsdauer abzuhängen.

Als Folge einer Fibrosierung des Reizleitungssystems kann es zu Erregungsleitungsstörungen (AV-Blockierungen, Linksschenkelblock etc.) kommen.

Eine eingeschränkte Beweglichkeit der Thoraxwand kann zu einer milden restriktiven Ventilationsstörung führen. Eine sehr seltene und späte extraskeletale Manifestation ist eine Fibrose in den Lungenoberlappen (ca. 1 %).

▪ **Verlauf und Prognose**
Der Entzündungsprozess verläuft im Achsenskelett typischerweise von kaudal nach kranial und kann zu einer zunehmenden Versteifung der Wirbelsäule und Bewegungseinschränkung führen. Manchmal ist aber auch ein Schmerz oder eine Steifigkeit im Thorax- oder Brustwirbelbereich das erste Symptom. Seit Einführung der Biologika hat sich der Verlauf und die Prognose der Erkrankung deutlich gebessert.

Wahrscheinlich entwickeln weniger als 10 % eine komplette Ankylosierung der Wirbelsäule. Der Verlauf der axSpA ist sehr variabel. Häufig dominiert eine relativ mild verlaufende Erkrankung mit unterschiedlich langen beschwerdearmen oder auch symptomfreien Perioden ohne wesentliche Beeinträchtigung der Funktionalität. Aktive und inaktive Krankheitsphasen wechseln einander ab. Die AS kann aber auch über viele Jahre aktiv bleiben, vor allem unbehandelt. Eine französische Studie hat den Langzeitverlauf der Erkrankung untersucht und Faktoren aus den ersten beiden Krankheitsjahren identifiziert, die die Prognose der Erkrankung negativ beeinflussen können. Signifikante Einflussfaktoren waren eine Koxitis, eine Blutsenkung (BSG) > 30, ungenügendes Ansprechen auf nichtsteroidale Antirheumatika (NSAR), eine eingeschränkte Beweglichkeit der Lendenwirbelsäule, eine wurstförmige Schwellung von Fingern oder Zehen, eine Oligoarthritis und ein Krankheitsbeginn vor dem 17. Lebensjahr.

Bei Auftreten einer Koxitis oder Nachweis von 3 (anderen) der oben genannten Faktoren in der frühen Krankheitsphase ist mit einem schweren Krankheitsverlauf zu rechnen. Da die axSpA noch immer häufig zu spät diagnostiziert wird, ist die Kenntnis dieser Faktoren von Nutzen [1, 78].

▪ **Diagnostik**
Die Diagnostik der axSPA umfasst eine sorgfältige Anamnese zur Identifikation von entzündlichen Rückenschmerzen, bildgebende Verfahren wie MRT oder Röntgen sowie laborchemische Parameter wie HLA-B27.

Anamnese Der wesentliche Eckpfeiler der Anamnese ist die Identifikation eines entzündlichen Rückenschmerzes (Übersicht „Entzündlicher Rückenschmerz" im Abschn. „Symptomatik") und ein Krankheitsbeginn vor dem 40. Lebensjahr.

Ein meist sehr gutes Ansprechen auf NSAR ist typisch für die axSpA. Weitere diagnostische Hinweise sind eine positive Familienanamnese für axSpA oder für eine Erkrankung aus dem Formenkreis der Spondyloarthritiden (Psoriasisarthritis, reaktive Arthritis, chronisch-entzündliche Darmerkrankung). Weiterhin ist nach einem Fersenschmerz (Enthesiopathie), nach einer peripheren Arthritis, Daktylitis, Psoriasis, Uveitis oder Kolitis zu fragen.

Klinische Untersuchung Die klinische Untersuchung ist am Beginn der Erkrankung meist ohne für die Diagnose typische oder wegweisende Befunde. Eine Druckschmerzhaftigkeit im Bereich der Sakroiliakalgelenke kann ein Hinweis für eine Entzündung sein. Beim Mennell-Test wird eine passive Scherbewegung zwischen Os ilium und Os sacrum durchgeführt. Der Patient liegt in Bauchlage, der Untersucher fixiert mit einer Hand das Os sacrum und bewegt mit der anderen Hand das gestreckte Bein nach hinten (Hyperflexion im Hüftgelenk).

Die Mobilität der Wirbelsäule in Sagittalebene kann überprüft werden, indem der Patient sich mit gestreckten Beinen und hängenden Armen nach vorne neigt. Bei normaler Beweglichkeit von Brust- und Lendenwirbelsäule erreichen die Fingerspitzen den Boden (Finger-Boden-Abstand). Als Maß für die Mobilität der Brustwirbelsäule gilt das Ott-Zeichen. In aufrechter Stellung wird mit dem Maßband von C7 30 cm nach kaudal gemessen, beim Beugen nach vorne muss sich der Abstand durch eine Vergrößerung der Abstände der Dornfortsätze um zumindest 3 cm vergrößern.

Beim Schober-Zeichen wird von S1 10 cm nach kranial gemessen. Bei Rumpfbeugung verlängert sich die Messstrecke um 4–5 cm.

Der Hinterhaupt-Wand-Abstand, der normalerweise 0 cm beträgt, vergrößert sich typischerweise bei einer Beteiligung der Hals- und Brustwirbelsäule.

Die klinische Untersuchung umfasst auch einen Gelenkstatus, um das Vorliegen von Arthritis und/oder Daktylitis festzustellen. Des Weiteren wird nach Anzeichen einer Hautpsoriasis gesucht.

Labor Eine leichte Erhöhung der Entzündungsparameter (BSG, C-reaktives Protein [CRP]) findet sich nur bei ca. 40 bis (maximal) 80 % aller Patienten in der aktiven Krankheitsphase. Die Höhe der Entzündungsparameter korreliert aber nur unzureichend mit dem Krankheitsverlauf und in über 20 % sind diese auch im Langzeitverlauf unabhängig von der Aktivität der Erkrankung nicht erhöht.

Das HLA-B27 ist bei fast allen Patienten mit axSPA nachweisbar, aber auch bei ca. 8 % der gesunden deutschsprachigen Bevölkerung. Im Gegensatz entwickeln nur ca. 4–7 % der HLA-B27-positiven Träger eine manifeste Erkrankung. Der Nachweis von HLA-B27 ist für die Diagnose (mit-) entscheidend, allerdings nur in Zusammenhang mit einer entsprechenden Klinik.

Bildgebung Die konventionellen Röntgenaufnahmen der Sakroiliakalgelenke sind in den Frühstadien der Erkrankung trotz entsprechender Symptome meist ohne pathologischen Befund, was zu einer Verzögerung der Diagnosestellung beiträgt. Der charakteristische pathologische Röntgenbefund ist eine Sakroiliitis, die nach den modifizierten New-York-Kriterien in 4 Grade eingeteilt wird (◘ Tab. 3.1). Typisch ist ein Nebeneinander von Sklerose, Erosion und partieller Ankylose (sogenanntes buntes Bild).

Wenn die Erkrankung an der Wirbelsäule fortschreitet, kann es in der Folge zu typischen Veränderungen am thorakolumbalen Übergang kommen. An der Wirbelsäule kommt es vor allem in den ventralen Abschnitten zu einer Spondylitis ante-

◘ **Tab. 3.1** Radiologische Veränderungen der Sakroiliakalgelenke nach den modifizierten New-York-Kriterien [5, 79]

Grad 0	Normalbefund
Grad I	Fragliche Veränderungen, verwaschener Gelenkspalt
Grad II	Milde Veränderungen, subchondrale Sklerosierungen, umschriebene Erosionen
Grad III	Erosionen, Gelenkspalterweiterungen und Verengungen
Grad IV	Ankylose

rior. Man findet eine Verdickung mit Ausbildung eines Tonnen- oder Kastenwirbels, eine Erosion (Romanus-Läsion) oder eine Sklerosierung (glänzende Ecken bzw. „shiny corners") an den ventralen Wirbelkörperecken. An den äußeren Schichten des Anulus fibrosus zeigt sich eine typische Verkalkung in Form von Syndesmophyten. Diese können die nicht verschmälerten Bandscheibenräume überbrücken. Das Endstadium kann eine sogenannte Bambusstabwirbelsäule sein, mit Verkalkung des vorderen und hinteren Längsbandes.

Eine rheumatische Diszitis (Anderson-Läsion) ist eine destruktiv verlaufende Entzündung der Zwischenwirbelräume und der angrenzenden Wirbelkörper und ist vor allem im ersten Jahrzehnt der Erkrankung zu beobachten.

Mit Hilfe einer Magnetresonanztomographie lassen sich eine Synovitis und ein entzündliches gelenknahes Knochenmarködem im Bereich der Sakroiliakalgelenke wesentlich früher nachweisen, sodass diese Methode besonders in der frühen Diagnostik eine dominierende Rolle einnimmt.

Die Computertomographie wird selten und fast ausschließlich zur Beurteilung von strukturellen Veränderungen in den Sakroiliakalgelenken eingesetzt. Sie ermöglicht durch eine hohe Auflösung eine genaue Beurteilung kleinerer knöcherner Defekte [6, 8, 49, 79].

▪ **Frühdiagnose**

Die früher verwendeten modifizierten New-York-Kriterien, die unter anderem auch den Nachweis nativradiologischer Veränderungen (Sakroiliitis Grad II beidseits oder Grad III einseitig) fordern, eignen sich nicht für die Frühdiagnose und verlieren daher zunehmend an Bedeutung.

Es wurden Algorithmen entwickelt, um eine frühe Diagnostik einer axialen SpA zu erleichtern. Bereits im Jahr 2009 hat die „Assessment of SpondyloArthritis International Society" (ASAS) neue Klassifikationskriterien (Übersicht) für Patienten mit SpA definiert. Es werden dadurch nicht nur Patienten mit etablierter AS (mit definierten strukturellen Röntgenveränderungen), sondern auch Patienten mit frühen Formen von Wirbelsäulenbeteiligung im Rahmen einer SpA (nichtröntgenologische SpA, d. h. ohne strukturelle Röntgenveränderungen) berücksichtigt.

ASAS-Klassifikationskriterien für axiale SpA (bei Patienten mit Rückenschmerz ≥ 3 Monate und Alter bei Beginn < 45 Jahre) [62]

- Sakroiliitis in der Bildgebung* plus ≥ 1 SpA-Parameter**

  oder
- HLA-B27 plus ≥ 2 andere SpA-Parameter**

* Sakroiliitis in der Bildgebung: aktive (akute) Entzündung in der MRT, gut vereinbar mit einer SpA-assoziierten Sakroiliitis oder definitiven röntgenologischen Sakroiliitis (Strukturveränderungen) gemäß den modifizierten New-York-Kriterien

  ** SpA-Parameter:
- Entzündlicher Rückenschmerz
- Arthritis
- Enthesitis (Ferse)
- Uveitis
- Daktylitis
- Psoriasis

3

- Morbus Crohn/Colitis ulcerosa
- Gutes Ansprechen auf NSAR
- Positive Familienanamnese für SpA
- HLA-B27
- Erhöhtes CRP

Im Gegensatz zur Röntgendiagnostik kann die MRT-Untersuchung ein frühes Stadium einer (aktiven) Sakroiliitis dokumentieren und somit eine frühzeitige Behandlung ermöglichen [3]. Letztendlich ist die MRT-Untersuchung schon seit geraumer Zeit unangefochten der Goldstandard in der Diagnostik der axSpA.

Entzündliche Beteiligungen der Wirbelsäule und der Sakroiliakalgelenke können auch bei anderen Erkrankungen aus dem Formenkreis der Spondyloarthritiden vorkommen. Ein entzündlicher Rückenschmerz und eine asymmetrische Oligoarthritis treten auch bei Psoriasis, bei enteropathischen Arthritiden und der undifferenzierten Spondyloarthritis auf [56, 57, 60, 62, 63, 65, 74].

Fallbeispiel: Unternehmer mit Kreuzschmerzen

Ein 42-jähriger Unternehmer leidet seit einigen Jahren immer wieder unter Schmerzen im tiefen Kreuzbereich. Er berichtet bei der Erstuntersuchung über „sogenannte gute und schlechte Zeiten", einerseits über Phasen, wo er kaum aus dem Bett kommt oder schon in der Nacht mit starken Schmerzen aufwacht, andererseits über monatelange, (fast) beschwerdefreie Intervalle. Er gibt keine zusätzlichen Gelenkbeschwerden an. Eine mäßig ausgeprägte Schuppenflechte im Ellbogen- und Fußsohlenbereich ist seit dem 17. Lebensjahr bekannt.

Er berichtet, dass er schon seit Jahren wegen seiner Kreuzbeschwerden behandelt worden sei. Wegen „Blockaden"

im Bereich der Brust- und Lendenwirbelsäule seien lokale Infiltrationen und physiotherapeutische Maßnahmen empfohlen und initiiert worden. Die Bewegung habe ihm stets „geholfen und gutgetan". Beruflich fahre er viel mit dem Auto oder er arbeite am Schreibtisch. Durch die sitzende Tätigkeit hätten die Schmerzen und Steife im Kreuzbereich deutlich zugenommen.

Bei der Untersuchung zeigten sich beide Kreuz-Darmbein-Gelenke druckempfindlich. Der Mennell-Test war beidseitig positiv. In den erhobenen Laborbefunden findet sich der Rheumafaktor negativ, die BSG ist 33 in der 1. Stunde, das CRP 4,8 (Grenze 0–0,5); HLA-B27 ist nachweisbar. Die Familienanamnese hinsichtlich Haut- und Wirbelsäulenerkrankungen war unauffällig. Nativradiologisch zeigte sich ein unauffälliger Befund. Die MRT ergab schließlich eine beidseitige Sakroiliitis.

Es wurde eine konsequente Therapie mit NSAR eingeleitet, worauf der Patient sehr gut angesprochen hat.

Kommentar

Dieses Fallbeispiel beschreibt einen Patienten mit den Symptomen des entzündlichen Rückenschmerzes. Die Diagnose einer (nichtradiologischen) axialen SpA wurde aufgrund der MRT gestellt. Vom klinischen Aspekt liegt eine ausschließliche Beteiligung des Stammskeletts ohne den Befall peripherer Gelenke vor. Aufgrund des (erwartungsgemäß) guten Ansprechens auf NSAR konnte eine gute Befindlichkeit erreicht werden. Sollte es wiederum zu einer Verschlechterung kommen bzw. eine neuerliche Therapie mit NSAR keinen Effekt zeigen, wäre der Einsatz von Biologika der nächste Schritt.

■ Therapie

Die Behandlung der axSpA hatte in den letzten zwei Jahrzehnten eine entscheidende Veränderung erfahren. Während noch in den 1990er-Jahren physio- und balneotherapeutische Maßnahmen im Vordergrund standen, wurde durch die Entwicklung von TNF-α-Blockern eine neue Ära in der Therapie der axSpA eingeleitet.

Eine kausale Therapie ist jedoch weiterhin nicht möglich. Aber das Ziel ist heute eine Remission [53], damit einhergehend eine Verminderung bzw. ein Aufhalten von zunehmender Bewegungseinschränkung und Deformierung von Wirbelsäule und eventuell beteiligten peripheren Gelenken.

Als Basis kann die Behandlung mit nichtsteroidalen Antirheumatika (NSAR), die lokale Glukokortikoid-Gabe, eine spezielle Wirbelsäulengymnastik sowie eine Balneotherapie angesehen werden (Baseline-Therapie). Bei Unverträglichkeit oder unzureichender Wirksamkeit von NSAR können auch Analgetika zum Einsatz kommen. Eine systemische Glukokortikoid-Therapie zur Behandlung der axialen SpA ist ohne gesicherte Wirksamkeit.

Es gibt keine Evidenz für die Wirksamkeit von Disease-Modifying Antirheumatic Drugs (DMARDs, Basistherapeutika) wie Methotrexat und Salazopyrin auf die axiale Symptomatik. Für Salazopyrin ist nur ein moderater Effekt in der Therapie peripherer Gelenke nachgewiesen.

Nur sehr selten sind auch chirurgische Interventionen im Sinne eines orthopädischen Hüftgelenkersatzes oder einer Aufrichtungsosteotomie bei ausgeprägtem Kyphosewinkel notwendig [24, 26, 53, 71].

Die Einschätzung der Krankheitsaktivität und die Überwachung einer Therapie erfolgt vor allem mit Hilfescores wie dem Bath Ankylosing Spondylitis Disease Activity Index (BASDAI) oder Ankylosing Spondylitis Disease Activity Score (ASDAS) [16, 28] (■ Abb. 3.1).

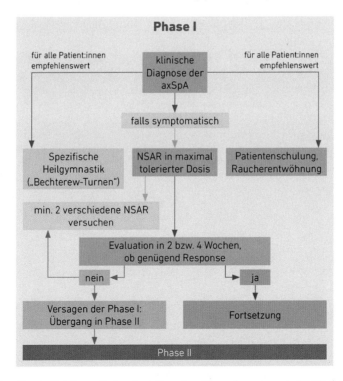

■ **Abb. 3.1** Behandlungspfad der axSpA mit stufenweiser Therapieanpassung. (Nach den ASAS/EULAR-Empfehlungen 22, mit freundlicher Genehmigung des Medmedia Verlags)

3

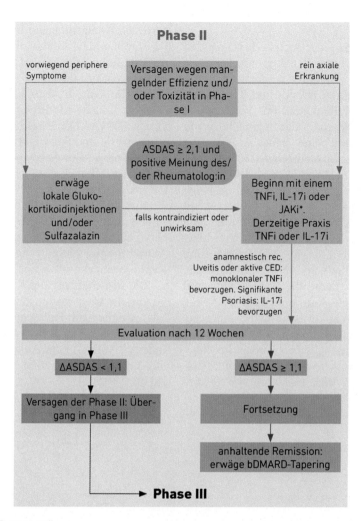

Phase II

vorwiegend periphere Symptome → Versagen wegen mangelnder Effizienz und/oder Toxizität in Phase I ← rein axiale Erkrankung

ASDAS ≥ 2,1 und positive Meinung des/der Rheumatolog:in

erwäge lokale Glukokortikoidinjektionen und/oder Sulfazalazin

falls kontraindiziert oder unwirksam

Beginn mit einem TNFi, IL-17i oder JAKi*. Derzeitige Praxis TNFi oder IL-17i

anamnestisch rec. Uveitis oder aktive CED: monoklonaler TNFi bevorzugen. Signifikante Psoriasis: IL-17i bevorzugen

Evaluation nach 12 Wochen

ΔASDAS < 1,1   ΔASDAS ≥ 1,1

Versagen der Phase II: Übergang in Phase III   Fortsetzung

anhaltende Remission: erwäge bDMARD-Tapering

Phase III

◘ **Abb. 3.1**   (Fortsetzung)

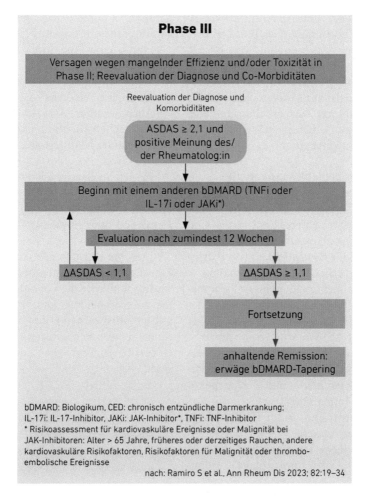

Phase III

Versagen wegen mangelnder Effizienz und/oder Toxizität in
Phase II; Reevaluation der Diagnose und Co-Morbiditäten

Reevaluation der Diagnose und
Komorbiditäten

ASDAS ≥ 2,1 und
positive Meinung des/
der Rheumatolog:in

Beginn mit einem anderen bDMARD (TNFi oder
IL-17i oder JAKi*)

Evaluation nach zumindest 12 Wochen

ΔASDAS < 1,1   ΔASDAS ≥ 1,1

Fortsetzung

anhaltende Remission:
erwäge bDMARD-Tapering

bDMARD: Biologikum, CED: chronisch entzündliche Darmerkrankung;
IL-17i: IL-17-Inhibitor, JAKi: JAK-Inhibitor*, TNFi: TNF-Inhibitor
* Risikoassessment für kardiovaskuläre Ereignisse oder Malignität bei
JAK-Inhibitoren: Alter > 65 Jahre, früheres oder derzeitiges Rauchen, andere
kardiovaskuläre Risikofaktoren, Risikofaktoren für Malignität oder thrombo-
embolische Ereignisse

nach: Ramiro S et al., Ann Rheum Dis 2023; 82:19–34

◻ **Abb. 3.1**   (Fortsetzung)

■■ **Nichtsteroidale Antirheumatika (NSAR)**
NSAR sind die wesentliche Substanzgruppe
gegen entzündungsbedingte Schmerzen des
Achsenskeletts, aber auch bei Beteiligung
peripherer Gelenke. Viele Patienten sprechen gut auf diese Behandlung an. Sie werden als Erstlinientherapie bei Patienten mit
axSpA eingesetzt.

Eine krankheitsspezifische Präferenz für
eine bestimmte Substanzgruppe liegt nicht
vor, allerdings treten individuell, ähnlich wie
bei anderen rheumatischen Erkrankungen,
unterschiedliche Ansprechraten und Nebenwirkungen auf. Ein Vorteil Cox-II-selektiver
NSAR ist eine möglicherweise geringere
Häufigkeit von unerwünschten Wirkungen
im unteren Gastrointestinaltrakt.

Gastrointestinale und kardiovaskuläre
Nebenwirkungen sind zu bedenken; bei längerer Einnahme ist eine regelmäßige Über-

3

prüfung von Leber- und Nierenfunktion und des Blutbildes notwendig. Der Blutdruck ist zu kontrollieren. Die Einnahme von NSAR am Abend in entsprechend hoher Dosierung soll den frühmorgendlichen Schmerz vermindern; die Gabe am Morgen oder zu Mittag die Aktivität am Tage erhalten und eine gezielte Bewegungstherapie (Wirbelsäulengymnastik) ermöglichen.

■■ **Physio- und balneotherapeutische Maßnahmen**

Physio- und balneotherapeutische Maßnahmen inklusive Kurbehandlungen sind wertvolle Ergänzungen, um die Beschwerden zu lindern und die Beweglichkeit von Patienten mit AS zu verbessern und zu erhalten.

Eine Zusammenfassung eines Cochrane-Reviews über Physiotherapie bei AS und der Empfehlungen der Assessment in Ankylosing Spondylitis (ASAS) Working Group ergab:

1. Das optimale Management der AS erfordert eine Kombination von nichtpharmakologischen und pharmakologischen Maßnahmen.
2. Die Physiotherapie bringt für Patienten mit AS einen Vorteil.
3. Eine kontrollierte Gruppentherapie wirkt besser als die individuelle Heimgymnastik.
4. Eine 3-wöchige Kurbehandlung (Bad Gastein) zeigte einen leichten Vorteil gegenüber der wöchentlichen ambulanten Behandlung mit Physiotherapie und wies auch eine bessere Kosteneffizienz als eine Kurbehandlung ohne Radon auf [21].

■■ **Behandlung mit Biologika und zielgerichtete synthetische Basistherapien (tsDMARDS) (◨ Tab. 3.2)**

Bei fehlendem oder unzureichendem Ansprechen von mindestens zwei NSAR und physio- sowie balneotherapeutischen Maß-

nahmen kommen Biologika oder JAK-Inhibitoren zum Einsatz [9].

Durch eine Abnahme der Entzündung kann eine deutliche Reduktion von Schmerzen und Müdigkeit und eine Verbesserung der Beweglichkeit erreicht werden.

Auch periphere Arthritiden und Enthesitiden sprechen auf Biologika gut an; ebenso extraskeletale Manifestationen wie eine anteriore Uveitis.

In den meisten Fällen kann eine deutliche Verbesserung des Krankheitsverlaufs erreicht werden, sodass von einer klinischen Remission oder zumindest Teilremission gesprochen werden kann.

In 8- bis 12-wöchigen Abständen ist eine klinische und laborchemische Kontrolle gefordert, um über die Fortsetzung der Therapie zu entscheiden. Die Weiterbehandlung erfolgt entsprechend der Wirksamkeit im Sinne einer Verbesserung des BASDAI (Übersicht) oder ASDAS und dem Expertenurteil.

BASDAI (Bath Ankylosing Spondylitis Disease Activity Index) [16]

Valider Messwert zur Beurteilung der klinischen Aktivität der Spondylitis ankylosans

Wie ist es Ihnen in der letzten Woche ergangen?

1. Wie ausgeprägt waren Ihre Erschöpfung und Müdigkeit?
2. Wie ausgeprägt waren Ihre Nacken-, Rücken- und Hüftschmerzen?
3. Wie ausgeprägt waren Ihre Schmerzen und Schwellungen in anderen Gelenken?
4. Wie unangenehm waren für Sie druck- oder berührungsempfindliche Körperstellen?

5. Wie ausgeprägt war für Sie Ihre Morgensteifigkeit nach dem Aufstehen?
6. Wie lange dauerte die Morgensteifigkeit nach dem Aufwachen im Durchschnitt an?

Berechnung des BASDAI:
- Einschätzung des Patienten anhand einer visuellen Analogskala von 0 bis 10 (sehr schlimm).
- Umrechnung der Zeitangabe in Frage 6: 1/4 h = 1,25;1/2 h = 2,5; 3/4 h = 3,75; 1 h = 5 usw.

- Bildung des Mittelwerts aus Frage 5 und Frage 6
- Bildung eines Gesamtmittelwerts aus den Fragen 1–4 und dem Mittel aus den Fragen 5 und 6

Trotz der oft außergewöhnlichen Wirksamkeit dieser Medikamente dürfen die potenziellen Risiken nicht außer Acht gelassen werden, und die Kontraindikationen (siehe ▶ Kap. 14) müssen unbedingt beachtet werden [2, 3, 7, 9–11, 38, 39, 59, 71, 77, 81].

◘ **Tab. 3.2**   Biologika und tsDMARDs bei axSpA

Biologika und JAK-Inhibitor	Applikationsart
TNF-α-Blocker	
Infliximab (Remicade®) und Biosimilar Infliximab (z. B.Flixabi®, Inflectra®, Remsima®)	3 mg/kg Körpergewicht i. v. zu den Wochen 0, 2 und 6 und danach alle 8 Wochen verabreicht, 120 s.c. 1-mal/7 Tage
Etanercept (Enbrel®) und Biosimlar Etanercept (z. B. Benepali®, Erelzi®)	50 mg s.c. 1-mal/7 Tage
Adalimumab (Humira®) und Biosimilar Adalimumab (z. B. Amgevita®,Hulio®, Hyronimoz®, Idacio® Imraldi®)	40 mg s.c. 1-mal/14 Tage
Golimumab (Simponi®)	50 mg s.c. 1-mal/Monat
Certolizumab (Cimzia®)	200 mg s.c. 1-mal/14 Tage
Interleukin-17A-Blocker	
Secukinumab (Cosentyx®)	150 mg Woche 0,1,2,3,4, dann 1-mal/Monat
Ixekizumab (Taltz®)	160 mg Woche 0 dann 80 mg 1-mal/Monat
Interleukin-17A- und -17F-Blocker	
Bimekizumab (Bimzelz®)	160 mg 1-mal/Monat
JAK-Inhibitor	
Tofacitinib (Xeljanz®) JAK 1/3 Inhibition	2-mal tgl. 5 mg per os; 11 mg retard 1-mal tgl.
Upaticitinib (Rinvoq®) JAK 1 Inhibition	1-mal tgl. 15 mg per os

[Tabellenfußzeile – bitte überschreiben]

3

Fallbeispiel: 4 Brüder mit ankylosierender Spondylitis – eine altbekannte Erfolgsgeschichte

Ein 52-jähriger Techniker leidet seit seinem 17. Lebensjahr an einer ankylosierenden Spondylitis. Aufgrund einer starken Schmerzsymptomatik wurde entsprechend den modifizierten New-York-Kriterien im Jahre 2003, nach genauer Aufklärung, eine Biologika-Therapie eingeleitet.

Der Patient sprach sehr deutlich und sehr rasch auf die Behandlung an, entwickelte aber innerhalb eines Jahres eine wesentliche Erhöhung der Leberwerte, sodass die Medikation abgesetzt werden musste und durch ein alternatives Biologikum ersetzt wurde. Wiederum reagierte er prompt auf die Medikation im Sinne einer raschen Schmerzlinderung.

Seit der Umstellung wird die Biologika-Therapie mit großem Erfolg verabreicht, der Patient ist unter Therapie beschwerdefrei.

Wegen einer Hernienoperation musste vorübergehend die Basistherapie über mehr als 4 Wochen unterbrochen werden, wodurch es prompt zu einer deutlichen Verschlechterung der Rückenbeschwerden gekommen ist. Nach neuerlichem Einsetzen der Therapie konnte wiederum eine stabile Beschwerdefreiheit erreicht werden. Der BASDAI beträgt auch unter einer halbierten Standarddosis der Biologika < 1 und die Mobilität ist erhalten; der 44-Jährige ist beruflich aktiv und erfolgreich.

Sein heute 49-jähriger Bruder leidet seit vielen Jahren an einer ankylosierenden Spondylitis, bereits frühzeitig wurde aufgrund der massiven Verschlechterung und der starker Schmerzen im tiefen Kreuzbereich und in der Wirbelsäule, aber auch in peripheren Gelenken eine Biologika-Therapie eingeleitet. Dadurch hat sich die Lebenssituation des Patienten drastisch verbessert, er ist im Arbeitsprozess, ist zwar nicht schmerzfrei, aber in einer Situation, in der – wie er sagt – „es sich gut leben lässt".

Ein Absetzen ist für ihn nicht denkbar, er hatte ja schon, bevor mit einer Biologika-Therapie begonnen wurde, über viele Jahre eine fortschreitende Bechterew-Erkrankung und trotz hoher Schmerzmedikation eine sehr eingeschränkte Lebensqualität. Erst durch die Einleitung der TNF-Blocker-Therapie hat sich seine Situation deutlich gebessert.

Trotz Therapie kam es zweimal zu einer Augenentzündung und wiederholt zu Entzündungen der kleinen Gelenke und Synchondrosen im Bereich des Brustbeins, die auf eine kurzfristige Glukokortikoid-Gabe auffallend gut ansprachen.

Bei dem 43-jährigen Bruder ist seit 2006 eine ankylosierende Spondylitis mit einer ausgeprägten, beidseitigen Sakroiliitis bekannt. Es wurde im Jahre 2007 aufgrund seiner chronischen, nächtlichen und frühmorgendlichen Wirbelsäulenbeschwerden, die sich auf NSAR nicht oder nur unzureichend besserten, eine Biologika-Therapie entsprechend den Richtlinien eingeleitet.

Der Patient hat auf die Therapie prompt und ausreichend angesprochen, die Abstände der Injektionen konnten im Sommer auf alle 3–4 Wochen ausgedehnt werden. Ein mehrmals versuchtes Absetzen hat zu einer deutlichen Verschlechterung geführt und er wurde – wie er betonte – „an alte Zeiten" erinnert.

Der jüngste der 4 Brüder leidet ebenfalls an einer ankylosierenden Spondylitis und wurde aufgrund des aggressiven Verlaufs relativ rasch in einem großen Schwerpunkt-Krankenhaus mit Biologika (einer Infusionstherapie) behandelt. Dadurch konnte eine Beschwerdefreiheit erreicht werden. Der „Patient" war daraufhin derart motiviert, dass er wieder mit dem Fußballspielen begonnen hat und sogar 2 Marathons gelaufen ist.

Aufgrund der stabilen Situation und der deutlichen Ausdehnung der Applikationsabstände wurde von ärztlicher Seite ein Absetzen der Medikation angesprochen. Nach 2 Monaten kam es zu einer massiven Verschlechterung mit typischen Symptomen eines entzündlichen Rückenschmerzes und mit der Medikation wurde wiederum begonnen. Mit einer halbierten Standarddosis ist er wieder „der Alte".

Kommentar

Bei allen 4 Kindern wurde (frühzeitig) die Diagnose einer ankylosierenden Spondylitis gestellt; der Verlauf ist bei allen chronisch progredient mit deutlichen radiologischen Zeichen einer fortgeschrittenen Sakroiliitis.

Bei allen Brüdern ist HLA-B27 nachweisbar; bei den Eltern liegt keine axSPA vor. Die Konstellation könnte auf den seltenen Fall eines homozygot HLA-B27-positiven Elternteils hinweisen (beide Chromosomen Nr. 6 tragen das HLA-B27-Gen).

Bei 4 Brüdern zeigten sich die Symptome eines entzündlichen Rückenschmerzes mit hohen serologischen Entzündungszeichen und nur ein mäßiges Ansprechen auf NSAR. Erst durch Einleitung einer Biologika-Therapie konnte bei allen eine deutliche Besserung der Befindlichkeit und zeitweise sogar Beschwerdefreiheit erreicht werden.

Es konnten zwar die Spritz- bzw. Infusionsabstände ausgedehnt und somit die Dosis der Medikamente bei fast allen – zumindest vorübergehend – reduziert werden, ein Absetzen der Medika-

tion führte jedoch wiederum zu Schubsituationen und wurde nicht toleriert.

Die Brüder sind über ihre Krankheit informiert. Sie sind sportlich aktiv und alle befinden sich im Arbeitsprozess. Es ist der Familie bewusst, dass die Medikamente im Idealfall Beschwerdefreiheit, aber keine Heilung hervorrufen können.

Eine genaue Aufklärung, Überwachung und das regelmäßige Gespräch mit den Betroffenen sind notwendig, um einen entsprechenden Behandlungserfolg unter größtmöglicher Sicherheit für die Patienten zu erreichen.

Fallbeispiel: Junge Frau mit Kreuz- und Gelenkschmerzen

Bei einer jungen Frau wurde mit 23 Jahren eine Erkrankung aus dem Formenkreis der Spondyloarthritiden (HLA-B27-assoziiert) diagnostiziert. Sie war in größeren Abständen an verschiedenen Rheumaambulanzen bzw. bei niedergelassenen Ärzten in Kontrolle, und es wurde wegen einer chronisch rezidivierenden Entzündung beider Kniegelenke zunächst eine Basistherapie mit Sulfasalazin eingeleitet. Diese wurde aber von der Patientin aufgrund fehlender Wirksamkeit nach 3 Monaten wieder beendet.

Schließlich kam es aufgrund einer Verschlechterung der Krankheitssituation, insbesondere wegen zunehmender Schmerzen im tiefen Kreuzbereich, zu einer stationären Aufnahme. Nach Nachweis einer beidseitigen Sakroiliitis in der MRT (nativradiologisch unauffällig) erfolgte die Diagnose einer axSpA. Die Patientin wurde mit NSAR behandelt, und es konnte mit 150 mg Diclofenac täglich eine vorübergehende, akzeptable Stabilisierung erreicht werden.

Ein Jahr später suchte die Patientin eine rheumatologische Ordination auf und präsentierte sich mit 2 geschwollenen Kniegelenken und einer Synovitis des Sprunggelenks und berichtete ebenfalls wieder über nächtliche Kreuzschmerzen.

Die Diagnose einer progredienten axSpA mit peripherer Gelenkbeteiligung wurde naturgemäß bestätigt. Die BSG war mit 87 in der ersten Stunde deutlich erhöht. Der BASDAI betrug 6; NSAR führten zu keiner klinischen Besserung. Der Patientin wurde eine Therapie mit TNF-α-Blockern empfohlen. Nach entsprechender Aufklärung stimmte sie einer Behandlung zu. Sie sprach prompt und sehr gut auf die Behandlung an und es kam rasch zu einer Schmerzfreiheit im Bereich der Kreuz-Darmbein-Gelenke und einer Abschwellung der großen Gelenke.

Die Patientin ist unter einer TNF-α-Blocker Therapie, deren Applikationsabstände ausgedehnt werden konnten, beschwerdefrei und nimmt, nur bedarfsweise, zusätzlich Schmerzmedikamente.

Kommentar

Bei unserer jungen Patientin liegt die Diagnose einer axSpA vor, mit zusätzlicher Beteiligung peripherer Gelenke, was auf einen möglicherweise schwereren Krankheitsverlauf hinweist.

Es zeigte sich vor Beginn der Biologika-Therapie eine hohe entzündliche Aktivität mit einer BSG von 87 in der ersten Stunde. Allein durch NSAR ebenso wie durch eine Basistherapie mit Sulfasalazin konnten die Schwellungen der großen Gelenke der unteren Extremitäten und naturgemäß auch die Wirbelsäulenbeschwerden nicht gebessert werden. Durch eine Biologika-Therapie wurde wieder eine gute Lebensqualität für die Patientin erreicht, der BASDAI besserte sich prompt, signifikant und auch anhaltend. Die Patientin ist über Wirkung und Nebenwirkungen der Therapie ausführlich informiert und setzt die Therapie unter regelmäßigen 12-wöchigen klinischen und laborchemischen Kontrollen fort.

3.2 Psoriasisarthritis (PsA)

Unter dem Begriff Psoriasisarthritis werden alle mit einer Schuppenflechte assoziierten Gelenkmanifestationen bezeichnet. Dazu gehören eine Arthritis, Daktylitis, Enthesitis, Sakroiliitis und Spondylitis. Besonders typisch sind eine asymmetrische Oligoarthritis, eine Enthesitis oder eine Beteiligung der Wirbelsäule. Häufig treten mehrere Manifestationen gleichzeitig auf. Im Erscheinungsbild und Verlauf fällt eine große Heterogenität auf.

Die Psoriasis oder Schuppenflechte ist eine chronisch-entzündliche Hauterkrankung mit einer Prävalenz von 2–3 % in der Bevölkerung. Für die Häufigkeit des Auftretens einer Arthritis im Rahmen der Schuppenflechte werden sehr unterschiedliche Zahlen genannt. Je nach untersuchter Population und Aufbau der Studie schwanken die Angaben und werden aktuell mit ca. 30 % beziffert.

Männer und Frauen sind von der peripheren PsA ungefähr gleich häufig betroffen [8, 17, 30, 31].

■ **Ätiologie und Pathogenese**

Die genauen Ursachen, die zur Entstehung einer Psoriasis oder einer PsA führen, sind noch immer ungeklärt. Genetische, immunologische und Umweltfaktoren spielen eine Rolle. Eine positive Familienanamnese einer Psoriasis ist ein Risikofaktor für die Entwicklung einer PsA. Es gibt Hinweise, dass Adipositas das Auftreten einer PsA begünstigt. Das Risiko kardiovaskulärer Ereignisse ist bei Patienten mit PsO und PsA erhöht [56].

Für eine genetische Grundlage sprechen die familiäre Häufung und hohen Konkordanzraten bei eineiigen Zwillingen. Untersuchungen des Histokompatibilitätskomplexes zeigen eine Assoziation für eine Reihe von Gewebsantigenen. Die HLA-Antigene B13, B17, B57 sowie Cw6 können bei PsA vermehrt nachgewiesen werden. Patienten mit PsA und einer Beteiligung des Achsenskeletts (Sakroiliitis, Spondylitis) zeigen eine höhere Frequenz von HLA-B27.

In Hautläsionen und in der Synovialflüssigkeit von Patienten mit Psoriasis bzw. PsA findet man vermehrt aktivierte T-Zellen mit einer gesteigerten Produktion proinflammatorischer Zytokine. Proinflammatorische Faktoren, im Besonderen Tumornekrosefaktor(TNF)-α, spielen eine wesentliche Rolle in der Entzündung bei PsA. Ebenso ist die Interleukin(IL)-17/23-Achse ein wichtiger Baustein der Entzündung und ein Ansatzpunkt in der Behandlung der Psoriasis und der PsA.

Auch bakterielle und virale Infektionen werden bei der Entstehung der PsA vermutet. Infektionen mit Streptokokken der Gruppe A wurden als möglicher Auslöser einer PsA diskutiert, da erhöhte Titer von Antikörpern gegen Streptokokken der Gruppe A im Serum von PsA-Patienten gefunden wurden. Ein spezifisches Pathogen der PsA wurde bisher noch nicht eliminiert. Eine T-Zell-mediierte Immunreaktion könnte einerseits durch bakterielle Antigene, andererseits durch eine Kreuzreaktivität mit Strukturen an der Zelloberfläche der Haut oder des Synovialgewebes diskutiert werden. Mechanischer Stress spielt bei der Entstehung der PsA wahrscheinlich eine nicht unwesentliche Rolle. Areale mit ständiger mechanischer Belastung wie Enthesen (Achillessehne) oder Gelenke der unteren Extremitäten sind häufig beteiligt [17, 30, 31, 35].

■ **Symptomatik und Diagnostik**

In der Mehrzahl (ca. 70–80 %) beginnen die Hautmanifestationen vor dem Gelenkbefall, in ca. 15 % treten Hautmanifestationen und Gelenkentzündungen gleichzeitig auf. Selten (10 %) treten Arthritiden vor Veränderungen an der Haut auf.

Die PsA verläuft oft asymmetrisch-oligoarthritisch unter Betonung der Gelenke der unteren Extremitäten (◘ Abb. 3.2). Häufig sind im Gegensatz zur rheumatoiden Arthritis auch die Fingerendgelenke betroffen (◘ Abb. 3.3). Wird die Fingergelenkarthritis von einer digitalen Tenosynovitis begleitet, spricht man von einer Daktylitis oder einem Befall im Strahl mit einer typischen diffusen Schwellung einzelner Finger („Wurstfinger") und/oder Zehen („Wurstzehe" oder „sausage toe") (◘ Abb. 3.4). Gelegentlich kann es zu einem mutilierenden

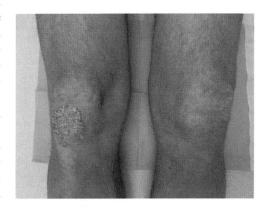

◘ **Abb. 3.2** Psoriasisarthritis mit Synovitis des linken Kniegelenks

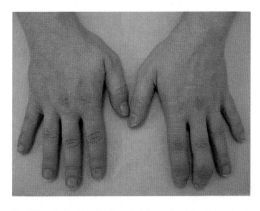

◘ **Abb. 3.3** Psoriasisarthritis mit Nagelpsoriasis und Befall des Fingerendgelenks

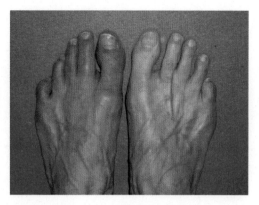

◨ Abb. 3.4 Befall von 3 Zehen im Strahl („Wurst-zehen")

Verlauf mit destruierenden Veränderungen vor allem an Fingerendgelenken kommen.

Eine Beteiligung der Sternoklavikulargelenke ist ebenfalls typisch. Bei einem symmetrischen polyartikulären Gelenkbefall ist eine rheumatoide Arthritis zu differenzieren.

Wenn das Achsenskelett beteiligt ist, findet man (radiologisch) häufiger eine asymmetrische segmentale Spondylitis und eine einseitige Sakroiliitis. Extraartikuläre Manifestationen der Erkrankung sind Enthesiopathien (im Sinne eines typischen Fersenschmerzes) sowie eine Uveitis (10–40 %, [abhängig von der Krankheitsdauer]). Die Uveitis tritt meist akut auf. Sie ist anterior lokalisiert, befällt im akuten Anfall nur ein Auge und heilt unter Behandlung rasch wieder ab. Typische Symptome sind lokale Schmerzen, Rötung und Schleiersehen. Unbehandelt oder rezidivierend können irreversible Schäden entstehen Die Enthesitis dürfte eine zunehmend große Rolle für gelenknahe Schmerzen spielen [56].

Psoriatische Hauteffloreszenzen sind oft gering ausgeprägt und versteckt und nur nach genauer Inspektion im Bereich der Ohren, des Nabels oder im anogenitalen Bereich nachweisbar. Ebenso ist auf eine Finger- oder Zehennagelbeteiligung zu achten. Eine Psoriasis mit Nagelbefall ist wesentlich häufiger mit einer Arthritis assoziiert. Im Übrigen be-

steht keine sichere Korrelation zwischen Ausdehnung des Hautbefalls und Aktivität der Arthritis. Ausgedehnte Hautmanifestationen ohne Gelenk- und Wirbelsäulenbeschwerden sind ebenso möglich wie eine rasch progredient verlaufende PsA mit nur minimalen Zeichen einer Schuppenflechte. Bei ca. 5 % der Patienten kommt es zu den charakteristischen klinischen Zeichen einer PsA, ohne dass je eine psoriatische Hautläsion auftritt (Psoriasisarthritis sine psoriase).

▪▪ Labor

Laborbefunde sind meist nicht sehr aussagekräftig. Häufig finden sich nur leicht bis mittelgradig erhöhte Entzündungsparameter. Da ein Teil der Patienten mit PsA keine oder nur geringfügig erhöhte Entzündungswerte (BSG, CRP) im Blut vorweist, sind Entzündungsparameter zur Verlaufsbeurteilung nur bei einem Teil der Patienten anwendbar.

Der Rheumafaktor ist in der Regel negativ. Positive, meist niedrigtitrige Rheumafaktoren kommen aber vor. Ebenso sind Antikörper gegen das citrullinierte Peptid (ACPA) meist negativ.

▪▪ Radiologie

Radiologische Veränderungen finden sich an peripheren Gelenken und am Achsenskelett. Frühzeitig auftretende Veränderungen weisen auf einen aggressiven Verlauf hin. Ein Nebeneinander von marginalen Erosionen und angrenzender Knochenneubildung (sogenannte Osteophyten) ist typisch. Außerdem finden sich fallweise Ankylosen einzelner Gelenke sowie ausgedehnte Gelenkzerstörungen an den Phalangen und Metakarpalknochen und die typische „Pencil-in-Cup-Deformität" als Folge einer sich zuspitzenden Osteolyse.

Die radiologischen Veränderungen an der Wirbelsäule zeigen bei einer Beteiligung des Achsenskeletts im Vergleich zur Spondylitis ankylosans einen häufiger asymmetrischen, segmentalen Befall mit einer oft einseitigen Sakroiliitis. Die Magnetresonanztomographie

(MRT) erlaubt eine sehr gute und frühzeitige Beurteilung der Entzündung im Bereich der Gelenke und Weichteile [8, 17, 31].

■ **Klassifikation**

Klassifikationskriterien sollen der Diagnosestellung dienen und ebenso eine homogene Population für wissenschaftliche Untersuchungen gewährleisten [18].

Die 1973 veröffentlichten Kriterien der PsA nach Mol und Wright [45] beschreiben 5 Subtypen (Übersicht). Die Erscheinungsformen sind aber sehr variabel, Kombinationen mit anderen Befallsmustern sind häufig. Manche Autoren diskutieren, ob die PsA mit vorwiegendem Endgelenkbefall und die Arthritis mutilans überhaupt eigene Subgruppen darstellen und nicht eher als Manifestationen der PsA auftreten oder den Schweregrad der Erkrankung widerspiegeln.

> **Einteilung der Psoriasisarthritis – Klassifikation nach Moll und Wright [45]**
> 1. Distale interphalangeale psoriatische Arthritis
> 2. Mutilierende psoriatische Arthritis mit Sakroiliitis
> 3. Symmetrische psoriatische Polyarthritis
> 4. Asymmetrische psoriatische Oligoarthritis
> 5. Psoriatische Spondyloarthritis mit oder ohne periphere Arthritis

Im Jahre 2006 wurden die CASPAR-Kriterien (Classification Criteria for Psoriatic Arthritis) publiziert und als Klassifikationskriterien für die PsA vorgeschlagen, die auch bei der Frühdiagnostik der Erkrankung hilfreich sein sollen (◘ Tab. 3.3) [76].

■ **Einschätzung der Krankheitsaktivität**

Für die Einschätzung der Aktivität der PsA (und damit ebenso für die Bewertung des Ansprechens einer Therapie) eignen sich im klinischen Alltag am besten die Beurteilung

◘ **Tab. 3.3** Caspar-Klassifikationskriterien für die PsA [76]

Entzündliche muskuloskeletale Erkrankung (Gelenk, Wirbelsäule, Enthesen) plus 3 oder mehr der folgenden:	
1. Aktuelle Psoriasis (2 Punkte)	Beurteilt durch Rheumatologen
2. Eigenanamnese einer Psoriasis, falls aktuell nicht vorhanden	Beurteilt von Patient, Hausarzt, Hautarzt oder Rheumatologen
3. Familienanamnese einer Psoriasis (wenn keine aktuelle oder keine positive Eigenanamnese)	Verwandte 1. oder 2. Grades
4. Psoriatische Nageldystrophie	Einschließlich Onycholyse, Tüpfelnägel oder Hyperkeratose bei aktueller Untersuchung
5. Negativer Rheumafaktor	Test mit jeder Methode außer Latextest, bevorzugt ELISA
6. Aktuelle Daktylitis	Schwellung ganzer Finger/Zehe
7. Anamnese einer Daktylitis, falls aktuell nicht nachweisbar	Anamnese einer Daktylitis durch Rheumatologen
8. Radiologisch juxtaartikuläre Knochenneubildung	Standard-Röntgenaufnahme von Händen und Füßen (keine Osteophyten)

des Gelenkstatus im Sinne der Zahl der geschwollenen und druckschmerzhaften Gelenke, die Messung der Lebensqualität, die Beurteilung von Daktylitis und axialem Befall, die Charakteristik des Hautbefalls und die Aktivität der Entzündungsparameter im Serum [47]. Der DAS-28 (Disease Activity Score), der üblicherweise zur Beurteilung der Krankheitsaktivität der rheumatoiden Arthritis verwendet wird, eignet sich bei der PsA als Messinstrument nur eingeschränkt, da nicht alle Charakteristika der Erkrankung erfasst werden [27].

Spezifische Scores zur Einschätzung der Krankheitsaktivität sind der CPDAI (Composite Psoriatic Arthritis Disease Activity Index) [46] und der DAPSA (Disease Activity Index for Psoriatic Arthritis). Beim DAPSA muss ein Gelenkstatus an 68 Gelenken erhoben werden. Außerdem werden die Krankheitsaktivitätseinschätzung und das Schmerzempfinden des Patienten sowie das CRP mit einbezogen [68].

■ Therapie

Siehe Abbildung der Leitlinien für die Behandlung der PsA [32].

Die Behandlung ist in erster Linie eine medikamentöse und richtet sich nach Befallsmuster und Ausprägung. Die Prinzipien der Behandlung entsprechen denen der rheumatoiden Arthritis und ankylosierenden Spondylitis. Man unterscheidet eine symptomatische Therapie, die gegen Schmerz und Schwellung verabreicht wird, und eine Behandlung mit Basistherapeutika (Disease-Modyfing Antirheumatic Drugs, DMARDs), die gegen das Fortschreiten der Gelenkerkrankung bzw. gegen die Gelenkzerstörung gerichtet ist (Übersicht) [4, 17, 20, 27, 30, 32, 40, 51] (◻ Abb. 3.5).

◻ **Abb. 3.5** Behandlungspfad der PsA mit stufenweiser Therapieanpassung. (Mit freundlicher Genehmigung des Medmedia Verlags)

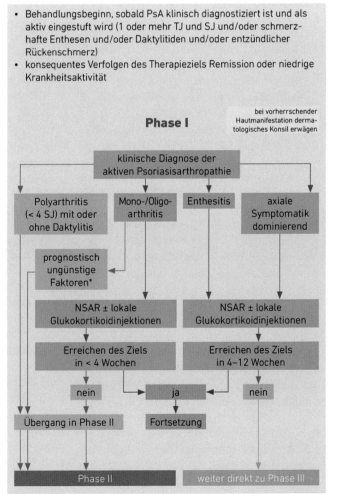

- Behandlungsbeginn, sobald PsA klinisch diagnostiziert ist und als aktiv eingestuft wird (1 oder mehr TJ und SJ und/oder schmerzhafte Enthesen und/oder Daktylitiden und/oder entzündlicher Rückenschmerz)
- konsequentes Verfolgen des Therapieziels Remission oder niedrige Krankheitsaktivität

bei vorherrschender Hautmanifestation dermatologisches Konsil erwägen

Phase I

klinische Diagnose der aktiven Psoriasisarthropathie

| Polyarthritis (< 4 SJ) mit oder ohne Daktylitis | Mono-/Oligoarthritis | Enthesitis | axiale Symptomatik dominierend |

prognostisch ungünstige Faktoren*

NSAR ± lokale Glukokortikoidinjektionen

NSAR ± lokale Glukokortikoidinjektionen

Erreichen des Ziels in < 4 Wochen

Erreichen des Ziels in 4–12 Wochen

nein   ja   nein

Übergang in Phase II   Fortsetzung

Phase II   weiter direkt zu Phase III

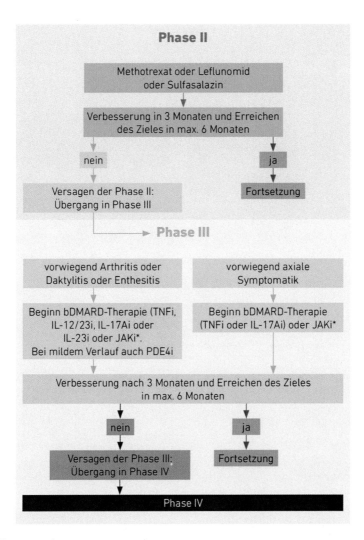

■ **Abb. 3.5**   (Fortsetzung)

3

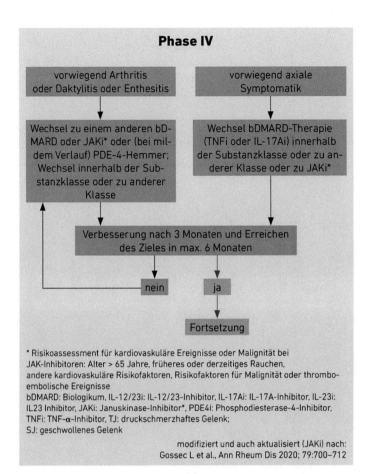

Abb. 3.5 (Fortsetzung)

Therapie der Psoriasisarthritis

Medikamentöse Therapie

- **Symptomatische Therapie**
  - Analgetika
  - NSAR
  - Glukokortikoide
- **Konventionell-synthetische DMARDs (csDMARDs)**
  - Methotrexat
  - Sulfasalazin
  - Leflunomid
- **Biologika (biologisch originäre und biosimiläre DMARDs – boDMARDs und bsDMARDs)**
  - TNF-α-Blocker
    - Adalimumab
    - Certolizumab
    - Etanercept
    - Golimumab
    - Infliximab
  - T-Zell-Kostimulationsblocker
    - Abatacept
  - IL-12/23-Blocker
    - Ustekinumab
  - IL-23-Blocker
    - Guselkumab
    - Risankizumab
  - IL-17A-Hemmer
    - Ixekizumab
    - Secukinumab
  - IL17A- und IL17F-Blocker
    - Bimekizumab

- **Zielgerichtete synthetische DMARDs** („**targeted synthetic DMARDs**" – **tsDMARDs)**
  - Phosphodiesterase (PDE)-4-Hemmer
  - Apremilast
  - Januskinase(JAK)-Inhibitor*
  - Upatacitinab
  - Tofacitinib
- **Nichtmedikamentöse Therapie**
- Physikalische Therapie und Ergotherapie
- Chirurgisch/orthopädisch
  - Gelenkerhaltend
  - Gelenkersatz

▪▪ Nichtsteroidale Antirheumatika (NSAR) und Glukokortikoide (GC)

Bei mildem Krankheitsverlauf, insbesondere bei Monoarthritis, Enthesitis oder vorwiegend axialer Symptomatik, können alleine NSAR ausreichend sein (Abb. 2 Phase 1). Wenn NSAR keinen ausreichenden Erfolg zeigen, besonders bei aktivem oligo- und polyartikulärem Verlauf, werden häufig GC systemisch oder intraartikulär verabreicht und bewirken meist eine rasche Schmerzlinderung und Abschwellung peripherer Gelenke (vor allem auch zur Überbrückung bis zum Wirksamwerden einer Basistherapie). GC führen auch zu einer Besserung des Hautbefalls, können aber nach Absetzen zu einer Exazerbation der kutanen Psoriasis führen; sie haben keinen systemischen therapeutischen Effekt bei Befall des Achsenskeletts.

▪▪ Konventionell-synthetische Basistherapeutika (csDMARDs)

Synthetische DMARDs wie Methotrexat, Leflunomid oder Sulfasalazin werden eingesetzt, insbesondere zur Kontrolle peripherer Arthritis (◘ Abb. 3.5, Phase 2).

Methotrexat (MTX) MTX (z. B. Methotrexat Lederle®, Ebetrexat®, Lantarel®) wird in einer Dosis von 10–25 mg pro Woche, an einem Tag der Woche oral oder subkutan verabreicht und führt bei den meisten Patienten nach 4–8 Wochen zu einer Besserung der Gelenksymptomatik und zu einer positiven Beeinflussung des Hautbefalls. Zusätzlich empfiehlt sich eine begleitende Folsäuresubstitution an 2 Tagen pro Woche, allerdings nicht am MTX-Einnahmetag, um das Risiko von Nebenwirkungen wie Stomatitis, Schleimhautulzera, Haarausfall und einer megaloblasteren Anämie zu reduzieren. Auf unerwünschte hepatale Wirkungen von MTX ist zu achten; eine Erhöhung der Transaminasen auf das Doppelte der Norm unter MTX kann toleriert werden. Ein Leberschaden vor Therapiebeginn ist auszuschließen, eine Alkoholkarenz wird empfohlen. Häufig wird am Einnahmetag und am Tag nach der Applikation über Übelkeit und Brechreiz geklagt. Leuko- und Thrombopenien sind selten. Fieber, Husten und Atemnot zwingen zu sofortigem Abbruch der Behandlung und unverzögerter fachärztlicher Behandlung. Aufgrund einer potenziell teratogenen Wirkung ist Methotrexat 3 Monate vor einer Schwangerschaft abzusetzen.

Wegen möglicher Nebenwirkungen vor allem zu Beginn der Behandlung ist die Therapie in den ersten 8–12 Wochen alle 2 Wochen, in der Folge alle 6–8 Wochen klinisch und serologisch zu überprüfen.

Bei eingeschränkter Nierenfunktion ist eine Dosisanpassung notwendig; MTX ist kontraindiziert bei einem Serumkreatinin von > 1,4 mg/dl oder einer geschätzten glomerulären Filtrationsrate (eGFR) < 40 ml/min. Als weitere Kontraindikationen für die Behandlung gelten vorbestehende Leberschäden, bestehende Infektionen und eine Allergie gegen die Substanz, ebenso wie ein bestehender zeitnaher Kinderwunsch.

Sulfasalazin (SSZ) SSZ (Salazopyrin®) führt in einer oralen Dosis von 2 g pro Tag nach einer einschleichenden Periode zu einer Besserung der Gelenksituation, allerdings zu keiner Beeinflussung der kutanen Psoriasis. Typische und häufige Nebenwirkungen sind

3

Kopfschmerz und Schwindel, Erhöhungen der Leberfunktionsparameter und generalisierte Exantheme.

Regelmäßige klinische und Laborkontrollen zu Beginn in 2-wöchigen, dann in 8-wöchigen Abständen sind notwendig [19].

Leflunomid (LEF) LEF (Arava®) wird erfolgreich zur Behandlung der rheumatoiden Arthritis und der PsA eingesetzt und bessert auch den psoriatischen Hautbefall. Die Tagesdosis beträgt in der Regel 20 mg, sie wird oral eingenommen und zeigt meist bereits nach 4 Wochen eine therapeutische Wirkung. Aufgrund hämatologischer und hepatotoxischer Nebenwirkungen sind engmaschige klinische und laborchemische Kontrollen notwendig (im ersten Behandlungsmonat in wöchentlichen Abständen, dann alle 4 Wochen). Wegen einer teratogenen Wirkung und einer extrem langen Halbwertszeit muss Leflunomid 2 Jahre vor einer geplanten Schwangerschaft abgesetzt werden. Eine strenge Kontrazeption (bis 2 Jahre nach Therapie) muss gewährleistet sein. Kontraindikationen sind vorbestehende Hepatopathien, schwere Immundefekte, bestehende Infektionen, eine höhergradige renale Funktionseinschränkung und ein Kinderwunsch.

■ ■ **Biologika (biologisch originäre und biosimiläre DMARDs – boDMARDs und bsDMARDs)**

Bei Versagen von mindestens einem csDMARD sollte innerhalb von 3–6 Monaten ein Therapieversuch mit einem bDMARD erfolgen (◘ Abb. 3.5, Phase 3).

■ **TNF-α-Blocker**

Es sind fünf verschiedene TNF-α-Blocker zugelassen, die sich in ihrer chemischen Struktur, Applikationsform (Injektion oder Infusion) und Dosierung unterscheiden, aber alle auf das gleiche Zielmolekül, TNF, wirken.

Infliximab Infliximab (Remicade®) und Biosimilar Infliximab (z. B. Flixabi®, Inflectra®, Remsima®) sind chimäre, monoklonale Antikörper (mit 25 %igem Mausanteil). Infliximab wird bei PsA als Infusion in der Dosis von 5 mg pro kg Körpergewicht zu den Wochen 0, 2 und 6 und danach alle 8 Wochen verabreicht.

Etanercept Etanercept (Enbrel®) und Biosimilar Etanercept (z. B. Benepali®, Erelzi®) sind humane Rezeptorfusionsproteine, die 2-mal pro Woche in Form von 25 mg oder 1-mal pro Woche in einer Dosis von 50 mg subkutan verabreicht werden.

Adalimumab Adalimumab (Humira®) und Biosimilar Adalimumab (z. B. Amgevita®, Hulio®, Hyronimoz®, Idacio® Imraldi®) sind humane, monoklonale Antikörper und werden alle 14 Tage in einer Dosis von 40 mg subkutan verabreicht.

Golimumab Golimumab (Simponi®) ist ein vollständig humaner monoklonaler Antikörper, der TNF-α bindet. Der Antikörper wird einmal im Monat subkutan in Form von 50 mg appliziert.

Certolizumab Pegol Certolizumab Pegol (Cimzia®) ist ein pegyliertes FAB-Fragment eines TNF-α-Antikörpers. Die empfohlene Anfangsdosis beträgt 400 mg in Woche 0, 2 und 4, gefolgt von 200 mg Certolizumab Pegol als Fertigspritze alle 2 Wochen (subkutan verabreicht).

■ **T-Zell-Kostimulationsblocker (Abatacept)**

Abatacept (Orencia®) ist ein Fusionsprotein aus extrazellulärer Domäne von CTLA-4 und modifiziertem humanem IgG-Fc-Anteil. Abatacept bewirkt eine reduzierte Aktivierung von T-Lymphozyten durch die Hemmung von kostimulatorischen Signalen. Es wird bei Versagen oder unzureichendem Ansprechen eines konventionellen Basistherapeutikums oder von TNF-Blockern verabreicht, bei Erwachsenen in Form einer gewichtsadaptierten Infusion zu den Wochen 0, 2 und 4 und dann alle 4 Wochen oder wöchentlich subkutan.

- **IL12/23-Blocker (Ustekinumab)**

Ustekinumab (Stelara®) ist ein Anti-IL-12/23-Antikörper. Es wird eine initiale Dosierung von 45 mg, die subkutan verabreicht wird, empfohlen, gefolgt von einer 45-mg-Dosis 4 Wochen später und dann alle 12 Wochen. Bei Patienten mit einem Körpergewicht > 100 kg können alternativ 90 mg gegeben werden.

- **IL-23-Blocker**

Zwei IL-23-Blocker, Guselkumab und Risankizumab, sind für die Behandlung der PsA zugelassen und unterscheiden sich in ihrer Dosierung und Häufigkeit der Anwendung.

Guselkumab   Guselkumab (Tremfya®) wird subkutan bei Erwachsenen mit schwerer Plaque-Psoriasis oder PsA verabreicht. Die empfohlene Dosis beträgt 100 mg als subkutane Injektion in den Wochen 0 und 4, gefolgt von einer Erhaltungsdosis alle 8 Wochen.

Risankizumab   Die empfohlene Dosis Risankizumab (Skyrizi®) (EMA-Zulassung) beträgt 150 mg (zwei 75-mg-Injektionen), verabreicht als subkutane Injektion in Woche 0, Woche 4 und danach alle 12 Wochen.

- **IL-17A-Blocker**

Zwei IL-17-Blocker, Secukinumab und Ixekizumab, sind bei der Behandlung der PsA zugelassen und wirken, indem sie die Entzündung durch Hemmung des Interleukin-17-Signalwegs gezielt reduzieren.

Ixekizumab   Ixekizumab (Taltz®) ist ein Anti-IL17A-Antikörper. Beginn initial mit 160 mg, dann 80 mg alle 4 Wochen (bei schwerer oder mittelschwerer Plaque-Psoriasis nach Initialdosis weiter mit 80 mg alle 2 Wochen bis zur Woche 12, dann alle 4 Wochen).

Secukinumab   Secukinumab (Cosentyx®) ist ein Anti-IL-17A-Antikörper. Bei Patienten mit gleichzeitiger mittelschwerer bis schwerer Plaque-Psoriasis oder Patienten, die auf TNF-α-Blocker unzureichend ansprechen, beträgt

die empfohlene Dosis 300 mg als subkutane Injektion mit Startdosen in den Wochen 0, 1, 2, 3 und 4, danach folgen monatliche Erhaltungsdosen von 300 mg. Bei allen anderen Patienten beträgt die empfohlene Dosis 150 mg als subkutane Injektion mit Startdosen in den Wochen 0, 1, 2, 3 und 4, danach folgen monatliche Erhaltungsdosen von 150 mg.

- **IL-17A- und IL-17F-Blocker (Bimekizumab)**

Bimekizumab (Bimzelx®) ist rezent zur Behandlung von Erwachsenen mit aktiver PsA und axialer Spondyloarthritis (axSpA), einschließlich nichtröntgenologischer axSpA (nr-axSpA) und ankylosierender Spondylitis (AS) zugelassen worden. Die empfohlene Dosis bei PsA beträgt 160 mg (1 Injektion) alle 4 Wochen s.c. (wenn jemand gleichzeitig eine mittelschwere bis schwere Plaque-Psoriasis hat: 320 mg s.c.).

- ■ **Zielgerichtete synthetische DMARDs („targeted synthetic DMARDs" – tsDMARDs)**

Zielgerichtete synthetische DMARDs (tsDMARDs), einschließlich JAK-Inhibitoren und Phosphodiesterase-4 (PDE4)-Hemmer, haben sich als wirksam in der Behandlung der PsA erwiesen, da sie spezifische Signalwege hemmen, die Entzündungsprozesse in den betroffenen Gelenken sowie extragelenkige Manifestationen modulieren. PDE4-Hemmer werden jedoch in der Praxis selten angewendet und kommen vor allem bei milden Verlaufsformen zum Einsatz.

- **Phosphodiesterase(PDE)-4-Hemmer (Apremilast)**

Apremilast (Otezla®) ist zur Behandlung von Plaque-Psoriasis, PsA und Morbus Behçet zugelassen. Die tägliche orale Dosis beträgt 2-mal 30 mg im Abstand von 12 h. Applikation: Start in ansteigender Dosierung über 5 Tage bis zu einer Dosis von 2-mal 30 mg per os täglich. Bei schwerer Niereninsuffizienz (Kreatininclearence < 30 ml/min) Maximaldosis 30 mg täglich per os.

■ ■ Januskinase(JAK)-Inhibitoren*

Zur Behandlung der PsA sind folgende JAKi zugelassen (siehe auch Abschn. ► 14.5.2):

Tofacitinib (Xeljanz®) hemmt bevorzugt die Januskinasen JAK1 und JAK3. Die Einnahme erfolgt täglich oral mit einer Tablette.

Upadacitinib (Rinvoq®) hemmt bevorzugt die Januskinase JAK1. Die Einnahme erfolgt täglich oral mit einer Tablette.

■ Empfohlene Voruntersuchungen vor Anwendung einer Biologika-Therapie und einer Behandlung mit JAK-Inhibitoren

Über die üblichen klinisch-rheumatologischen Routineuntersuchungen hinaus muss ein infektiöser (einschließlich chronisch-infektiöser) oder ein maligner Prozess ausgeschlossen werden, da bei diesen Patienten ein bDMARD nicht verabreicht werden darf. Ebenso besteht eine Kontraindikation für TNF-Blocker bei einer höhergradigen Herzinsuffizienz und bei einer demyelinisierenden Erkrankung. Um das Risiko einer Reaktivierung einer Tuberkulose gering zu halten, sind eine gezielte Tbc-Anamnese, ein Lungenröntgen und ein Quantiferon-Test oder in Ausnahmefällen ein Mendel-Mantoux-Test (wenn ein Quantiferon-Test nicht zur Verfügung steht) erforderlich. Klinische Kontrollen sowie adäquate Laborkontrollen sollten nach 1, 2 und 4 Monaten und dann 3-monatlich erfolgen. Bei fieberhaften Zustandsbildern ist eine umgehende Kontaktaufnahme der Patienten mit dem behandelnden internistischen Rheumatologen oder einem mit dieser Therapie vertrauten Arzt notwendig und ein Pausieren oder Absetzen des Biologikums erforderlich. Eine Impfberatung bzw. die notwendigen Impfungen sollten wenn möglich noch vor der Applikation von immunsuppressiven Medikamenten erfolgen [4, 17, 20, 27, 32, 40, 51, 53, 54]. Aufgrund einer erhöhten Rate an Malignomen und kardiovaskulären Ereignissen bei der Anwendung von Tofacitinib im Vergleich zu TNF-α-Inhibitoren empfiehlt die European Medicines Agency (EMA), JAK-Hemmer nur bei sorgfältiger Nutzen-Risiko-Abwägung und ausschöpfenden Therapiealternativen bei bestimmten Risikofaktoren (Patienten mit einer Anamnese von Malignomen, schweren kardiovaskulären Erkrankungen, Rauchern oder Patienten über 65 Jahren) einzusetzen und in reduzierter Dosis zu verabreichen.

Therapiealgorithmus-Allgemeine Richtlinien

━ Bei Mono- und Oligoarthritis, Enthesitis oder wenn die axiale Symptomatik im Vordergrund steht: Beginn einer Therapie mit NSAR und eventuell lokale GC-Injektionen.

━ Bei fehlender Besserung innerhalb von 4 Wochen Beginn einer Therapie mir csDMARDs: MTX oder Leflunomid oder Salazopyrin.

━ Bei ungünstigen prognostischen Faktoren Polyarthritis, Strukturschäden, erhöhten Entzündungswerten, Daktylitis oder Nagelbeteiligung sollte der frühzeitige Einsatz von konventionellen synthetischen Basistherapeutika (csDMARD), bei relevanter Hautbeteiligung vorzugsweise Methotrexat, sonst auch Leflunomid oder Sulfasalazin gestartet werden.

━ Bei Versagen von mindestens einem csDMARD sollte innerhalb von 3–6 Monaten ein Therapieversuch mit einem bDMARD (TNF-α-Blocker, IL-12/23-Blocker, IL-23-Blocker, IL-17A-Blocker oder IL-17A/17F) erfolgen.

━ Die Wahl des bDMARD richtet sich nach den vordergründigen Symptomen des Patienten und laut den neuen 2024 EULAR Richtlinien auch nach den nicht muskuloskeletalen Symptomen:

Anti-IL-17A, -IL-17A-/F, TNF-Inhibitoren: vorwiegend axiale Symptomatik

Anti-IL-17A, -IL-17A-/F, -IL-23 oder -IL-12/23: bei relevanten Hautmanifestationen

TNF-Inhibitoren: Uveitis

TNF-, IL-12/23, -IL-23 oder JAK-Inhibitoren: chronisch-entzündlichen Darmerkrankungen

- Bei fehlender bzw. nicht zufriedenstellender Besserung innerhalb von 3–6 Monaten neuerliche Umstellung.
- Bei Kontraindikation eines bDMARD kann eine Therapie mit einem JAK-Inhibitor* erwogen werden (siehe Risikoassessment für JAKi). Ebenso kann bei leichtem Krankheitsverlauf eine Therapie mit dem PDE-4-Hemmer Apremilast (Otezla®) erfolgen. Dieser hat in der Regel eine schwächere Wirkung auf die Gelenke als Biologika. Daher vordergründiger Einsatz, wenn Biologika unverträglich oder unwirksam sind, ebenso wenn Patienten eine parenterale Behandlung ablehnen. Der Einsatz von Apremilast kann aber auch schon nach Versagen eines csDMARDs erwogen werden [4, 20, 32, 53].
- Die Einstellung mit Basistherapeutika sollte durch einen Facharzt für Innere Medizin und Rheumatologie (bzw. mit Additivfach Rheumatologie) erfolgen. Im Abstand von 3–6 Monaten sollten rheumatologische Kontrolluntersuchungen gemacht werden.
- Bei vorwiegendem Hautbefall sollte eine enge Zusammenarbeit mit dem Dermatologen erfolgen.

Fallbeispiel: Junger Mann mit Schmerzen im Brustbereich

Der 1987 geborene Techniker präsentierte sich erstmals im Jahre 2006 mit unklaren Brustschmerzen (im Bereich der Sternokostalgelenke der 3. und 4. Rippe). Alleine durch eine länger andauernde Behandlung mit NSAR konnten die Beschwerden gebessert werden.

In weiterer Folge traten Schmerzen im Hüftgelenk auf, besonders bei sportlicher Betätigung, zudem fiel eine wurstförmige Schwellung der 2. und 3. rechten Zehe auf. Beim Vater des Patienten kam es vor vielen Jahren zu einer mehrmonatigen, aber zeitlich limitierten Schwellung von 2 Gelenken der unteren Extremität (im Sinne einer reaktiven Arthritis).

Bei unserem Patienten konnte HLA-B27 nicht nachgewiesen werden. Es bestand keine familiäre Psoriasisanamnese.

Aufgrund einer hartnäckigen, therapieresistenten Daktylitis der 2. und 3. Zehe, der Hüftgelenkschmerzen und vorübergehender Beschwerden im Bereich eines Kiefergelenks wurde mit der Diagnose einer undifferenzierten SpA eine MTX-Therapie eingeleitet.

Bei einer neuerlichen Begutachtung des Patienten zeigte sich schließlich retroaurikulär und auch in weiterer Folge an der Fußsohle ein kleiner psoriasiformer Herd, sodass (bei fehlender Familienanamnese) die Diagnose einer PsA gestellt wurde.

Die Basistherapie mit MTX wurde fortgesetzt, vorübergehend aufgrund hartnäckiger Beschwerden auch eine zeitlich limitierte GC-Therapie, wodurch schließlich eine deutliche Besserung erreicht werden konnte. Die Hüftgelenkbeschwerden sistierten, die Daktylitis bildete sich bei einer Zehe komplett, bei einer zweiten zumindest partiell zurück.

Der Patient konnte in der Folge die Schmerzmedikation absetzen und wieder mit dem Lauftraining beginnen. Schließlich kam es neuerlich unter MTX-Basistherapie zu einer schmerzhaften Daktylitis der 2. und 3. rechten Zehe und zu Schmerzen im Hüftgelenk. Eine lokale Steroidinstillation, bei klinischem Hinweis auf Synovitis des Hüftgelenks (die apparativ in einer Magnetresonanztomographie bestätigt wurde), brachte keine anhaltende Besserung.

Die Situation wurde ausführlich mit dem Patienten besprochen und eine TNF-α-Therapie initiiert. Der Patient hat prompt auf die Biologika-Therapie

3

angesprochen. Nach 6 Monaten wurden die Injektionsabstände ausgedehnt und schließlich die Medikation von Seiten des Patienten abgesetzt. In der Folge kam es zu einem Wiederauftreten der Schuppenflechte und kurze Zeit später auch zu einer Gelenksymptomatik. Das Biologikum wurde daraufhin wiederum verabreicht und der Patient ist unter einer halbierten Standarddosis in einer anhaltenden Remission.

Kommentar
Die anfänglich nicht zuzuordnenden Schmerzen im Brustbereich, leichte Beschwerden im Hüftgelenk und die wurstförmige Schwellung von 2 Zehen waren bereits Symptome einer Arthritis im Rahmen einer Schuppenflechte. Die PsA kann der Hauterkrankung in seltenen Fällen vorausgehen. Gerade bei der Psoriasis sind Beteiligungen der sternokostalen Gelenkverbindungen und wurstförmige Schwellungen von Zehengliedern typisch.

Fallbeispiel: Eine Patientin mit hartnäckigen Kniegelenkbeschwerden
Eine heute 58-jährige Frau kam erstmals im Jahre 1998 zu einer rheumatologischen Begutachtung. Sie klagte damals bereits seit mehr als 10 Jahren über wiederholte Schmerzen und Schwellungen des linken Kniegelenks, vorübergehend auch im linken Sprunggelenk. Eine 1996 durchgeführte Synovektomie im Kniegelenk führte zu keiner anhaltenden Besserung.

Laborchemisch fand sich eine BSG von 36 und ein negativer Rheumafaktor Es wurde zunächst eine undifferenzierte (Oligo-)Arthritis diskutiert. Eine Therapie mit nichtsteroidalen Antirheumatika (NSAR) und Salazopyrin wurde ein-

geleitet und nach 8 Monaten bei anhaltender Schmerzfreiheit wieder beendet.

Im Jahre 1999 wurde die Patientin an einer Augenabteilung wegen einer Uveitis stationär behandelt. Im Zuge dieses Aufenthalts wurde HLA-B27 nachgewiesen. Die Patientin war dann über Jahre beschwerdefrei und klagte erst wieder im Sommer 2007 über Schmerzen und Schwellungen im Bereich des rechten Ellbogengelenks sowie des rechten Knie- und Sprunggelenks. Laborchemisch zeigte sich eine BSG von 60 in der 1. Stunde und ein Hämoglobin von 9,8 mg/dl. Eine gastrointestinale Abklärung zum Ausschluss einer Blutungsanämie war unauffällig. Eine Anämie im Rahmen einer chronischen Entzündung wurde postuliert. Eine Hauterkrankung war nicht dokumentierbar, ebenso keine Hinweise eines entzündlichen Rückenschmerzes. Nativradiologisch waren die Sakroiliakalgelenke unauffällig. Die Diagnose einer undifferenzierten Spondyloarthritis wurde gestellt und zunächst wieder eine Therapie mit NSAR eingeleitet, wodurch es nur zu einer mäßigen Besserung kam. Erst durch eine perorale GC-Applikation konnte Beschwerdefreiheit erreicht werden. Nach Absetzen von Prednisolon kam es wieder zu einer synovitischen Schwellung beider Kniegelenke und des rechten Ellbogengelenks, sodass bei mehr als 3-monatigem Verlauf eine Basistherapie mit MTX eingeleitet wurde.

Auch unter dieser Therapie kam es nur zu einer leidlichen Stabilisierung. Beide Kniegelenke und das rechte Ellbogengelenk waren weiterhin synovitisch geschwollen. Radiologisch zeigte sich im linken Knie eine mäßige Gelenkspaltverschmälerung. Es wurde in einem orthopädischen Konsilium die Synovektomie beider Kniegelenke diskutiert, aber schließlich auf Wunsch der Patientin nicht gemacht.

Beim Bruder wurde vor einem Jahr eine Schuppenflechte diagnostiziert und die Patientin erinnerte sich bei neuerlicher Exploration an einzelne, schuppende Herde am Kopf in früheren Jahren.

Es wurde schließlich unter der Diagnose einer PsA die Indikation zu einer Biologika-Therapie gestellt. Bereits nach der 3. Injektion kam es zu einer deutlichen Besserung, die GC konnten komplett abgesetzt werden, die Mobilität nahm zu und nach 6 subkutanen Injektionen war die Patientin ausreichend mobil. Bis auf eine geringe Schwellung eines Kniegelenks war sie komplett beschwerdefrei.

Sie fühlte sich erstmals seit langer Zeit in einer so stabilen Situation, dass sie im Sommer eine Reise nach Südafrika buchte. Bezüglich der Reise wurde die Patientin auch dahingehend beraten, dass unter einer Behandlung mit MTX und/oder Biologika Lebendimpfstoffe kontraindiziert sind und daher Reisen in Länder, für die eine Gelbfieber-Impfung (Lebendimpfstoff) vorgeschrieben sind, nicht gemacht werden dürfen. Daher wurde die Reiseroute entsprechend angepasst.

Kommentar

Bei unserer Patientin liegt retrospektiv seit mehreren Jahrzehnten eine Erkrankung aus dem Formenkreis der Spondyloarthritiden vor. Von 1999 bis 2007 war sie beschwerdefrei. Schließlich konnte beim Bruder eine Schuppenflechte evaluiert werden. Auch die Patientin berichtete über vorübergehende schuppende Herde am Capillitium (die allerdings nicht von ärztlicher Seite dokumentiert wurden). Eine Uveitis anterior ist eine sehr häufige extraartikuläre Manifestation, befällt ein üblicherweise ein Auge und heilt nach entsprechender Behandlung wieder ab. Es wurde unter der Diagnose einer PsA nach Versagen von 2 Basistherapeutika eine Biologika-Therapie eingeleitet. Diese Therapie war sehr erfolgreich, und es konnte bereits nach wenigen Injektionen eine Normalisierung der serologischen Entzündungsparameter und eine Rückbildung der Gelenkschwellungen erreicht werden. Die Patientin ist unter regelmäßiger ärztlicher Kontrolle.

Fallbeispiel: 59-jähriger Mann mit Schmerzen der rechten Achillessehne

Ein 59-jähriger Mann bemerkte bei einem Stadtspaziergang einen zunehmenden Schmerz im Bereich der rechten Ferse. Er musste mehrmals stehen bleiben, jeder Schritt war eine Plage. Am nächsten Tag suchte er einen befreundeten Arzt auf. Bei der Untersuchung zeigte sich die Achillessehne am Ansatz der Ferse deutlich druckempfindlich. Da der Arzt den Patienten schon länger als passionierten Läufer kannte, vermutete er eine Überreizung und Entzündung am knöchernen Sehnenansatz. Er verabreichte eine lokale Injektion, die schmerzhaft war, aber zumindest einige Tage zu einer Besserung führte. An Laufen oder auch nur längeres spazieren gehen war nicht zu denken. Unter täglicher Einnahme von Schmerztabletten konnte er als selbstständiger Kaufmann zumindest seiner Arbeit nachgehen. Nach 3 Monaten zeigte sich die Situation unverändert und es erfolgte noch einmal eine Infiltration, die zu keiner längerfristigen Besserung führte. Er sattelte auf Radfahren um, den Laufsport hatte er schon aufgegeben. Nach wie vor Beschwerden beim Gehen und deutliche Druckempfindlichkeit mit moderater Schwellung der Achillesehe am Ansatz der Ferse. Nach einer mehrstündigen Radtour bei sommerlichen Temperaturen zeigten sich umschriebene psoriasiforme Hautveränderungen am Haaransatz. Eine Dermatologin diagnostizierte eine Psoriasis, ausgelöst durch einen mechanischen Reiz des

Helms. Es besteht eine positive Familienanamnese. Großmutter und Tante litten an einer Psoriasis. Im Zuge der ärztlichen Untersuchung erinnerte sich der Patient an ein Ereignis vor 25 Jahren mit monatelangen beidseitigen Schmerzen an Fußsohlen und Fersen ohne nachweisbares Trauma. Retrospektiv wurde von der Ärztin der Verdacht einer (damaligen) Entzündung der Plantarfaszien geäußert.

Kommentar

Entsprechend den CASPAR-Kriterien (siehe ▢ Tab. 3.3) kann die Diagnose eine Psoriasisarthritis gestellt werden. Eigentlich müsste man von einer Psoriasisenthesitis sprechen. Die Enthesitis (Sehnenansatzentzündung) wird heutzutage zunehmend als Hauptmerkmal der Psoriasisarthritis diskutiert. In einer Studie aus dem Jahr 2017 [49] wurden 803 Patienten mit PsA über einen Zeitraum von 6 Jahren prospektiv untersucht. Eine klinische Enthesitis zeigte sich bei 281 Patienten (35 %). Bei 192 Patienten trat die Erstmanifestation während der Beobachtungszeit auf. Die drei am häufigsten betroffenen Stellen waren Achillessehne (24,2 %), Plantarfaszie am Kalkaneus (20,8 %) und Epicondylus lateralis humeri (sog. Tennisellbogen; 17,2 %).

Therapeutisch werden initial Antirheumatika und Physiotherapie verordnet. Bei unzureichender Wirkung Biologika (wie TNF-Blocker, IL-12/23-Blocker, IL-17-Blocker) oder PDE-4-Hemmer.

3.3   Reaktive Arthritis

Die reaktive Arthritis (ReA) ist eine entzündliche rheumatische Erkrankung und wird unter anderem aufgrund der klinischen Erscheinungsform und der Assoziation mit HLA-B27 den Spondyloarthritiden zugeordnet.

Die Pathogenese der ReA ist nicht vollständig geklärt. Die Arthritis tritt wenige Tage bis mehrere Wochen nach einem Harnwegsinfekt, einer Darminfektion oder seltener nach einem respiratorischen Infekt auf. Häufig verläuft der auslösende Infekt asymptomatisch und das oligo- oder monoarthritische Krankheitsbild wird den undifferenzierten Arthritiden zugeordnet [54].

Die wichtigsten Ursachen einer klassischen HLA B27 assoziierten ReA sind urogenitale Infekte mit *Chlamydia trachomatis*, intestinale Infekte durch Enterobakterien wie Yersinien, Salmonellen, *Champylobacter jejuni* oder Shigellen sowie Infekte der Atemwege mit *Chlamydia pneumoniae*.

Allerdings fällt in der Literatur eine Ausweitung im Gebrauch der Bezeichnung ReA auf. Eine zunehmende Zahl von bakteriellen Erregern, Viren, Amöben, Helminthen, aber auch antivirale und antibakterielle Impfungen werden als Auslöser einer Arthritis beschrieben, die unter der Bezeichnung ReA publiziert wurde [81]. Seit dem Beginn der SARS-CoV-2-Pandemie werden Fälle einer akuten Post-COVID-19-Arthritis beschrieben, die wegen der vergleichbaren klinischen Merkmale ebenfalls als ReA bezeichnet wurden. In einem Fallbericht mit 13 Erkrankten zeigte sich der Verlauf mono- oder oligoarthritisch, Die Gelenkbeschwerden traten zwischen 4 und 44 Tagen nach Beginn der Infektion auf. HLA B27 wurde 1-mal nachgewiesen (nur bei 7 Personen bestimmt). Die Behandlung erfolgte mit NSAR oder GC [80].

▪ Diagnose und Verlauf

Man nimmt an, dass die Erreger nicht nur an der Eintrittspforte, sondern nach einer kurz dauernden Bakteriämie auch in den betroffenen Gelenken intrazellulär persistieren und nicht vom Wirtsorganismus eliminiert werden können. Als Hinweis für eine Erregerpersistenz gilt der intraartikuläre Nachweis von bakterienspezifischer DNA oder RNA-Fragmenten mittels Polymerasekettenreaktion (PCR) bei Patienten mit reaktiver Arthritis (ReA). Für die Routinediagnostik sind diese Untersuchungen allerdings nicht verfügbar [13, 14, 37].

Es handelt sich meist um eine asymmetrische Mono- bis Oligoarthritis unter Bevorzugung der unteren Extremitäten. Eine Polyarthritis ist selten. Eine Beteiligung des Achsenskeletts im Sinne einer Sakroiliitis ist möglich, ebenso extraartikuläre Manifestationen wie eine Uveitis oder Enthesitis.

Die Kombination von Arthritis, Urethritis und Konjunktivitis wurde früher als Reiter-Syndrom bezeichnet und gilt als besondere Verlaufsform einer ReA. Im angelsächsischen Sprachraum wurde der Begriff Reiter-Syndrom bis vor wenigen Jahren auch als Synonym für eine ReA verwendet [13, 14].

Die mittlere Krankheitsdauer beträgt 3–12 Monate. Bei 40–70 % der Erkrankten ist HLA-B27 nachweisbar. Prolongierte und chronische Verläufe sind bei HLA-B27-positiven Patienten häufiger.

Arthralgien sind auch nach Remission der Arthritis oft noch über Monate nachweisbar. Ein chronischer Verlauf mit einer Beschwerdesymptomatik über 12 Monate wird bei 20 % der Betroffenen beobachtet.

Die Diagnose einer ReA ergibt sich aus der klinischen Symptomatik mit Arthritis im Gefolge einer vorausgegangenen bakteriellen Infektion und aus einem direkten oder indirekten Erregernachweis. Eine alleinige Serologie hat nur einen begrenzten Stellenwert. Der Nachweis von HLA-B27 ist für die Diagnose hilfreich. Eine gesicherte Diagnose ist nur durch einen Direktnachweis des Erregers möglich.

Ein kultureller Nachweis pathogener Keime im Stuhl gilt als Beweis einer Infektion; die Wahrscheinlichkeit eines positiven Ergebnisses nimmt aber ab dem Zeitpunkt des Sistierens der Durchfälle stark ab. Ein direkter Nachweis von *Chlamydia trachomatis* kann aus der ersten Portion des Morgenurins oder aus der Synovialflüssigkeit mittels PCR erfolgen.

Da aber ein vorangegangener Infekt aus der Anamnese oft nicht erhebbar oder eine Durchfallerkrankung bei Auftreten der Arthritis schon abgeklungen ist, kann der Nachweis indirekt über serologische Methoden erfolgen. Eine serologische Erregerdiagnostik ist aber nur dann sinnvoll, wenn das klinische Bild mit einer gewissen Wahrscheinlichkeit eine ReA vermuten lässt.

Sofern die Anamnese auf eine ReA hinweist, können serologische Untersuchungen hilfreich sein; eine sichere Diagnose ist dadurch in der Regel aber nicht möglich.

Der alleinige Nachweis von (niedrigtitrigen) antibakteriellen Immunglobulin (Ig) G-Antikörpern weist auf eine (länger) zurückliegende Infektion hin, antibakterielle IgM-Antikörper sind nur in der Frühphase der Infektion in den ersten 2–3 Wochen nachweisbar. Der kombinierte Nachweis von IgM- und IgG-Antikörpern kann auf eine aktuelle bzw. kurz zurückliegende Infektion hinweisen, ebenso wird der Nachweis von IgA- und IgG-Antikörpern häufig als indirekter Hinweis auf eine persistierende Infektion gewertet. Hohe Titer von IgG-Antikörpern und ein Titeranstieg um das 3-fache innerhalb von 2 bis 3 Wochen sprechen für eine floride oder kurz zurückliegende Infektion.

Von größter Bedeutung für die Diagnose ist eine typische Klinik in Kombination mit einem urogenitalen oder enteritischen Infekt.

Differenzialdiagnostisch sollten vor allem eine septische Arthritis, eine andere Erkrankung aus dem Formenkreis der Spondyloarthritiden, Kristallarthropathien, ein Morbus Behçet oder eine atypische rheumatoide Arthritis ausgeschlossen werden [13, 34, 37, 54, 72].

■ Therapie

Die Behandlung der Arthritis erfolgt durch eine regelmäßige Gabe von NSAR. In therapieresistenten Fällen kann eine systemische oder intraartikuläre Therapie mit GC notwendig sein. Eine antibiotische Therapie der postenteritischen ReA ist ohne gesicherten Effekt.

Bei urogenitalem Nachweis von *Chlamydia trachomatis* ist stets eine Antibiotika-Therapie einschließlich einer Partnerbehandlung indiziert. Dies kann durch eine Doxicyclin-Behandlung mit 200 mg/Tag über 10 Tage erfolgen oder durch eine Kombination von Rifampicin und Azithromycin. Ob eine langfristige Antibiotika-Behandlung den Verlauf einer von Chlamydien induzierten Arthritis beeinflusst, wird widersprüchlich beurteilt.

Bei einem prolongierten bzw. chronischen Verlauf sollten konventionelle immunmodulierende Basistherapien wie Sulfasalazin oder Methotrexat in einer Standarddosierung eingesetzt werden [54]. Bei einem therapierefraktären Verlauf mit Beteiligung mehrerer Gelenke und entsprechender entzündlicher Aktivität gibt es positive Berichte für den Einsatz von TNF-Blockern, den IL-6-Blocker Tocilizumab und für eine IL-17A-Blockade mit Secukinumab [13, 70].

Fallbeispiel: 27-jähriger   Mann mit Durchfall

Ein 27-jähriger Mann wurde wegen einer fieberhaften Erkrankung mit Durchfall stationär aufgenommen. In der Anamnese wurde über eine Diarrhoe mit bis zu 10 Stuhlentleerungen während des Tages und während der Nacht über einen Zeitraum von 2 Wochen berichtet. Die Symptome begannen bereits während eines Auslandsaufenthalts im südlichen Europa. Die Durchfälle besserten sich schon vor der Aufnahme, die Adynamie nahm aber deutlich zu. Durch eine symptomatische Behandlung, Flüssigkeitsbilanzierung und eine Antibiotika-Gabe stabilisierte sich das Zustandsbild und die Durchfälle sistierten. In den Stuhlkulturen, die bereits beim ersten Krankenhausaufenthalt angelegt wurden, waren initial Salmonellen nachweisbar. Der Patient konnte nach einer Woche wieder aus der stationären Behandlung entlassen werden. Wenige Tage später kam es zum Auftreten von Gelenkschmerzen, zunächst im Bereich der 2. rechten Zehe, in der Folge zu einer massiven Schwellung des rechten Sprunggelenks und des linken

Kniegelenks. Am Abend wurden erhöhte Temperaturen über 38 °C registriert. Der Patient wurde mit der Diagnose einer ReA neuerlich stationär aufgenommen. Es gab keine ähnliche Symptomatik in der Vorgeschichte des Patienten; ebenso wurden keine Erkrankungen der Haut oder der Augen angegeben. Die Familienanamnese bezüglich einer Gelenkerkrankung oder eines entzündlichen Rückenschmerzes war unauffällig. Laborchemisch zeigten sich die Entzündungsparameter deutlich erhöht, die Rheumafaktoren und Antikörper gegen zyklische citrullinierte Peptide (CCP) waren negativ, HLA-B27 war nachweisbar.

Eine symptomorientierte antiphlogistische Behandlung führte zu einer Besserung, jedoch zu keiner Beschwerdefreiheit. Eine GC-Therapie mit 25 mg Prednisolon täglich in langsam fallender Dosierung wurde eingeleitet. Dadurch konnte schließlich eine Stabilisierung und nach 2 Wochen eine deutliche Besserung, wenn auch noch keine Beschwerdefreiheit erreicht werden. Eine Basistherapie mit Sulfasalazin wurde erwogen.

Kommentar

Aufgrund der typischen Klinik, der Durchfallanamnese, des positiven Erregernachweises und des Auftretens einer oligoarthritischen asymmetrischen Gelenksymptomatik der unteren Extremitäten kann die Diagnose einer ReA gestellt werden.

Im beschriebenen Fall ist von einer besonders ausgeprägten Reaktion auszugehen. Mit einem limitierten, aber doch mehrmonatigen Verlauf der Gelenksymptomatik muss gerechnet werden.

Sollte sich nach dem Ausschleichen bzw. Absetzen der GC die Situation wieder signifikant verschlechtern, ist die Einleitung einer Basistherapie mit Sulfasalazin gerechtfertigt und notwendig; ebenso bei einem protrahierten Verlauf über 6 Monate hinaus.

Da die Durchfallepisode bereits zum Zeitpunkt des ersten Krankenhausaufenthalts sistierte, ist insbesondere hinsichtlich der Gelenksymptomatik eine neuerliche Antibiose nicht sinnvoll.

3.4 Enteropathische Spondyloarthritis (Arthritiden bei chronisch-entzündlichen Darmerkrankungen)

In Deutschland geht man derzeit von einer Prävalenz des Morbus Crohn (MC) von 100 bis 200 pro 100.000 Einwohner aus, für die Colitis ulcerosa (CU) von 160 bis 250 pro 100.000 Einwohner [67]. Die Häufigkeit einer peripheren Gelenkbeteiligung wird in der Literatur unterschiedlich angegeben und dürfte sich bei CU zwischen 4 und 11 %, bei MC zwischen 11 und 21 % bewegen.

Die enteropathische Spondyloarthritis (SpA) zeigt sich als periphere SpA, also mit Arthritis, Enthesitis oder Daktylitis und/oder einer axialen Beteiligung (mit Sakroiliitis und/oder Spondylitis) typischerweise in Verbindung mit einer chronisch-entzündlichen Darmerkrankung (CED) [39].

Die Gelenkentzündungen treten mehrheitlich nach Manifestation einer chronisch-entzündlichen Darmerkrankung auf.

Bei etwa 25 % der Patienten mit CED treten eine oder mehrere extraintestinale Manifestationen auf. Es sind vor allem die Haut, die Gelenke, die Augen und das Gallengangsystem betroffen [29, 55]. Ein Erythema nodosum tritt typischerweise in aktiven Phasen einer CED auf (MC 10–15 %, CU 3–10 %), während einem Pyoderma gangraenosum oft ein schon länger zurückliegendes Trauma vorausgeht. Eine Augenbeteiligung (Uveitis) wird im Krankheitsverlauf einer CED in 4–12 % beobachtet. Eine primär sklerosierende Cholangitis, tritt laut Literatur in 3 % bei MC und in 1–2 % bei CU auf [39].

■ **Pathogenese**

Obwohl die Mechanismen der Zusammenhänge zwischen Darm und Gelenken nach wie vor nicht geklärt sind, gibt es immer mehr Daten, die eine pathogene Rolle des Darms bei einer großen Zahl von Spondyloarthritiden nahelegen, auch bei solchen Erkrankungen, die keine gastrointestinalen Symptome aufweisen. Durch endoskopische Untersuchungen konnte bei 65 % der Patienten mit Spondyloarthritis (SpA) und nur bei 3 % der Kontrollgruppe eine nicht mit klinischen gastrointestinalen Symptomen einhergehende Darmentzündung nachgewiesen werden. Die Inzidenz chronisch-entzündlicher Darmerkrankungen war bei SpA deutlich höher als bei einer gesunden Population [29, 39, 44].

Die Ätiologie der enteropathischen Spondyloarthritiden ist noch nicht geklärt. Üblicherweise sind bei Gesunden die T-Lymphozyten der Darmwand gegenüber autonomer Darmflora tolerant. Bei CED werden eine Proliferation spezifischer T-Lymphozyten als Reaktion auf Bakterien der autologen Flora und eine konsekutive Freisetzung von Zytokinen diskutiert. Dadurch wird die Toleranz gegenüber autologer Darmflora gebrochen. In der Folge kommt es zu einem Anstieg der Darmpermeabilität und zu einer Antigenämie. Als Folge einer durch Entzündung geschädigten Darmwand könnten zirkulierende Bakterienprodukte in die Synovialflüssigkeit gelangen. Alternativ könnten auch aus der Darmwand aktivierte T-Lymphozyten in die Synovia eintreten.

Rauchen kann den Krankheitsverlauf sowohl chronisch-entzündlicher Darmerkrankungen als auch der Spondyloarthritiden verschlechtern.

■ **Symptomatik und Diagnostik**

An eine enteropathische SpA sollte man immer denken, wenn ein Patient mit bereits bekannter CED über Gelenkschmerzen klagt.

3

Die enteropathische periphere Arthritis wird in 2 Typen unterteilt (Klassifikation nach Orchard et al. [48]).

Typ-1-Arthropathie Die etwas häufigere Typ-1-Arthropathie ist charakterisiert durch einen Befall von weniger als 5 Gelenken, am häufigsten ist das Kniegelenk betroffen. Der Verlauf ist typischerweise akut und selbstlimitierend, dauert in der Regel weniger als 10 Wochen und geht oft mit einem Schub der Grundkrankheit einher. Diese Oligoarthritis kommt häufig mit anderen extraintestinalen Manifestationen vor.

Typ-2-Arthropathie Die Typ-2-Arthropathie zeigt einen polyartikulären Befall, vor allem der Fingergrundgelenke, mit einer Symptomatik über Monate bis Jahre und verläuft unabhängig von einer Grundkrankheit. Der polyartikuläre Typ ist mit einer Uveitis, aber keinen anderen extraintestinalen Manifestationen assoziiert [48].

Die Häufigkeit einer axialen Beteiligung wird mit 5–12 % angegeben und ist klinisch durch einen Gesäß- oder Brustschmerz gekennzeichnet. Die Symptomatik am Achsenskelett ist unabhängig von der Aktivität der Darmerkrankung. CED sind nicht mit HLA-B27 assoziiert, bei gleichzeitigem Auftreten von CED und HLA-B27 besteht jedoch ein deutlich höheres Risiko für die Entwicklung eines entzündlichen Wirbelsäulenbefalls (Sakroiliitis).

Krankheitsspezifische laborchemische Befunde fehlen; in Abhängigkeit von der Krankheitsaktivität (der Gelenke und der Darmerkrankung) sind die serologischen Entzündungsparameter erhöht.

Radiologisch finden sich nur selten erosive Gelenkveränderungen. Bei chronischem Verlauf kann es fallweise zu Erosionen vor allem an den metatarsophalangealen Gelenken kommen.

▪ Therapie

Als symptomatische Therapie werden Analgetika und NSAR verwendet. NSAR sind insbesondere bei axialer Beteiligung gut wirksam, können jedoch eine Verschlechterung bzw. einen Schub einer Kolitis auslösen. Selektive Cox-2-Hemmer dürfen aber bei chronischer Kolitis vorübergehend eingenommen werden.

Systemische GC haben eine gute Wirkung zur Beeinflussung der entzündlichen Aktivität der Darmerkrankung und einer peripheren Arthritis, zeigen aber kaum einen Effekt bei einer Sakroiliitis.

Bei schwereren Verlaufsformen kann Sulfasalazin in Form von 2–3 g/Tag eingesetzt werden (kontrollierte Studien fehlen), das gleichzeitig auch bei Colitis ulcerosa wirksam ist [29, 55, 75]. TNF-α-Blocker haben eine hohe Gewichtigkeit in der Behandlung der aktiven, steroidrefraktären CED ebenso wie in der Behandlung einer peripheren und axialen SpA. Etanercept hingegen ist bei CED nicht wirksam. Der Anti-IL-12/23-Blocker Ustekinumab wirkt bei MC und bei CU, auch wenn diese zuvor auf einen TNF-Blocker nicht angesprochen haben. IL-17A-Blocker wie Secukinumab und Ixekizumab sind zwar wirksam in der Behandlung der Psoriasisarthritis und der axSpA, können aber eventuell bereits vorhandene Darmentzündungen verstärken.

3.5 Arthritis bei glutensensitiver Enteropathie

Die Zöliakie oder glutensensitive Enteropathie ist die Folge einer immunologischen Glutenunverträglichkeit und ist charakterisiert durch eine Atrophie der Dünndarmschleimhaut im Sinne einer Zottenabflachung und mit typischen Symptomen der Malabsorption und Maldigestion einhergehend.

Oft sind nur sehr diskrete Zeichen wie unklare dyspeptische Symptome oder eine Eisenmangelanämie nachweisbar.

Zu den extraintestinalen Symptomen gehört neben einer Dermatitis herpetiformis und einer IgA-Nephritis eine Arthropathie. Die Arthritis ist selten, aber möglicherweise häufiger als früher angenommen und präsentiert sich als nichterosive symmetrische Polyarthritis oder Oligoarthritis unter Betonung der großen Gelenke. Sie wird nicht den Spondyloarthritiden zugeordnet. Unter einer glutenfreien Diät sistieren die Gelenksymptome und die Veränderungen der Darmschleimhaut [29, 43].

Fallbeispiel: 45-jährige Bäuerin mit Schmerzen und Schwellungen von Fingergelenken

Die Patientin berichtete über symmetrische Schwellungen und Schmerzen der Fingergelenke seit einigen Monaten. Zudem wurde über Müdigkeit, rasche Erschöpfung bei körperlichen Belastungen, Blähungen und Stuhlunregelmäßigkeiten geklagt.

Bei der Untersuchung zeigte sich eine leichte symmetrische Synovitis der MCP-Gelenke, mit positivem Gaenslen-Handgriff. Ein blasses Hautkolorit war auffällig, ansonsten ein unauffälliger Status und Ernährungszustand.

Im Labor präsentierte sich eine mäßig erhöhte BSG (27 in der ersten Stunde) sowie eine hypochrome Anämie (Hämoglobin 9,1 mg/dl).

Radiologisch zeigten sich im Bereich der Fingergelenke keine pathologischen Veränderungen, insbesondere keine Usuren.

In einer in der Folge – aufgrund der Anämie und der unklaren abdominellen Symptome – durchgeführten gastrointestinalen Untersuchung ergab die Endoskopie eine totale Zottenatrophie und es wurde die Diagnose einer Zöliakie gestellt. Die Patientin wurde unter einer glutenfreien Diät rasch beschwerdefrei. Meteorismus, Müdigkeit, aber auch die Gelenkschmerzen bildeten sich vollständig zurück. Das Blutbild normalisierte sich; eine initial im Sinne einer Osteopenie verminderte Knochendichte zeigte unter einer konsequenten Kalzium- und Vitamin-D-Gabe, bei einer Kontrolle nach 2 Jahren, eine Besserung.

Kommentar

Die Zöliakie oder glutensensitive Sprue wird auch oft erst im Erwachsenenalter diagnostiziert. Die Therapie ist eine lebenslange glutenfreie Kost. Symmetrische Schwellungen der Fingergrund- und Mittelgelenke, ähnlich einer rheumatoiden Arthritis, sind seltene, aber mögliche Erscheinungsformen einer Zöliakie.

3.6 Undifferenzierte Spondyloarthritis (uSpA)

Bei einer uSpA zeigen sich typische Symptome eines entzündlichen Rückenschmerzes, einer peripheren Arthritis und möglicherweise weniger häufig einer Enthesiopathie, ohne dass eine sichere Zuordnung zu einer bestimmten Form einer Spondyloarthritis möglich ist. Häufig handelt es sich um eine noch nicht sicher definierte Frühform oder um abortive Verlaufe [23, 41, 80].

(Historisches) Fallbeispiel: Litt J. F. Kennedy unter entzündlichen Rückenschmerzen?

Präsident John F. Kennedy (JFK) war einer der bedeutendsten amerikanischen Präsidenten des 20. Jahrhunderts. Obwohl er nur über rund 1000 Tage die Geschicke der Welt (mit-)bestimmte, war sein Einfluss auf die nachfolgenden Jahrzehnte und auf mehr als eine Generation von Menschen enorm. Nur wenige wussten, dass er seit seiner Jugend fast immer krank war.

Anlässlich eines Besuchs in England im Jahr 1947 brach er mit Übelkeit, Erbrechen und extrem niedrigem Blutdruck zusammen und musste in einem lebensbedrohlichen Zustand in eine Londoner Klinik gebracht werden, wo ein Morbus

3

Addison diagnostiziert wurde, eine Insuffizienz der Nebennierenrinde. Dadurch mussten fortan und lebenslänglich Nebennierenrinden-Hormone täglich ersetzt werden. Eine mögliche Ursache dieses Versagens war eine langsame Schrumpfung der Nebenniere (d. h. eine sekundäre Form) durch eine über viele Jahre notwendige, teilweise hoch dosierte Einnahme von Nebennierenextrakten und Kortison. Seit seinem 17. Lebensjahr litt John F. Kennedy an einer chronischen Darmentzündung. Viele, oft mehrwöchige Krankenhausaufenthalte an verschiedenen renommierten amerikanischen Spitälern kennzeichneten seine Schul- und Studentenzeit.

Bereits während seiner Studentenzeit klagte er immer wieder über heftige und anhaltende Kreuzschmerzen, die auch zahlreiche Krankenhausaufenthalte und mehrere operative Eingriffe erforderten. Die ihn bis zu seinem allzu frühen Tode plagenden Kreuzbeschwerden wurden teilweise als Nebenwirkung einer damals noch nicht exakt dosierbaren hohen Nebennierenrinden- bzw. Steroidhormongabe zur Behandlung der chronischen Darmerkrankung diskutiert. Dies führte möglicherweise zu einer frühzeitigen Osteoporose und entsprechend der Literatur „Schwächung" der Wirbelsäule. Im Jahre 1951 wurden in Röntgenaufnahmen der Lendenwirbelsäule deutliche „Risse" in Wirbelknochen beschrieben. Bereits im Jahre 1938 wurde allerdings in Aufzeichnungen erwähnt, dass der damals 21-Jährige Schmerzen im rechten Sakroiliakalgelenk verspürte, die im Laufe der Zeit an Intensität zunahmen.

Bei einem jungen Mann mit hartnäckigen und therapieresistenten Kreuzschmerzen und einer Anamnese einer langjährigen Kolitis könnte man da aus heutiger Sicht nicht an eine Erkrankung aus dem Formenkreis der Spondyloarthritiden denken? Würde man bei einer Magnetresonanztomographie nicht Veränderungen im Sinne einer Sakroiliitis erwarten? Leider standen damals die apparativen und laborchemischen Möglichkeiten, die für uns heute, 80 Jahre später, zur Routinediagnostik gehören, nicht zur Verfügung.

Trotz seiner Leiden, insbesondere seiner chronischen Wirbelsäulenbeschwerden, war er während seiner Zeit als Senator und Präsident, entsprechend aller Aufzeichnungen, in seinen Leistungen und seiner Entscheidungsfähigkeit nicht beeinträchtigt. Durch sein persönliches Vorbild, sein verantwortungsbewusstes und opferbereites Handeln prägte er entscheidend den Aufbruch in die zweite Hälfte des 20. Jahrhunderts [22, 50].

Fallbeispiel: Ein 37-jähriger Mann mit Symptomen eines entzündlichen Rückenschmerzes[1]

Ein 37-jähriger Patient wurde von seinem Hausarzt mit der Verdachtsdiagnose einer axialen Spondyloarthritis (axSpA) in eine Spezialambulanz überwiesen.

Der Patient stammt aus Südosteuropa und lebt seit vielen Jahren mit seiner Familie in Österreich.

Aufgrund seiner Beschwerden suchte der Patient bereits einen praktischen Arzt und mehrere Notfallambulanzen auf. Es wurde der Verdacht eines Ischiassyndroms geäußert und eine intravenöse Therapie mit NSAR eingeleitet. Unter dieser Therapie kam es zunächst zu einer deutlichen Besserung der Sympto-

---

1   Unter Mitarbeit von Antonia Puchner.

matik. Die Beschwerden kehrten jedoch nach Absetzen wieder zurück, sodass der Patient selbstständig eine MRT vereinbarte.

Am Tag der Erstvorstellung in einer Rheumaambulanz berichtete der Patient über tief sitzende Rückenschmerzen seit mehreren Monaten mit Ausstrahlung in den rechten Oberschenkel, sowohl in Ruhe als auch unter Belastung. Zusätzlich traten nächtliche Schweißausbrüche und wiederholt subfebrile Temperaturen auf.

In der körperlichen Untersuchung ergaben sich keine Hinweise für eine Arthritis, Enthesitis, Daktylitis, Uveitis oder Hautveränderungen im Sinne einer Psoriasis vulgaris. Die laborchemische Diagnostik zeigte keinen Hinweis für eine systemische Entzündung, das CRP und die Blutsenkungsgeschwindigkeit waren im Normbereich, das HLA-B27 war negativ.

Die MRT ergab jedoch das Bild eines Knochenmarködems im Bereich des rechten Iliosakralgelenks (ISG) im Sinne einer aktiven Sakroiliitis (◘ Abb. 3.6). Auffallend waren zusätzlich eine anteriore Kapsulitis im Bereich des rechten ISG sowie eine ödematöse Umgebungsreaktion im Bereich der lumbosakralen Muskulatur (◘ Abb. 3.7).

Aufgrund des Verdachts auf axSpA bei seit Längerem bestehendem Rückenschmerz und aktiver Sakroiliitis in der Bildgebung wurde differenzialdiagnostisch bei einseitiger Sakroiliitis und subfebrilen Temperaturen in erster Linie an eine bakterielle Genese gedacht. Zum Ausschluss einer infektiösen Sakroiliitis wurden daher Blutkulturen abgenommen sowie ein Gamma-Interferon-Release Assay (IGRA) und eine Röntgenaufnahme der Lungen initiiert.

Bei negativem IGRA und unauffälligem Lungenröntgenbild wurde in den Blutkulturen *Brucella melitensis* nachgewiesen, sodass die Diagnose einer bakteriellen ISG-Arthritis durch *Brucella melitensis* (Maltafieber) gestellt wurde. In der Folge wurde noch mittels transthorakaler Echokardiographie eine Endokarditis ausgeschlossen.

Nach genauer Befragung des Patienten stellte sich heraus, dass er sich zur Silvesterfeier, einige Monate vor Krankheitsbeginn, in seinem ursprünglichen Heimatdorf aufgehalten hatte. Der Patient dürfte sich dort über den Verzehr von rohem Ziegenkäse aus dem familieneigenen Betrieb infiziert haben.

Es wurde eine antimikrobielle Therapie mit Doxycyclin und Gentamicin eingeleitet. Im Anschluss an die Gentamycin-Gabe, nach insgesamt 10 Tagen Therapie, erhielt der Patient eine Behandlung mit Ciprofloxacin und Doxycyclin. Zusätzlich wurde eine analgetische und antiinflammatorische Therapie mit Lornoxicam in Kombination mit einem Protonenpumpenhemmer angeordnet. Das klinische Bild verbesserte sich zunehmend. Die Schmerzsymptomatik ließ bereits nach 10 Tagen nach.

Nach insgesamt 3 Monaten Therapie mit Doxycyclin und Ciprofloxacin erfolgte eine MRT-Kontrolle. Die Untersuchung ergab keine Verbesserung des Knochenmarködems, sodass die Therapie fortgeführt wurde. Allerdings entwickelte der Patient unter der Therapie eine Gastritis mit massiver Übelkeit, weshalb die antibiotische Therapie nach insgesamt 14-wöchiger Behandlung und subjektiv deutlicher Besserung beendet wurde.

Schließlich zeigte sich 10 Monate nach Therapiebeginn in einer neuerlichen MRT eine vollständige Remission.

3

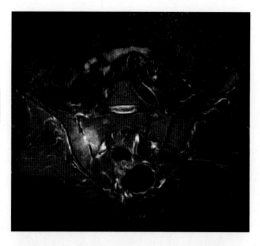

Abb. 3.6 Sakroiliitis des rechten Iliosakralgelenks. (Aus [51], mit freundlicher Genehmigung)

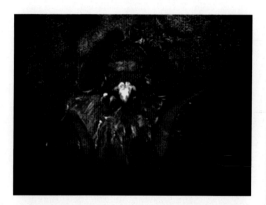

Abb. 3.7 Ödem in der angrenzenden lumbosakralen Muskulatur. (Aus [51], mit freundlicher Genehmigung)

Kommentar

Das Leitsymptom der axSpA ist der entzündliche Rückenschmerz. Die Herausforderung in der Praxis besteht darin, aus der großen Zahl von Patienten mit chronischen Rückenschmerzen die Patienten mit axSpA herauszufiltern. Es ist daher wichtig, besonders bei jüngeren Patienten unter 45 Jahren mit seit Monaten bestehenden Rückenschmerzen differenzialdiagnostisch an diese Erkrankung zu denken.

In diesem Fall hatte der Patient mit einem über mehr als 3 Monate bestehendem Rückenschmerz, einer Sakroiliitis in der Bildgebung und einem Ansprechen auf NSAR die ASAS-Klassifikationskriterien knapp erreicht [64, 66]. Hätte unser Patient zusätzlich ein erhöhtes CRP in der Labordiagnostik aufgewiesen, was bei einer Infektion mit *Brucella melitensis* denkbar wäre, hätte er die Kriterien definitiv erfüllt.

Für die frühe Diagnose der axSpA ist die MRT die Bildgebung der Wahl. Es können aktive, entzündliche Läsionen im Bereich der Iliosakralgelenke oder der Wirbelsäule nachgewiesen werden, auch wenn im konventionellen Röntgenbild noch keine Veränderungen sichtbar sind. Nach ASAS/Omeract-Kriterien wird das Knochenmarködem als hyperintenses Signal in der STIR-Sequenz dargestellt [63]. Das Knochenmarködem ist der wichtigste Indikator für eine aktive Sakroiliitis, kann aber auch bei anderen Pathologien vorkommen. Am schwierigsten ist die Abgrenzung zur infektiösen Sakroiliitis, die in der akuten Phase auch oft zu einem hyperintensen bilateralen Knochenmarködem führen kann. In einem späteren Stadium können sogar Erosionen und eine Ankylose des Iliosakralgelenkes auftreten. Ein wesentliches Unterscheidungsmerkmal zur axSpA in der MRT ist die Überschreitung von anatomischen Grenzen, wie z. B. in unserem Fall ein Ödem oder Abszess im angrenzenden Weichteilgewebe [69].

Wie in unserem Fallbericht dargestellt, ist die infektiöse Sakroiliitis eine wichtige und oft schwierige Differenzialdiagnose zur axSpA und sollte vor Beginn einer Therapie immer ausgeschlossen werden.

Die Brucellose ist eine weltweit verbreitete, meldepflichtige Zoonose, die durch eine Infektion mit der Gattung

Brucella erworben wird. Brucellen sind gramnegative, anaerobe Stäbchenbakterien, bekannte humanpathogene Vertreter sind *Brucella meltensis* (Maltafieber) und *Brucella abortus* (Morbus Bang). Die Übertragung von *Brucella melitensis* auf den Menschen erfolgt durch den Genuss von nichtpasteurisierten Milchprodukten von Schafen oder Ziegen. Die Inkubationszeit ist sehr variabel und beträgt durchschnittlich 4 Monate. Die meisten Infektionen verlaufen subklinisch (90 %), selten führen sie zu undulierendem Fieber, Schweißausbrüchen und Hepatomegalie. Die häufigste Organmanifestation ist der Befall von Knochen und Gelenken, insbesondere in Form einer Sakroiliitis, Arthritis und Bursitis. Selten, aber lebensbedrohlich ist das Auftreten einer Meningitis und Endokarditis [51].

3.7 Synovitis-Akne-Pustulose-Hyperostose-Osteitis-Syndrom (SAPHO-Syndrom)

Wegen der Ähnlichkeiten zur PsA und den Spondyloarthritiden wird das SAPHO-Syndrom von einigen Autoren den Spondyloarthritiden zugeordnet. Dies wird aber kontroversiell diskutiert.

Die Zuordnung erfolgte wegen einer Assoziation mit peripherer Arthritis, Sakroiliitis sowie Enthesitis und mit chronischentzündlichen Darmerkrankungen. Dominierend sind allerdings hyperostotische Skelettformationen. Es besteht wenn überhaupt, nur eine geringe Assoziation mit HLA-B27 und keine familiäre Häufung [41]. Das SAPHO-Syndrom ist eine seltene Erkrankung, unter Beteiligung von Knochen, Gelenken und der Haut. Charakteristisch sind Hyperostosen und Osteitis. Die knö-

chernen Manifestationen umfassen vorwiegend die vordere Thoraxwand (Anteriorchest-wall[ACW]-Syndrom) in 65–90 %. dabei meist betroffen die Sternokostal- und Sternoklavikulargelenke. Bei einem Drittel der Patienten ist die Wirbelsäule, bei 13–52 % das Becken einschließlich der Sakroiliakalgelenke betroffen. Eine Sakroiliitis tritt beim SAPHO-Syndrom meistens unilateral auf. Eine Beteiligung der Haut ist typisch, am häufigsten als palmoplantare Pustulose und als schwere Akne (Acne conglobata und Acne fulminans). Die Hautmanifestationen sind von einer Psoriasis pustulosa palmaris et plantaris teilweise schwer zu unterscheiden. Weitere Hautmanifestationen sind die Hidradenitis suppurativa und das Pyoderma gangraenosum [34, 36].

Die Ätiopathogenese des SAPHO-Syndroms ist ungeklärt, infektiöse, immunologische und genetische Faktoren werden diskutiert. Das SAPHO-Syndrom ist weltweit verbreitet mit einer geschätzten jährlichen Prävalenz von < 1:10.000 in der weißen Bevölkerung und 0,00144 auf 100.000 Japanern [34, 36]. Weltweit sind bisher über 1000 Fälle berichtet worden. Das Syndrom wird klinisch und radiologisch diagnostiziert (Tc-99m Skelettszintigraphie, konventionelles Röntgenbild, MRT. Eine PET/CT wird zum Ausschluss infektiöser und maligner Prozesse benützt. Der Krankheitsverlauf ist unterschiedlich (Phasen von Remission und Schüben wechseln sich ab). In jedem Fall muss bei Knochen- und Gelenkschmerzen, vor allem im Bereich der vorderen Thoraxwand und gleichzeitiger palmoplantarer Pustulose oder schweren Akne differenzialdiagnostisch an ein SAPHO-Syndrom gedacht werden [34].

▪ Therapie

NSAR und Analgetika als erster Schritt, wenn unzureichend GC oder bei älteren Menschen Bisphosphonate; TNF-Blocker sind in den meisten Fällen wirksam.

Literatur

1. Amor B, Silva Santos R, Nahal R, Dougados M (1994) Predictive factors for the long term outcome of Spondyloarthropathies. J Rheumatol 21:1883–1887

2. Baeten D, Sieper J, Braun J et al (2015) Secukinumab, an Interleukin-17A Inhibitor, in Ankylosing Spondylitis. N Engl J Med 373(26):2534–2548. https://doi.org/10.1056/NEJMoa1505066

3. Baraliakos X, Braun J (2015) Non-radiographic axial spondyloarthritis and ankylosing Spondylitis: what are the similarities and differences? RMD Open 1(Suppl1):e000053. https://doi.org/10.1136/rmdopen-2015-000053

4. Behrens F, Thaci D, Wollenhaupt J, Krüger K (2016) Psoriasisarthritis. Z Rheumatol 75:471–488

5. Bennett PH, Burch TA (1966) Population studies of the rheumatic diseases. Exerpta Medica Foundation, Amsterdam. Int Congr Ser 148:456–457

6. Blum U, Buitrago-Tellez C, Mundinger A et al (1996) Magnetic resonance imaging (MRI) for detection of active sacroiliitis – a prospective study comparing conventional radiography, scintigraphy, and contrast enhanced MRI. J Rheumatol 23:2107–2115

7. Brandt J, Listing J, Haibel H et al (2005) Long-term efficacy and safety of etanercept after re-administration in patients with active ankylosing spondylitis. Rheumatology 44:342–348

8. Braun J, Sieper J (2006) Spondyloarthritiden. Z Rheumatol 65:613–632

9. Braun J, Brandt J, Listing J et al (2002) Treatment of active ankylosing spondylitis with infliximab: a randomised controlled multicentre trial. Lancet 359:1187–1193

10. Braun J, Davis J, Dougados M et al (2006) First update of the international ASAS consensus statement for the use of anti-TNF agents in patients with ankylosing spondylitis. Ann Rheum Dis 65:316–320

11. Braun J, van den Berg R, Baraklios X et al (2011) 2010 Update of of the ASAS/EULAR recommendations for the management of ankylosing spondylitis. Ann Rheum Dis 70(6):896–904

12. Brown MA, Wordsworth BP, Reveille JD (2006) Genetics of ankylosing spondylitis. Clin Exp Rheumatol 6 [Suppl 28] 20:43–49

13. Brzank M, Wollenhaupt J (2013) Infekt-induzierte reaktive Arthritiden. Z Rheumatol 72:977–985

14. Calin A (1984) Reiter's syndrome. In: Calin A (Hrsg) Spondyloarthropathies. Grune & Stratton, Orlando, S 844–849

15. Calin A, Porta J, Fries JF, Schurmann DJ (1977) Clinical history as a screening test for ankylosing spondylitis. JAMA 237(24):2613–2614

16. Calin A, Garret S, Whitelock H et al (1994) A new approach to defining functional ability in ankolysing spondylitis: the development of the bath ankylosing spondylitis functional index. J Rheumatol 21:2281–2285

17. Cauza E, Dunky A (2006) Psoriasis Arthritis. Wien Med Wochenschr 156:587–595

18. Chandran V, Schentag CT, Gladman DD (2007) Sensitivity of the classification of psoriatic arthritis criteria in early psoriatic arthritis. Arthritis Rheum 57:1560–1563

19. Clegg DO, Reda DJ, Mejias E et al (1996) Comparison of sulfasalazine and placebo in the treatment of psoriatic arthritis. A Department of Veterans Affairs cooperative study. Arthritis Rheum 39:2013–2020

20. Coates LC, Murphy R, Helliwell PS (2016) New GRAPPA recommendations for the management of psoriasis and psoriatic arthritis: process, challenges and implementation. Br J Dermatol 174(6):1174–1178. https://doi.org/10.1111/bjd.14667

21. Dagfinrud H, Kvien TK, Hagen KB (2008) Physiotherapy interventions for ankylosing spondylitis. Cochrane Database Syst Rev 1:CD002822 18254008

22. Dallek R (2003) John F. Kennedy. Ein unvollendetes Leben. DVA, München

23. Dougados M, van der Linden S, Juhlin R, Huitfeldt B, Amor B, Calin A et al (1991) The European Spondyloarthropathy Study Group preliminary criteria for the classification of spondyloarthropathy. Arthritis Rheum 34:1218–1227

24. Ebner W (2008a) Therapieoptionen bei Morbus Bechterew. J Miner Stoffwechs 15:84–88

25. Ebner W (2008b) Früherkennung des Morbus Bechterew in der allgemeinmedizinischen Praxis ÖGAM Newsletter 4

26. Falkenbach A (Hrsg) (2005) Morbus Bechterew, Beratung, Betreuung, Behandlung. Springer, Wien/New York

27. Finzel S, Englbrecht M (2011) Psoriasisarthritis. Z Rheumatol 70:775–789

28. Garret S, Jenkinson T, Kennedy LG et al (1994) A new approach to defining disease status in ankolysing spondylitis: the bath ankylosing spondylitis disease activity index. J Rheumatol 21:2286–2291

29. Genth E (2008a) Arthritiden bei gastrointestinalen Erkrankungen. In: Zeidler H, Zacher J, Hiepe F (Hrsg) Interdisziplinäre klinische Rheumatologie, 2. Aufl. Springer, Berlin/Heidelberg/New York, S 554–559

30. Genth E (2008b) Arthritis psoriatica und Arthritis bei gastrointestinalen Grundkrankheiten. In: Zeidler H, Zacher J, Hiepe F (Hrsg) Interdisziplinäre klinische Rheumatologie, 2. Aufl. Springer, Berlin/Heidelberg/New York, S 547–553

31. Gladman DD, Antoni C, Mease P et al (2005) Psoriatic arthritis: epidemiology, clinical features, course and outcome. Ann Rheum Dis 64(Suppl 2):ii14–ii17

32. Gossec L, Kerschbaumer A, Ferreira RJO et al (2024) EULAR recommendations for the management of psoriatic arthritis with pharmacological therapies: 2023 update. Ann Rheum Dis:ard-2024-225531. https://doi.org/10.1136/ard-2024-225531

33. Haibel H, Rudwaleit M, Braun J, Sieper J (2002) Epidemiologie und Versorgung im Bereich der Spondyloarthropathien. Z Rheumatol 61:30–38

34. Heldmann F, Kiltz U, Baraliakos X, Braun J (2014) SAPHO Syndrom. Z Rheumatol 73:729–741

35. Huber AJ, Manger B (2013) Neues zur Pathogenese der Psoriasisarthritis. Z Rheumatol 72:758–763

36. Klemm P, Lange U (2021) SAPHO-Syndrom. Z Rheumatol 80:456–466

37. Kvien TK, Glennas A, Melby K, Granfors K, Andrup O, Karstensen B, Thoen JE (1994) Reactive arthritis: Incidence, triggering agents and clinical presentation. J Rheumatol 21:115–122

38. Langer H-E (2008) Biologicals in der frühen Behandlung des M. Bechterew und verwandter Spondyloarthritiden. Wien Med Wochenschr 158:200–205

39. Märker-Hermann E (2021) Update: enteropathische Spondyloarthritis. Z Rheumatol 76:889–903

40. Märker-Hermann E, Behrens F (2009) Psoriasisarthritis: Zielkriterien der Behandlung. Z Rheumatol 68:16–22

41. Mau W, Zeidler H (2008a) Sonstige entzündliche Spondylopathien. In: Zeidler H, Zacher J, Hiepe F (Hrsg) Interdisziplinäre klinische Rheumatologie, 2. Aufl. Springer, Berlin/Heidelberg/New York, S 923–928

42. Mau W, Zeidler H (2008b) Spondylitis ankylosans. In: Zeidler H, Zacher J, Hiepe F (Hrsg) Interdisziplinäre klinische Rheumatologie, 2. Aufl. Springer, Berlin/Heidelberg/New York, S 907–923

43. Miehle W, Fehr K, Schattenkirchner M, Tillmann K (2000) Arthritis bei Zöliakie. In: Rheumatologie in Praxis und Klinik, 2. Aufl. Thieme, Stuttgart, S 709

44. Mielants H, Veys EM, Cuvelier C et al (1995) The evolution of spondylarthropathies in relation to gut history: II. Histological aspects. J Rheumatol 22:2273–2278

45. Moll JMH, Wright V (1973) Psoriatic arthritis. Semin Arthritis Rheum 3:51–78

46. Mumtaz A, Gallaher P, Kirby B et al (2011) Development of a preliminary composite disease activity index in psoriatic arthritis. Ann Rheum Dis 70:272–277

47. Nell Duxneuner P, Stamm T, Aletaha D et al (2007) Measures associated with disease activity in psoriatic arthritis. Arthritis Rheum 56(Suppl):481

48. Orchard TR, Wordsworth BP, Jwell DP (1998) Peripheral arthropathies in inflammatory bowel disease: their articular distribution and natural history. Gut 42:387–391

49. Polachek A, Li S, Chandran V, Gladman DD (2017) Clinical enthesitis in a prospective longitudinal psoriatic arthritis cohort: incidence, prevalence, characteristics, and outcome. Arthritis Care Res 69:1685–1691

50. Puchner R (2008) J. F. Kennedy. In: Loisl D, Puchner R (Hrsg) Diagnose Rheuma, 2. Aufl. Springer, Wien/New York, S 136

51. Puchner A, Winkler S (2016) Maltafieber. Fakt Rheumatol 4, Seite 31–34

52. Ramiro S, Smolen JS, Landewé R et al (2016) Pharmacological treatment of psoriatic arthritis: a systematic literature review for the 2015 update of the EULAR recommendations for the management of psoriatic arthritis. Ann Rheum Dis 75(3):490–498. https://doi.org/10.1136/annrheumdis-2015-208466

53. Ramiro S, Nikiphorou E, Sepriano A et al (2023) ASAS-EULAR recommendations for the management of axial spondyloarthritis: 2022 update. Ann Rheum Dis 82:19–34

54. Rihl M (2016) Update zur reaktiven Arthritis. Z Rheumatol 75:869–877

55. Ronneberger M (2009) Enteropathische Arthritis. Z Rheumatol 68:329–336

56. Rudwaleit M (2017) Spondyloarthritiden. Z Rheumatol 76:889–903

57. Rudwaleit M, Sieper J (2005) Frühdiagnose von Spondyloarthritiden mit besonderer Betonung auf die axialen Formen. Z Rheumatol 64:524–530

58. Rudwaleit M, Metter A, Listing J et al (2002) Clinical parameters in the differentiation of inflammatory back pain from non-inflammatory back pain. Ann Rheum Dis 61(Suppl 1):57

59. Rudwaleit M, Listing J, Brandt J, Braun J, Sieper J (2004) Prediction of a major clinical response (BASDAI 50) to tumour necrosis factor alpha blockers in ankylosing spondylitis. Ann Rheum Dis 63:665–670

60. Rudwaleit M, Feldtkeller E, Sieper J (2006a) Easy assessment of axial spondyloarthritis (early ankylosing spondylitis) at the bedside. Ann Rheum Dis 65:1251–1252

61. Rudwaleit M, Metter A, Listing J et al (2006b) Inflammatory back pain in ankylosing spondylitis: a reassessment of the clinical history for application as classification and diagnostic criteria. Arthritis Rheum 54:569–578

62. Rudwaleit M, Braun J, Sieper J (2009a) ASAS-Klassifkationskriterien für axiale Spondyloarthritis. Z Rheumatol 68:591–593

63. Rudwaleit M et al (2009b) Defining active sacroiliitis on magnetic resonance imaging (MRI) for classification of axial spondyloarthritis: a consensual approach by the ASAS/OMERACT MRI group. Ann Rheum Dis 68:1520–1527. https://doi.org/10.1136/ard.2009.110767

64. Rudwaleit M, Landewé R, van der Heijde D et al (2009c) The development of Assessment of Spondylo Arthritis international Society classification criteria for axial spondyloarthritis (part I): Classification of paper patients by expert opinion including uncertainty appraisal. Ann Rheum Dis 68:770–776

65. Rudwaleit M, van der Heijde D, Landewé R et al (2009d) The development of Assessment of Spondylo Arthritis international Society classification criteria for axial spondyloarthritis (part II): validation and final selection. Ann Rheum Dis 68:777–783

66. Rudwaleit M et al (2011) The Assessment of SpondyloArthritis International Society classification criteria for peripheral spondyloarthritis and for spondyloarthritis in general. Ann Rheum Dis 70:25–31. https://doi.org/10.1136/ard.2010.133645

67. Schnorbach MT, Kruis W (2020) Krankheitskosten chronisch entzündlicher Darmerkrankungen in Deutschland. Z Gastroenterol. https://doi.org/10.1055/a-1174-0670

68. Schoels MM, Aletaha D, Alasti F et al (2016) Disease activity in psoriatic arthritis (PsA): defining remission and treatment success using the DAPSA score. Ann Rheum Dis 75(5):811–818

69. Schueller-Weidekamm C et al (2014) Imaging and interpretation of axial spondylarthritis: the radiologist's perspective – consensus of the Arthritis Subcommittee of the ESSR. Sem Musculoskeletal Radiol 18:265–279. https://doi.org/10.1055/s-0034-1375569

70. Sieper J, Fendler C, Laitko S, Sorensen H, Gripenberg-Lerche C, Hiepe F, Alten R, Keitel W, Groh A, Uksila J, Eggens U, Granfors K, Braun J (1999) No benefit of long-term ciprofloxacin treatment in patients with reactive arthritis and undifferentiated oligoarthritis: a three-month, multicenter, double-blind, randomized, placebocontrolled study. Arthritis Rheum 42:1386–1396

71. Sieper J, Braun J, Rudwaleit M et al (2002a) Ankylosing spondylitis: an overview. Ann Rheum Dis 61(Suppl 3):iii8–ii18

72. Sieper J, Rudwaleit M, Braun J, van der Heijde D (2002b) Diagnosing reactive arthritis: role of clinical setting in the value of serologic and microbiologic assays. Arthritis Rheum 46:319–327

73. Sieper J, Rudwaleit M, Khan MA, Braun J (2006) Concepts and epidemiology of spondylarthritis. Best Pract Res Clin Rheumatol 20:401–417

74. Sieper J, van der Heijde D, Landewé R et al (2009) New criteria for inflammatory back pain in patients with chronic back pain: a real patient exercise by experts from the Assessment of Spondylo Arthritis international Society (ASAS). Ann Rheum Dis 68:784–788

75. Stein J (2004) Gastrointestinale Komplikationen. in Falkenbach A (Hrsg) Morbus Bechterew, Beratung, Betreuung, Behandlung Springer, Wien NewYork S 211–245

76. Taylor W, Gladman D, Helliwell P et al (2006) Classification criteria for psoriatic arthritis: development of new criteria from a large international study. Arthritis Rheum 54:2665–2673

77. Van der Heijde D, Sieper J, Maksymowych WP, Assessment of Spondylo Arthritis international Society et al (2010) Update of the international ASAS recommendations for the use of anti TNF agents in patients with axial spondyloarthritis. Ann Rheum Dis 70(6):905–908

78. Van der Linden S, Falkenbach A (2005) Prognose. In: Falkenbach A (Hrsg) Morbus Bechterew, Beratung, Betreuung, Behandlung. Springer, Wien/New York, S 71–81

79. Van der Linden S, Valkenburg HA, Cats A (1984) Evaluation of diagnostic criteria for ankylosing spondylitis. A proposal for modification of the New York criteria. Arthritis Rheum 27:361–368

80. Zeidler H (2021) Post-COVID-19-Arthritis. Manifestation unter dem klinischen Bild einer reaktiven Arthritis. Z Rheumatol 80:555–558

81. Zeidler H (2022) Geschichte der reaktiven Arthritis. Historische Meilensteine und Zukunft. Z Rheumatol 81:692–698

3

Kollagenosen

Antonia Mazzucato-Puchner und Kastriot Kastrati

Inhaltsverzeichnis

R. J. Puchner, A. Mazzucato-Puchner (Hrsg.), *Rheumatologie aus der Praxis*,
https://doi.org/10.1007/978-3-662-69693-4_4

Der Begriff Kollagenosen wurde von Klemperer unter der Vorstellung geprägt, dass diesen Erkrankungen generalisierte Veränderungen des Bindegewebes zugrunde liegen. Der Begriff Kollagenose (im Englischen „connective tissue disease") hat sich erhalten, obwohl man heute weiß, dass das Kollagen bei dieser Krankheitsgruppe weder strukturell noch biochemisch verändert ist. Es sind systemische Autoimmunerkrankungen, die vor allem durch das Vorhandensein von antinukleären Antikörpern (ANA) gekennzeichnet sind.

Dazu gehören systemischer Lupus erythematodes (SLE), die Mischkollagenose (MCTD, Sharp-Syndrom), die systemische Sklerose (SSc), das primäre Sjögren-Syndrom (pSS) und die idiopathisch-inflammatorischen Myopathien (IIM).

4.1 Systemischer Lupus erythematodes

Der SLE ist eine Multisystemerkrankung, die vor allem jüngere Frauen betrifft. Die Erkrankung ist gekennzeichnet durch unterschiedliche klinische Symptome, potenziellen Befall mehrerer Organsysteme und einen variablen Verlauf. Arthritis und Hautmanifestationen sind die häufigsten klinischen Erscheinungen, renale, hämatologische und neurologische Beteiligungen tragen zu einer erheblichen Verschlechterung der Prognose bei, ebenso vermehrte Infektionen und eine frühzeitig einsetzende Arteriosklerose. Die Prävalenz der Erkrankung wird in Deutschland mit 20–50/100.000, die Inzidenz mit 5/100.000 Neuerkrankungen pro Jahr angegeben. Damit ist sie im deutschsprachigen Raum die häufigste Bindegewebserkrankung.

Die Ätiologie ist weitgehend ungeklärt. Genetische Faktoren und Umwelteinflüsse wie UV-Licht spielen eine Rolle. Ebenso sind hormonelle Faktoren von Bedeutung. Am häufigsten sind Frauen im gebärfähigen Alter betroffen, und nicht selten ist die Erkrankung nach der Menopause rückläufig.

Eine Sonderform stellt der medikamenteninduzierte Lupus dar, den verschiedene Substanzen auslösen können [7].

■ Symptomatik

Beim SLE handelt es sich um eine Multisystemerkrankung, deren Symptomatik vielfältig ist und von Haut- und Gelenkbeschwerden bis hin zu Organbeteiligungen wie Niere, Herz oder Nervensytem reichen kann.

■■ Allgemeinsymptomatik

Unspezifische Symptome wie Fatigue, Fieber und Gewichtsverlust treten häufig zu Beginn der Erkrankung auf oder sind Zeichen einer aktiven SLE-Erkrankung. Bei Auftreten von Fieber bei SLE-Patienten steht oft die Schwierigkeit, einen SLE-Schub von einer Infektion oder bösartigen Tumor zu unterscheiden.

Dies ist jedoch besonders wichtig, da sich die Therapie maßgeblich unterscheidet (Immunsuppressiva vs. antiinfektiöse Therapie) und eine schwere Infektion die Hauptursache für die Morbidität von SLE-Patienten in den ersten fünf Jahren darstellt. Anamnese, Laboruntersuchung und Therapieansprechen können zu Unterscheidung hilfreich sein. Beispielsweise sollte Fieber unter einer Therapie mit Glukokortikoiden den Verdacht auf eine Infektion nahelegen, vor allem, wenn andere Anzeichen einer aktiven Erkrankung nicht vorhanden sind. Laborchemisch deutet eine niedrige Anzahl weißer Blutkörperchen (WBC), niedrige CRP-Werte, erhöhte dsDNA-Antikörper oder eine Komplementverminderung auf eine aktive SLE-Erkrankung hin.

■■ Haut- und Schleimhautveränderungen

Sehr viele unterschiedlichste Hauterscheinungen können vorkommen. Diagnostisch richtungsweisend ist eine Photosensibilität, die bei etwa 50 % der Patienten auftritt. Der charakteristische Hautausschlag ist das schmetterlingsförmige Erythem mit Rötung und fühlbarer Infiltration im

Wangenbereich und über dem Nasenrücken, das aber nur bei ca. 30 % der Patienten, meist im aktiven Zeitraum, in Erscheinung tritt.

Besondere Erscheinungsformen sind der subakut-kutane Lupus erythematodes (LE), und der diskoide LE – meist ohne systemische Krankheitszeichen und gekennzeichnet durch polyzyklische, konfluierende Erytheme an sonnenexponierten Arealen, vor allem im Schulter- und Nackenbereich. Der diskoide LE manifestiert sich durch scharf begrenzte, scheibenförmige („diskoide") Hautveränderungen, die tastbar verdickt sind und ebenfalls an sonnenexponierten Stellen auftreten.

Ein diffuser, meist reversibler Haarausfall wird häufig beobachtet. Viele Patienten entwickeln orale und/oder nasale Ulzera, die im Gegensatz zu herpetischen Bläschen in der Regel schmerzlos sind.

■■ Muskel- und Gelenkbeteiligung

Fast alle Patienten mit einem SLE entwickeln im Verlauf der Erkrankung Gelenk- und Muskelbeschwerden im Sinne von Arthralgien, Arthritiden und Myalgien. Die Arthritiden sind oft symmetrisch im Bereich der Hand- und Fingergelenke und anfangs oft schwer von einer rheumatoiden Arthritis zu unterscheiden (◘ Abb. 4.1). In fortgeschrittenen Fällen können sich selten Deformitäten (vor allem durch Kapsel/Bandläsionen) entwickeln, die zu funktionellen

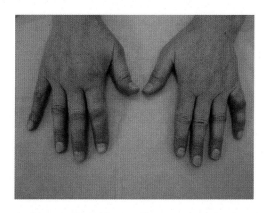

◘ **Abb. 4.1** Arthritis der Fingergrund- und Mittelgelenke des 2. und 3. Fingers der rechten Hand bei SLE

Einschränkungen führen (Jaccoud-Arthropathie). Die Arthritis ist aber typischerweise nicht erosiv oder destruktiv.

Komplikationen wie die aseptische Knochennekrose, bevorzugt an den Hüftgelenken, sowie eine Osteoporose, können durch einen sparsamen Glukokortikoid(GC)-Gebrauch verringert werden.

■■ Kardiovaskuläre Beteiligung

Die Perikarditis, mit oder ohne Erguss, ist die häufigste kardiale Manifestation des SLE und tritt bei etwa 25 % der Patienten zu irgendeinem Zeitpunkt im Krankheitsverlauf auf. Die klassische kardiale Beteiligung, die aseptische Endokarditis Libman-Sacks ist selten. Eine Hauptkomplikation, vor allem nach längerer Krankheitsdauer, stellt die frühzeitige Arteriosklerose dar. SLE-Patienten haben häufig auch erhöhte Blutfettwerte, was einen weiteren kardiovaskulären Risikofaktor darstellt.

Vaskulitische Veränderungen an den Fingern, einhergehend mit einer Raynaud-Symptomatik werden vor allem bei Patienten mit positiven RNP-Antikörpern beobachtet.

■■ Pulmonale Beteiligung

Etwa 50 % der Patienten mit SLE entwickelt im Laufe der Erkrankung eine Beteiligung der Lunge. Die häufigste Manifestation ist die Pleuritis (40–60 %). Sehr selten, aber oft dramatisch tritt die akute Lupus-Pneumonitis auf. Bei Beteiligung der Lunge ist immer die Abgrenzung von einer bakteriellen Infektion im Sinne einer Pneumonie notwendig.

Das Risiko einer Pulmonalembolie ist vor allem bei Personen mit Antiphospholipid-Antikörpern oder mit Lupus-Antikoagulans erhöht.

■■ Hämatologische Veränderungen

Eine autoimmun-hämolytische Anämie, eine Thrombozytopenie und eine Leukopenie gehören zu den Klassifikationskriterien des SLE; vor allem eine Leukopenie ist nicht selten richtungsweisend.

4

▪▪ Niere

Bis zu 50 % der Patienten entwickeln eine Nierenbeteiligung, welche eine wichtige Ursache für eine erhöhte Morbidität und Mortalität darstellt. Immunkomplex-ablagerungen in der Niere (Glomeruli) führen zu einer schmerzlosen Entzündung und Verschlechterung der Filterfunktion der Niere, sodass vermehrt Proteine in den Urin entweichen können. Entscheidend für die Prävention eines chronischen Nierenversagens ist die frühzeitige Diagnose. Daher ist ein regelmäßiges Urinscreening auf das Vorhandensein einer Hämaturie und Proteinurie ein wichtiger Bestandteil der Betreuung von SLE-Patientinnen. Bei Detektion einer Proteinurie bei SLE-Patienten wird meistens eine Nierenbiopsie empfohlen, um das Ausmaß der Nierenbeteiligung und die Form der Glomerulonephritis zu bestimmen. Einige Patienten mit Lupusnephritis haben auch einen arteriellen Bluthochdruck.

▪▪ Nervensystem

15–50 % der Patienten erfahren eine ZNS-Beteiligung, die beim SLE klinisch sehr unterschiedlich in Erscheinung treten kann und daher oft schwierig zu diagnostizieren ist. Die Unterscheidung, ob psychische Auffälligkeiten einer Patientin oder eines Patienten eine direkte Folge der Erkrankung oder durch eine (Steroid-)Medikation bedingt sind, ist im Einzelfall nicht leicht zu treffen. Beispiele neurologischer Manifestationen sind Psychosen, Depressionen oder epileptische Anfälle. Auch Neuropathien treten im Rahmen eines SLE auf, sowohl an Hirnnerven als auch am peripheren Nervensystem.

▪ Diagnostik

Die Diagnose beruht auf richtungweisenden klinischen Symptomen und laborchemischen Befunden, die sehr unterschiedlich ausgeprägt sein können. Einzelne beweisende Befunde fehlen. Daher werden in der Klinik auch Klassifikationskriterien (keine Diagnosekriterien!) für die Diagnose eines SLE häufig zur Hilfestellung verwendet, obwohl diese als Diagnosekriterien nicht validiert wurden. Die Klassifikation erfolgte über mehrere Jahre nach den Klassifikationskriterien des American College of Rheumatology (ACR) von 1997 (Übersicht) [22] und den Klassifikationskriterien der Systemic-Lupus-International-Collaborating-Clinics(SLICC)-Gruppe von 2012 [35]. 2019 wurden allerdings neue Kriterien der EULAR (European Alliance of Associations for Rheumatology)/ACR (American College for Rheumatology) veröffentlich, welche als diagnostische Hilfestellung herangezogen werden können. Hier sind positive ANA eine Voraussetzung für die Diagnosestellung eines SLE. ≥ 10 Punkte führen zur Diagnose eines SLE, wobei einzelne Aspekte unterschiedlich gewichtet werden (Übersicht) [6] (◘ Tab. 4.1).

Kriterien für die Klassifikation des systemischen Lupus erythematodes (nach den Klassifikationskriterien des ACR 1982, Revision 1997) [22]

1. Schmetterlingserythem
2. Diskoides Erythem
3. Photosensibilität
4. Schleimhautulzera
5. Arthritis
6. Serositis
7. Glomerulonephritis
8. Neurologische Symptome
9. Hämatologische Befunde: hämolytische Anämie (mit Vermehrung der Retikulozyten) oder mindestens 2-mal Nachweis einer Leukopenie ($< 4000/mm^3$) oder Lymphopenie ($< 1500/mm^3$) oder Thrombopenie ($< 100.000/mm^3$)
10. Immunologische Veränderungen: Anti-ds-DNA-Antikörper oder Anti-Sm-Antikörper oder Antiphospholipid-Antikörper (für mindestens 6 Monate):   Antikardiolipin-

◘ **Tab. 4.1** Neue Klassifikationskriterien: Für die Klassifikation müssen die Patienten einen ANA-Titer ≥ 1:80 aufweisen und ≥ 10 Punkte erreichen [6]

All-gemein	Fieber	2	Seros	Erguss	5	SLE-AK	Anti-dsDNA-AK oder Anti-Sm-AK	6
Gelenke	Arthritis	6		Akute Perikarditis	6	APS-AK	aCL oder aß2Gpl-AK oder LA	2
Haut	Alopezie	2	ZNS	Delirium	2	Komplement	C3 ODER C4 niedrig	3
	Orale Ulzera	2		Psychose	3		C3 UND C4 niedrig	4
	SCLE/DLE	4		Anfälle	5			
	Schmetterling	6	Blut	Leukopenie	3			
Niere	Proteinurie > 0,5 g/24 h	4		Thrombopenie	4			
	Klasse II/V	8		Autoimmunhämolyse	4			
	Klasse III/IV	10						

SCLE Subakut kutane Lupus erythematodes, *DLE* Diskoider Lupus *erythematodes*, *AK* Antikörper, *APS* Antiphospholipidsyndrom, *aCL* Anticardiolipin, *LA* Lupusantikoagulans, *aß2Gpl* Anti-Beta-2-Glykoprotein

Antikörper Typ Immunglobulin(Ig) G oder IgM oder positiver Test für Lupus-Antikoagulans oder eine falsch-positive Lues-Reaktion
11. Antinukleäre Antikörper

Zur Diagnose müssen 4 von 11 Kriterien **gleichzeitig oder nacheinander** nachweisbar sein.

■■ Laborbefunde

Als Screeningtest eignet sich in der Diagnostik der Nachweis von ANA in der Immunfluoreszenz. Die Höhe des ANA-Titers korreliert nicht mit der klinischen Aktivität. Von Bedeutung für den Krankheitsverlauf sind unter den extrahierbaren nukleären Antigenen (ENA, ANA-Subsets) insbesondere die dsDNA-Antikörper. Ansteigende Konzentrationen deuten auf eine Zunahme der Krankheitsaktivität hin, ein Absinken in der Regel auf ein Ansprechen der Behandlung. Außerdem können unter den ENA die Sm- und Nukleosomen-Antikörper positiv sein. Üblicherweise korreliert das C-reaktive Protein (CRP) im Gegensatz zur Blutsenkungsreaktion (BSG) **nicht** mit der Krankheitsaktivität. Ein hohes CRP deutet in der Regel auf eine Infektionskomplikation hin. Eine Komplementerniedrigung (vor allem C3, aber auch C4 bzw. CH50) weist auf eine erhöhte SLE-Aktivität hin. Ein positiver Coombs-Test, erhöhte Laktatdehydrogenase (LDH) und erniedrigtes Haptoglobin sind Marker für eine autoimmunhämolytische Anämie im Rahmen des SLE [7, 15].

4

■ **Therapie**

Die Behandlung des SLE setzt sich zusammen aus nichtpharmakologischen Maßnahmen wie Sonnenschutz, Raucherentwöhnung, gesunde ausgewogenen Ernährung und Bewegung sowie einer medikamentösen, der Aktivität der Krankheit adaptierten Behandlung. Die Krankheitsaktivität des SLE sollte regelmäßig bewertet werden, wobei mindestens einmal im Jahr eine Durchuntersuchung (Lungenfunktion, Herzultraschall, Urin) empfohlen wird. Vor der Einleitung einer immunsuppressiven Behandlung muss eine Infektion ausgeschlossen werden [18].

■ ■ **Antimalariamittel**

Antimalariamittel stellen die wesentliche Säule der Behandlung des SLE dar und werden außer bei Kontraindikationen für alle SLE-Patient:innen empfohlen.

Hydroxychloroquin 200-mg-Tabletten (z. B. Quensyl oder Hyplaxy, Dosierung 5 mg/kg Idealgewicht entspricht 1 bis 2 Tabletten/Tag) ist Mittel der ersten Wahl. Mit einem Wirkungseintritt ist meist nicht vor 3 Monaten zu rechnen. Die meist gefürchtete Nebenwirkung ist eine Retinopathie, die unter dieser Dosierung jedoch sehr unwahrscheinlich ist. Augenfachärztliche Kontrollen zum Nachweis von retinaler Ablagerungen sind nach 5-jähriger Einnahme jährlich notwendig.

■ ■ **Glukokortikoide**

GC sind in der Behandlung des SLE weiterhin unverzichtbar, da sie sehr schnell und effektiv die Entzündung kontrollieren können. Prinzipiell sollen aber Glukokortikoide nur möglichst kurz und in Akutsituationen eingesetzt werden. Bei längerfristiger Behandlung sollte eine tägliche GC-Dosis von 5 mg Prednisolon nicht überschritten werden, stets unter begleitender Kalzium- und Vitamin-D-Substitution.

■ ■ **Immunsupression**

Die Indikation für eine immunsuppressive Therapie ist gegeben, wenn trotz Antimalariamittel eine persistierende Aktivität des SLE oder ein GC-Bedarf über 5 mg/Tag und/oder eine Organbeteiligung vorliegt. Die Wahl der Therapie richtet sich hier nach der Art der Organbeteiligung. Zur Verfügung stehen immunmodulierende/immunsuppressive Substanzen wie Methotrexat (z. B. Methotrexat Lederle, Ebetrexat, Lantarel), Azathioprin (z. B. Imurek, Immunoprin) oder Mycophenolat (MMF) (z. B. CellCept) beziehungsweise die Biologika Belimumab oder Anifrolumab.

Bei akuter Bedrohung eines Zielorgans oder lebensbedrohlicher Erkrankung kann auch eine intravenöse Therapie mit Cyclophosphamid (CYC) (z. B. Endoxan) zum Einsatz kommen. Potenzielle Nebenwirkungen sind eine Leukopenie, ein erhöhtes Risiko für maligne Erkrankungen und ein vorzeitiger Verlust der Eierstockfunktion. Dem soll mit der Gabe von Gonadotropin-Releasing-Hormon(GnRH)-Analoga als Ovarschutz vor Beginn der CYC-Therapie vorgebeugt werden.

Bei seltener, refraktärer oder komplexer Erkrankung kann Rituximab trotz fehlender beweisender Effektivität eingesetzt oder ein Plasmatausch erwogen werden [18].

■ **Prognose**

Die Prognose des SLE hat sich in den letzten Jahrzehnten durch eine frühere Diagnosestellung und eine gezielte Therapie entscheidend verbessert. Die 10-Jahres-Überlebensrate beträgt 85–90 %. In frühen Erkrankungsjahren versterben Patient:innen meist an den Folgen der Krankheitsaktivität oder einer Infektion, später an den Folgen einer frühzeitig einsetzenden Arteriosklerose.

Eine Schwangerschaft sollte zu einem Zeitpunkt möglichst geringer Krankheitsaktivität geplant und in spezialisierten Zentren betreut werden [5].

4.1.1 Antiphospholipid-Syndrom

Das APS ist eine systemische, thromboinflammatorische Autoimmunerkrankung gekennzeichnet durch venöse oder arterielle Thrombosen sowie Schwangerschaftskomplikationen und den Nachweis von erhöhten Antiphospholipid-Antikörpern (Antikardiolipin-Antikörper [aCL] und Antikörper gegen β2-Glykoprotein I[aβ2Gpl]) oder einem Lupus-Antikoagulans (LA). Wenn es alleine auftritt, spricht man von einem primären APS, in Kombination mit einem SLE oder anderen Autoimmunerkrankungen hingegen von einem sekundären APS [43]. Antiphospholipid-Antikörper sind in 20–40 % beim SLE nachweisbar [43]. Es ist eine wichtige Ursache einer erworbenen Hyperkoagulabilität. Frauen sind häufiger als Männer betroffen. Klinisch manifestiert sich das APS klassisch durch venöse und arterielle Thrombosen aber auch Mikrozirkulationsprobleme (z. B. Livedo reticularis, akrale Nekrosen, renale oder pulmonale Hämorrhagie), Libman-Sacks-Endokarditis und Thrombopenie. Schwangerschaftskomplikationen reichen von frühen und späten Aborten bis zur Plazentainsuffizienz und Eklampsie [9].

Von einem Antiphospholipid-Syndrom spricht man erst beim Auftreten typischer Symptome. Der alleinige Nachweis von Antikörpern ist nicht behandlungsbedürftig [43]. Die klassischen Symptome und der Nachweis von Antikörper finden sich in den Sydney-Klassifikationskriterien von 2006 (Übersicht) [34]. Nicht jedoch werden seltene klinische Manifestationen abgebildet und Antikörperbefunde risikostratifiziert, sodass eine Aktualisierung der Klassifikationskriterien des APS vom American College of Rheumatology (ACR) und der European Alliance of Associations for Rheumatology (EULAR) 2023 erschienen ist. Wie bei den neuen SLE-Kriterien müssen auch für die APS-Klassifikation Eingangskriterien erfüllt sein, nämlich zumindest 1 serologisches Kriterium und 1 klinisches Kriterium. Sind die Eingangskriterien erfüllt, müssen sowohl für die klinischen als auch serologisch mindestens jeweils 3 Punkte erzielt werden [9]. Die neuen Klassifikationskriterien von 2023 werfen aufgrund ihrer Komplexität noch Fragen bezüglich ihrer Rolle in der klinischen Routine auf. Klassifikationskriterien sind aber auch primär für Studienzwecke konzipiert, anstatt als Instrument zur Diagnosefindung zu fungieren.

Sydney Klassifikationskriterien für das Antiphospholipid-Syndrom [34]

- Klinisch:
  1. Eine oder mehrere eindeutige venöse oder arterielle Thrombosen
  2. Schwangerschaftskomplikationen
     a. Sonst ungeklärter Tod eines normal entwickelten Feten ab der 10. Schwangerschaftswoche (SSW)
     b. Eine oder mehr Frühgeburten vor der 34. SSW aufgrund einer Eklampsie, Präeklampsie oder Plazentainsuffizienz
     c. 3 und mehr Aborte vor der 10. SSW ohne chromosomale, anatomische oder hormonelle Ursachen
- Serologisch:
  3. Mittelhohe (> 40 IE) bzw. hohe (> 99. Perzentile des Labortests) Titer von IgG- oder IgM-aCL
  4. IgG- oder IgM-β2-Glykoprotein I (> 99. Perzentile des Labortests)
  5. Positiver LA-Test nach internationalen Richtlinien (z. B. mit Bestätigungstest)

Ein APS wird angenommen, wenn mindestens 1 klinisches und 1 serologisches Kriterium vorliegen. Ein serologischer Test wird erst dann gewertet, wenn er mindestens 2-mal im Abstand von mindestens 3 Monaten eindeutig positiv war. Mehr als 5 Jahre vor einem klinischen Ereignis durchgeführte Testergebnisse werden nicht berücksichtigt.

■ Therapie

Zur Prophylaxe bei serologisch und klinisch eindeutigem APS mit thrombembolischen Manifestationen wird eine dauerhafte orale Antikoagulation mit VKA empfohlen. Von der Verwendung direkter oraler Antikoagulanzien (DOAK) wird beim APS abgeraten. Eine Immunsuppression hat keinen Einfluss auf die Rate thromboembolischer Komplikationen.

Eine Primärprophylaxe bei Patienten mit Antiphospholipid-Antikörper (aPL) *ohne* vorausgegangene Thromboembolie oder Schwangerschaftskomplikationen wird noch immer viel diskutiert. Empfohlen wird eine Therapie mit Thrombozytenaggregationshemmer bei aPL-Hochrisikoprofil, SLE-Patienten und nach geburtshilflichem APS.

In der Schwangerschaft wird bei Hochrisiko-aPL-Profil auch ohne vorangegangene Schwangerschaftskomplikation eine Therapie mit ASS empfohlen. Bei Diagnose eines geburtshilflichen APS wird in der Folgeschwangerschaft eine LDA und Heparin in prophylaktischer Dosierung empfohlen. Bei APS-Patientinnen mit Thromboembolien wird die Kombination von LDA und Heparin in therapeutischer Dosierung während der Schwangerschaft empfohlen [45].

Übersicht

Hochrisiko-aPL-Profil [45]:
   Vorhandensein Lupusantikoagulans (bestimmt nach ISTH-Richtlinien)
   aPL-Doppelpositivität (jede Kombination von LA, aCL und aβ2GPl)
   aPL-Trippelpositivität (LA, aCL und aβ2GPl)
   Dauerhaft positiver hoher aPL-Titer

Fallbeispiel: 27-jährige Entwicklungshelferin mit Fieber und Gelenkbeschwerden

Eine 27-jährige Entwicklungshelferin kehrte von einem zweijährigen Ostafrikaaufenthalt zurück. Bereits während des Aufenthaltes berichtete sie mehrmals über Fieberschübe, vorübergehende unklare Hautausschläge, vor allem an lichtexponierten Stellen und fallweise Gelenkschmerzen ohne eindeutige Schwellungen. Da sich die Beschwerden innerhalb von Tagen bis Wochen wiederum besserten und zurückbildeten, interpretierte sie selbst die Symptomatik im Sinne wiederholter unspezifischer Infektionen in den Tropen. Ein neuerlicher Fieberschub wurde unmittelbar nach der Rückkehr als Infekt im Rahmen des „Reisestresses" dem Klimawechsel zugeschrieben. Eine Untersuchung auf Malaria war negativ. Da sich aber das Allgemeinbefinden in der Folge über Wochen nicht besserte und zunehmende Gelenkbeschwerden, einhergehend mit Schwellungen der Fingergrund- und Fingermittelgelenke auftraten, suchte sie den Arzt auf. Ein zusätzlicher schmetterlingsförmiger Hautausschlag im Gesicht führte bereits vor Kenntnis der durchgeführten Blutuntersuchung zur Verdachtsdiagnose eines SLE. Die Blutuntersuchung ergab eine deutlich erhöhte BSG, eine mäßige Leukopenie (2800/mm^3) sowie den Nachweis von ANA von 1:1600 und positive Anti-Sm-Antikörper. Das übrige Laborprofil war im Normbereich. Anti-dsDNA-Antikörper waren nicht nachweisbar.

Es wurde eine Therapie mit Hydroxychloroquin eingeleitet, parallel dazu wurden zusätzlich zunächst GC peroral gegeben, die wiederum langsam ausgeschlichen werden konnten. Nach ca. 3 Monaten war die Patientin von Gelenkseite beschwerdefrei, das Fieber bildete sich unmittelbar nach Einleitung der medikamentösen Behandlung zurück und sie plante wiederum einen Entwicklungshilfeeinsatz in Afrika. Hydroxychloroquin wurde unter regelmäßigen augenfachärztlichen Kontrollen und guter Verträglichkeit weiter eingenommen. Auf einen konsequenten Sonnenschutz wurde die Patientin hingewiesen.

Kommentar

Entsprechend den alten und neuen Klassifikationskriterien (siehe oben) wurde die Diagnose eines SLE gestellt (Schmetterlingserythem, Photosensibilität, Arthritis, positive ANA, positive Anti-Sm-Antikörper, Leukopenie). Eine Nierenbeteiligung konnte nicht nachgewiesen werden.

Die Erkrankung kann am Anfang von einer Infektionskrankheit manchmal schwer zu unterscheiden sein. Hilfreich ist die Bestimmung von CRP, das bei aktivem SLE üblicherweise nicht erhöht ist. Ein Anstieg muss an eine Infektion denken lassen. Vor jeder immunsuppressiven Therapie sowie auch bei jedem Fieberanstieg ist bei SLE eine Infektion auszuschließen.

4.2 Sjögren-Syndrom

Das Sjögren-Syndrom ist eine Autoimmunerkrankung der exokrinen Drüsen mit den Leitsymptomen Keratokonjunktivitis und Stomatitis sicca und ist in seiner primären und sekundären Form eine der häufigsten entzündlich-rheumatischen Erkrankungen.

Es wird ein primäres Sjögren-Syndrom bei Fehlen einer anderen Grundkrankheit von einem sekundären Sjögren-Syndrom bei gleichzeitiger Anwesenheit einer anderen Autoimmunerkrankung bzw. Kollagenose

unterschieden. Zur Klassifikation werden am häufigsten die ACR/EULAR Klassifikationskriterien von 2016 verwendet [42].

Angaben zur Prävalenz sind unterschiedlich und schwanken zwischen 0,1 und 4,8 %. Die Prävalenz beträgt in Deutschland 0,5–1 % der Bevölkerung. Frauen sind im Verhältnis von 9:1 deutlich häufiger betroffen [48]. Die Diagnose wird häufig zwischen dem 50. und 60. Lebensjahr gestellt, wobei retrospektiv oft schon eine mehrjährige Sicca-Symptomatik nachweisbar ist.

Die Ätiologie der Erkrankung ist nicht geklärt. Auf der Basis einer genetischen und hormonellen Disposition könnten exogene Pathogene (wie z. B. Viren), die nach einer Infektion nur unzureichend eliminiert wurden, das Immunsystem im Drüsengewebe durch Induktion einer Autoimmunantwort aktivieren. Dies führt letztendlich zu einer autoimmunen persistierenden „Epithelitis" mit Lymphozyteninfiltraten in den Drüsengeweben [12, 16, 19].

▪ **Symptomatik**

Neben der Sicca-Symptomatik mit Mund- und Augentrockenheit sind Arthralgien und Myalgien sowie Müdigkeit und Abgeschlagenheit typische Symptome.

Eine Schwellung der Parotis, aber auch der Submandibularisdrüsen ist üblicherweise bilateral und indolent und oft über längere Zeit persistierend. Auch eine reduzierte Sekretion der Drüsen des Gastrointestinaltraktes, des Genitaltraktes und der Haut wird nicht selten beobachtet. Ein Teil der Patienten klagt auch über eine Raynaud-Symptomatik. Neben Arthralgien können auch (nichterosive) Arthritiden auftreten.

Auch schwere Verläufe mit extraglandulären Beteiligungen sind möglich. Typische Organmanifestationen sind die interstitielle Lungenerkrankung (ILD), eine Beteiligung der Nieren sowie ein Befall des zentralen und peripheren Nervensystems [12, 19].

4

■ **Diagnostik**

Die Diagnose des Sjögren-Syndroms ergibt sich aus den Symptomen einer Sicca-Symptomatik, dem objektiven Nachweis einer eingeschränkten Drüsenfunktion, dem histologischen Nachweis fokaler Lymphozyteninfiltrate und den spezifischen Antikörpern gegen Ro (SS-A) und La (SS-B).

Diagnosekriterien gibt es nicht. Zur Diagnose werden aber häufig die amerikanisch-europäischen Klassifikationskriterien von 2016 verwendet (Übersicht). Es muss mindestens eine Frage mit Ja beantwortet werden, und es müssen mindestens 4 Punkte erreicht werden [42].

Europäisch-amerikanische Klassifikationskriterien des Sjögren-Syndroms [42]

Eine positive Antwort auf mindestens eine der Fragen:

1. **Augensymptome:**
   a. Hatten Sie in den letzten 3 Monaten täglich anhaltend trockene Augen?
   b. Haben Sie wiederholt Sandkorn- oder Fremdkörpergefühl in den Augen?
   c. Verwenden Sie häufiger als dreimal täglich Tränenersatzflüssigkeit?
2. **Orale Symptome:** eine positive Antwort auf mindestens eine der Fragen:
   d. Hatten Sie in den letzten 3 Monaten täglich das Gefühl des trockenen Mundes?
   e. Trinken Sie häufig, um trockene Speisen hinunterschlucken zu können?

Kriterien	Punkte
Lippenbiopsie mit lympho-zytärer Sialadenitis, Fokus-Score ≥ 1	3
Anti-Ro-Antikörper (Anti-SSA)	3

Kriterien	Punkte
Okuläre Färbung Score ≥ 5 oder van-Bijsterveld-Score ≥ 4 in mindestens 1 Auge	1
Schirmer-Test ≤ 5 mm/5 min in mindestens 1 Auge	1
Unstimulierte Speichelfluss-rate ≤ 0,1 ml/min	1

Ausschlusskriterien: Zustand nach Bestrahlung im Kopf-Hals-Bereich, aktive Hepatitis C, AIDS, Sarkoidose, Graft-versus-Host-Reaktion, Amyloidose, IgG4-assoziierte Erkrankung

---

■ **Verlauf und Prognose**

Die Lebenserwartung ist im Vergleich zur Allgemeinbevölkerung üblicherweise nicht vermindert. Ausnahmen bilden Patienten, bei denen schwere Organmanifestationen oder ein Lymphom auftreten [49].

■ **Therapie**

Da die Patienten vordergründig unter den Trockenheitssymptomen leiden, besteht die primäre Behandlung in einer Substitutionstherapie im Sinne von Speichel- und Tränenersatzflüssigkeiten. Zudem stehen gegen die Mund- und Rachentrockenheit auch orale Cholinergika (z. B. Pilocarpin, Salagen) zur Verfügung. Reichliches Trinken von zuckerfreien Getränken über den Tag verteilt ist notwendig und empfehlenswert. Ein regelmäßiges und angepasstes körperliches Training ist in jedem Fall von Vorteil.

Die klinische Wirksamkeit von Basistherapeutika ist beim Sjögren-Syndrom nicht belegt. Antimalariamittel haben sich bei Gelenk- und Muskelbeschwerden bewährt, ebenso wie GC für Schubsituationen. Wenn rezidivierende Arthritiden im Vordergrund stehen, orientiert man sich an der Behandlung der rheumatoiden Arthritis (obwohl diese Basistherapeutika prinzipiell nicht zur Behandlung des Sjögren-Syndroms zugelassen sind); bei speziellen Organmanifestationen an der Behandlung des systemischen Lupus erythematodes. Eine immunmodulierende Therapie ist selten zwingend, kann aber bei extraglandulärem Befall notwendig sein.

TNF-α-Blocker und Abatacept haben sich als nicht wirksam beim Sjögren-Syndrom erwiesen. In mehreren Studien zeigte sich ein therapeutischer Effekt bei einer Behandlung mit Rituximab [32, 36].

■ Malignomrisiko

Das Sjögren-Syndrom ist mit einem erhöhten Risiko für Lymphome assoziiert. Die Lymphome entwickeln sich oft nach jahrelanger Erkrankung. Das Auftreten extraglandulärer Manifestationen, insbesondere vaskulitischer Hautveränderungen, wie z. B. einer palpablen Purpura, geht mit einem erhöhten Lymphomrisiko einher [49].

Fallbeispiel: 57-jährige Patientin mit Mundtrockenheit und Schwellungen im Kieferbereich

Eine 57-jährige Patientin klagte seit einem Jahr über rezidivierende Gelenkschmerzen und über längere Zeit persistierende, aber vorübergehende beidseitige Schwellungen im Kiefer/Hals-Bereich.

Des Weiteren traten eine Augen- und Mundtrockenheit und das Gefühl einer Zungenschwellung auf. Es kam in der Folge zu einer zunehmenden Verschlechterung der Gesamtsituation. Die Patientin berichtete über Arthralgien großer und kleiner Gelenke, hatte zudem unklare abdominelle Beschwerden, wiederholte subfebrile Temperaturen und erhöhte Blutdruckwerte. Die Patientin bemerkte einen Gewichtsverlust von 7 kg im vergangenen Jahr.

Sie wurde schließlich an einer internen Abteilung stationär aufgenommen, wo eine umfangreiche Untersuchung erfolgte.

Die im Rahmen des Aufenthalts erhobenen Laborparameter zeigten einen positiven Rheumafaktor mit 59 IU/ml, die ANA waren mit 1:1280 erhöht, die Subsets hatten Ro (SSA) positiv, die übrigen Subsets waren negativ; die BSG mit 38 in der 1. Stunde erhöht. Mehrere Fingergrund- und Fingermittelgelenke waren druckempfindlich ohne nachweisbare Synovitis. Ein Schirmer-Test war positiv.

Die Oberbauchbeschwerden besserten sich, ohne dass eine eindeutige Ursache gefunden werden konnte.

Die (Verdachts-)Diagnose eines primären Sjögren-Syndroms wurde gestellt und eine symptomatische Therapie initiiert.

In der Folge berichtete die Patientin über eine deutliche Besserung der Arthralgien durch eine limitierte 4-wöchige GC-Behandlung. Weiterhin müsse sie ständig trinken, vor allem zum Essen; während der Nacht steht sie üblicherweise nicht auf, hat aber immer ein Glas Wasser am Nachttisch. Wegen des trockenen Mundes hilft sie sich mit Kaugummi und fallweise verwendet sie auch künstlichen Speichel.

In der Vorgeschichte war erhebbar, dass bereits vor 10 Jahren eine internistisch/rheumatologische Begutachtung wegen Gelenkbeschwerden im Bereich der Hände und Finger erfolgte. Bereits damals wurde (mit ANA 1:320 und erhöhter BSG) die Verdachtsdiagnose einer Kollagenose gestellt und eine Behandlung mit einem Antimalariamittel diskutiert; eine vorübergehende Prednisolon-Medikation brachte einen guten Erfolg und die Patientin berichtete, dass sie in den darauffolgenden Jahren beschwerdefrei war.

4

Kommentar

Aufgrund der Klinik und der vorliegenden Befunde liegt ein primäres Sjögren-Syndrom vor. Die berichtete abdominelle Symptomatik kann nicht eindeutig der Kollagenose zugeordnet werden, eine reduzierte Funktion gastrointestinaler Drüsen könnte aber (mit-) ursächlich diskutiert werden.

Es ist darauf hinzuweisen, dass beim Sjögren-Syndrom, allerdings üblicherweise bei langjährigem Verlauf, gehäuft Lymphome auftreten können, vordergründig bei schweren Verläufen mit extraglandulärer Beteiligung, sodass insbesondere in Zusammenschau mit dem Gewichtsverlust eine diesbezügliche engmaschige Observanz erforderlich ist.

4.3 Systemische Sklerose

Die systemische Sklerose ist im Unterschied zu den auf die Haut beschränkten Sklerodermieformen eine Multiorganerkrankung und zeichnet sich durch eine Entzündung und fortschreitende Fibrose der Haut und der inneren Organe aus, einhergehend mit ausgeprägten Veränderungen der Mikrozirkulation.

Man unterscheidet eine diffuse und eine limitiert kutane Form. Bei beiden Formen kommt es häufig zu einer Beteiligung innerer Organe (◘ Tab. 4.2).

Bei der limitiert kutanen Form der SSc fällt eine Fibrose distal der Ellbogen und Kniegelenke auf. Das Gesicht kann auch betroffen sein, aber nicht der Stamm. Die Erkrankung verläuft langsam voranschreitend, meist fällt eine Raynaud-Symptomatik auf. Der Nachweis von Anti-Zentromer-Antikörpern ist charakteristisch. Die limitiert kutane Form ist häufig vergesellschaftet mit der ernsten Komorbidität einer pulmonalarteriellen Hypertonie (PAH). Früher wurde eine Sonderform der limitierten

systemischen Sklerose als CREST-Syndrom bezeichnet; der Name setzte sich zusammen aus den Anfangsbuchstaben der wichtigsten Symptome: **C**alcinosis, **R**aynaud-Syndrom, Ö(**E**)sophagusmotilitätsstörungen, **S**klerodaktylie und **T**eleangiektasien.

Die diffuse Form ist gekennzeichnet durch einen rasch progredienten Verlauf mit diffuser Fibrosierung am Stamm und an den Akren bzw. auch in Form einer interstitiellen Lungenerkrankung (ILD). Häufig sind Anti-Topoisomerase-Antikörper (Anti-Scl-70) nachweisbar [3, 21, 38, 47]. Das American College of Rheumatology (ACR) hat 1980 Klassifikationskriterien entwickelt [1, 2], die über lange Zeit weitgehende Akzeptanz fanden. 2013 wurden die neuen ACR/EULAR-Klassifikationskriterien veröffentlicht (Übersicht). Ihr Vorteil ist, dass sie durch die Berücksichtigung von Autoantikörperbefunden, der Kapillarmikroskopie sowie genauerer Differenzierung von Krankheitszeichen auch Frühstadien der Erkrankung bereits erfassen können [47].

Klassifikationskriterien der systemischen Sklerose von ACR und EULAR [47]

- Hautbeteiligung an den Fingern beider Hände mit Befall proximal der MCP-Gelenke (9 Punkte)
- Hautbeteiligung an den Fingern („puffy fingers" – 2 Punkte bzw. Sklerodaktylie – 4 Punkte)
- Fingerspitzenveränderungen (digitale Ulzerationen – 2 Punkte bzw. Rattenbissnekrosen – 3 Punkte)
- Teleangiektasien (2 Punkte)
- Auffällige Kapillarmikroskopie (2 Punkte)
- Pulmonalarterielle Hypertonie und/oder interstitielle Lungenerkrankung (2 Punkte)
- Systemische-Sklerodermie(SSc)-typische Autoantikörper (Anti-Zentromer-Antikörper, Anti-Topoisomerase-I-

□ Tab. 4.2 Einteilung der systemischen Sklerose nach dem Hautbefall. (Nach LeRoy et al. [27])

Systemische Sklerose mit	diffusem Hautbefall (dcSSc)	limitiertem Hautbefall (lcSSc)
Raynaud-Phänomen	Innerhalb eines Jahres nach Beginn der Hautveränderungen	Seit Jahren
Hautbefall	Am Stamm und an den Akren	Ödem, Sklerose, Nekrose begrenzt auf Hände, Füße, Unterarme oder Gesicht
Organbeteiligung	Oft frühes Auftreten von interstitieller Lungenerkrankung (ILD), oligurischem Nierenversagen, gastrointestinaler Beteiligung und Myokardbeteiligung	Spätes Vorkommen von pulmonal-arterieller Hypertonie, mit oder ohne interstitielle Lungenerkrankung, Ösophagusmotiliätsstörungen
Kapillar-mikro-skopie	Dilatierte und destruierte Nagelfalzkapillaren	Dilatierte, selten destruierte Nagelfalzkapillaren
Autoanti-körper	Fehlen von Zentromer-Antikörpern, Anti-Topoisomerase-Antikörper	Zentromer-Antikörper

Antikörper [Anti-ScL-70], Anti-RNA-Polymerase-III-Antikörper) (3 Punkte)
- Ab einem Score von ≥ 9 Punkten kann die definitive Diagnose einer systemischen Sklerose gestellt werden. (Für die Hautbeteiligung wird nur einmal der höchste Punktwert vergeben.)

Die Prävalenz der SSc beträgt ca. 5–20 Erkrankte pro 100.000 Einwohner. Die Krankheit betrifft Frauen häufiger als Männer; der Altersgipfel ist zwischen dem 30. und 50. Lebensjahr.

Als prognostisch ungünstig ist die Entwicklung einer pulmonalarteriellen Hypertonie (PAH), digitaler Ulzerationen, einer Niereninsuffizienz und einer raschen Zunahme der Hautverdickung anzusehen [33]. Von zentraler Bedeutung in der Ätiopathogenese sind immunologische Prozesse und eine gestörte Regulation der Mikrozirkulation. Die Pathogenese ist komplex und letztendlich nicht eindeutig geklärt [3, 38].

■ Symptomatik

Zu Beginn der Erkrankung berichten die Patienten oft über ein Spannungsgefühl mit diffuser ödematöser Schwellung von Unterarmen und Händen („swollen hands").

Als Folge der ausgeprägten Veränderungen im mikrovaskulären System kommt es zu einem (sekundären) Raynaud-Phänomen, zu Ulzerationen und/oder zu einer PAH.

Das Raynaud-Phänomen ist gekennzeichnet durch eine gestörte Mikrozirkulation einhergehend mit Vasospasmen. Zusätzlich kommt es bei der SSc zu Entzündungen, gesteigerter Fibroblastentätigkeit und vermehrter Kollagensynthese. Typische Symptome sind Kälte, Schmerzen und ein Wechsel der Farbe in den betroffenen Arealen („Trikolore-Phänomen"). Erschwerend können Ulzera an Fingern und Zehen auftreten [2, 47]. Der Gastrointestinaltrakt ist fast immer beteiligt. Letztendlich können alle Abschnitte befallen sein. Häufige Symptome sind Refluxbeschwerden, Schluckstörungen, Obstipation und Meteorismus.

4

Die Lunge ist bei der systemischen Sklerose in ca. 30 % im Sinne einer ILD bzw. Lungenfibrose beteiligt; speziell bei der limitiert kutanen Form kann sich eine PAH entwickeln. In der Frühphase der PAH klagen Patienten meist nur über eine Belastungsdyspnoe, nach der die Patienten dezidiert exploriert werden sollten. In fortgeschrittenen Stadien kann es zu einem Druckschmerz über der Brust sowie zu Synkopen kommen.

Schwerwiegend ist eine vaskuläre Nierenbeteiligung mit schwerer Hypertonie und einer rasch progredienten Niereninsuffizienz.

Eine Beteiligung des Herzens als Folge vaskulärer Veränderungen oder einer interstitiellen Fibrose ist möglich. Im Rahmen der PAH sind oft Zeichen der Rechtsherzbelastung auffällig.

Die Mehrzahl der Patient:innen mit SSc hat Arthralgien und eine Morgensteifigkeit der Hände. Synovitische Schwellungen an Gelenken und Sehnenscheiden sind ebenso wie erosive Arthritiden eher selten.

Als Folge von Kontrakturen entstehen sogenannte „Madonnenfinger". Die Gesichtshaut wird straffer und behindert die Mimik. Es kommt zu einer Verkürzung des Zungenbändchens sowie zu einer Verkleinerung der Mundöffnung mit einer perioralen radiären Furchung (Mikrostomie bzw. „Tabaksbeutelmund").

Die Mundschleimhaut retrahiert sich und es besteht ein erhöhtes Risiko für Karies und Zahnverlust. Eine Sicca-Symptomatik kann erschwerend dazukommen.

In fortgeschrittenen Stadien kann sich eine Muskelschwäche entwickeln. Die SSc ist gehäuft mit Malignomen wie Mamma- und Bronchialkarzinomen assoziiert.

■ Diagnostik

Die Diagnostik der systemischen Sklerose umfasst sowohl Laboruntersuchungen, wie den Nachweis spezifischer Autoantikörper, als auch bildgebende Verfahren zur Beurteilung von Organbeteiligungen.

■■ Labor

Laborparameter sind wichtig für die Diagnose und Überwachung der systemischen Sklerose sowie zur Beurteilung der Krankheitsaktivität und möglichen Organbeteiligungen.

Entzündungsparameter Die Höhe von BSG und CRP ist, sofern keine andere Ursache nachweisbar ist, abhängig von der Krankheitsaktivität.

Antinukleäre Antikörper (ANA) Diese sind bei über 90 % der Patienten zu Beginn einer SSc nachweisbar. Ein Fehlen macht die Diagnose unwahrscheinlich, und andere Differenzialdiagnosen (beispielsweise die eosinophile Fasziitis) sind zu berücksichtigen.

Topoisomerase-I-Antikörper   (Anti-SCL-70) Diese sind typisch für die diffuse Form und häufig mit einer interstitiellen Lungenerkrankung assoziiert; der Titer korreliert mit Krankheitsaktivität und -schwere.

Zentromerantikörper (ACA) Diese sind bei der limitiert kutanen Form nachweisbar (30–90 %).

RNA-Polymerase-Antikörper Typisch für die diffuse Form und ein Marker für Nierenbeteiligung (5–20 % der SSc-Patienten).

Fibrillarin-Antikörper Typisch für die diffuse Form (5–15 %).

Pm-Scl-Antikörper Diese treten bei Patient:innen auf (1 %), die klinische Zeichen sowohl einer Sklerodermie als auch einer Myositis im Sinne eines Overlaps aufweisen (Sklerodermatomyositis).

Rheumafaktoren Sie können in mittlerer Titerhöhe ebenfalls nachweisbar sein.

■■ Bildgebende Verfahren

Bildgebende Verfahren sind entscheidend zur Abklärung von Mikroangiopathien, Lungenbeteiligung, Gelenksbeteiligung sowie gastrointestinaler Beteiligung bei systemischer Sklerose.

Blutgefäße Kapillarmikroskopie: Über 90 % der Patienten mit SSc weisen kapillarmikroskopische Veränderungen auf, die schon in der Frühphase nachweisbar sind (Rarefizierung der Kapillardichte, Auftreten von Kapillardilatationen bis hin zu den pathognomonisch beweisenden Riesenkapillaren, Einblutungen, Kapillarödem). Bei Patienten mit einer Raynaud-Symptomatik sind diese Veränderungen ein früher Hinweis für die Entwicklung einer systemischen Sklerose.

Lunge Bei bis zu 35 % der PatientInnen ist die interstitielle Lungenerkrankung (ILD) bzw. Lungenfibrose noch vor der pulmonalen arteriellen Hypertonie (26 %) die häufigste Todesursache [46].

Zur Frühdiagnostik einer ILD wird die hochauflösende Computertomographie („high resolution CT", HR-CT) der Lunge herangezogen, wo sich als erstes Zeichen meist eine Milchglastrübung („ground glass opacity") zeigt. Die Lungenfunktionsuntersuchung zeigt eine restriktive Ventilationsstörung und eingeschränkte DLCO (Diffusionskapazität für Kohlenmonoxid) an. Nach derzeitigem Wissensstand ist eine Lungenfibrose irreversibel. Allerdings kann durch eine frühe medikamentöse Therapie deren Fortschreiten verlangsamt werden, sodass generell bei allen Patient:innen mit neu diagnostizierter SSc zum Screening eine HR-CT des Thorax empfohlen wird [23].

Gastrointestinaltrakt Funktionsstörungen im oberen Gastrointestinaltrakt können mittels Ösophagusvideokinematographie, Gastroskope und Manometrie nachgewiesen werden; im unteren Gatrointestinaltrakt kann z. B. eine Kolontransitzeit bestimmt werden. In Abhängigkeit von der Fragestellung stehen radiologische Untersuchungen und Endoskopie zur Verfügung.

Herz Zur Beurteilung einer Rechtsherzbelastung sind EKG und Echokardiographie, in weiterer Folge auch eine Rechtsherzkatheteruntersuchung notwendig. Hier ist auch die laborchemische Bestimmung von NT-pro BNP und Troponin hilfreich. Weiters werden auch regemäßige EKG-Untersuchungen und Langzeit-EKGs empfohlen, um frühzeitig eine Affektion des Erregungsleitungssystems (Blockbilder, Rhythmusstörungen) zu erfassen. Bei Verdacht auf eine myokardiale Beteiligung kann eine kardiale Magnetresonanztomographie erwogen werden.

Skelettsystem Röntgenuntersuchungen ergeben eher selten Hinweise auf entzündliche oder erosive Gelenkveränderungen. Kalzifikationen in der Subkutis und Akroosteolysen an den Finger- und Zehenendgliedern sind mögliche Befunde.

Im Verlauf bzw. zur Überwachung der Erkrankung ist ein regelmäßiges klinisches, laborchemisches und apparatives Organscreening notwendig.

■ **Therapie**
Die individuelle Behandlung von Patienten SSc sollte auf die jeweilige Beteiligung der Organe und die resultierenden Komplikationen zugeschnitten sein. Aufgrund der vielschichtigen und variablen Krankheitsverläufe sowie der begrenzten Evidenz für Therapien ist es ratsam, SSc-Patienten in spezialisierten Einrichtungen ein multidisziplinäres Management zu betreuen. Eine frühe Diagnose, regelmäßige Visiten und umfassende Organuntersuchungen sind entscheidend für ein erfolgreiches Management. Neben einer frühzeitigen medikamentösen Therapie haben sich physikalische und krankengymnastische Maßnahmen bewährt. Zu nichtpharmakologischen Behandlungen zählen die Physiotherapie und Ergotherapie, präventive Schutzimpfungen, unter anderem Pneumokokken, Meningokokken, Influenza, sowie diverse Verhaltensmaßnahmen bei Raynaud-Phänomen und diätische Beratung bei Gastrointestinal(GI)-Trakt-Beteiligung, welche dabei helfen sollen, den Krankheitsverlauf positiv zu beeinflussen bzw. Symptome zu mildern.

4

▪▪ Immunsuppression

Die medikamentöse Behandlung der Hautfibrose konzentriert sich derzeit hauptsächlich auf folgende immunmodulatorische Medikamente: Methotrexat (MTX), Mycophenolatmofetil (MMF), Cyclophosphamid (CYC) und Rituximab (RTX). Eine japanische randomisierte kontrollierte Studie von 2021 zeigte erstmals die Wirksamkeit und Sicherheit von RTX bei der Behandlung der kutanen Manifestation von SSc [17]. Für die interstitielle Lungenerkrankung (ILD) kommen MMF, RTX, Tocilizumab oder Cyclophosphamid in Frage. MMF und CYC unterscheiden sich in ihrer Wirksamkeit nur geringfügig, wobei MMF aufgrund einer niedrigeren Rate an Nebenwirkungen bevorzugt wird. Die SENSCIS-Studie erweiterte das therapeutische Armamentarium der ILD um das Antifibrotikum Nintedanib [13]. In Fällen mit stark fortschreitender Haut- oder Lungenfibrose kann auch eine hämatopoetische Stammzelltransplantation (HSCT) erwogen werden, obwohl diese unter Umständen mit signifikanten Nebenwirkungen verbunden ist und daher Patienten mit schnell voranschreitender Erkrankung vorbehalten bleiben sollte. Diese Behandlung ist meist nur in spezialisierten Zentren möglich [14, 26].

▪▪ Therapie der Arthralgien

Zur Behandlung von Arthralgien und leichten Synovitiden haben sich nichtsteroidale Antirheumatika bewährt. Bei stärkerer Schwellung der Finger sowie bei hoher entzündlicher Aktivität und Polysynovitis oder bei Alveolitis kommen GC (25–30 mg/Tag) in rasch fallender Dosierung oder Immunsuppressiva zum Einsatz. Vorsicht ist geboten bei hohen GC-Dosen wegen der potenziellen Gefahr der Entwicklung einer Niereninsuffizienz oder einer renalen Krise.

▪▪ Therapie des Raynaud-Phänomens

Die Behandlung des Raynaud-Phänomens reicht von lokalen Maßnahmen bis hin zur systemischen Therapie. Ein Wärmeschutz ist empfehlenswert; lokal applizierbare Nitrate (mögliche Nebenwirkungen: Kopfschmerzen) oder Capsaicin-Präparate können versucht werden.

Zur vasoaktiven Therapie der systemischen Sklerose werden Kalziumantagonisten (z. B. Amlodipin 5–10 mg/Tag) und unter Umständen Pentoxiphyllin (3-mal 400 mg/Tag) eingesetzt. Das Prostazyklin-Analogon Iloprost ist zurzeit die am besten untersuchte Substanz zur Behandlung des Raynaud-Phänomens und hat einen positiven Effekt auf Schwere und Frequenz. Die Heilung digitaler Ulzerationen wird ebenfalls positiv beeinflusst.

Der duale Endothelin-Rezeptor-Antagonist (ERA) Bosentan kann das Neuauftreten von digitalen Ulzerationen vermindern und ist zur Prävention akraler Ulzerationen zugelassen. Macitentan führt seltener zu einer Erhöhung der Leberfunktionsparameter als Bosentan.

Auch für den selektiven Phosphodiesterase-5(PDE-5)-Hemmer Sildenafil gibt es positive Daten bezüglich Raynaud-Phänomen und Heilung akraler Ulzera.

Ebenso konnten für den Angiotensin-II-Rezeptorantagonisten Losartan und Bezafibrat in kontrollierten Studien positive Effekte auf die Raynaud Symptomatik nachgewiesen werden [20, 25, 26, 30].

▪▪ Therapie der PAH

Die Behandlung der PAH sollte in Zusammenarbeit mit spezialisierten Zentren erfolgen. Neben symptomatischen Maßnahmen (Diuretika, O_2) werden auch Prostazyklin und seine Analoga eingesetzt. Die oralen Enothelin-1-Antagonisten, wie Bosentan, Ambrisentan und Macitentan, haben in eine Verbesserung von Leistungsfähigkeit, Dyspnoe und eine Verlängerung der Zeit bis zur klinischen Verschlechterung gezeigt. Die dritte Medikamentengruppe umfasst die PDE-5-Hemmer: Sildenafil und Tadalafil konnten eine verbesserte Leistungsfähigkeit und Hämodynamik bei PAH-Patient:innen in Studien demonstrieren. Auch Riociguat, einem löslichen Guanylatcylasestimulator und damit ähnlicher Wirkung wie PDE-5-Inhibitoren, wurde eine Zulassung für die PAH-Therapie erteilt [37].

Fallbeispiel: 51-jähriger Patient mit diffusen Schwellungen der Hände

Ein 51-jähriger Patient klagt über diffuse Schwellungen im Bereich beider Hände, teilweise auch beider Füße, einhergehend mit einer Morgensteifigkeit. Seit 2 Jahren ist eine Raynaud-Symptomatik mit einer typischen Verfärbung aller Finger unter Kälteeinwirkung erhebbar.

Am Integument zeigt sich eine deutlich derb indurierte Haut im Bereich der Finger und Hände; zudem eine diskrete Verdickung und Verkürzung des Zungenbändchens.

In den erhobenen Laborparametern zeigt sich die BSG im Normbereich, das Blutbild und die Leber- und Nierenfunktionsparameter sind ohne Auffälligkeiten, die antinukleären Antikörper sind mit 1:3200 erhöht, die Topoisomerase-I-Antikörper (Anti-SCL-70) sind positiv.

Bei der weiteren apparativen Untersuchung ergibt sich der Hinweis auf eine Refluxösophagitis; klinische Symptome von gastrointestinalen Motilitätsstörungen finden sich nicht; eine pulmonale Beteiligung kann apparativ nicht nachgewiesen werden. Eine Lungenfunktionsuntersuchung und eine Echokardiographie ergeben keine Auffälligkeiten bzw. keine Hinweise einer pulmonalen Beteiligung, ebenso das Echokardiogramm keine Zeichen einer Rechts- oder Linksherzbelastung. Es wird die Diagnose einer systemischen Sklerose mit positiven Anti-SCL-70-Antikörpern gestellt und aufgrund der gelenkbetonten Symptomatik eine MTX-Therapie eingeleitet.

Eine weitgehende Stabilisierung, insbesondere der Gelenksymptomatik, kann zunächst nicht erreicht werden.

Es wird schließlich aufgrund der vordergründigen Gelenksymptomatik die MTX-Medikation auf 25 mg/Woche angehoben. Bezüglich der Raynaud-Symptomatik werden Pentoxiphyllin und Kalziumantagonisten gegeben und eine Behandlung mit einem PDE-5-Hemmer diskutiert.

In weiterer Folge bessert sich die Symptomatik zusehends, die Gelenksymptomatik und die Schwellung bilden sich zurück. Die MTX-Medikation kann auf 20 mg wöchentlich reduziert werden.

Der Patient kann seiner Arbeit nachgehen und klagt allein über eine kälteinduzierte, jedoch milde, Raynaud-Symptomatik.

Kommentar

Es liegt die Diagnose einer SSc vor, mit einer gelenkbetonten Symptomatik, die letztendlich auf eine Therapie mit MTX gut angesprochen hat; die synovitischen Schwellungen bildeten sich komplett zurück.

Regelmäßige Kontrollen und Überwachung des Patienten sind insbesondere auch im Sinne eines Organscreenings notwendig, eine pulmonale oder kardiale Beteiligung konnte nicht nachgewiesen werden, die hepatale und renale Funktion wird ständig überprüft und ist im Normbereich. Der Hautscore (modifizierter Rodnan-Skinscore) sollte regelmäßig bestimmt werden, ebenso sollten regelmäßige Blutdruckmessungen erfolgen (Hypertonie als Frühzeichen einer renalen Krise) und der Urin bezüglich einer neu auftretenden Proteinurie untersucht werden.

Die Raynaud-Symptomatik ist ausschließlich kälteinduziert und wird symptomatisch behandelt, Nekrosen sind nicht nachweisbar.

4

Fallbericht: 38-jährige Patientin mit systemischer Sklerose

Eine 38-jährige Frau wird vorstellig wegen eines Raynaud-Syndroms. Bei der Untersuchung fallen sogenannte „Madonnenfinger" und ein Trikolore-Phänomen an beiden Händen auf. Im internen Status sind außer einer Hautverdickung an Händen, Unterarmen, Unterschenkeln, Gesicht und Stamm noch eine verstärkte Faltenbildung um den Mund, ein verdicktes Zungenbändchen und Teleangiektasien am Dekolleté auffallend.

Im Handröntgen zeigen sich beidseits Akroosteolysen und geringe subkutane Kalzifizierungen. Im Labor finden sich positive ANA mit positiven Scl-70(Topoisomerase)-Antikörpern. In einer Kapillarmikroskopie werden an beiden Händen eine Kapillarrarefizierung mit avaskulären Feldern, Torquierungen, aber vor allem Riesenkapillaren gefunden.

In den weiterführenden Untersuchungen wird in einer HR-CT der Lunge eine „ground glass opacity" in beiden Lungenunterfeldern, einer Lungenbeteiligung im Rahmen der SSc entsprechend, beschrieben; im Echokardiogramm imponiert eine Rechtsherzbelastung mit einem erhöhten Pulmonalarteriendruck (sPAP von 45 mmHg). Die Patientin wird in einem kardiologischen Zentrum einer Rechtsherzkatheteruntersuchung zugeführt, wo eine mittelgradige pulmonalarterielle Hypertonie attestiert wird.

Somit ergibt sich die Diagnose einer systemischen Sklerose vom diffusen Typ mit Lungenbeteiligung mit begleitender PAH. Die Patientin wird initial immunsuppressiv mit MMF behandelt; für das Raynaud-Syndrom werden Kalziumkanalblocker und Thrombozytenaggregationshemmer gegeben; begleitend Paraffinhandbäder sowie Kälte- und Nässeschutz. Eine sich entwickelnde postprandiale Nausea wird im Zuge einer Videokinematographie des Schluckaktes abgeklärt, wo sich ein verzögerter Transport im Zuge der Grundkrankheit zeigt, weswegen Domperidon angewendet wird. Aufgrund der Zunahme der PAH und der Entwicklung von digitalen Ulzera an mehreren Fingern, die auf Prostazyklin-Infusionen keine Besserung zeigen, wird Bosentan, ein Endothelin-Rezeptor-Antagonist etabliert. Darunter ist die Patientin betreffend Haut und Lunge stabil; unter Bosentan kommt es zu einer kompletten Abheilung der digitalen Ulzera, auch die Dyspnoe der Patientin bessert sich wesentlich.

Kommentar

Die Patientin leidet an einer SSc, die mehrere Organsysteme betrifft: Haut und Unterhautgewebe, Kapillarsystem, Lunge, Lungengefäße und Rechtsherzsystem sowie Gastrointestinaltrakt. Es ist wichtig, Patienten mit einer Autoimmunerkrankung wie dieser, die eine große klinische Bandbreite von klinischer Beschwerdefreiheit bei lediglich positivem Autoantikörperbefund im Labor bis hin zu schwerem Organbefall haben, sorgfältig zu evaluieren und die Therapie an die jeweiligen Probleme individuell anzupassen.

4.4 Raynaud-Phänomen

Das Raynaud-Phänomen wird durch eine abnorme vasospastische Reaktion auf Kältereize oder emotionalen Stress hervorgerufen und tritt bei 3–5 % der deutschsprachigen Bevölkerung auf. Klinisch zeigt sich eine scharf begrenzte Verfärbung der Finger oder Zehen, welche oft von Parästhesien, aber auch Schmerzen begleitet wird. Pathogenetisch unterscheidet man zwischen einem primären und einem sekundären Raynaud-Phänomen [15].

Das primäre Raynaud-Phänomen ist wesentlich häufiger als das sekundäre Raynaud-Phänomen. Bei ca. 90 % aller Patienten mit Vasospasmen wird ein primäres Raynaud-Phänomen ursächlich gesehen. Ein gewisser Prozentsatz an Patienten mit primärem Raynaud-Syndrom transformiert zu einer sekundären Form, sprich, es entwickelt sich eine Autoimmunerkrankung im Verlauf, weswegen bei zusätzlichem Nachweis von Antikörpern und/oder eines pathologischen kapillarmikroskopischen Befundes Kontrollen in regelmäßigen Abständen sinnvoll erscheinen.

Der Begriff „primäres Phänomen" wird für Patienten verwendet, bei denen keine zugrunde liegende Erkrankung als Ursache nachweisbar ist. Es manifestiert sich häufiger bei Frauen, normalerweise zwischen dem 15. und dem 30. Lebensjahr. Die Raynaud-Attacken treten bei Patienten mit primärem Raynaud-Phänomen typischerweise symmetrisch auf. Trophische Störungen wie Fingerkuppenulzera sind beim primären Raynaud-Phänomen im Gegensatz zum sekundären Raynaud-Phänomen sehr ungewöhnlich. Die Befunde sind typischerweise unauffällig, eine familiäre Häufung ist möglich. Nikotin wirkt sich negativ aus und sollte reduziert bzw. optimalerweise beendet werden. Hierbei ist ratsam Allgemeinsymptome, wie Leistungsabfall, Appetitlosigkeit, ungewollter Gewichtsverlust oder muskuloskeletale bzw. gastrointestinale Beschwerden, Sicca-Symptomatik, Hautveränderungen oder respiratorische Beschwerden (Reizhusten, Belastungsdyspnoe) zu eruieren, da diese auf eine Systemerkrankung deuten können. Ebenso ist eine Medikamentenanamnese notwendig, um potenziell auslösende Wirkstoffe zu erkennen.

Die häufigsten Erkrankungen und Ursachen eines sekundären Raynaud-Phänomens sind Kollagenosen, im Besonderen die systemische Sklerose, inflammatorische Myopathien bzw. Myositis, Gefäßerkrankungen, hämatologische Erkrankungen, die mit erhöhter Viskosität einhergehen, eine vaskuläre Schädigung, mechanische Traumata und die Einnahme auslösender Medikamente.

Bezüglich der Behandlung sei auf die Therapie der SSc verwiesen (▶ Abschn. 4.3).

4.5 Inflammatorische Myopathien

Die idiopathischen entzündlichen Myopathien (IIM), kollektiv auch als Myositis bezeichnet, stellen seltene und erworbene Autoimmunerkrankungen dar, die durch progressive Schwäche der Skelettmuskulatur, Muskelatrophie und Einschränkung im Alltag charakterisiert sind [29]. Typische muskuläre Symptome der Myositis sind eine proximal betonte, subakut beginnende Muskelschwäche, geringe Muskelbelastbarkeit und Myalgien. Extramuskuläre Komplikationen umfassen Arthritis, kardiale, pulmonale, gastrointestinale oder kutane Manifestationen, was die systemische Entzündung und Heterogenität der Erkrankung unterstreicht. Während man entsprechend der Bohan- und Peter-Klassifikationskriterien aus 1975 von Dermatomyositis (DM) und Polymyositis (PM) [11] sprach, konnten in den letzten Jahren Subtypen beschrieben werden, deren Definition vornehmlich auf der Entdeckung neuer krankheitsspezifischer Autoantikörper basiert. Neben der klassischen Einteilung in Polymyositis und Dermatomyositis, werden aktuell die Einschlusskörpermyositis (Inclusion Body Myositis, IBM), immunmediierte nekrotisierende Myopathie (IMNM), das Antisynthetase-Syndrom (ASS), Myositis im Rahmen von anderen Kollagenosen bzw. Overlap-Syndromen oder Malignomen als Subtypen verstanden. Bei einigen Patienten dominieren extramuskuläre Manifestationen das klinische Bild, und eine Myositis der Skelettmuskulatur kann fehlen. Die Diagnose der Krankheit bei diesen Patienten kann daher besonders herausfordernd sein. Ein bedeutender Fortschritt auf dem Gebiet der Myositis war die Entdeckung von Autoantikörpern, die spezifisch für Myositis sind, sogenannte myositisspezifische Autoantikörper (MSA; bei bis zu 60 % der Patienten mit IIM vorhanden). Im klinischen Alltag sind die Myositisantikörper wichtige serologische Biomarker, denn sie ermöglichen uns den Subtyp der Myositis zu identifizieren, gleich-

4

zeitig informieren sie uns aber auch über mögliche Organkomplikationen, Auswahl des Therapieregimes, Therapieansprechen, Assoziation mit Malignomen und Prognose [39]. Zusätzlich können Patienten mit IIM auch Autoantikörper haben, die in anderen Autoimmunerkrankungen wie systemischem Lupus erythematodes, systemischer Sklerose oder dem Sjögren-Syndrom vorhanden sind. Diese Autoantikörper werden als myositis-assoziierte Autoantikörper bezeichnet, wobei die häufigsten anti-Ro52, anti-PM-Scl, anti-Ku und anti-U1RNP sind. Etwa 20–30 % der Patienten mit idiopathischen inflammatorischen Myopathien (IIM) haben keine bekannten Autoantikörper, was als seronegative IIM klassifiziert werden kann.

Die Ätiologie ist unbekannt. Eine Immunpathogenese ist sehr wahrscheinlich. Es kommt zu einer Schädigung der Epithelien mit einem Verlust der Kapillaren und in der Folge zur funktionellen (Muskelschwäche) und strukturellen (Muskelschwund) Schädigungen der Muskulatur. Die IMNM (Immune-Mediated Necrotizing Myopathy) tritt häufig immungetriggert auf, auffallend oft durch Statine (diese ist von der sehr häufigen toxischen Myopathie durch Statine zu unterscheiden). Die Latenz zwischen Beginn einer Statin-Therapie und dem Auftreten von Beschwerden kann von einer Woche bis zu mehreren Jahren betragen.

Publizierte Inzidenz- und Prävalenzzahlen schwanken möglicherweise auch aufgrund der Seltenheit der Erkrankungen je nach Alter, Geschlecht und Region. Die Prävalenz wird auf ca. 60 Erkrankte pro Mio. Einwohner geschätzt. Es gibt bei der DM zwei Altersgipfel, bei Kindern zwischen dem 5. und 15. Lebensjahr, bei Erwachsenen nach dem 50. Lebensjahr. Frauen sind etwas häufiger als Männer betroffen.

■ Symptomatik

Das Leitsymptom der IIM ist die Muskelschwäche vorwiegend der stammnahen Muskulatur des Schulter- und Beckengürtels. Der Beginn ist häufiger schleichend, seltener akut. Die Patienten können nur mit Mühe vom Sessel aufstehen, den Kopf im Liegen von der Unterlage heben oder haben Schwierigkeiten, die Arme über den Kopf zu heben. Wenn die Pharynxmuskulatur betroffen ist, können Schluckbeschwerden auftreten. Die Einschlusskörpermyositis (IBM) ist klinisch durch eine typische Muskelschwäche der Knieextensoren (M. quadriceps) und der langen Fingerflexoren gekennzeichnet. Bei der NM ist vor allem die proximale Muskulatur betroffen.

Ein Übergang auf die distale Muskulatur ist bei PM, DM und NM möglich. Muskelschmerzen sind kein obligates Symptom der Erkrankung, aber sind für die IMNM typisch; Myalgien und muskelkaterähnliche Symptome treten vorwiegend bei akutem Beginn auf. Typische Hauterscheinungen bei der DM sind symmetrische, regionale bis flächenhafte livide Erytheme im Gesicht, am Stamm oder an den Extremitäten.

Nicht selten findet sich eine Synovitis der Gelenke und Sehnenscheiden. Die Gelenksymptomatik ist oligo- bis polyartikulär. Die Arthritiden führen nur selten zu destruierenden Gelenkveränderungen. Bei etwa der Hälfte der IIM-Patienten kommt es zu Gelenk-, kardialen, pulmonalen und/oder gastrointestinalen Beteiligungen.

■ Diagnostik

Die Diagnostik der inflammatorischen Myopathien umfasst Laboruntersuchungen wie den Nachweis spezifischer Autoantikörper und die Bestimmung der Kreatinkinase, Elektromyographie, bildgebende Verfahren wie MRT und die Muskelbiopsie.

■■ Labor

Infolge der Schädigung des Muskels ist die Kreatinkinase (CK) erhöht und kann bei PM und DM bis auf das 50-Fache des Normwerts ansteigen und ist auch bei der NM typischerweise stark erhöht (bei der IBM ist die CK normal oder nur leicht erhöht). Des Weiteren lassen sich in aktiven Krankheitsphasen erhöhte Transaminasen (im Besonderen Glutamat-Oxalacetat-Transaminase) und Laktatdehydrogenase und eine Myoglobulinämie und -urie in unterschiedlicher Ausprägung dokumentieren.

Die Entzündungsparameter (wie BSG und CRP) sind im akuten Stadium häufig, aber nicht generell erhöht.

Myositisspezifische Autoantikörper Die traditionellen MSAs, die seit mehr als 30 Jahren bekannt sind, umfassen Antikörper gegen Jo-1 (Histidyl-tRNA-Synthetase [tRNA]) und sieben weitere Aminoacyl-tRNA-Synthetasen (ARS), Anti-Mi-2 und Anti-SRP (Signal Recognition Particle). Anti-Jo-1 ist der erste Antikörper gegen ARS, der bei 15–20 % der Patienten mit Myositis nachgewiesen wird. Anti-Jo-1 und andere Anti-ARS-Antikörper sind mit dem Antisynthetase-Syndrom assoziiert, einem Subtyp, der sich aus der Polymyositis herauskristallisiert hat. Das Antisynthetase-Syndrom (ASS) ist gekennzeichnet durch eine entzündliche Beteiligung der Skelettmuskulatur bzw. Myositis, interstitielle Lungenerkrankung (ILD), Arthritis, Raynaud-Syndrom und Hautveränderungen (wie „Mechanikerhände"). Der älteste Myositisantikörper überhaupt, Anti-Mi-2, wurde 1976 entdeckt und ist mit der klassischen Form der DM assoziiert [31]. Er wird bei 2–38 % aller Patienten mit DM nachgewiesen. Die Betroffenen zeigen klinisch charakteristische Hautveränderungen (wie periorbitale livide Erytheme mit Ödembildung der Oberlider, Gottron-Zeichen – livide Verfärbung streckseitig an den Fingergelenken – sowie erythematös-livides Exanthem rund um den Hals) und Muskelschwäche. Die mit Anti-Mi-2-assoziierte Dermatomyositis hat insgesamt eine günstige Prognose und spricht gut auf Rituximab an [38]. Es wurden bedeutende Entdeckungen im Zusammenhang mit Myositisantikörpern gemacht, die mit Malignom-assoziierter Myositis, Dermatomyositis, IMNM und IBM in Einklang stehen. Zum Beispiel ist bei Erwachsenen mit DM der Anti-TIF1-Antikörper mit einer hohen Malignomrate verbunden (38–80 % entwickeln eine maligne Erkrankung), und bei juveniler Dermatomyositis ist er mit einer starken photosensitiven Hautbeteiligung assoziiert. Ebenfalls in der Dermatomyositis zu finden ist der Anti-MDA5-Antikörper. Er wurde erstmals 2009 beschrieben und weist auf eine rasch progressive interstitielle Lungenbeteiligung mit ungünstiger Prognose hin und kann sich mit ulzerierenden Hautläsionen präsentieren. Anti-MDA5-Antikörper werden hauptsächlich bei der klinisch amyopathischen Dermatomyositis (CADM) und insbesondere in asiatischen Populationen gefunden. Anti-SAE- und Anti-NXP2-Antikörper ergänzen ebenfalls das Spektrum der Dermatomyositis, wobei letztere häufig mit kutaner Kalzinose bzw. Malignität assoziiert sind. Anti-SRP-Antikörper wurden erstmals in den 1980er-Jahren beschrieben und weisen auf eine immunvermittelte nekrotisierende Myopathie (IMNM) hin. Anti-SRP-Antikörper sind mit einer erhöhten Häufigkeit bei Frauen (50–75 %) sowie mit schwerer Myositis und frühzeitiger Atrophie, Dysphagie (18–69 %) und potenzieller Beteiligung des Herzmuskels (13–50 %) assoziiert. Das Repertoire der IMNM-Antikörper wurde in den letzten 10 Jahren um den Anti-HMGCR-Antikörper erweitert. IMNM, die mit einer Positivität für Anti-HMGCR einhergeht, ist durch eine starke Beteiligung der Muskulatur mit serologisch hohen Kreatinkinase-Werten und ausgeprägter Muskelschwäche, Dysphagie (24–63 %), geringe extramuskuläre Beteiligung (ILD 0–15 %) sowie vorherige Statinexposition gekennzeichnet. Statinnaive Patienten sowie Patienten mit einem jüngeren Manifestationsalter (< 50 Jahre) scheinen einen therapieresistenten Verlauf zu haben [44]. Der Anti-cN1A-Antikörper wurde 2013 von zwei Arbeitsgruppen beschrieben und gilt als serologischer Marker für die sporadische Einschlusskörpermyositis (IBM) mit einer Prävalenz von 30–50 %. Eine Koexistenz mit anderen Kollagenosen wird ebenfalls beobachtet.

Tabelle: Übersicht der myositisspezifischen und myositisassoziierten Antikörper und ihre klinischen Merkmale. Modifiziert nach [31, 39, 40]

Myositisspezifischer Antikörper	Klinischer Myositis-Subtyp	IIF-Muster (Hep-2-Zellen)	Prävalenz	Klinische Merkmale
tRNA-Synthetasen: Jo-1, PL-7, PL-12, EJ, OJ, KS, ZO, HA (YRS)	Anti-Synthetase Syndrom	Zyto-plasmatisch	20–30 % in IIMJo-1: 15–20 % PL-7/PL-12/EJ/OJ: jeweils < 5 % KS/ZO/HA: < 2 %	ASS (Myositis, Arthritis, Raynaud Syndrom, Mechanikerhände, Fieber). Höhere Rate an interstitieller Lungenbeteiligung (ILD) und Mortalität in PL-7/PL-12 als in Jo-1 positiven PatientInnen
Mi-2	Dermatomyositis	Nukleär	2–38 %	Klassisches Bild der DM, Muskelschwäche, wenig extramuskuläre Manifestationen, günstige Prognose
MDA5	Dermatomyositis	Zyto-plasmatisch	15–20 %	Oft amyopathische DM, hohe ILD Rate (rasch progressive Verläufe mit fulminantem Verlauf möglich), kutane Ulzerationen, Arthritis, Pneumomediastinum
TIF-1γ	Dermatomyositis	Nukleär	10–15 %	Erwachsene > 40 Jahre: DM mit hoher Malignomrate.(38–80 % entwickeln ein Malignom) Juvenile DM: schwere kutane Verlaufsformen, keine Malignome, hier häufigster Ak
NXP-2	Dermatomyositis	Nukleär	1–5 %	Erwachsene: Malignome häufig (37,5 %), Kalzinosis Juvenile DM: zweithäufigster Ak, keine Malignität, häufig schwere Kalzinosis Insgesamt schwere muskuläre Symptomatik, v. a bei Erkrankungsbeginn
SAE	Dermatomyositis	Nukleär	1 %	Klassische DM, oft amyopathischer Beginn
SRP	Immunmediierte nekrotisierende Myopathie	Zyto-plasmatisch	5 %	Schwere muskuläre Symptomatik mit früher Atrophie, vor allem Frauen betroffen, hohe CK-Werte. Myokardiale (bis 50 %) und pulmonale Beteiligung (milde ILD bis 25 %) möglich, Raynaud-Syndrom (etwa 25 %)

Antikörper	Myositis-Typ	Muster	Häufigkeit	Beschreibung
HMGCR	Immunmediierte nekrotisierende Myopathie	Zyto-plasmatisch	5-8 %	Schwere muskuläre Symptomatik, hohe CK-Werte; wenig extra-muskuläre Manifestationen, Dysphagie, mögliche Malignom-assoziation, assoziiert mit Statineinnahme
Myositisassoziierte Antikörper				
SS-A/Ro52/Ro60 SS-B/La	Overlap-Myositis	Nukleär	SS-A: bis zu 19 % in IIM, 25 % in OMSS-B: 7 % in IIM, 12 % in OMRo52 häufig ko-existent mit tRNA-Syn-thetase-Ak vor (v. a. Jo-1)	Assoziation mit SLE, systemischer Sklerose oder Sjögre- Syn-dromRo52 in Myositis häufiger als Ro60Ro52- und Jo-1-Positivität in einem Individuum: höheres Risiko für schwere interstitielle Lungen-erkrankung, schlechtere Prognose
U-snRNP (U1RNP, U2RNP)	Overlap-Myositis	Nukleär	10 %	Assoziiert mit MCTD, SLE und systemischer Sklerose
PM/Scl	Overlap-Myositis	Nukleär	8 %	Assoziiert mit Overlap-Syndrom, typischerweise mit SSc; oft Lun-gen-dominanter Verlauf
Ku	Overlap-Myositis	Nukleär	20-30 % in OM	Assoziiert mit Overlap, v. a. SSc und SLE; hohe ILD-Rate
cN1A (Zuordnung wird diskutiert)	Einschlusskörper-myositis	Zyto-plasmatisch	30-50 % in IBM	Auch in anderen Kollagenosen (bis zu 30 % positiv in SLE oder Sjög-ren-Syndrom) IBM: schwerer Krankheitsverlauf, höhere Mortalitätsrate

4

▪▪ Elektromyographie (EMG)

Charakteristisch ist eine pathologische Veränderung der Aktionspotenziale.

▪▪ Apparative Diagnostik

Die MRT klinisch auffälliger Skelettmuskelareale zeigt typischerweise ein Muskelödem und in fortgeschrittenen Stadien eine fettige Degeneration und Muskelatrophien. Eventuell kann die MRT für die Identifikation eines entzündlich affektierten Muskels zur Muskelbiopsie herangezogen werden.

▪▪ Muskelbiopsie

Die Muskelhistologie von einer klinisch auffälligen Stelle ist entscheidend, für die Diagnosestellung hilfreich und stellt insbesondere bei seronegativen Patienten ein wertvolles Tool im diagnostischen Algorithmus dar [24].

Für die Diagnose sind die Klassifikationskriterien von 1975 nach Bohan und Peter im klinischen Alltag noch immer in Verwendung, obwohl sie naturgemäß viele neue Erkenntnisse und Hilfsmittel nicht berücksichtigen (Übersicht) [10, 11].

Klassifikationskriterien der PM und DM nach Bohan und Peter 1975

1. Klinisch-symmetrische proximale Muskelschwäche (Schulter- und Beckengürtel, Halsflexoren)
2. Histologisch gesicherte Nekrosen von Typ-I- und Typ-II-Muskelfasern, perifaszikuläre Atrophie, entzündliches Infiltrat (perivaskulär oder interstitiell)
3. Labormedizinisch: Erhöhung muskeltypischer Enzyme im Serum (z. B. CK) und/oder Myoglobin in Harn oder Serum
4. Elektromyographisch kurze, kleine polyphasische Aktionspotenziale, Fibrillationen, positive scharfe Wellen, insertionale Irritabilität und bizarre hochfrequente Entladungen

---

5. Dermatomyositis-typische Hautveränderungen: periorbitale, livide Erytheme oder Ödeme, erythematöse Dermatitis (Gesicht, Hals, Hände, Nagelfalz)

Die PM ist gesichert bei 4, wahrscheinlich bei 3 und möglich bei 2 der erstgenannten 4 Kriterien.

Die DM ist gesichert, wenn 3 (wahrscheinlich wenn 2, möglich wenn 1) der 4 erstgenannten Faktoren in Verbindung mit dem unter Punkt 5 genannten Hautveränderungen erfüllt sind.

▪ Prognose

Die Prognose ist abhängig von einer frühzeitigen Diagnose und einer rechtzeitigen und adäquaten Therapie; darüber hinaus vom Alter des Patienten, vom Schweregrad der Myositis, dem Auftreten von Organbeteiligungen (wie z. B. einer Dysphagie oder einer kardiopulmonalen Beteiligung) und auch dem Nachweis einer malignen Erkrankung.

Da sowohl die die DM und IMNM (insbesondere seronegative Form) mit einer erhöhten Rate von malignen Neoplasien assoziiert sind, ist zum Zeitpunkt der Diagnosestellung eine Tumorsuche indiziert und auch im Verlauf der Erkrankung eine entsprechende Observanz notwendig.

▪ Therapie

Obwohl kontrollierte klinische Studien mit nachgewiesener Wirksamkeit fehlen, sind orale Glukokortikoide die Erstlinientherapie bei den meisten Patient:innen mit PM, DM, IMNM und Antisynthetasesyndrom (ASS), insbesondere bei solchen mit erheblicher Muskelschwäche und ILD. Bei Patient:innen mit schweren Formen von Myositis oder extramuskulären Manifestationen wie ILD kann eine Stoßtherapie mit Glukokortikoiden in Form von intravenösem Methylprednisolon erwogen werden. Die langfristige Anwendung von Glukokortikoiden sollte allerdings begrenzt werden, hauptsächlich aufgrund der hohen Rate an Nebenwirkungen und langfristigen Komplikationen. Traditionelle Immunsuppressiva werden häufig zusammen mit Glukokortikoiden eingesetzt; jedoch ist die Evidenz für ihre Wirksamkeit bei IIM schwach. MTX oder Azathioprin (AZA) in Kombination mit Glukokortikoiden werden oftmals als initiale Therapie bei Myositis eingesetzt, es sei denn, es bestehen Kontraindikationen. Mehrere retrospektive Studien und eine prospektive offene kontrollierte Studie unterstützen ihren Einsatz bei PM, DM und juveniler DM zur Behandlung von Muskel und Haut. Die Anwendung von MMF in der IIM hat in den letzten Jahren zugenommen, da immer mehr retrospektive und prospektive Studien die Wirksamkeit wie interstitieller Lungenerkrankung (ILD) und refraktärer Hautbeteiligung (Dermatitis) unterstützen. Cyclosporin und Tacrolimus (beide Calcineurininhibitoren) werden als Zweitlinientherapeutika bei Patienten mit refraktärer Myositis mit entweder Muskelschwäche oder assoziierter ILD eingesetzt. Die Verwendung von Cyclophosphamid ist auf schwere, refraktäre Myositis, rasch fortschreitende ILD oder systemische Vaskulitis (kann mit PM oder DM assoziiert sein) limitiert. Intravenöse Immunglobuline (IVIg) werden gegenwärtig bei IIM als Zweit- oder Drittlinientherapie entweder in Kombination mit oder nach dem Versagen von Glukokortikoiden und/oder anderen Immunsuppressiva eingesetzt [4, 29]. IVIg werden zunehmend auch als Erstlinientherapie insbesondere bei der IMNM angewendet [28]. Mehrere Studien haben über die Wirksamkeit bei Patient:innen mit schwerer und refraktärer Myositis berichtet, einschließlich bei Patient:innen mit IMNM und Anti-SRP-Autoantikörpern. Rituximab findet auch zunehmend Einsatz in der myositisassoziierten ILD [29].

Fallbeispiel: 49-jährige Frau mit Muskelschmerzen

Eine 49-jährige Sekretärin berichtet bei der rheumatologischen Erstuntersuchung über uncharakteristische Gelenk- und Muskelschmerzen. Sie gibt eine zunehmende Schwäche der Muskulatur im Schulter- und Beckengürtel an. Das Kämmen bereitet Schwierigkeiten, ebenso ist das Aufstehen aus einer sitzenden Position erschwert.

Die Beschwerden begannen mit einer Sehnenscheidenentzündung am Unterarm vor einem Jahr. In der Folge bemerkte sie Schmerzen und eine Schwäche der Hand- und Fingergelenke. Die Symptomatik entwickelte sich schleichend.

Eine durch ihren Arzt eingeleitete niedrig dosierte GC-Therapie unter der Annahme einer undifferenzierten rheumatologischen Erkrankung brachte eine prompte Besserung, nach Absetzen der Glukokortikoide trat wiederum eine Verschlechterung ein.

Die Patientin präsentiert sich bei der Erstuntersuchung mit einer Muskelschwäche im Bereich des Schultergürtels und im Bereich der Oberarme, einer allgemeinen Müdigkeit und diffusen Gelenkschmerzen ohne Schwellungen.

Das erhobene Laborprofil führte zur Diagnose, die Kreatinkinase (CK) war mit 4000 U/l stark erhöht. Ebenso waren die SRP-Antikörper nachweisbar. In der MRT fand sich die Oberschenkelmuskulatur ödematös bzw. entzündlich verändert. Nach Identifikation eines affizierten Zielmuskels durch die MRT (M. vastus lateralis) wurde eine Biopsie veranlasst, deren Ergebnis das histopathologische Bild einer inflammatorisch-nekrotisierenden Myopathie war.

Durch eine neuerliche Prednisolon-Therapie konnte eine deutliche Besserung

4

und nach längerer Gabe eine weitgehende Beschwerdefreiheit erreicht werden. Die zuvor deutlich erhöhte CK zeigte eine Normalisierungstendenz. Eine Reduktion der Prednisolon-Dosis unter 25 mg täglich führte wiederum zu einer Zunahme der Muskelschmerzen, einhergehend mit einem Anstieg des CK, sodass schließlich eine zusätzliche Methotrexat-Therapie initiiert wurde. Methotrexat wurde unter 6- bis 8-wöchigen Labor- und klinischen Kontrollen gut toleriert.

In den folgenden Wochen konnten die GC schließlich sukzessive reduziert werden, Muskelschmerzen und Schwäche besserten sich zusehends. Unter einer längerfristigen GC-Therapie erfolgte eine Osteoporose-Messung, und es wurde eine Prophylaxe mit Kalzium und Vitamin D eingeleitet.

Die Patientin ist unter einer Methotrexat-Dosis von 25 mg pro Woche beschwerdefrei, die CK-Werte sind im Normbereich. Sie steht nach einer längeren Pause wieder im Arbeitsprozess.

Ein Malignomscreening ergab keinen Verdacht auf eine Neoplasie. Ein Organscreening wird in regelmäßigen Abständen durchgeführt, eine kardiale, pulmonale oder dermatologische Beteiligung konnte nicht festgestellt werden.

Kommentar
Die Diagnose einer IMNM mit SRP-Antikörpern wurde aufgrund der typischen Klinik mit einer Muskelschwäche im Schulter- und Hüftgürtel gestellt, laborchemisch durch die massiv erhöhten CK-Werte und den Nachweis von SRP-Antikörpern.

Es kam zu einem raschen Ansprechen auf GC, allerdings war die Etablierung einer zusätzlichen Immunsuppression mit Methotrexat notwendig. In den folgenden Wochen konnte schließlich Prednisolon abgesetzt werden. Methotrexat sollte noch weiter gegeben werden.

4.6 Mixed Connective Tissue Disease (MCTD, Sharp-Syndrom)

Die Erkrankung wurde erstmals von Sharp et al. beschrieben [41]. Die Mehrzahl der Autoren betrachtet das MCTD als Entität, die sich aus Symptomen eines SLE, einer rheumatoiden Arthritis, einer SSc und einer DM zusammensetzt und mit dem Nachweis von Anti-U1-RNP-Antikörpern einhergeht [41].

Die Prävalenz liegt bei etwa 10 von 100.000 der Bevölkerung. Frauen sind häufiger betroffen als Männer. Das Lebensalter bei Diagnose ist höher als beim SLE, die Krankheit kann aber in jedem Lebensalter auftreten, auch Kinder können betroffen sein.

Über die Ätiologie besteht keine Klarheit [8].

■ **Symptomatik und Diagnostik**
Die Diagnose ist zu Beginn der Erkrankung schwierig. Die Patienten klagen häufig über Müdigkeit, Arthralgien, Myalgien und über ein Raynaud-Phänomen. Eine Raynaud-Symptomatik kann der Erkrankung oft jahrelang vorauseilen und ist zum Zeitpunkt der Diagnose das häufigste Symptom. Die Mehrzahl der Patienten entwickeln ödematös veränderte Hände („puffy hands"). Fast alle Patienten klagen über Gelenkbeschwerden. Das Auftreten von erosiven Arthritiden ist möglich.

Die Haut kann im Sinne eines Raynaud-Phänomens, einer Sklerodaktylie oder einer

Photosensibilität beteiligt sein. Gelegentlich kann ein Gesichtserythem auftreten.

Kardiale Manifestationen im Sinne einer Peri- oder Myokarditis treten in 10–30 % der Patienten auf. Eine Lungenbeteiligung kann sich in Form einer Fibrose mit Belastungsdyspnoe oder chronischem, trockenem Husten manifestieren. Ebenso kann sich eine PAH entwickeln.

Mehr als 50 % der Patienten zeigen eine gastrointestinale Beteiligung mit Motilitätsstörungen oder/und Zeichen einer Refluxösophagitis. Auch eine Nierenbeteiligung oder neurologische Manifestationen sind möglich. Typisch ist (bei ca. 25 % der Patienten) eine Trigeminusneuralgie.

■ ■ **Labor**

Meist fällt eine hohe BSG auf. In der Basisuntersuchung ist nicht selten eine Anämie, Leukopenie oder eine Thrombopenie nachweisbar. Alle Patienten weisen antinukleäre Antikörper und Anti-U1-RNP-Antikörper auf. Diese sind auch bei anderen Kollagenosen nachweisbar. Für die MCTD muss der Titer von Anti-U1-RNP-Antikörpern hoch sein. Der Titer ist aber nicht von der Krankheitsaktivität abhängig und kann auch in der Remission unverändert hoch bleiben.

■ **Prognose**

Die Prognose der MCTD variiert zwischen einem gutartigen und einem schweren progredienten Verlauf mit z. B. PAH oder einer renalen Beteiligung.

■ **Therapie**

Arthralgien sprechen häufig gut auf NSAR an. Bei unzureichendem Ansprechen oder polysynovitischem Gelenkbefall ist oft die Gabe von GC notwendig. Arthritiden und SLE-ähnliche Hautveränderungen sprechen oft gut auf Antimalaria an. Eine Behandlung mit Immunsuppressiva wie MMF, AZA, RTX oder in manchen Fällen Cyclophosphamid kann bei schwerer Organbeteiligung notwendig sein. Methotrexat zeigt üblicherweise ein gutes Ansprechen bei schweren Arthritiden oder einer Myositis.

Die Behandlung des Raynaud-Phänomens erfolgt mit Kalziumantagonisten, ACE-Hemmern oder Prostaglandin-Analoga wie Iloprost. Die Behandlung der PAH ist am besten mit Iloprost, Bosentan und Sildenafil belegt (siehe auch ▶ Abschn. 4.3).

Literatur

1. (1981) Preliminary criteria for the classification of systemic sclerosis (scleroderma). Bull Rheum Dis 31(1):1–6
2. (1980) Preliminary criteria for the classification of systemic sclerosis (scleroderma). Subcommittee for scleroderma criteria of the American Rheumatism Association Diagnostic and Therapeutic Criteria Committee. Arthritis Rheum 23(5):581–590
3. Abraham DJ et al (2009) Overview of pathogenesis of systemic sclerosis. Rheumatology (Oxford) 48 Suppl 3:iii3–iii7
4. Aggarwal R, Charles-Schoeman C, Schessl J (2023) Trial of intravenous immune globulin in dermatomyositis. Reply. N Engl J Med 388(1):94–95
5. Andreoli L et al (2017) EULAR recommendations for women's health and the management of family planning, assisted reproduction, pregnancy and menopause in patients with systemic lupus erythematosus and/or antiphospholipid syndrome. Ann Rheum Dis 76(3):476–485
6. Aringer M et al (2019) 2019 European League Against Rheumatism/American College of Rheumatology classification criteria for systemic lupus erythematosus. Ann Rheum Dis 78(9):1151–1159
7. Aringer M, Hiepe F (2011) Systemic lupus erythematosus. Z Rheumatol 70(4):313–323
8. Aringer M, Steiner G, Smolen JS (2005) Does mixed connective tissue disease exist? Yes. Rheum Dis Clin N Am 31(3):411–420. v
9. Barbhaiya M et al (2023) The 2023 ACR/EULAR antiphospholipid syndrome classification criteria. Arthritis Rheumatol 75(10):1687–1702
10. Bohan A, Peter JB (1975) Polymyositis and dermatomyositis (first of two parts). N Engl J Med 292(7):344–347

11. Bohan A, Peter JB (1975) Polymyositis and dermatomyositis (second of two parts). N Engl J Med 292(8):403–407
12. Brito-Zeron P et al (2016) Early diagnosis of primary Sjogren's syndrome: EULAR-SS task force clinical recommendations. Expert Rev Clin Immunol 12(2):137–156
13. Bruni T, Varone F (2020) The adoption of nintedanib in systemic sclerosis: the SENSCIS study. Breathe (Sheff) 16(2):200005
14. Burt RK et al (2011) Autologous non-myeloablative haemopoietic stem-cell transplantation compared with pulse cyclophosphamide once per month for systemic sclerosis (ASSIST): an open-label, randomised phase 2 trial. Lancet 378(9790):498–506
15. Cervera R et al (2003) Morbidity and mortality in systemic lupus erythematosus during a 10-year period: a comparison of early and late manifestations in a cohort of 1,000 patients. Medicine (Baltimore) 82(5):299–308
16. Dorner T (2011) Challenges in understanding Sjogren's syndrome--improved insights into the pathogenesis generate hope for innovative therapies? Arthritis Res Ther 13(4):123
17. Ebata S et al (2021) Safety and efficacy of rituximab in systemic sclerosis (DESIRES): a double-blind, investigator-initiated, randomised, placebo-controlled trial. Lancet Rheumatol 3(7):e489–e497
18. Fanouriakis A et al (2024) EULAR recommendations for the management of systemic lupus erythematosus: 2023 update. Ann Rheum Dis 83(1):15–29
19. Fox RI (2005) Sjogren's syndrome. Lancet 366(9482):321–331
20. Fries R et al (2005) Sildenafil in the treatment of Raynaud's phenomenon resistant to vasodilatory therapy. Circulation 112(19):2980–2985
21. Fritzler MJ, Kinsella TD (1980) The CREST syndrome: a distinct serologic entity with anti-centromere antibodies. Am J Med 69(4):520–526
22. Hochberg MC (1997) Updating the American College of Rheumatology revised criteria for the classification of systemic lupus erythematosus. Arthritis Rheum 40(9):1725
23. Hoffmann-Vold AM et al (2020) The identification and management of interstitial lung disease in systemic sclerosis: evidence-based European consensus statements. Lancet Rheumatol 2(2):e71–e83
24. Kastrati K et al (2024) Impact of muscle biopsy on the clinical decision-making process in patients with suspected idiopathic inflammatory myopathy. J Autoimmun 144:103185
25. Korn JH et al (2004) Digital ulcers in systemic sclerosis: prevention by treatment with bosentan, an oral endothelin receptor antagonist. Arthritis Rheum 50(12):3985–3993
26. Kowal-Bielecka O et al (2017) Update of EULAR recommendations for the treatment of systemic sclerosis. Ann Rheum Dis 76(8):1327–1339
27. LeRoy EC et al (1988) Scleroderma (systemic sclerosis): classification, subsets and pathogenesis. J Rheumatol 15(2):202–205
28. Lim J et al (2021) Intravenous immunoglobulins as first-line treatment in idiopathic inflammatory myopathies: a pilot study. Rheumatology (Oxford) 60(4):1784–1792
29. Lundberg IE et al (2021) Idiopathic inflammatory myopathies. Nat Rev Dis Primers 7(1):86
30. Matucci-Cerinic M et al (2016) Elucidating the burden of recurrent and chronic digital ulcers in systemic sclerosis: long-term results from the DUO Registry. Ann Rheum Dis 75(10):1770–1776
31. McHugh NJ, Tansley SL (2018) Autoantibodies in myositis. Nat Rev Rheumatol 14(5):290–302
32. Meijer JM et al (2010) Effectiveness of rituximab treatment in primary Sjogren's syndrome: a randomized, double-blind, placebo-controlled trial. Arthritis Rheum 62(4):960–968
33. Meyer O (2006) Prognostic markers for systemic sclerosis. Joint Bone Spine 73(5):490–494
34. Miyakis S et al (2006) International consensus statement on an update of the classification criteria for definite antiphospholipid syndrome (APS). J Thromb Haemost 4(2):295–306
35. Petri M et al (2012) Derivation and validation of the Systemic Lupus International Collaborating Clinics classification criteria for systemic lupus erythematosus. Arthritis Rheum 64(8):2677–2686
36. Ramos-Casals M et al (2020) EULAR recommendations for the management of Sjogren's syndrome with topical and systemic therapies. Ann Rheum Dis 79(1):3–18
37. Rubin LJ et al (2015) Riociguat for the treatment of pulmonary arterial hypertension: a long-term extension study (PATENT-2). Eur Respir J 45(5):1303–1313
38. Saar P, Muller-Ladner U (2006) Systemic sclerosis – a challenge in rheumatology. Z Rheumatol 65(5):429–438; quiz 439–40
39. Satoh M et al (2017) A comprehensive overview on myositis-specific antibodies: new and old biomarkers in idiopathic inflammatory myopathy. Clin Rev Allergy Immunol 52(1):1–19
40. Schmidt J (2018) Current classification and management of inflammatory myopathies. J Neuromuscul Dis 5(2):109–129

41. Sharp GC et al (1972) Mixed connective tissue disease – an apparently distinct rheumatic disease syndrome associated with a specific antibody to an extractable nuclear antigen (ENA). Am J Med 52(2):148–159

42. Shiboski CH et al (2017) 2016 American College of Rheumatology/European League Against Rheumatism classification criteria for primary Sjogren's syndrome: a consensus and data-driven methodology involving three international patient cohorts. Ann Rheum Dis 76(1):9–16

43. Specker C (2016) Antiphospholipid syndrome. Z Rheumatol 75(6):570–574

44. Targoff IN et al (2006) A novel autoantibody to a 155-kd protein is associated with dermatomyositis. Arthritis Rheum 54(11):3682–3689

45. Tektonidou MG et al (2019) EULAR recommendations for the management of antiphospholipid syndrome in adults. Ann Rheum Dis 78(10):1296–1304

46. Tyndall AJ et al (2010) Causes and risk factors for death in systemic sclerosis: a study from the EULAR Scleroderma Trials and Research (EUSTAR) database. Ann Rheum Dis 69(10):1809–1815

47. van den Hoogen F et al (2013) 2013 classification criteria for systemic sclerosis: an American College of Rheumatology/European League against Rheumatism collaborative initiative. Arthritis Rheum 65(11):2737–2747

48. Witte T (2014) Sjogren's syndrome. Z Rheumatol 73(1):49–61

49. Zintzaras E, Voulgarelis M, Moutsopoulos HM (2005) The risk of lymphoma development in autoimmune diseases: a meta-analysis. Arch Intern Med 165(20):2337–2344

Familiäres Mittelmeerfieber

Antonia Mazzucato- Puchner

Inhaltsverzeichnis

© Der/die Autor(en), exklusiv lizenziert an Springer-Verlag GmbH, DE,
ein Teil von Springer Nature 2024
R. J. Puchner, A. Mazzucato-Puchner (Hrsg.), *Rheumatologie aus der Praxis*,
https://doi.org/10.1007/978-3-662-69693-4_5

Das familiäre Mittelmeerfieber (FMF) ist eine autosomal-rezessiv vererbte Erkrankung, die vor allem bei Menschen aus dem östlichen Mittelmeer vorkommt. Das FMF ist gekennzeichnet durch meist in unregelmäßigen Abständen auftretende Fieberattacken ohne erkennbare Ursache, einhergehend mit Arthritis, Peritonitis und/oder seltener Pleuritis. Im Labor zeigen sich während den Anfällen erhöhte Akute-Phase-Parameter.

Die Abdominalschmerzen treten bei fast allen Betroffenen auf und bilden sich innerhalb von 2–3 Tagen wieder zurück. Etwa 75 % der Patienten leiden unter Arthritiden, die meist innerhalb von einer Woche wieder sistieren. Typischerweise ist ein großes Gelenk der unteren Extremität betroffen.

Zwischen den Krankheitsschüben sind die Patienten beschwerdefrei. Die gefürchtete Langzeitkomplikation ist die Entwicklung einer AA-Amyloidose, die bei unbehandelten Patienten zu einer Niereninsuffizienz führt und die häufigste Todesursache darstellt [2].

Die Diagnose wird meist im jungen Alter zwischen 10 und 20 Jahren in Zusammenschau aller Befunde gestellt. Durch den Mutationsnachweis des für das Protein Pyrin [4] (Marenostrin) verantwortlichen Mediterranean-fever(*MEFV*)-Gens (MEFV-Gens) wird die Diagnose erhärtet . Da es sich um eine autosomal-rezessiv vererbte Erkrankung handelt, bestätigen zwei Mutationen definitiv die Erkrankung. Bei Patienten, die die klinischen Kriterien für FMF erfüllen, jedoch im genetischen Test nur eine oder keine pathogene MEFV-Mutation nachgewiesen wird, kann die Diagnose durch eine sechsmonatige Behandlung mit Colchicin getestet werden.

Häufige Fehldiagnosen sind ein akutes Abdomen oder eine Pneumonie mit Pleuritis. Die Beschwerden können so stark sein, dass die Indikation zur Laparotomie gestellt wird.

Als Langzeittherapie der Wahl gilt Colchicin (lebenslang!), das in einer Dosis von 0,5–2 mg unabhängig vom Körpergewicht täglich zur Verhinderung von Schüben und Prophylaxe einer Amyloidose mit Erfolg eingesetzt wird. In unter 10 % der Patienten kommt es zu einem Therapieversagen. Bei gegebener Compliance wäre dann als nächster Schritt eine Behandlung mit einem Interleukin-1-Blocker sinnvoll [3]. Akute Schmerz- und Fieberattacken werden symptomatisch mit Analgetika behandelt [1, 3].

Fallbeispiel: Ein seltenes Krankheits bild

Eine heute 35-jährige Patientin leidet seit ihrem 20. Lebensjahr an unregelmäßig (bis zu einmal im Monat) auftretenden Bauchschmerzattacken mit Fieber. Diese sind sehr heftig und dauern 1–3 Tage. Daneben hat sie auch immer wieder Gelenkschmerzattacken, die meist die Knie und Sprunggelenke betreffen und mit Schwellungen und Schmerzen einhergehen. Die Gelenkschmerzen treten seltener auf, dauern aber länger, üblicherweise 1–2 Wochen; dazwischen gibt es immer wieder beschwerdefreie Phasen. Die Patientin hat zahlreiche Arztbesuche und Krankenhausaufenthalte hinter sich. Schließlich wurde auch eine Depression als Ursache der Beschwerden vermutet und eine entsprechende stimmungsaufhellende Medikation eingeleitet. Die Symptomatik besserte sich naturgemäß nicht. Die Patientin war sehr deprimiert und suchte schließlich gemeinsam mit ihrem Ehemann einen Internisten auf. Bei der weiteren Abklärung war unter anderem auffällig, dass in den Phasen abdomineller Schmerzen bzw. im Rahmen einer Arthritis die serologischen Entzündungszeichen deutlich erhöht waren, in beschwerdefreien Perioden waren alle Laborparameter im Normbereich. Auf Befragen stellte sich heraus, dass eine in einem anderen Land lebende Schwester ebenfalls an einer ähnlichen Symptoma-

tik litt. Bei ihr wurde bereits eine Gallen-
blasenoperation wegen der Bauch-
beschwerden durchgeführt; eine wirkliche
Verbesserung der Beschwerden konnte
aber nicht erreicht werden. Bei der
Schwester war die Gelenksymptomatik,
vor allem im Bereich der Kniegelenke,
noch ausgeprägter.

Schließlich wurde aufgrund des langjährigen typischen Verlaufs, der regionalen Herkunft der Geschwister aus der
Türkei und der Symptomatik die Diagnose eines FMF gestellt und eine Colchicin-Therapie eingeleitet, wodurch eine
anhaltende Beschwerde- und Fieberfrei-
heit erreicht werden konnte.

Kommentar

Das familiäre Mittelmeerfieber, das in
Mitteleuropa selten auftritt und häufiger
bei Bewohnern des östlichen Mittelmeerraums (Türkei, Syrien, Israel etc.) vorkommt, ist durch periodische Bauchschmerzen, Fieberschübe, Arthralgien
und Arthritiden gekennzeichnet. Unbehandelt führt die Erkrankung meist zu
einer Amyloidose mit konsekutivem
Nierenversagen innerhalb von Jahren.
Durch eine niedrig dosierte Therapie mit
Colchicin, dem Alkaloid der Herbstzeitlose, kann in der Regel die Beschwerdesymptomatik dramatisch verbessert und
das Nierenversagen verhindert werden.
Es erscheint wichtig, insbesondere bei Bewohnern aus dem östlichen Mittelmeerraum, an diese seltene Krankheit zu denken.

Literatur

1. Ben-Zvi I et al (2017) Anakinra for colchicine-
    resistant familial mediterranean fever: a randomi-
    zed, double-blind, placebo-controlled trial. Ar-
    thritis Rheumatol 69(4):854–862
2. Neudorf U et al (2013) Genetic fever syndromes.
    Hereditary recurrent (periodic) fever syndromes.
    Z Rheumatol 72(4):332–338
3. Ozen S et al (2016) EULAR recommendations for
    the management of familial Mediterranean fever.
    Ann Rheum Dis 75(4):644–651
4. Shinar Y et al (2012) Guidelines for the genetic
    diagnosis of hereditary recurrent fevers. Ann
    Rheum Dis 71(10):1599–1605

Entzündlich-rheumatische Erkrankungen des älteren Menschen

Rudolf Puchner

Inhaltsverzeichnis

© Der/die Autor(en), exklusiv lizenziert an Springer-Verlag GmbH, DE,
ein Teil von Springer Nature 2024
R. J. Puchner, A. Mazzucato-Puchner (Hrsg.), *Rheumatologie aus der Praxis*,
https://doi.org/10.1007/978-3-662-69693-4_6

Entzündliche Erkrankungen des älteren Menschen unterscheiden sich hinsichtlich des klinischen Bildes, des Verlaufs, der Prognose und der therapeutischen Beeinflussbarkeit in mancher Hinsicht von rheumatischen Systemerkrankungen, die vor dem 60. Lebensjahr bzw. in jüngerem Lebensalter auftreten. Aufgrund der steigenden Lebenserwartung nimmt der Anteil der über 60-Jährigen an der Gesamtbevölkerung stetig zu, und auch in der ärztlichen bzw. rheumatologischen Praxis wird man häufiger mit älteren Patienten konfrontiert sein (Übersicht). Das höhere Alter und die zunehmend auftretenden Komorbiditäten steigern das Risiko für Infektionen beträchtlich. Dies gilt im Besonderen auch für eine immunsuppressive Therapie, vor allem auch für eine Behandlung mit Glukokortikoiden (GC). Zunehmend werden auch ältere Menschen mit synthetischen Basistherapeutika und Biologika behandelt. Im deutschen Biologikaregister sind inzwischen 30 % der Patienten über 60 Jahre alt. Dies ist eine erfreuliche Entwicklung, bedeutet aber auch, dass diese älteren Patienten einer besonderen Sorge und Aufmerksamkeit bedürfen. Sie müssen über das erhöhte Infektionsrisiko ausreichend aufgeklärt und beraten werden. Dies sollte unter anderem auch eine entsprechende Impfempfehlung für COVID-19, Pneumokokken, Meningokokken, Influenza und Herpes Zoster umfassen. Eine sorgfältige und engmaschige Betreuung immunsupprimierter Patienten ist notwendig, um das Infektionsrisiko zu minimieren [1, 4, 11, 13–15].

Entzündlich-rheumatische Erkrankungen des älteren Menschen
- Rheumatoide Arthritis des Älteren – „late onset rheumatoid arthritis" (LORA)
- Polymyalgia rheumatica
- Riesenzellarteriitis

- RS3PE-Syndrom („remitting seronegative symmetric synovitis with pitting edema")
- Paraneoplastische Myalgien und chronische Infektionen
- Psoriasisarthritis, Spondyloarthritis

6.1 Rheumatoide Arthritis des höheren Lebensalters

Die rheumatoide Arthritis des höheren Lebensalters (Synonyme: LORA, Alters-RA, „elderly onset rheumatoid arthritis") beginnt definitionsgemäß nach dem 60. Lebensjahr. 20–30 % aller an rheumatoider Arthritis leidenden Patienten erkranken erstmals nach dem 60. Lebensjahr. Männer und Frauen erkranken etwa gleich häufig.

■ **Symptomatik**

Die Klinik ist häufig durch einen akuten Beginn gekennzeichnet und geht oft mit Müdigkeit, Leistungsschwäche, Fieber und Gewichtsverlust einher. Rheumafaktor (RF) und ACPA sind in höherem Lebensalter häufiger negativ.

Mehrheitlich sind die großen proximalen Gelenke der Extremitäten betroffen. Die Beschwerden sind oft den Symptomen einer Polymyalgia rheumatica ähnlich. Die differenzialdiagnostische Abgrenzung kann zu Beginn schwierig sein (Übersicht). Ebenso besteht eine Tendenz zu einer hohen Blutsenkungsgeschwindigkeit (BSG). Die funktionelle Beeinträchtigung ist bei einer rheumatoiden Arthritis im höheren Alter weitaus höher (◘ Tab. 6.1) [1, 4, 9, 15].

Differenzialdiagnose der rheumatoiden Arthritis des älteren Menschen
- Polymyalgia rheumatica
- Propfarthritis: Behandlung gleich wie Alters-RA

◘ Tab. 6.1 Vergleich der rheumatoiden Arthritis (RA) mit der RA älterer Menschen. (Mod. nach [15])

	RA	Alters-RA
Erkrankungsbeginn	30–50 Jahre	> 60 Jahre
Beginn	Schleichend	Abrupt, häufiger Allgemeinsymptome, infektionsähnlich
Anzahl der Gelenke	Polyartikulär	Mono-/oligoartikulär
Betroffene Gelenke	Kleine Gelenke	Auch große Gelenke, Schulter
RF und ACPA	Häufig positiv	Häufig negativ für RF und ACPA
Begleitmanifestation	Tenosynovitiden	Myositis

- Systemischer Lupus erythematodes: sehr selten!
- Spondyloarthritis: sehr selten!
- Kristallarthropathien: Gicht, Chondrokalzinose (Pseudogicht) = radiologischer Nachweis auch an asymptomatischen Signalgelenken (Knie)
- Aktivierte Arthrose
- Subakromiales Schmerzsyndrom
- Paraneoplasie
- RS3PE-Syndrom

■ **Prognose**

Bei positiven RF und/oder positiven Antikörpern gegen zyklische citrullinierte Peptide (ACPA) verläuft die Erkrankung häufiger chronisch progredient. Geringe serologische Entzündungszeichen gehen mit einer besseren Prognose einher. Ebenso ein guter funktioneller und sozioökonomischer Status.

■ **Therapie**

Die Therapie der rheumatoiden Arthritis älterer Menschen unterscheidet sich prinzipiell nicht von Patienten in jüngerem Lebensalter. Basismedikamente stellen auch hier die Säule der medikamentösen Behandlung dar. Dennoch ist beim Einsatz von Basistherapeutika Achtsamkeit geboten.

Die altersabhängige Einschränkung der Nierenfunktion, einhergehend mit einer ebenso altersabhängigen Verminderung der Muskelmasse, führt oft zu fälschlich normalen Nierenwerten; daher ist die Bestimmung des Serumkreatinins alleine zu wenig.

Im Alter tritt häufiger eine Glomerulonephritis und Amyloidose auf. Nichtsteroidale Antirheumatika (NSAR) und Sulfasalazin können eine interstitielle Nephritis auslösen.

Auf Begleitkrankheiten wie Diabetes mellitus, Hypertonie, eine verminderte Knochendichte und Depressionen ist bei der Behandlung zu achten.

Eine Depression tritt häufiger als Sekundärerscheinung auf, wenn es im Alter z. B. zu einem Verlust von Freizeitaktivitäten und sozialen Kontakten kommt. Daran ist auch bei einer Behandlung mit GC zu denken. Der Zusammenhang zwischen Depression und Non-Compliance ist sehr hoch! Eine besonders enge Führung der Patienten ist daher notwendig. Auch eine Polypragmasie und Multimorbidität im Alter sind zu überprüfen und zu bedenken.

Es gilt der Grundsatz, dass die üblichen Basistherapeutika wie Sulfasalazin, Methotrexat (MTX) oder Leflunomid gut einsetzbar sind. Es sollte aber die Behandlung mit einer niedrigeren Dosis begonnen werden und in der Folge in Abhängigkeit von

6

Verträglichkeit und Organfunktion vorsichtig gesteigert bzw. angepasst werden. Auch bei älteren Menschen ist der Einsatz von Biologika indiziert; eine Nutzen-Risiko-Abwägung ist aber gerade wegen des Risikos der Immunsuppression notwendig. Das generell erhöhte Infektionsrisiko bei älteren Menschen ist zu bedenken. Bei Tofacitinib zeigte sich außerdem in der Oral-Surveillance-Studie eine erhöhte Rate an Malignomen und kardiovaskulären Ereignissen im Vergleich zu TNF-Blockern, sodass Januskinase-Inhibitoren (JAKi) bei älteren Patienten nur nach sorgfältiger Nutzen-Risiko-Abwägung und dem Fehlen alternativer Behandlungsmöglichkeiten eingesetzt werden sollten. Zudem sollte eine reduzierte Dosierung verschrieben werden.

Kardiovaskuläre und gastrointestinale Nebenwirkungen von NSAR sind bei älteren Patienten besonders zu berücksichtigen (Übersichten) [1, 4, 11, 13–15].

> **Behandlung der rheumatoiden Arthritis des älteren Menschen**
> - Analgetika. Cave: Nebenwirkungen (z. B. Obstipation usw.) im Alter
> - Nichtsteroidale Antirheumatika (NSAR). Cave: eingeschränkte Nierenfunktion im Alter, Polypragmasie, gastrointestinale Beschwerden
> - Glukokortikoide (GC): per os oder intraartikulär Cave: Knochendichte im Alter, Kombination mit NSAR, Multimorbidität (z. B. Diabetes mellitus), erhöhtes Infektionsrisiko
> - Basismedikamente. Cave: eingeschränkte Nierenfunktion, Compliance, maligne und andere (Begleit-)Krankheiten.
> - Physikalische Behandlung

> **Basistherapeutika, „Disease Modifying Antirheumatic Drugs" (DMARDs) im Alter**
> Möglichst früher Therapiebeginn unter Berücksichtigung der individuellen Voraussetzungen im Alter!
> - Sulfasalazin
> - Methotrexat (MTX)
> - Hydroxchloroquin
> - Leflunomid
> - Biologika
> - JAKi bei Patienten > 65 nur nach sorgfältiger Nutzen-Risiko-Abwägung! (reduzierte Dosis)

> **Fallbeispiel: Ein Patient mit Schmerzen in beiden Schultern**
> Ein aktiver 68-jähriger Rentner klagte über beidseitige, heftige Schulterschmerzen, die innerhalb von Tagen auftraten; unabhängig von Belastungen, sowohl während des Tages als auch während der Nachtstunden. Durch NSAR konnte keine Besserung erreicht werden.
>
> Im Status fand sich keine Synovitis, die aktive und passive Bewegung der Schultergelenke war leicht schmerzhaft. Die übrigen Gelenke waren unauffällig.
>
> Im Labor zeigte sich ein unauffälliges Blutbild, der RF war negativ, die BSG mit 60 in der 1. Stunde deutlich erhöht. Mit der Verdachtsdiagnose einer Polymyalgia rheumatica wurde eine Prednisolon-Therapie mit 75 mg (!) täglich eingeleitet, und nach 2 Tagen war der Patient beschwerdefrei.
>
> Nach schrittweiser Reduktion der GC-Dosis kam es neuerlich zu Schmerzen in Schultern und einer Schwellung des rechten Handgelenks (ab einer Dosis

von 12,5 mg Prednisolon täglich). Nach Erhöhung auf 25 mg Prednisolon pro Tag kam es wieder zu einer Besserung und partiellen Rückbildung der Schwellung im rechten Handgelenk.

In der weiterführenden Diagnostik waren die antinukleären Antikörper (ANA) negativ; deutlich erhöhte Anti-CCP-Antikörper konnten nachgewiesen werden.

Die Diagnose einer LORA wurde gestellt und bei normaler Nierenfunktion eine einschleichende Therapie mit 20 mg Methotrexat 1-mal pro Woche etabliert.

Unter laufender MTX-Therapie und einer niedrig dosierten Prednisolon-Gabe mit Dosen zwischen 2,5 und 5 mg pro Tag war der Patient in einer stabilen klinischen, wenn auch nicht gänzlich beschwerdefreien Situation. Ein schrittweises Ausschleichen der GC wurde vorerst nicht toleriert. Über eine Intensivierung der Basistherapie (in Hinblick auf Biologika) wurde gesprochen. Der gut informierte Patient wollte zurzeit keine Änderung der Behandlung. Bei normaler Knochendichte erfolgte unterlaufender GC-Therapie eine Kalzium- und Vitamin-D-Substitution. Nach 3 Monaten wurde eine Behandlung mit Biologika einvernehmlich initiiert. In der Folge war der Patient auch nach schrittweisem Absetzen der GC beschwerdefrei.

Kommentar

Die rheumatoide Arthritis verläuft bei älteren Patienten oft nicht mit dem typischen Bild einer symmetrischen Arthritis unter Betonung der Hand- und Fingergelenke. Häufiger sind große Gelenke betroffen, und vor allem zu Beginn kann der Unterschied zu einer Polymyalgia rheumatica (PMR) schwierig sein. Patienten mit LORA sprechen üblicherweise

schlechter auf GC an (als Patienten mit PMR) bzw. kann bei LORA mit niedriger Dosis kaum Beschwerdefreiheit erreicht werden. Bei Patienten mit PMR genügt in der Regel eine initiale Dosis von 15–25 mg, um eine rasche Beschwerdefreiheit zu erzielen. Ein promptes Ansprechen auf diese Dosis ist auch für die Diagnosefindung hilfreich. Daher sollte erfahrungsgemäß unter Annahme einer PMR nicht mit zu hohen Prednisolon-Dosen (wie in diesem Fall) begonnen werden, um nicht eine andere Erkrankung zu verschleiern. Der Nachweis von Anti-CCP-Antikörpern bei älteren Patienten mit anfänglich vordergründigen Zeichen einer PMR ist natürlich hochverdächtig für eine LORA.

6.2 Polymyalgia rheumatica (PMR)

Die PMR ist eine häufige entzündlich-rheumatische Erkrankung des höheren Lebensalters. 90 % aller Patienten erkranken nach dem 60. Lebensjahr. Der Altersgipfel ist zwischen dem 70. und 80. Lebensjahr. Die Inzidenz beträgt etwa 50 pro 100.000 der über 50-Jährigen und steigt mit zunehmendem Alter an. Das Risiko, im Laufe eines Lebens an einer PMR zu erkranken, beträgt für Frauen 2,43 % und für Männer 1,7 %. Die Ätiologie ist unbekannt. PMA und GCA entstehen auf ähnlicher immungenetischer Basis.

▪ **Symptomatik**

Die Erkrankung beginnt meist plötzlich mit Schmerzen im Schultergürtel. Die Beschwerden im Schulter- und Nackenbereich manifestieren sich meist beidseitig, ein einseitiger Beginn ist möglich. In der Folge kann es zu zusätzlichen Schmerzen im Hüftbereich kommen, mit Ausstrahlung in Gesäß und Oberschenkel. Seltener beginnen die Symptome im Hüftbereich oder sind vereinzelt auf den Beckengürtel beschränkt. Die Beschwerden treten während des Tages und der Nachtzeit auf und verstärken sich typischerweise bei Bewegung und Belastung. Die Symptomatik ist begleitet von einer meist starken Beeinträchtigung des Allgemeinzustands mit Abgeschlagenheit und Gewichtsverlust und fallweise subfebrilen Temperaturen, Kopfschmerzen, Schlafstörungen und Depressionen.

Auf eine mit einer PMR assoziierten Riesenzellarteriitis (GCA) ist zu achten. Kopfschmerzen, Sehstörungen, eine druckempfindliche Temporalarterie oder Schmerzen beim Kauen können auf eine Beteiligung hinweisen. Neben der reinen PMR findet sich bei etwa einem Fünftel der Patienten eine zusätzliche Großgefäßvaskulitis vom Typ der GCA. Umgekehrt weisen etwa ein bis zwei Drittel der Patienten mit einer GCA Symptome einer Polymyalgie auf [8].

Eine stetige Wachsamkeit ist gefordert, insbesondere ob sich hinter den Symptomen einer Polymyalgia rheumatica nicht doch eine andere Erkrankung verbirgt (Abschn. „Differenzialdiagnose") [7–9], [11]. [16].

■ Diagnostik

Die Muskulatur des Schultergürtels ist meist etwas druckschmerzhaft (die Muskelbäuche und nicht die Sehnenansätze), die Muskelkraft oft nicht beeinträchtigt. In manchen Fällen können eine mäßige Druckempfindlichkeit von Gelenkkapseln, leichte Synovialitiden oder eine diffuse Schwellung bzw. ein Ödem am Handrücken oder Handgelenk die Abgrenzung zu einer rheumatoiden Arthritis erschweren. Übergänge in eine Riesenzellarteriitis oder eine rheumatoide Arthritis des älteren Menschen sind möglich.

Die serologischen Entzündungsparameter wie BSG und C-reaktives Protein (CRP) sind üblicherweise (> 90 %) deutlich erhöht. Fallweise kann zu Beginn der Er-krankung die BSG aber auch nur mäßig erhöht sein (d. h. < 40 mm in der 1. Stunde). Es zeigt sich häufig eine normochrome bis hypochrome Anämie. Die Transaminasen können als Ausdruck einer unspezifischen Leberbeteiligung ebenfalls erhöht sein. Autoimmunserologische Parameter wie RF, CCP-Antikörper oder ANA sind negativ.

Sonographisch finden sich häufig Tenosynovitiden, Bursitiden oder auch eine Synovitis z. B. der Glenohumeralgelenke.

Die Diagnose ergibt sich meist aus der typischen Klinik, der hohen BSG und dem prompten und guten Ansprechen auf GC [2, 8, 9]. [6]. Die ersten Kriterien zur Diagnose einer PMR wurden von Bird und Mitarbeitern 1979 publiziert und werden im klinischen Alltag noch verwendet. Diese gelten aber als nicht ausreichend klinisch validiert [8].

Im Jahr 2012 wurden neue Klassifikationskriterien in einem Gemeinschaftsprojekt von der European Alliance of Associations for Rheumatology (EULAR) und dem American College of Rheumatology (ACR) publiziert. Diese Kriterien wurden für klinische Studien, aber nicht für die Diagnose in der täglichen Praxis entwickelt [6].

Tab.: Polymyalgia rheumatica (PMR) ACR/EULAR-Klassifikationskriterien. (Mod. nach Dasgupta [6])

Voraussetzung		
Alter ≥ 50 Jahre, neu aufgetretene beidseitige Schulterschmerzen, Blutsenkung und/oder CRP erhöht (und ohne Hinweise auf eine andere die Beschwerden erklärende Diagnose angewendet)		
Zusätzlich Punkte	Ohne Ultraschall	Mit Ultraschall
Morgensteifigkeit > 45 min	2	2
Hüftschmerzen oder eingeschränkte Beweglichkeit	1	1
Normaler RS oder ACPA	2	2
Fehlen von weiteren Gelenkerkrankungen	1	1

Voraussetzung		
Alter ≥ 50 Jahre, neu aufgetretene beidseitige Schulterschmerzen, Blutsenkung und/oder CRP erhöht (und ohne Hinweise auf eine andere die Beschwerden erklärende Diagnose angewendet)		
Zusätzlich Punkte	Ohne Ultraschall	Mit Ultraschall
≥ 1 Schulter mit Bursitis subdeltoidea und/oder Bizepssehnen-Tenosynovitis und/oder Synovitis glenohumeralis und ≥ 1 Hüfte mit Synovitis und/oder Bursitis trochanterica		1
Beide Schultern mit Bursitis subdeltoidea und/oder Bizepssehnen-Tenosynovitis und/oder Synovitis glenohumeralis		1

Ein Patient ≥ 50 Jahre mit Polymyalgiesyndrom wird dann als PMR klassifiziert, wenn ohne US zumindest 4 von 6 Punkten oder mit US zumindest 5 von 8 Punkten erreicht werden.

Ein Punktewert von ≥ 4 weist eine Sensitivität von 68 % und eine Spezifität von 78 % auf, ein Wert von ≥ 5 hat eine Sensitivität von 66 % und eine Spezifität von 81 %

ACR American College of Rheumatology, *EULAR* European Alliance of Associations for Rheumatology, *CRP* C-reaktives Protein *RF* Rheumafaktor, *ACPA* antizyklisch citrullinierte Peptidantikörper, *US* Ultraschall

- **Differenzialdiagnose**

In einer prospektiven Studie wurde beobachtet, dass bei einem Drittel der Patienten, bei denen initial eine PMR diagnostiziert wurde, nach einem Jahr die Diagnose revidiert werden musste. Die meisten dieser Patienten wurden schließlich als rheumatoide Arthritis des höheren Lebensalters (LORA) eingestuft. Ein Nachweis von Rheumafaktoren oder CCP-Antikörpern (ACPA) und das unzureichende Ansprechen auf GC sind ein Hinweis. Eine weitere wichtige Differenzialdiagnose ist die GCA (siehe oben). Beidseitige Schulterschmerzen können auch bei einer Chondrokalzinose auf-

treten. Hier ist der sonographische oder radiologische Nachweis von Verkalkungen im hyalinen oder Faserknorpel hilfreich. Zudem sollte immer, vor allem bei atypischer Klinik und nicht oder nur unzureichendem Ansprechen auf GC, ein Malignom ausgeschlossen werden [8] (siehe auch folgende Übersicht).

Differenzialdiagnose PMR

- Riesenzellarteriitis
- „Late onset rheumatoid arthritis"
- Spondyloarthritiden
- Kollagenosen
- Paraneoplastische Myalgien
- Fibromyalgie-Syndrom
- Depression
- Myositis (CK erhöht)

- **Therapie**

Den Goldstandard in der Behandlung der PMR stellen Glukokortikoide dar. In den EULAR/ACR-Empfehlungen von 2015 [7, 8] wird eine minimale effektive Anfangsdosis von 12,5–25 mg Prednisolon am Morgen vorgeschlagen. Es wurde beobachtet, dass Patienten mit einer höheren Anfangsdosis nach 2 Monaten Behandlung ein geringeres Rezidivrisiko aufwiesen als Patienten mit einer niedrigeren GC-Dosis zu Beginn. Patienten mit einem hohen Risiko für GC-assoziierte Nebenwirkungen (Diabetes mellitus, Osteoporose etc.) sollten eine niedrige Anfangsdosis erhalten. Nach Erreichen einer klinischen Beschwerdefreiheit wird eine Reduktion der GC innerhalb von 4–8 Wochen auf 10 mg/Tag empfohlen. In der Folge sollte in sehr kleinen Schritten (1 mg Prednisolon alle 4 Wochen reduzieren) eine Erhaltungsdosis von 5 (–7,5) mg pro Tag erreicht werden (Übersicht). Für die Vorschreibung der täglichen GC-Dosis ist ein individualisierter Therapieplan notwendig.

Therapie der PMR
- Beginn mit Prednisolon 15–25 mg täglich per os
- Bei Beschwerdefreiheit langsame Reduktion auf eine Dosis von 10 mg Prednisolon/Tag
- In kleinen Schritten weitere Reduktion auf Erhaltungsdosis von 5 mg/Tag
- Therapiedauer mindestens 1–3 Jahre
- Die überwiegende Mehrheit der Patienten mit PMR spricht auf Prednisolon allein prompt und sehr gut an.
- Ein unzureichendes Ansprechen lässt die Diagnose in Zweifel ziehen!
- Frühzeitig Methotrexat erwägen: bei BSG > 40 mm/h, Komorbiditäten oder Rezidiv

Ein rasches und sehr gutes Ansprechen bestätigt die Diagnose, ein unzureichendes Ansprechen oder die Notwendigkeit höherer Steroid-Dosen lassen diese in Zweifel stellen.

Entsprechend den EULAR/ACR-Empfehlungen kann der Einsatz von MTX bereits zu Beginn der Behandlung erwogen werden. Dies gilt vor allem für Patienten mit einem erhöhten Risiko für Rezidive, oder wenn durch vorhandene Komorbiditäten mit einer GC-Nebenwirkung gerechnet werden muss. MTX sollte natürlich auch wie bisher bei Rezidiven, unzureichendem Ansprechen auf GC oder einer manifesten GC-assoziierten Nebenwirkung im Laufe der Behandlung eingesetzt werden [7]. Interleukin-6-Blocker zeigen vielversprechende Ergebnisse zur Behandlung der PMR, Sarilumab hat bereits eine positive Stellungsname der EMA erhalten.

Die Behandlung sollte nicht mit einer höheren GC-Gabe begonnen werden (außer bei Verdacht einer GCA), um nicht die Symptome einer anderen Erkrankung zu verschleiern (durch eine unspezifische Wirkung hoher GC-Dosen auch bei anderen entzündlichen Erkrankungen).

Mit einem 1- bis zu 3-jährigen Krankheitsverlauf bzw. einer ebenso langen Therapiedauer muss gerechnet werden [2, 3, 5, 6, 8–10, 13, 14].

Eine frühzeitige Kontaktaufnahme mit einem Spezialisten wird bei Patienten unter 60 Jahren empfohlen, ebenso bei nichtakutem Beginn der Beschwerden, bei fehlender Beteiligung des Schultergürtels, bei ausgeprägten Allgemeinsymptomen, bei normalen oder extrem erhöhten serologischen Entzündungsparametern, bei Hinweisen auf eine andere rheumatologische Erkrankung und bei fehlendem Ansprechen auf eine Therapie mit GC. Eine maligne Erkrankung sollte ausgeschlossen werden.

Fallbeispiel: 71-jährige Patientin mit Schmerzen im Schultergürtel

Eine 71-jährige Patientin klagte über vor 2 Monaten akut aufgetretene Schmerzen im Schultergürtel und Nacken. Die Beschwerden traten während des Tages und der Nacht auf. Sie bemerkte keine Beeinflussung durch Bewegung, weder im Sinne einer Verbesserung noch einer Verschlechterung. Eine ausgeprägte Muskelschwäche fiel nicht auf. In den letzten 14 Tagen verspürte sie auch Schmerzen im Gesäß und in den Oberschenkeln. Sie fühlte sich abgeschlagen und lustlos und berichtete über einen Gewichtsverlust von 4 kg.

Die Patientin berichtete über Schmerzinfusionen, lokale Infiltrationen und physikalische Behandlungen in den letzten Wochen, die aber allesamt nur zu geringer oder kurzfristiger Besserung führten. Unter dem Verdacht eines protrahierten Infekts wurde schließlich ohne Erfolg ein Antibiotikum verabreicht.

Im Labor zeigte sich eine BSG von 73 mm in der 1. Stunde. RF, Anti-CCP-Antikörper, ANA, Kreatinkinase (CK) und Elektrophorese waren unauffällig. Im Rahmen einer Tumorsuche erfolgte eine komplette Abklärung (mit Sonographie, Röntgenaufnahme, Endoskopie) ohne wegweisenden Befund.

Die Patientin wurde mit 25 mg Prednisolon täglich per os behandelt und war nach 2 Tagen beschwerdefrei. Die Diagnose einer PMR wurde gestellt.

6.3 Riesenzellarteriitis (GCA)

Die Riesenzellarteriitis (siehe auch ▶ Kap. 7) befällt häufig die Aorta und die proximalen Gefäße. Typischerweise ist dabei auch die Arteria temporalis befallen. Die Krankheitsbezeichnung „Arteriitis temporalis Horton" lässt unzureichenderweise auf einen ausschließlichen Befall der Schläfenarterie denken und sollte daher nicht mehr verwendet werden. In bildgebenden Verfahren konnte die Beteiligung großer arterieller Gefäße nachgewiesen werden.

Die GCA ist eine Erkrankung des hohen Lebensalters und nimmt mit zunehmendem Alter steil zu. Sie ist bei Patienten mit über 80 Jahren 10-mal häufiger als bei Patienten mit 50–59 Jahren.

Etwa 1–2 Drittel der Patienten haben gleichzeitig eine PMR. Die GCA ist die häufigste systemische Vaskulitis im Alter, gefolgt von der Granulomatose mit Polyangiitis (Wegener) [9, 10, 13].

■ Symptomatik

Die Klinik ist geprägt von Kopfschmerzen, vor allem Schläfenkopfschmerzen, Sehstörungen und Schmerzen beim Kauen. Eine prominente Arteria temporalis ist typischerweise sehr druckempfindlich. Auch Durchblutungsstörungen der Extremitäten können auftreten. Die klinischen Zeichen einer Polymyalgia rheumatica können fehlen oder in Kombination auftreten. Unbehandelt kann die Erkrankung zur Erblindung führen. Bei der Hälfte aller Patienten mit GCA bestehen auch Symptome einer PMR [9, 10].

■ Diagnostik

Laborchemisch zeigt sich die BSG deutlich erhöht (≥ 50 mm in der 1. Stunde). Mittels einer Farbdopplersonographie erreicht der geübte Untersucher eine ähnliche Sensitivität wie mit einer Temporalarterienbiopsie. Ein negativer Befund schließt eine Großgefäßvaskulitis anderer Äste nicht aus (Übersicht) [10].

> **Wichtige Kriterien der Riesenzellarteriitis**
>
> − Alter > 50
> − Neu entstandener Kopfschmerz
> − Druckempfindlichkeit der Arteria temporalis
> − Erhöhte BSG (≥ 50 mm in der 1. Stunde)
> − Positive Histologie in Temporalarterienbiopsie. Die Doppleruntersuchung der Arterie ist von ähnlicher Sensitivität
> − Bei Beteiligung der Gefäße, die zu Sehnerven führen, Gefahr der Erblindung
> − Komplikationen: Visusverlust, Beteiligung der Koronararterien, Schlaganfall
> − Therapie: Prednisolon 60 mg/Tag mit langsamer Reduktion

■ Therapie

Eine höher dosierte längerfristige Behandlung mit GC ist notwendig. Man beginnt mit 40–60 mg Prednisolonäquivalent pro Tag bzw. 0,5–1,0 mg pro kg Körpergewicht und reduziert nur sehr langsam in 14-tägigen Intervallen. Bei zu schneller Reduktion droht ein Rezidiv. Meist ist eine längere Behandlungsdauer als bei der reinen PMR indiziert. Insbesondere wenn eine höher dosierte GC-Dosis über einen längeren Zeitraum notwendig ist, kann die zusätzliche Gabe von immunsuppressiven Medikamenten erforderlich sein. (Bei Patienten mit visueller Symptomatik ist eine hoch dosierte intravenöse GC-Gabe unmittelbar notwendig!) [9, 10]. Nach Erreichen einer Remission wird eine Dosisreduktion auf 15–20 mg Prednisolonäquivalent/Tag innerhalb von 2–3 Monaten angestrebt mit weiterer Reduktion auf ≤ 5 mg/Tag nach einem Jahr. Aufgrund einer hohen Rezidivgefahr bei GC-Monotherapie und einer erhöhten Prävalenz von Komorbiditäten bei hohem Lebensalter der Betroffenen, ist bei den meisten Patienten im Krankheitsverlauf eine GC-einsparende Therapie mit Tocilizumab oder alternativ Methotrexat indiziert. Bei Methotrexat sollte eine Dosis von zumindest 15 mg MTX/Woche subkutan angestrebt werden. Bei Tocilizumab wird eine Dosis von 162 mg pro Woche subkutan empfohlen [9, 10, 13, 14].

Tab.: Alarmsymptome bei GCA/PMR
Neu aufgetretener persistierender Kopfschmerz, meist temporal (einseitig oder beidseitig)
Verdickte Arteria temporalis mit Druck- und Klopfschmerzhaftigkeit
Akute Sehstörungen wie Amaurosis fugax, Doppelbilder (Cave: Gefahr der Erblindung)
Kiefer, Zunge und Kauschmerzen
Schmerzhafte Kopfhaut
Reduzierter Puls/Blutdruck an den oberen Extremitäten
Ein unbehandelte aktive GCA ist ein medizinischer Notfall!

Fallbeispiel: 83-jährige Witwe mit Kopfschmerzen

Bei einer 83-jährigen Patientin wurde zunächst aufgrund einer typischen Symptomatik mit Schmerzen im Schultergürtelbereich und einer hohen Blutsenkung die Diagnose einer PMR gestellt. Nach erfolgreicher initialer Schmerzfreiheit durch eine Behandlung mit 25 mg Prednisolon pro Tag war sie nach 2 Monaten zunächst auch unter einer Dosis von täglich 5 mg Prednisolon beschwerdefrei. Schließlich kam es unter laufender niedrig dosierter GC-Gabe zu einer Verschlechterung des Zustandsbildes mit Schmerzen im Schultergürtel und einem neu aufgetretenen, zunehmenden Kopfschmerz. Bei der klinischen Untersuchung fiel eine prominente, gerötete und deutlich druckempfindliche Temporalarterie auf. Durch Berührung wurde ein über Stunden verstärkter Kopfschmerz provoziert.

Die durch Biopsie gewonnene Histologie der Temporalarterie sicherte die Diagnose einer Riesenzellarteriitis.

Die Prednisolon-Therapie wurde auf 60 mg täglich erhöht und nur sehr langsam und schrittweise in 2-wöchigen Intervallen reduziert. Kopf- und Muskelschmerzen sistierten innerhalb weniger Tage.

Erst nach 6 Monaten konnte unter einer niedrigen Dosis von täglich 5 mg Prednisolon unter zusätzlicher Verabreichung von 10 mg MTX/Woche eine Beschwerdefreiheit aufrechterhalten werden. Die Patientin wurde informiert, dass mit einer mehrjährigen Behandlung bzw. einem langen Krankheitsverlauf gerechnet werden muss. Rezidive traten in der Folge nicht mehr auf. Sie erhält eine zusätzlich laufende Bisphosphonat-Therapie und Kalzium- und Vitamin-D-Substitution bei nachgewiesener Osteoporose. Knochendichtemessungen werden in jährlichen Abständen durchgeführt.

6.4 RS3PE-Syndrom („remitting seronegative symmetric synovitis with pitting edema")

Hierbei handelt es sich um eine remittierende (R) seronegative symmetrische Schwellung (3S), einhergehend mit einem Weichteilödem (PE). Es zeigt sich meist ein eher plötzlicher Beginn einer Synovitis der Hand- und Fingergelenke mit diffuser teigig-ödematöser Schwellung der Handrücken, als Folge von Tenosynovialitiden. Zudem fällt eine ausgeprägte Morgensteifigkeit auf. Meist sind ältere Männer (> 50 Jahre) betroffen. Es finden sich keine begleitenden Myalgien.

Die Prognose ist in der Regel gut. Die Patienten sprechen ebenso wie bei einer PMR auf eine GC-Behandlung gut an. Langfristige Remissionen sind häufig.

Fallweise handelt es sich auch um Vorläufer anderer Erkrankungen, inklusive einer Paraneoplasie. Die Diagnose sollte daher erst nach einer Beobachtungsperiode gestellt werden [13, 14].

Fallbeispiel: Älterer Mann mit Schwellungen der Hände

Ein 76-jähriger aktiver Rentner präsentierte sich beim Rheumatologen mit Schmerzen und Schwellungen beider Hände, die plötzlich, d. h. innerhalb weniger Tage auftraten.

Es zeigte sich eine symmetrische Polyarthritis der Hand- und Fingergelenke mit einem diffusen bilateralen Ödem beider Hände und einer Tenovaginitis der Handflexoren. Der Gelenkstatus war im Übrigen bis auf geringe Arthrosen der Hüft- und Kniegelenke unauffällig. Die serologischen Entzündungsparameter zeigten eine mäßige Erhöhung der BSG.

Unter Gabe von GC (25 mg Prednisolon täglich in wöchentlich fallender Dosierung) kam es rasch zu einer Besserung. Innerhalb von 4 Wochen wurde die Medikation auf 5 mg Prednisolon täglich reduziert. Die Schwellungen bildeten sich rasch zurück, und der Patient war auch bei einer Kontrolluntersuchung nach 3 Monaten beschwerdefrei. Ein Absetzen der GC wurde diskutiert.

Kommentar

In Zusammenschau aller Befunde wurde bei dem Patienten die Diagnose eines RS3PE-Syndroms gestellt. Dieses Syndrom ist eine wichtige Differenzialdiagnose zur rheumatoiden Arthritis des höheren Lebensalters und zur PMR, betrifft überwiegend ältere Männer und hat, insbesondere wenn es isoliert auftritt, meistens eine gute Prognose. Übergänge in eine rheumatoide Arthritis sind möglich. Die Diagnose wurde erst nach einer längeren Observanz bestätigt.

6.5 Kollagenosen des höheren Alters

Die häufigste Kollagenose im Alter ist das Sjögren-Syndrom. Neben der Mund- und Augentrockenheit als Folge einer glandulären Insuffizienz kommt es oft zu einer deutlichen Einschränkung des Allgemeinbefindens mit Müdigkeit, Arthritiden und einem Raynaud-Syndrom.

Der systemische Lupus erythematodes ist im Alter eher die Ausnahme; Polymyositis und Dermatomyositis kommen auch in höherem Alter vor.

6.6 Kalziumpyrophosphatdihydrat (CPPD) – Kristallarthropathie (Arthropathie bei Chondrokalzinose)

Die Erkrankung ist durch Ablagerung von Kalziumpyrophosphatdihydrat(CPPD)-Kristallen in Faser- und hyalinem Knorpel, Gelenkkapsel und periartikulären Weichteilstrukturen gekennzeichnet. Das klinische Bild zeigt entzündliche, degenerative und fallweise destruktive Veränderungen an Gelenken und Wirbelsäule (einschließlich neurologischer Komplikationen).

In höherem Alter kommt es vor allem in größeren Gelenken, zu einer Verkalkung des hyalinen Knorpels im Sinne einer Chondrokalzinose. Diese auch als Pseudogicht bezeichnete Erkrankung führt durch Freisetzung von Kalziumpyrophosphatkristallen zu einer akuten Arthritis, die Tage bis Wochen dauern kann. Es kommt zu starken Gelenkschmerzen sowie zu einer Schwellung und Überwärmung ähnlich einem Gichtanfall. Am häufigsten sind die Kniegelenke betroffen; die Entzündung kann aber auch in anderen Gelenken auftreten. Auch ein polyartikulärer Verlauf ist möglich. Ursächlich ist eine genetische und erworbene Dysregulation im Pyrophosphatstoffwechsel der Knorpelzellen. Die Erkrankung ist idiopathisch und kommt auch seltener hereditär und familiär gehäuft vor; mit zunehmen Alter aber zumeist sporadisch [16].

Laborchemisch finden sich im Anfall hohe Entzündungsparameter.

Differenzialdiagnostisch ist neben einer septischen Arthritis an eine aktivierte Arthrose, an eine Gicht, eine Paraneoplasie oder bei polyartikulärem Befall auch an eine rheumatoide Arthritis zu denken.

Die Diagnose gelingt meist durch den radiologischen Befund einer Chondrokalzinose und/oder den Nachweis von Kristallen im Gelenkpunktat.

Die Betroffenen sprechen auf eine limitierte Therapie mit GC gut an.

6.7 Paraneoplastische Syndrome

Eine diagnostische Herausforderung ist das Auftreten von Gelenkbeschwerden als Folge einer (noch unbekannten) Tumorerkrankung. Das klinische Bild ist sehr variabel. Es können chronische Gelenk- und Muskelerkrankungen imitiert werden, daneben auch episodenartig mono- bis oligoarthritische Beschwerden auftreten.

Ein reduzierter Allgemeinzustand, ein unzureichendes Ansprechen auf Steroide oder ein buntes Bild von Gelenkbeschwerden muss an eine Paraneoplasie denken lassen [12, 13, 14].

Literatur

1. Bajocchi G, Corte R, Locaputo A et al (2000) Elderly onset rheumatoid arthritis; clinical aspects. Clin Exp Rheumatol 18(Suppl 4):S40–S50
2. Bird HA, Esselinckx W, Dixon AS, Mowat AG, Wood PH (1979) An evaluation of criteria for polymalgia rheumatica. Ann Rheum Dis 38:434–439
3. Bird HA, Leeb BF, Montecucco CM et al (2005) A comparison of the sensitivity of diagnostic criteria for Polymyalgia rheumatica. Ann Rheum Dis 64:626–629
4. Crowson CS, Matteson EL, Myasoedova E et al (2011) The lifetime risk of adult-onset rheumatoid arthritis and other inflammatory autoimmune rheumatic diseases. Arthritis Rheum 63:633–639. https://doi.org/10.1002/art.30155
5. Dasgupta B, Borg FA, Hassan N, Barraclough K, Bourke B, Fulcher J, Hollywood J et al (2010) BSR and BHPR guidelines for the management of polymyalgia rheumatica. Rheumatology 49:186–190
6. Dasgupta B, Cimmino MA, Maradit Kremers H et al (2012) 2012 provisional classification criteria for polymyalgia rheumatica: a European League Against Rheumatism/American College of Rheumatology collaborative initiative. Ann Rheum Dis 71:484–492. https://doi.org/10.1136/annrheumdis-2011-200329
7. Dejaco C, Singh YP, Perel P et al (2015) 2015 recommendations for the management of polymyalgia rheumatica: a European League Against Rheumatism/American College of Rheumatology collaborative initiative. Ann Rheum Dis

74:1799–1807. https://doi.org/10.1136/ann-rheumdis-2015-20749233

8. Dejaco C, Matteson EL, Buttgereit F (2016) Diagnostik und Therapie der Polymyalgia rheumatica. Z Rheumatol 75:687–700

9. Hofmann W, Kötter I, Winterhalter S et al (2024) Polymyalgia rheumatica – eine Herausforderung in der Altersmedizin Diagnostik und Therapie interdisziplinär dargestellt. Z Rheumatol 83:112–121

10. Horvath L, Hellmich B (2020) Therapie der Riesenzellarteriitis und Polymyalgia rheumatika. Z Rheumatol 79:175–185

11. Kneitz C, Strangfeld A, Krüger K (2014) Prophylaxe und Behandlung von Infektionen beim älteren Patienten. Z Rheumatol 73:225–232

12. Muller S, Hider SL, Helliwell T et al (2016) Characterising those with incident polymyalgia rheumatica in primary care: results from the PMR Cohort Study. Arthritis Res Ther 18:200. https://doi.org/10.1186/s13075-016-1097-8

13. Wollenhaupt J (2003) Gerontorheumatologie. Thieme, Stuttgart

14. Wollenhaupt J (2009) Gerontorheumatologie. Z Rheumatol 68:397–404

15. Yazici Y, Paget SA (2000) Elderly onset rheumatoid arthritis. Rheum Dis Clin N Am 26:517–526

16. Schneider P, Schneider I (2004) Calciumpyrophosphatdihydrat (CPPD) – Kristallarthropathie (Arthropathie bei Chondrocalcinose). Z Rheumatol 63:10–21

Systemische Vaskulitiden

Rudolf Puchner und Stephan Blüml

Inhaltsverzeichnis

© Der/die Autor(en), exklusiv lizenziert an Springer-Verlag GmbH, DE,
ein Teil von Springer Nature 2024
R. J. Puchner, A. Mazzucato-Puchner (Hrsg.), *Rheumatologie aus der Praxis*,
https://doi.org/10.1007/978-3-662-69693-4_7

Unter einer Vaskulitis versteht man eine entzündliche Erkrankung der Blutgefäße, wobei sowohl Arterien, Arteriolen, Kapillaren, Venolen und Venen betroffen sein können. Eine einheitliche Benennung der Gefäßgrößen und des Gefäßtyps ist für die Kommunikation und interdisziplinäre Zusammenarbeit essenziell. Dies wurde 1992 im Rahmen der Chapel-Hill-Konsensuskonferenz klar definiert und eine Einteilung primär systemischer Vaskulitiden erarbeitet [30]. Arterien sind bei Vaskulitiden viel häufiger befallen als Venen. Daher beziehen sich Begriffe wie Großgefäßvaskulitis oder Vaskulitis mittelgroßer Gefäße stets auf Arterien. Zudem bezeichnet die Gefäßgröße nur den prädominanten Befall. Während bei Kleingefäßvaskulitiden auch größere Gefäße involviert sein können, ist der umgekehrte Fall, nämlich eine Entzündung kleiner Gefäße bei Großgefäßvaskulitiden, äußert selten. Bei der Chapel-Hill-Konsensuskonferenz im Jahr 2012 wurde die Nomenklatur erweitert und überarbeitet (◘ Tab. 7.1 und Abb. 7.1). Neue ätiopathologische Erkenntnisse wurden zusätzlich zu den deskriptiven Beschreibungen von Gefäßgröße und Entzündungstyp berücksichtigt. Eponyme wurden mehrheitlich durch systematische

7

◘ **Tab. 7.1** Definitionen der Chapel-Hill-Konsensuskonferenz (CHCC) zur Nomenklatur der Vaskulitiden. (Adaptiert aus [26, 31])

Großgefäßvaskulitis	Vaskulitis, die öfter als andere Vaskulitiden große Gefäße befällt; dazu gehören die Aorta und ihre Hauptäste, es können aber Arterien jeder Größe befallen sein
Takayasu-Arteriitis	Granulomatöse Entzündung der Aorta und ihrer Hauptäste, meist vor dem oder um das 40. Lebensjahr
Riesenzellarteriitis	Granulomatöse Entzündung der Aorta und ihrer Hauptäste; typischerweise (mit)betroffen ist die Arteria temporalis; häufig assoziiert mit Polymyalgia rheumatica, meist nach dem 50. Lebensjahr auftretend
Vaskulitis mittelgroßer Gefäße	Vaskulitis, die hauptsächlich die mittelgroßen Arterien befällt (Hauptviszeralarterien und ihre Äste)
Polyarteriitis nodosa	Nekrotisierende Entzündung der mittelgroßen und kleinen Arterien
Kawasaki-Arteriitis	Arteriitis vorwiegend der mittelgroßen und kleinen Arterien, häufige Beteiligung der Koronargefäße, tritt bei Säuglingen und Kleinkindern auf; ist assoziiert mit dem mukokutanen Lymphknotensyndrom
Kleingefäßvaskulitis	Vaskulitis, die vorwiegend die kleinen Gefäße befällt (kleine Arterien, Arteriolen, Kapillaren und Venolen)
ANCA-assoziierte Vaskulitis	Nekrotisierende Vaskulitis mit wenigen oder fehlenden Immunkomplexen, die vorwiegend die kleinen Gefäße befällt und mit MPO-ANCA oder PR3-ANCA assoziiert ist (nicht bei allen Betroffenen sind ANCA nachweisbar)
Granulomatose mit Polyangiitis (GPA; Morbus Wegener)	Granulomatöse Entzündungen des Respirationstrakts und nekrotisierende Entzündung kleiner und mittlerer Arterien, meist mit nekrotisierender Glomerulonephritis
Mikroskopische Polyangiitis	Nekrotisierende Vaskulitis mit wenigen oder fehlenden Immunkomplexen, vorwiegend mit Befall kleiner Gefäße, häufig mit pulmonaler Kapillaritis und nekrotisierender Glomerulonephritis, keine granulomatöse Entzündung

◻ **Tab. 7.1**   (Fortsetzung)

Eosinophile Granulomatose mit Polyangiitis (EGPA; Churg-Strauss-Syndrom)	Granulomatöse und eosinophilenreiche Entzündung des Respirationstrakts mit nekrotisierender Vaskulitis kleiner bis mittelgroßer Gefäße; meist mit Asthma und Eosinophilie im Blut assoziiert, ANCA häufiger bei Patienten mit Glomerulonephritis nachweisbar
Immunkomplexvaskulitis	Vaskulitis mit Gefäßwandablagerungen von Immunkomplexen und/oder Komplementfaktoren, häufig mit nekrotisierender Glomerulonephritis
Anti-GBM-Krankheit	Vaskulitis, die glomeruläre und/oder pulmonale Kapillaren befällt, es kommt zu Ablagerungen von Antibasalmembranautoantikörpern im Bereich von Basalmembranen, eine Lungenbeteiligung führt zu pulmonaler Hämorrhagie, eine Beteiligung der Nieren führt zu einer Glomerulonephritis mit Halbmondbildung; früher als Goodpasture-Syndrom bezeichnet
Kryoglobulinämische Vaskulitis	Vaskulitis mit Kryoglobulinkomplexen, assoziiert mit Kryoglobulinen im Serum, häufig mit Beteiligung von Haut, Nieren und peripheren Nerven
IgA-Vaskulitis (Purpura Schönlein-Henoch)	Vaskulitis mit IgA1-dominanten Immunkomplexen, häufig mit Beteiligung von Haut, Gastrointestinaltrakt und einer Gelenkentzündung
Hypokomplementämische Urtikariavaskulitis (HUV, Anti-C1q-Vaskulitis)	Häufig mit Glomerulonephritis, Arthritis, obstruktiver Lungenerkrankung und Beteiligung der Augen
Vaskulitis variabler Gefäße	Vaskulitis, die Gefäße jeder Größe (klein, mittel, groß) und jeden Typs (Arterien, Venen, Kapillaren) befallen kann
Morbus Behçet	Die Erkrankung ist charakterisiert durch orale und/oder genitale Aphten, mit Beteiligung der Haut, Augen und Gelenke, des Gastrointestinaltrakts und des Zentralnervensystems; eine Vaskulitis bei Patienten mit Morbus Behçet kann Arterien und Venen befallen und präsentiert sich meist als Kleingefäßvaskulitis; Thrombosen und arterielle Aneurysmen können auftreten
Cogan-Syndrom	Die Erkrankung ist charakterisiert durch eine Entzündung der Augen (interstitielle Keratitis, Uveitis und Episkleritis) sowie Innenohrerkrankungen mit Hörverlust bis zu Taubheit, 10–20 % der Patienten zeigen eine Vaskulitis der Arterien unterschiedlicher Größe, auch mit Aortitis und Aortenaneurysmen
Einzelorganvaskulitis	Vaskulitis mit Beteiligung von Arterien oder Venen jeder Größe in einem Organ ohne Hinweise auf Vorliegen einer limitierten Form einer systemischen Vaskulitis, Organe und betroffener Gefäßtyp sollten im Namen enthalten sein (z. B. kutane Kleingefäßvaskulitis, ZNS-Vaskulitis); einige dieser Patienten werden nach einer Beobachtungszeit und Auftreten zusätzlicher Symptome im Sinne einer systemischen Vaskulitis reklassifiziert; die häufigste Form ist die kutane leukozytoklastische Vaskulitis
Vaskulitis assoziiert mit Systemerkrankungen	Vaskulitis, die im Zusammenhang mit einer Systemerkrankung auftritt, der Name der Systemerkrankung sollte der Vaskulitis vorangestellt werden (z. B. Lupus-Vaskulitis, rheumatoide Vaskulitis)
Vaskulitis mit wahrscheinlicher Ätiologie	Wahrscheinliche Assoziation mit einer bestimmten Erkrankung; die Diagnose sollte der Vaskulitis vorangestellt werden (z. B. Hepatitis-B-Virus-assoziierte Vaskulitis, Hepatitis-C-Virus-assoziierte kryoglobulinämische Vaskulitis etc.)

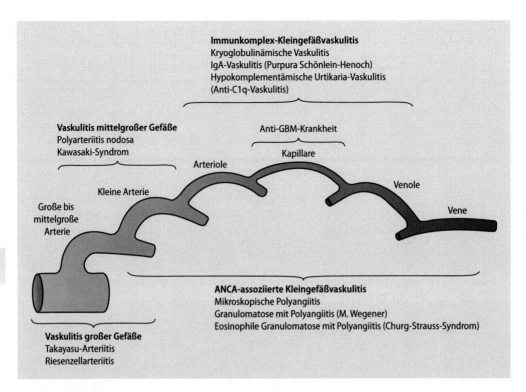

Abb. 7.1 Gefäßbefallsmuster der einzelnen Vaskulitiden. (Adaptiert nach [26, 31])

Namen ersetzt. So heißt die Wegener-Granulomatose jetzt Granulomatose mit Polyangiitis, das Churg-Strauss-Syndrom eosinophile Granulomatose mit Polyangiitis. Seltenere, aber wichtige Krankheitsbilder wurden in die Nomenklatur aufgenommen. Im Jahr 2012 wurden im Konsensus 5 neue Kategorien definiert: mit antineutrophilen zytoplasmatischen Antikörpern (ANCA) assoziierte Vaskulitiden, Immunkomplex-vaskulitiden, Einzelorganvaskulitiden, Vaskulitiden variabler Gefäße und Vaskulitiden assoziiert mit Systemerkrankungen. Zudem wurden neue Entitäten wie die Anti-GBM(glomeruläre Basalmembran)-Krankheit, die hypokomplementämische Urtikariavaskulitis (Anti-C1q-Vaskulitis), der Morbus Behçet und das Cogan-Syndrom in die Nomenklatur integriert.

Bei entzündlichen Gefäßerkrankungen muss zwischen infektiösen und nicht-infektiösen Vaskulitiden unterschieden werden. Die Chapel-Hill-Konsensuskonferenz bezieht sich auf nichtinfektiöse Vaskulitiden. Dennoch kann indirekt eine Infektion in der Pathogenese bei einigen der folgenden Vaskulitiden eine Rolle spielen. Ein Beispiel ist die kryoglobulinämische Vaskulitis und ihre Assoziation mit Hepatitis C.

7.1 Großgefäßvaskulitis

Die Riesenzellarteriitis und die Takayasu-Arteriitis sind hinsichtlich Gefäßbefall und Histologie sehr ähnlich. Während die Takayasu-Arteriitis im Kindes- und Jugendalter, zumindest aber vor dem 50. Lebensalter auftritt, wird die Riesenzellarteriitis/„giant cell arteritis" (RZA/GCA) definitionsgemäß erst nach dem 50. Lebensjahr diagnostiziert. Es wurde diskutiert, dass beide Entitäten Erscheinungsformen derselben Grundkrankheit sein können, wobei unterschiedliche genetische Risikofaktoren eher für 2 verschiedene Erkrankungen mit ähnlicher Symptomatik sprechen.

7.1.1 Riesenzellarteriitis//„giant cell arteritis" (RZA/GCA)

Die GCA befällt im Besonderen die Äste der Arteria carotis externa. Typischerweise ist dabei vor allem die Arteria temporalis befallen. Die synonym verwendete Krankheitsbezeichnung „Arteriitis temporalis Horton" lässt unzureichenderweise auf einen ausschließlichen Befall der Schläfenarterie schließen und sollte heute nicht mehr verwendet werden, da die Aorta und ihre proximalen Aufzweigungen ebenfalls betroffen sein können, wie in bildgebenden Verfahren nachgewiesen werden konnte. Die Entzündung bewirkt eine Verdickung der Gefäßwand mit möglichen konsekutiven Stenosen und Verschlüssen. Im Bereich der Media entstehen die typischen Granulome mit Riesenzellen [64].

■ Epidemiologie

Die GCA ist eine Erkrankung des höheren Lebensalters und nimmt mit zunehmendem Alter steil zu. Sie ist bei Patienten über 80 Jahren 10-mal häufiger als bei Patienten mit 50–59 Jahren. Die GCA ist die häufigste primäre Vaskulitis im Alter mit einer Inzidenz von 17/100.000/Jahr, bezogen auf Nordeuropäer älter als 50 Jahre, gefolgt von der Granulomatose mit Polyangiitis (Wegener). Etwa ein Drittel der Patienten hat gleichzeitig eine Polymyalgia rheumatica (PMR), [52, 64].

■ Symptomatik

Die Klinik ist geprägt von allgemeinem Krankheitsgefühl mit subfebrilen Temperaturen und Gewichtsverlust; im Vordergrund stehen Kopfschmerzen, vor allem im Bereich der Schläfen; Schmerzen beim Kauen gelten als sehr spezifisch, Sehstörungen sind ein Alarmsymptom. Eine prominente Arteria temporalis ist typischerweise sehr druckempfindlich. Auch Durchblutungsstörungen der

Extremitäten können auftreten. Die klinischen Zeichen einer PMR können fehlen oder in Kombination vorhanden sein. Eine Augenbeteiligung (20–30 %) manifestiert sich mit Doppelbildern, Amaurosis fugax oder Gesichtsfeldausfällen. Unbehandelt kann die Erkrankung zur Erblindung führen [6, 64].

■ Diagnostik

Die körperliche Untersuchung umfasst neben dem allgemeinen internistischen Status eine Palpation der Gefäße an Armen und Beinen und der Schläfenarterien. Die Aa. temporales sind oft verdickt und druckschmerzhaft. Zudem sollte eine vergleichende Blutdruckmessung an beiden Armen erfolgen. Eine Druckdifferenz von mehr als 10 mmHG weist auf eine Beteiligung des Aortenbogens bzw. der Arteria subclavia und Arteria axillaris hin [64].

Laborchemisch zeigen sich Blutsenkungsgeschwindigkeit (BSG) und C-reaktives Protein (CRP) deutlich erhöht. Nach wie vor gilt die Biopsie als Goldstandard zur Verifizierung der Diagnose, wird aber durch die zunehmende Erfahrung und die Fortschritte in der bildgebenden Diagnostik mehr und mehr in Frage gestellt. Mittels einer Farbdopplersonographie erreicht der geübte Untersucher eine ähnliche Sensitivität wie mit der Temporalarterienbiopsie. Ein negativer histologischer Befund schließt eine Großgefäßvaskulitis anderer Äste nicht aus. Die Sonographie der Temporal- und Axillararterien ist eine zeit- und kostensparende Möglichkeit. Mit hochauflösendem Ultraschall und Magnetresonanztomographie lässt sich mit entsprechender Erfahrung eine Wandverdickung der Arteria temporalis darstellen. Sonographisch findet sich an den Temporalarterien eine echoarme Wandschwellung (genannt „Halo") [52]. Eine weitere Methode ist die Fluorodeoxyglukose-Positronenemissionstomographie (^{18}FDG-PET); diese weist einen erhöhten Glukoseumsatz nach, der insbesondere in entzündeter Gefäßwand auftritt [7, 52].

■ **Therapie**

Eine höher dosierte längerfristige Behandlung mit Glukokortikoiden (GC) ist notwendig und die Basis und der Eckpfeiler jeder Behandlung [10, 43]. Man beginnt mit 1 mg pro kg Körpergewicht (max. 60–70 mg Prednisolonäquivalent pro Tag) und reduziert nur sehr langsam in 14-tägigen Intervallen auf eine Erhaltungsdosis von schlussendlich 5–7,5 mg Prednisolon pro Tag. Bei zu schneller Reduktion droht ein Rezidiv. Meist ist eine längere Behandlungsdauer als bei der reinen PMR erforderlich. Ein Absetzen gelingt üblicherweise frühestens nach einem 2-jährigen Krankheitsverlauf. Insbesondere wenn eine höher dosierte GC-Dosis über einen längeren Zeitraum notwendig ist oder wenn unter GC keine Remission erzielt werden kann und schwerwiegende Nebenwirkungen auftreten, kann die zusätzliche Gabe von immunsuppressiven Medikamenten erforderlich sein. Eine kleine Metaanalyse mit Methotrexat konnte eine Halbierung des Rezidivrisikos im Vergleich zu Placebo zeigen [40]. Bei Patienten mit visueller Symptomatik ist eine sofortige hoch dosierte intravenöse GC-Gabe notwendig. Wichtig ist, dass die Temporalarterienbiopsie die Einleitung einer Therapie nicht verzögern darf, obwohl diese Art der Diagnosestellung aufgrund der rasanten Fortschritte in der bildgebenden Diagnostik zusehends in den Hintergrund rückt (siehe oben). Die Gefäßentzündung ist in der Histologie üblicherweise bis zu 2 Wochen nach Einleitung einer GC-Therapie nachweisbar.

In den letzten Jahren hat sich Tocilizumab als Therapie der GCA etabliert und ist seit 2017 in dieser Indikation zugelassen. Insbesondere bei refraktärem Verlauf oder bei nichtakzeptablen Nebenwirkungen einer GC-Therapie ist Tocilizumab eine vielversprechende Option, da sich die kumulative Dosis an GC deutlich verringern lässt [39, 54, 59]. Weiters gibt es vielversprechende Daten zu IL-17-Inhibitoren sowie JAK-Inhibitoren, die Hoffnung auf eine baldige Erweiterung der therapeutischen Möglichkeiten geben.

Zusätzlich sollte in den ersten 3 Behandlungsmonaten 100 mg Azetylsalizylsäure (ASS) pro Tag gegeben werden, ebenso wegen der begleitenden GC-Therapie eine Behandlung mit Protonenpumpeninhibitoren. Außerdem ist eine entsprechende Osteoporoseprophylaxe indiziert.

■ **Prognose**

Die Prognose ist bei frühzeitiger Diagnose und entsprechender rascher und konsequent eingenommener Therapie über den geforderten Zeitraum sehr gut.

7.1.2 Takayasu-Arteriitis (TA)

Die TA betrifft hauptsächlich die Aorta und die unmittelbar von der Aorta abgehenden Äste. Die TA hat ein typisches Erkrankungsalter zwischen dem 10. und 40. Lebensjahr, betrifft vorwiegend Frauen und tritt hauptsächlich im asiatischen Raum auf, wesentlich seltener in Europa und Nordamerika [26, 31, 64].

■ **Symptomatik**

Neben einem allgemeinen Krankheitsgefühl mit oft (sub)febrilen Temperaturen kommt es häufig (bei ca. 50 % der Patienten) zu Arthralgien. In Abhängigkeit vom befallenen Gefäßareal kann es zu Zeichen einer Arm- oder Bein-Claudicatio, zu einer renalen Hypertension (ca. 50 % der Patienten) oder bei einer eher seltenen Beteiligung der Pulmonalarterien zu Husten, Dyspnoe, Hämoptysen oder Brustschmerzen kommen. Eine Beteiligung der Koronararterien kann zu pektanginösen Symptomen bis hin zum Myokardinfarkt führen. Eine Herzinsuffizienz kann durch Dilatation der proximalen Aorta und der konsekutiven Aortenklappeninsuffizienz auftreten. Auch eine zerebrale und abdominelle Symptomatik ist bei entsprechender Gefäßbeteiligung möglich [39].

■ **Diagnostik**

Die körperliche Untersuchung umfasst wie bei der GCA (▶ Abschn. 7.1.1) eine Palpation der Gefäße an Armen und Beinen und der Schläfenarterien sowie eine vergleichende Blutdruckmessung an beiden Armen bzw. an Armen und Beinen. Es können auch Stenosegeräusche auskultierbar sein.

Laborchemisch zeigt sich die BSG deutlich erhöht ($\geq$ 50 mm in der 1. Stunde). Der Goldstandard wäre wie bei der GCA eine histologische Sicherung der Diagnose, dies ist aber in den meisten Fällen aufgrund des Gefäßbefalls in technischer Hinsicht nicht möglich. Die sonographische Beurteilung vor allem der supraaortalen Gefäße ist bei ausreichender Erfahrung eine wichtige Methode. Zudem haben Computertomographie, Magnetresonanztomographie und vor allem PET(-CT) einen wichtigen Stellenwert in der Diagnose der TA [16, 64]. 2022 wurden die Klassifikationskriterien von ACR/EULAR überarbeitet [12].

■ **Therapie**
Eine langfristige Behandlung mit GC ist notwendig. Man beginnt mit 1 mg pro kg Körpergewicht pro Tag und reduziert nur sehr langsam in 14-tägigen Intervallen auf eine Erhaltungsdosis von schlussendlich 5–7,5 mg Prednisolon pro Tag. Bei zu schneller Reduktion droht ein Rezidiv. Insbesondere wenn eine höher dosierte GC-Dosis über einen längeren Zeitraum notwendig ist oder wenn unter GC keine Remission erzielt werden kann und schwerwiegende Nebenwirkungen auftreten, ist wie bei der GCA die zusätzliche Gabe von immunsuppressiven Medikamenten wie z. B. Methotrexat oder Azathioprin erforderlich. Auch der gleichzeitige Beginn einer immunsuppressiven Therapie nach Diagnosestellung in Kombination mit GC wird in Publikationen empfohlen [33]. Tumornekrosefaktor(TNF)-Blocker wie Infliximab sowie JAK-Inhibitoren können ebenfalls zum Einsatz kommen [11]. Ebenso wie bei der GCA scheinen Fallserien eine Effektivität des IL-6-Antagonisten Tocilizumab bei refraktärer Erkrankung zu belegen [44].

Da die TA häufiger einen chronischen Verlauf zeigt, ist eine längere Behandlung mit niedrigen GC-Dosen als bei der GCA notwendig. Eine langfristige, auch apparative Überwachung mittels bildgebender Verfahren zur Therapieeinschätzung und zur frühzeitigen Detektion von Gefäßstenosen oder eines Aneurysmas ist notwendig.

Zusätzlich sollte in den ersten 3 Behandlungsmonaten 100 mg ASS pro Tag gegeben werden, ebenso ist eine Behandlung mit Protonenpumpeninhibitoren bei gleichzeitiger GC-Therapie indiziert. Zudem ist eine entsprechende Osteoporoseprophylaxe notwendig (siehe auch GCA) [16, 61].

7.2 Vaskulitis mittelgroßer Gefäße

7.2.1 Polyarteriitis nodosa (PAN)

Die Polyarteriitis nodosa (früher auch Perioder Panarteriitis nodosa) ist eine nekrotisierende Vaskulitis mittelgroßer und kleiner Arterien [31]. Etwa ein Drittel der Erkrankungen tritt im Rahmen einer chronischen Hepatitis B (Hepatitis-B-Virus, HBV) auf. Das klinische Bild ist variabel und abhängig von der Organbeteiligung. Eine Hautbeteiligung und ein Befall abdomineller und renaler Gefäße mit Stenosen und Aneurysmen sind am häufigsten, ebenso eine Mononeuritis multiplex. Die Genese der PAN ist nicht geklärt, wahrscheinlich spielen Immunkomplexablagerungen eine Rolle. Die Erstbeschreibung des Syndroms erfolgte bereits 1866 durch Kussmaul und Maier [35].

Man unterscheidet 3 klinische Entitäten: die idiopathische PAN, die HBV-assoziierte PAN und die kutane Arteriitis. Letztere ist eine isolierte kutane Form der PAN, hat eine gute Prognose und tritt hauptsächlich an den Unterschenkeln auf [15, 53].

■ **Epidemiologie**
Die jährliche Inzidenz ist niedrig und beträgt in Deutschland 0,4–2 pro 1 Mio. Ein-

wohner (zum Vergleich England 4 und Frankreich 31 pro Million Einwohner).

Die Zahl der Neuerkrankungen scheint in Industrienationen abzunehmen. Ebenso ist die Mortalität der PAN seit 1990 gesunken [15, 49, 53].

■ **Symptomatik**

In den meisten Fällen besteht ein schweres Krankheitsgefühl mit Fieber, Gewichtsverlust, Arthralgien und Myalgien.

Bei den meisten Betroffenen (ca. 80 %) kommt es zu einer Beteiligung des peripheren Nervensystems im Sinne einer Mononeuritis multiplex. Eine renale Beteiligung (ca. 50 %) zeigt sich mit Hypertonie oder mit einer Proteinurie und Hämaturie in Folge eines Niereninfarkts. Eine Glomerulonephritis tritt definitionsgemäß nicht auf. Bei einer Beteiligung des Gastrointestinaltrakts (GI-Trakt; ca. 40 %) kommt es vordergründig zu Abdominalschmerzen, seltener ist der Verlauf kompliziert durch Blutungen aus dem GI-Trakt und klinischen Zeichen einer Perforation. Eine Beteiligung des GI-Trakts geht mit einer schlechteren Prognose einher. Eine Hautbeteiligung (ca. 50 %) ist ebenfalls häufig (◘ Abb. 7.2) mit nodulären Veränderungen, Purpura, Livedo und Ulzerationen [47, 53].

Mikroaneurysmen und/oder Stenosen (ca. 60–70 %), besonders bei Beteiligung von Gefäßen im GI-Trakt und in der Niere sind für die Erkrankung sehr typisch, können

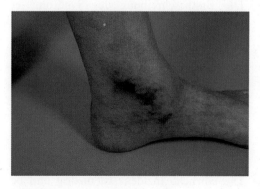

◘ **Abb. 7.2**   Kutane PAN. (Aus [48])

sich aber nach erfolgreicher Behandlung zurückbilden.

Eine Beteiligung des kardiovaskulären Systems ist seltener (ca. 20 %), ein Mitbefall der Lunge wird nicht beschrieben.

Die HBV-assoziierte PAN neigt zu einem schwereren Verlauf [47, 53].

■ **Diagnostik**

Laborchemisch sind die Entzündungsparameter (BSG und CRP) deutlich erhöht. Bei Nierenbeteiligung können laborchemische Zeichen einer renalen Funktionseinschränkung auftreten. Goldstandard ist wie bei vielen Vaskulitiden die Biopsie eines betroffenen Gewebes mit dem Nachweis einer nekrotisierenden Arteriitis. Eine Angiographie kann ebenfalls oft hilfreich sein, insbesondere, wenn keine Biopsie möglich ist, wobei sich hier für die Erkrankung typische Mikroaneurysmen zeigen können.

Aufgrund der Seltenheit der primären PAN müssen differenzialdiagnostisch eine sekundäre Ursache sowie auch primäre Kleingefäßvaskulitiden, vor allem die ANCA-assoziierten Vaskulitiden ausgeschlossen werden. Hinsichtlich einer sekundären Genese ist neben einer HBV-assoziierten PAN an andere Infektionen (darunter chronische Hepatitis C, HIV, Streptokokken und Zytomegalievirus), an Medikamente (vor allem Minocyclin) und an das Vorliegen von Kollagenosen und Malignomen zu denken [21, 53].

■ **Therapie**

Die Behandlung der primären PAN erfolgt in Abhängigkeit der befallenen Organe. In schweren Fällen erfolgt sie meist mit Cyclophosphamid(CYC)-Boli (meist 6–12 monatliche Gaben bis zum Erreichen der Remission) und mit GC. Man beginnt mit 1 mg Prednisolonäquivalent pro kg Körpergewicht pro Tag und reduziert nur sehr langsam in 14-tägigen Intervallen auf eine Erhaltungsdosis von 5–7,5 mg Prednisolon pro Tag innerhalb von 3 Monaten. Nach Erreichen einer Remission wird eine Erhaltungstherapie mit Methotrexat oder Azathioprin vorgeschlagen, obwohl entsprechende kontrollierte Studien nicht vorliegen. Bei weniger aggressiven Verläufen ohne negative Prognosemarker kann eine alleinige GC-Monotherapie zur Remissionsinduktion und -erhaltung diskutiert werden. Häufig ist aber auch bei diesen Patienten eine weitere immunsuppressive Therapie mit Methotrexat oder Azathioprin erforderlich [8, 53].

Die HBV-PAN sollte mit einer Induktionstherapie mit initial hoch dosierten GC (optional für 1–3 Tage eine GC-Pulstherapie mit 1 g Prednisolon pro Tag) und dann mit 1 mg/kg Körpergewicht per-oral und raschem Ausschleichen innerhalb von 2 Wochen begonnen werden. In der Folge ist eine antivirale Therapie und Plasma-Austausch indiziert. Eine Betreuung sollte stets gemeinsam mit einem Hepatologen erfolgen, um neue therapeutische Entwicklungen zu berücksichtigen. Nach erfolgreicher Serokonversion beträgt die Rezidivrate der HBV-PAN 0,5 % [15, 53].

Bei fehlendem Ansprechen auf eine Standardtherapie kann der Einsatz von intravenösen Immunglobulinen oder anderen immunsuppressiven Substanzen wie Mycophenolat-Mofetil oder Biologika in Erwägung gezogen werden [53].

■ Prognose

Ein Alter über 65 Jahre, eine Nierenfunktionseinschränkung, eine Kardiomyopathie und eine Beteiligung des GI-Trakts gelten als negative Prognosemarker [53]. Unbehandelt liegt das 5-Jahres-Überleben nach historischen Daten bei etwa 15 %, durch Früherkennung und aggressive Therapie liegt das 5-Jahres-Überleben bei etwa 80 % [9].

7.2.2 Kawasaki-Syndrom

Das Kawasaki-Syndrom ist eine Erkrankung des frühen Kindesalters und tritt vor allem vor dem 5. Lebensjahr mit einem Gipfel im 1. Lebensjahr auf. Es handelt sich um eine systemische Vaskulitis mittelgroßer Gefäße

unklarer Ursache [26, 31]. Der ursprüngliche deutsche Name „mukokutanes Lymphknotensyndrom" weist auch auf die klinische Symptomatik hin. Es wurde erstmals 1967 in Japan von Kawasaki beschrieben [45, 46].

■ Symptomatik

Bei unklarem Fieber und 4 der 5 folgenden Kriterien kann man die Diagnose stellen:
━ Bilaterale konjunktivale Injektion
━ Veränderungen im Bereich der Lippen und im Oropharynx mit Rötung der Lippen und Erdbeerzunge
━ Veränderungen im Bereich der peripheren Extremitäten wie Ödeme oder Erythem an Händen und Füßen
━ Polymorphes Exanthem, meist am Stamm
━ Zervikale Lymphadenopathie

Zusätzlich können Herzgeräusche, EKG-Veränderungen und ein Myokardinfarkt auftreten, außerdem Myalgien, Arthralgien und Arthritiden [45].

■ Diagnostik

Die Diagnostik wird anhand der klinischen Kriterien gestellt. Im Labor sind die Entzündungsparameter deutlich erhöht. Auch wenn Gefäße in allen Körperregionen beteiligt sein können, ist besonders auf eine Beteiligung der Koronararterien mit lebensbedrohlichen Folgen zu achten. Die klinische und apparative Untersuchung des Herzens ist bei Verdacht auf Kawasaki-Syndrom von eminenter Bedeutung. Das Hauptproblem ist eine kardiale Beteiligung mit einer Entzündung des Myokards und Endokards, vor allem aber der Koronargefäße (ca. 25 %). Trotz entsprechender Therapie bilden sich in ca. 5 % der Betroffenen koronare Aneurysmen aus [45, 46].

■ Therapie

Die Basis der Therapie ist die intravenöse Gabe von Immunglobulinen und die Verabreichung von ASS. Auch über die Gabe von GC wird bei erhöhtem Risiko berichtet [46].

7

■ **Prognose**

Die Prognose ist von der kardialen Beteiligung abhängig. Obwohl sich koronare Veränderungen rückbilden können, gibt es Langzeitfolgen wie Stenosen, Ischämien, Myokardinfarkte und Rupturen von Koronaraneurysmen [45, 46].

7.3 Kleingefäßvaskulitis

Kleingefäßvaskulitiden werden unterteilt in ANCA-assoziierte Vaskulitiden und Immunkomplexvaskulitiden. Erstere sind assoziiert mit antineutrophilen zytoplasmatischen Antiköpern (ANCA) und zeigen kein oder nur wenig Immunglobulin in der Gefäßwand. Dagegen findet sich bei einer Immunkomplexvaskulitis eine mäßig bis reichliche Immunkomplexablagerung in der Gefäßwand.

7.3.1 ANCA-assoziierte Vaskulitiden

Unter dem Begriff ANCA-assoziierte Vaskulitis (AAV) werden die Granulomatose mit Polyangiitis (GPA), die mikroskopische Polyangiitis (MPA) und die eosinophile Granulomatose mit Polyangiitis (EGPA) vereint (Übersicht). Die AAV präsentiert sich als eine Vaskulitis kleiner bis mittelgroßer Gefäße. Während bei der MPA eine ausschließliche Entzündung der Gefäßwand imponiert, zeigen GPA und EGPA zusätzlich eine granulomatöse Entzündung. Die EGPA zeigt auch eine Eosinophilie in peripherem Blut und im betroffenen Gewebe. Die Pathogenese ist nicht vollständig geklärt. Die Erstbeschreibung der GPA erfolgte durch Wegener im Jahre 1939 („Über eine eigenartige rhinogene Granulomatose mit besonderer Beteiligung des Arteriensystems und der Nieren") [20, 23, 31, 36, 41, 63].

ANCA-assoziierte Vaskulitiden (Chapel-Hill-Konsensuskonferenz 2012, nach [31])
- Granulomatose mit Polyangiitis (früher: Wegener-Granulomatose)
- Mikroskopische Polyangiitis
- Eosinophile Granulomatose mit Polyangiitis (früher Churg-Strauss-Syndrom)

■ **Epidemiologie**

Die Inzidenz beträgt in Nordeuropa und USA für die GPA 8–10 Neuerkrankungen und in Südeuropa 2–3 Neuerkrankungen pro Mio. Einwohner pro Jahr. Die MPO hat eine Inzidenz von 2–3 und die EGPA eine Inzidenz von 0–2 Neuerkrankungen pro Mio. Einwohner pro Jahr [4, 49].

■ **Symptomatik**

Das Erscheinungsbild ist sehr unterschiedlich und abhängig vom Krankheitsstadium und dem Befall der Organe (◘ Tab. 7.2).

◘ **Tab. 7.2** Krankheitsstadien der ANCA-assoziierten Vaskulitiden nach EULAR [13]

Stadium	Definition
Lokalisiert (früher Initialphase)	Erkrankung auf oberen und unteren Respirationstrakt beschränkt
Frühe Generalisationsphase	Keine lebensbedrohlichen Manifestationen an Organen
Generalisiert	Lebensbedrohliche Beteiligungen der Niere und anderer Organe
Schwer	Organversagen (Niere, Lunge)
Refraktär	Progredienz trotz Standardtherapie mit Glukokortikoiden + Cyclophosphamid

Vordergründig zeigen GPA und EGPA einen stadienhaften Verlauf. In der sogenannten lokalisierten Phase (früher: Initialphase) sind meist der HNO-Trakt und der obere oder untere Respirationstrakt betroffen und die Symptomatik beginnt mit einer blutig-borkigen Rhinitis, Sinusitis oder Mittelohrentzündung [8]. In der Lunge können Granulome (Rundherde im Übersichtsröntgen) auftreten. Es finden sich noch keine Vaskulitismanifestationen. Allgemeinsymptome („B-Symptome") fehlen in diesem Stadium. ANCA sind häufig (noch) nicht nachweisbar (50 %). Als Ausdruck einer chronisch destruierenden Entzündung des Nasenknorpels entwickelt sich unbehandelt oft eine typische Sattelnase. Die EGPA zeigt im Initialstadium häufig ein therapieresistentes Asthma, eine Sinusitis und eine Eosinophilie, während die MPA kein typisches Initialstadium zeigt.

Die systemischen Stadien aller AAV sind durch Vaskulitismanifestationen geprägt. Diese können in der frühsystemischen Phase von geringer Ausprägung sein oder in der generalisierten Phase mit lebensbedrohlichen Organmanifestationen einhergehen. Purpura, Episkleritis oder Polyneuropathie (Mononeuritis multiplex) als Folge einer Kapillaritis können auf einen Übergang in ein generalisiertes Stadium hinweisen (◘ Abb. 7.3). Im Generalisationsstadium,

in dem die Erkrankung häufig erstdiagnostiziert wird, findet sich oft ein schweres Krankheitsbild mit Fieber und Gewichtsverlust. Charakteristisch sind eine Kapillaritis der Lunge mit Dyspnoe und Hämoptysen und eine rapid progressive Glomerulonephritis (RPGN) mit Mikrohämaturie und mäßiger bis deutlicher Proteinurie sowie der Gefahr des raschen Funktionsverlustes der Niere. Eine Beteiligung der Gelenke und Muskeln mit Arthralgien, Arthritiden und Myalgien ist häufig. Das schwere Stadium ist durch ein Organversagen gekennzeichnet, in erster Linie durch ein Nierenversagen. Im generalisierten Stadium sind bei GPA und MPA die überwiegende Mehrheit der Patienten ANCA-positiv, bei EGPA allerdings nur ca. 40 %. Patienten mit EGPA, die ANCA-positiv sind, haben ein erhöhtes Risiko für eine schwerwiegende Vaskulitis wie eine pulmonale Kapillaritis oder eine Glomerulonephritis. ANCA-negative Patienten mit EGPA haben häufiger eine Herzbeteiligung mit eosinophiler Organinfiltration. Dies gilt als prognostisch ungünstig [14, 23, 25, 42].

■ Diagnostik

Sämtliche Organsysteme sollten auf eine mögliche Beteiligung abgefragt und in der Folge klinisch und apparativ untersucht werden. Bei GPA sollte auch eine HNO-fachärztliche Begutachtung erfolgen.

Laborchemisch finden sich krankheitsabhängig erhöhte Entzündungsparameter und häufig eine Anämie. Auf die Nierenfunktionsparameter ist zu achten. Von prognostischer Bedeutung ist der Nachweis von c-ANCA und p-ANCA im Immunfluoreszenztest und von PR3-ANCA sowie MPO-ANCA im ELISA-Test vor allem in der aktiven Phase der Erkrankung. Ein Fixierungsartefakt bedingt die Unterscheidung in zytoplasmatische (c-ANCA) Fluoreszenz bei GPA und perinukleäre (p-ANCA) Fluoreszenz bei MPA. Das Zielantigen c-ANCA-positiver Seren ist meist Proteinase 3 (PR3-ANCA) und das p-AN-

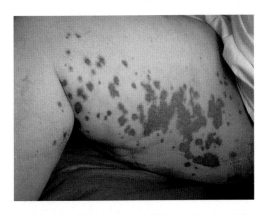

◘ **Abb. 7.3** Kutane Kleingefäßvaskulitis bei GPA (M. Wegener). (Aus [48])

CA-positiver Seren Myeloperoxidase (MPO-ANCA). Der Nachweis von c-ANCA/anti-PR3-Antikörpern gilt als prognostisch ungünstig im Rahmen einer AAV. Ob der ANCA-Titer ein Aktivitätskriterium ist, wird kontrovers diskutiert. ANCA-negative Verläufe sind häufiger in der lokalisierten Phase der GPA und bei EGPA zu finden. Der sehr hohe Stellenwert der ANCA spiegelt sich auch in den derzeitigen Klassifikationskriterien zur GPA und MPA wider, wo bei positivem Nachweis von entweder c- oder pANCA die Klassifikation schon gegeben ist, vorausgesetzt, dass man anhand klinischer Symptome des Patienten eine Vaskulitis als Differenzialdiagnose für möglich hält [50, 55]. Ein negativer ANCA-Nachweis schließt allerdings die Diagnose einer GPA/EGPA/MPA nicht aus [23]. Die histologische Krankheitssicherung, die im Rahmen der Erstdiagnostik angestrebt werden sollte (z. B. durch Biopsie der nasalen Mukosa, von pulmonalen Rundherden oder bei Zeichen einer Organbeteiligung durch eine Nierenbiopsie) ist im klinischen Alltag sehr wegweisend, auch wenn sie ihren Stellenwert in den erwähnten neuen Klassifikationskriterien etwas eingebüßt hat. Gelegentlich sind sogar mehrmalige Biopsien notwendig, um zu einer endgültigen Diagnose zu kommen [23, 24].

- Therapie

Die Therapie ist abhängig vom Stadium und von der Krankheitsaktivität und ist durch viele randomisierte, kontrollierte Studien belegt, die in den Leitlinien der EULAR zusammengefasst werden [20].

Hier hat es in den letzten Jahren substanzielle Veränderungen gegeben, insbesondere ist der Stellenwert der Rituximab-Therapie enorm gestiegen, da sich diese Therapie sowohl in der Remissionsinduktion als auch in der Remissionserhaltung als das Medikament der Wahl bei der GPA und der MPA herauskristallisiert hat, wobei als Remissionsinduktionstherapie auch Cyclophosphamid zulässig ist. Es herrscht allerdings noch keine Einigkeit, wie lange die Therapie erfolgen soll. Ergebnisse aus kontrollierten Studien belegen bislang die Wirksamkeit einer Therapiedauer von 2 Jahren mit Rituximab. Beobachtungen mit länger dauernder Erhaltungstherapie laufen derzeit. Als (allerdings weniger wirksame) Alternative zu Rituximab kann zur Remissionserhaltung eine Therapie mit Azathioprin oder Methotrexat erfolgen, wobei die empfohlene Therapiedauer derzeit bei 24–48 Monaten liegt. Bei Patienten mit schwerer Niereninsuffizienz kann ein begleitender Plasma-Austausch erwogen werden.

Eine weitere rezente Neuerung betrifft die empfohlene Dosis an Glukokortikoiden, die nach den Ergebnissen der Pexivas-Studie, bei der die Wirksamkeit eines Standard-Regimes gegenüber einem reduzierten Regime getestet wurde, deutlich nach unten korrigiert werden konnte. [61].

Weiters steht mit dem Komplementinhibitor Avacopan erstmals ein Medikament zur Verfügung, das es ermöglicht, Glukokortikoide in der Behandlung der AAV fast gänzlich zu vermeiden [29].

■ ■ Therapie der eosinophilen Granulomatose mit Polyangiitis

Die Therapie richtet sich nach der Prognose, wobei als prognostisch ungünstig eine Beteiligung von ZNS, GI-Trakt, Herz und Niere angesehen wird; die Beurteilung kann anhand des „Five Factor Score" (FFS) beurteilt werden [13, 60]. Bei guter Prognose (FFS = 0) wurde früher oft nur mit GC behandelt. Allerdings profitieren auch diese Patienten mit guter Prognose von einer additiven Therapie mit Azathioprin oder MTX. Patienten mit schlechter Prognose (im FFS) sollten zur Induktion eine GC-Therapie und ein CYC-Bolustherapie erhalten, auch eine Therapie mit Rituximab ist möglich. Bei nicht lebens- oder organbedrohender EGPA kann auch eine Therapie mit Mepolizumab, einem IL-5-Antagonisten, erwogen werden (DOI: 10.1056/NEJMoa1702079). [62].

7

■ **Prognose**

Durch Einführung einer immunsuppressiven Therapie hat sich die Prognose der AAV deutlich verbessert. Mit einer schlechteren Prognose gehen bei GPA und MPA eine schwere Nierenfunktionseinschränkung sowie eine gastrointestinale und kardiovaskuläre Beteiligung und eine hohe Krankheitsaktivität einher. Prognostisch ungünstig bei EGPA sind die im FFS-Score angeführten Parameter [13, 60]. Zu beachten ist eine Frühmortalität von ca. 11 % im ersten Behandlungsjahr, hauptsächlich als Folge von Infektionen unter einer Induktionstherapie [38].

7.3.2 Immunkomplexvaskulitiden

Darunter versteht man eine Vaskulitis mit Gefäßwandablagerungen von Immunkomplexen und/oder Komplementfaktoren, häufig mit nekrotisierender Glomerulonephritis einhergehend.

Anti-GBM-Krankheit

Die Anti-glomeruläre-Basalmembran(GBM)-Vaskulitis ist eine seltene Erkrankung mit einer Inzidenz von 0,5–1 Fällen pro Mio. Einwohner pro Jahr und befällt glomeruläre und/oder pulmonale Kapillaren [22]; es kommt zu Basalmembranablagerungen von Antibasalmembranautoantikörpern. Für die Diagnose sind ein nephritisches Sediment und der Nachweis von Antibasalmembranantikörpern (Anti-GBM) wichtig. Circa ein Drittel der Patienten zeigt gleichzeitig Anti-GBM und MPO-ANCA, sodass bei einer Bestimmung von ANCA bei Patienten mit Nephritis auch auf Anti-GBM getestet werden sollte. Eine Beteiligung der Nieren führt zu einer rasch fortschreitenden, nekrotisierenden Glomerulonephritis mit Halbmondbildung, eine Lungenbeteiligung führt zu pulmonaler Hämorrhagie. Die Erkrankung wurde früher bei gleichzeitiger Beteiligung von Lungen und Nieren als Goodpasture-Syndrom bezeichnet. Trotz einer kombinierten Behandlung mit Plasmaaustausch, GC und CYC haben weniger als ein Drittel der Patienten nach 6 Monaten eine erhaltene Nierenfunktion [19, 22]. Es liegen einzelne optimistische Fallberichte über eine Behandlung mit Rituximab vor [58].

Kryoglobulinämische Vaskulitis

Die kryoglobulinämische Vaskulitis ist eine seltene Erkrankung der kleinen Gefäße und im medizinischen Alltag oft schwer zu diagnostizieren. Sie betrifft überwiegend die Haut, die Gelenke, die peripheren Nerven und die Nieren; seltener auch andere Organe. Das klinische Erscheinungsbild ist variabel und reicht von asymptomatischen Verläufen (Kryoglobulinämie), milden, unspezifischen Symptomen (Müdigkeit, Arthralgien oder Raynaud-Symptomatik) bis hin zu schwerwiegenden Krankheitsbildern. Kryoglobuline sind Immunglobuline im Serum, die bei Temperaturen unter der Körpertemperatur präzipitieren können [1]. Entsprechend ihrer jeweiligen Klonalität werden sie in 3 Typen klassifiziert (■ Tab. 7.3). Die häufigsten Ursachen einer kryoglobulinämischen Vaskulitis sind hämatologische Erkrankungen, Autoimmunerkrankungen und chronische Infektionen. Es sollte vor allem an die Möglichkeit einer Assoziation mit Hepatitis C (HCV) gedacht werden, da HCV die häufigste Ursache einer gemischten Kryoglobulinämie (Typ-3-Kryoglobulin) und einer kryoglobulinämischen Vaskulitis ist [1–3]. Der laborchemische Nachweis erfolgt durch Präzipitation von Kryoglobulinen im Serum und sollte bei (initial oft) negativem Ergebnis gegebenenfalls wiederholt werden. Zudem sollte eine Eiweißelektrophorese und eine Immunfixation zum Nachweis oder Ausschluss einer monoklonalen Gammopathie und eine Hepatitis-C-Serologie durchgeführt werden. Außerdem wird empfohlen, bei einer Immunkomplexerkrankung, die meist mit einem Komplementverbrauch einhergeht, C3 und C4 zu bestimmen [1, 2].

◘ Tab. 7.3 Klassifikation der Kryoglobuline nach Brouet [30, 31]

Klasse	Klonalität (Häufigkeit in %)	Immunglobulin	Assoziierte Erkrankung
Typ 1	Monoklonal (25)	IgM (seltener IgG)	MGUS, multiples Myelom, Lymphome
Typ 2	Gemischt polyklonal + monoklonal (25)	IgG + IgM	Autoimmunopathien, HCV und andere Infektionen, idiopathisch
Typ 3	Gemischt polyklonal (50)	IgM + IgG	Siehe Typ 2

MGUS monoklonale Gammopathie unklarer Signifikanz, *HCV* Hepatitis C

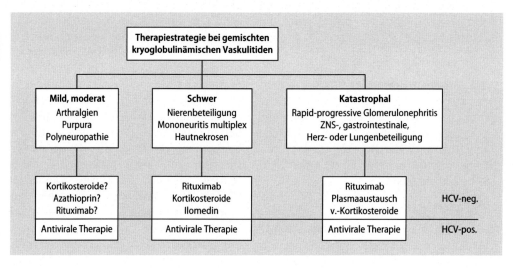

◘ Abb. 7.4 Therapiestrategien bei kryoglobulinämischen Vaskulitiden. (Nach [1])

■ Symptomatik

Bei milden Verläufen sind unspezifische Symptome wie Adynamie, Arthralgien oder ein Raynaud-Syndrom häufig. Typisch ist eine initial juckende Purpura (meist in Form von Petechien) der Unterschenkel, die sich auf Oberschenkel und Unterleib ausdehnen kann. Nach dem Abklingen bleibt häufig eine bräunliche Hyperpigmentierung zurück. Seltener ist ein Übergang in kleine oder großflächige Hautnekrosen. Arthralgien und Arthritiden (der Sprunggelenke) sind häufig. Ebenso ist eine gastrointestinale Beteiligung mit Zeichen einer Purpura der Magenschleimhaut und Symptomen einer gastrointestinalen Blutung bis hin zu abdominellen Krämpfen möglich.

Parästhesien der Hände und Füße werden in 10–20 % der Betroffenen beobachtet. Eine Proteinurie und Hämaturie weisen auf eine Beteiligung der Nieren hin (glomeruläre Schäden bei 20–40 % der Patienten); in sehr seltenen Fällen kann es zu einem akuten Nierenversagen mit Todesfolge kommen [1, 2, 56].

■ Therapie

Die Behandlung besteht in der Therapie der zugrunde liegenden Erkrankung und umfasst in Abhängigkeit vom Schweregrad der Vaskulitis den zusätzlichen Einsatz von GC, Rituximab und einer Plasmapherese (◘ Abb. 7.4). Eine Besonderheit stellt die Hepatitis-C-assoziierte kryoglobulinämische Vaskulitis dar, da die neuen Therapien die Hepatitis C in den meisten Fällen zur Ausheilung bringen, wodurch auch der auslösende Faktor für die Vaskulitis eliminiert wird.

Bei Vorliegen einer HCV (seltener HBV) sollte daher primär eine antivirale Therapie initiiert werden. Bei erfolgreicher Behandlung und Viruselimination ist mit einer anhaltenden Remission der kryoglobulinämischen Vaskulitis zu rechnen.

Bei der rein monoklonalen Kryoglobulinämie liegt eine hämatologische Erkrankung zugrunde (wie eine monoklonale Gammopathie mit unklarer Signifikanz, ein multiples Myelom oder ein Lymphom). Die Therapie besteht in der Therapie der Grundkrankheit.

Darüber hinaus kommt bei schweren, nichtinfektiösen kryoglobulinämischen Vaskulitiden vordergründig Rituximab zum Einsatz und ist auch bei Rezidiven und in der Langzeittherapie gut wirksam [1, 51, 56].

■ **Prognose**

Die Prognose ist abhängig von einer erfolgreichen Therapie der Grundkrankheit. In einer französischen Studie an 242 Patienten mit einer nichtinfektiösen gemischten Kryoglobulinämie waren eine Lungenbeteiligung, eine gastrointestinale Symptomatik und eine glomeruläre Filtrationsrate < 60 ml/min sowie ein Alter über 65 Jahre mit einer schlechteren Prognose assoziiert [1, 57].

IgA-Vaskulitis (Purpura Schönlein-Henoch)

Die IgA-Vaskulitis ist eine Vaskulitis der kleinen Blutgefäße mit IgA1-dominanten Immunkomplexen in der Gefäßwand, häufig mit Beteiligung von Haut und Gastrointestinaltrakt und einer Gelenkentzündung einhergehend. Früher als Purpura Schönlein-Henoch bezeichnet, wurde sie in der Chapel-Hill-Konferenz 2012 in IgA-Vaskulitis umbenannt [26, 31]. Sie ist die häufigste Vaskulitis im Kindes- und Jugendalter (10–20/100.000) und sehr selten im Erwachsenenalter (0,1/100.000). 90 % der Patienten sind unter 10 Jahre alt. Eine eindeutige ätiologische Zuordnung gibt es nicht. Neben infektiösen Triggern sind auch Assoziationen mit Medikamenten bekannt [27].

■ **Symptomatik**

Die IgA-Vaskulitis kann sich als Vaskulitis eines Organs manifestieren (z. B. an der Haut oder an der Niere – IgA-Nephropathie) oder systemisch auftreten. An der Haut zeigt sich eine palpable Purpura typischerweise an den Streckseiten der Extremitäten und am Gesäß. Die Kinder sind a- oder subfebril und meist in einem guten Allgemeinzustand. Allerdings kommt es häufig zu abdominellen Symptomen wie kolikartigen Bauchschmerzen, Übelkeit, Erbrechen und blutigen Stühlen, die in ca. 40 % den Hauterscheinungen vorangehen. In 60–84 % treten Gelenkbeschwerden und Arthralgien auf; gelegentlich manifestiert sich eine schmerzhafte Arthritis meist der unteren Extremitäten als Erstsymptom. Bei 34–60 % wird eine Nierenbeteiligung beschrieben, meist nur mit einer geringen Hämaturie und Proteinurie. Bei ca. 20 % kommt es zu einer schweren renalen Beteiligung mit einem nephrotischen Syndrom und der Gefahr der Entwicklung einer terminalen Niereninsuffizienz [27, 32].

■ **Diagnostik**

Die Diagnose sollte weitgehend klinisch gestellt werden, meist sind bei einer typischerweise milden Verlaufsform nur wenige Laborparameter notwendig. Bei einer extrakutanen Organbeteiligung erfolgt naturgemäß eine zusätzliche symptomorientierte Diagnostik. Eine initiale Biopsie der Haut wird bei atypischem Befall und schwerer Organbeteiligung empfohlen. Histopathologisch zeigt sich eine leukozytoklastische Vaskulitis [27].

■ **Therapie**

Die Behandlung ist symptomorientiert (Paracetamol bei Gelenkschmerzen, GC bei abdominellen Beschwerden) bzw. von der Organbeteiligung abhängig [32].

7

■ **Prognose**

Die IgA-Vaskulitis ist eine meist gutartige und selbstlimitierende Erkrankung. Nur selten ist die Erkrankung im Kindesalter chronisch. In jedem Fall ist auch nach milden Verläufen ohne renale Beteiligung eine Nachbeobachtung mit Harnkontrollen über einen Zeitraum von 6 Monaten notwendig, bei persistierender Proteinurie oder einer schweren renalen Beteiligung über einen Zeitraum von 5 Jahren [27].

Hypokomplementämische Urtikariavaskulitis (HUV, Anti-C1q-Vaskulitis)

Diese seltene Kleingefäßvaskulitis ist durch eine Hypokomplementämie und eine Urtikaria gekennzeichnet, im Serum werden Anti-C1q-Antikörper nachgewiesen. Sie geht häufig mit einer Glomerulonephritis, Arthritis, obstruktiven Lungenerkrankung und einer Beteiligung des GI-Trakts einher [26, 31].

■ **Symptomatik**

Die Urtikariavaskulitis ist von der akuten oder chronischen Urtikaria abzugrenzen. Im Gegensatz zur gewöhnlichen Urtikaria ist die Urtikariavaskulitis eine eigenständige Krankheitsentität, bei der die urtikariellen Symptome mehr als 24 h andauern und mit bräunlichen Residuen abheilen (Hyperpigmentierung als Folge des Austritts von Erythrozyten aus dem Gefäßsystem). Die Ursache der Hautefflorezenz ist eine leukozytoklastische Vaskulitis. Bei 70 % kommt es zu Arthralgien und Arthritiden. Besonders betroffen sind Ellbogen, Hand, Knie und Fußgelenke; auch Deformierungen sind möglich. Eine Nierenbeteiligung (50 %) ist häufig mild, kann aber auch zur Dialyse führen. Bei ca. 30 % kommt es zu einer gastrointestinalen Beteiligung mit Schmerzen, Übelkeit, Erbrechen und Durchfall. Eine Lungenbeteiligung (20 %) ist die häufigste Mortalitätsursache und verläuft bei Rauchern schwerer [12].

■ **Diagnostik**

Die Diagnosestellung erfolgt durch das chronische urtikarielle Exanthem mit dem Nachweis einer leukozytoklastischen Vaskulitis in der Hautbiopsie, durch den Komplementverbrauch und den Nachweis von C1q-Antikörpern. Letztere sind aber nicht spezifisch für die HUV und werden in 50 % auch beim systemischen Lupus erythematodes nachgewiesen. Der Nachweis hochtitriger Doppelstrang-DNA-Antikörper schließt aber ein HUV aus.

■ **Therapie**

Eckpfeiler der Therapie sind Antihistaminika und GC. Oft erfolgt eine Kombination mit Immunsuppressiva wie Methotrexat, Azathioprin oder CYC.

Bei hochaktivem Verlauf kann eine Plasmapherese notwendig sein [12].

7.4   Vaskulitis variabler Gefäße

7.4.1   Cogan-Syndrom

Das „typische" Cogan-Syndrom (Cogan-I-Syndrom, okulovestibuloauditorisches Syndrom oder einfach Cogan-Syndrom) ist eine seltene Autoimmunerkrankung mit Beteiligung der Augen und des Innenohrs. Vorwiegend sind junge Erwachsene betroffen [5, 26].

Fast alle Patienten zeigen einen Hörverlust, bei 25–50 % kann es zu einer Taubheit kommen. Schwindel und Tinnitus sind häufig. Eine okuläre Beteiligung manifestiert sich meist beidseitig im Sinne einer Keratitis, Episkleritis, Skleritis oder Panuveitis. Eine anhaltende Visusminderung tritt meist nur bei Skleritis und Panuveitis auf.

Allgemeinsymptome wie Fieber, Arthralgien und Arthritiden, Myalgien und Polyneuropathien werden beschrieben. Bei etwa 10–20 % der Patienten kommt es zu einer lokalisierten oder generellen Vaskulitis der Aorta, des Myokards, des peripheren und zentralen Nervensystems oder der Niere. Diese systemische Vaskulitis ist für die Letalität der Erkrankung bei ca. 10 % der Betroffenen verantwortlich.

Daneben gibt es auch ein atypisches Cogan-Syndrom, wenn Augen und/oder Ohren anderweitig betroffen sind oder wenn zwischen Beginn der Augen- und Ohren-Symptomatik mehr als 2 Jahre liegen.

Die Therapie richtet sich nach der Organbeteiligung. Insbesondere bei einer Vaskulitis ist eine Behandlung mit GC und Immunsuppressiva wie Azathioprin oder CYC indiziert [5].

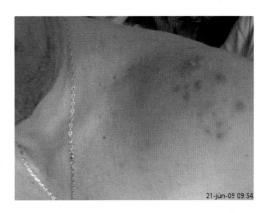

☐ **Abb. 7.5** Hautmanifestation bei Morbus Behçet: Papulopustulose. (Aus [48])

7.4.2 Morbus Behçet

Bereits Hippokrates erwähnte eine Erkrankung, die vermutlich dem Morbus Adamantiades-Behçet entspricht. Die erste moderne Beschreibung eines Symptomenkomplexes aus oralen Aphten, genitalen Ulzerationen und einer Hypopyon-Iritis erfolgte 1937 durch den türkischen Dermatologen Hulusi Behçet. Seit der Chapel-Hill-Konsenskonferenz im Jahr 2012 wird die Erkrankung den systemischen Vaskulitiden zugeordnet [26, 31]. Die Inzidenz und Prävalenz der Erkrankung ist in Japan, in der Türkei und im östlichen Mittelmeerraum am höchsten [34].

■ **Symptomatik**

Die typischen orogenitalen Ulzerationen gehen einem Augen- oder einem neurologischen Befall meist jahrelang voraus. Die Ulzerationen sind 2–10 mm groß und mit weißem Zentrum. Sie sind schmerzhaft, heilen aber innerhalb von wenigen Wochen ohne Narben. Histopathologisch zeigt sich eine leukozytoklastische Vaskulitis.

Hautmanifestationen sind häufig (80 %) und zeigen sich typischerweise als erythematöse Papulopustulose (oder Pseudofollikulitis, weil sich im Gegensatz zur echten Follikulitis kein Haarfollikel im Zentrum befindet) (☐ Abb. 7.5) und als

Erythema nodosum. Am Auge findet sich neben der klassischen, aber relativ seltenen Hypopyon-Uveitis eine anteriore oder posteriore Uveitis oder eine Vaskulitis der Retinagefäße. Eine Augenbeteiligung ist die am meisten gefürchtete Komplikation, da sie zur Erblindung führen kann. Eine Arthritis ist relativ häufig (ca. 50 %), verläuft meist oligoarthritisch und nichterosiv und befällt häufiger die Knie-, Hand- und Ellbogengelenke. Eine Mitbeteiligung des Achsenskeletts ist wesentlich seltener als früher angenommen. Eine Thrombophlebitis, aber auch Phlebothrombosen peripherer Venen werden bei einem Viertel der Patienten beobachtet. Lungenembolien sind seltene Komplikationen. Mitunter kann es zu einem Verschluss der Vena cava superior mit der Entwicklung eines dramatischen Krankheitsbildes kommen. Eine seltene arterielle Beteiligung kann sich als Aortitis, peripheres Aneurysma oder als arterielle Thrombose präsentieren. Ein Mitbefall der Nieren äußert sich als Glomerulonephritis, Amyloidose oder im Sinne einer renovaskulären Beteiligung. Eine Vielzahl neurologischer Manifestationen kann meist in späteren Krankheitsstadien auftreten (z. B. Meningitis und Meningoenzephalitis, organische Psychosyndrome und Hirnvenenthrombosen). Eine abdominelle Beteiligung kann sich in

Schmerzen und blutigen Durchfällen als Folge von ulzerösen Läsionen im Ileum und Kolon äußern.

■ Diagnostik

Die Diagnose erfolgt auf Basis des klinischen Bildes. Die Klassifikationskriterien wurden primär entwickelt, um Patienten in Studien besser vergleichen zu können; sie sind aber auch für die Diagnosestellung hilfreich und werden diesbezüglich auch gerne im klinischen Alltag verwendet (Übersicht). Differenzialdiagnostisch ist ein Behçet-Syndrom von einem Morbus Crohn zu unterscheiden, ebenso ist die Erkrankung von einer benignen oralen Aphtose zu differenzieren. Im Labor zeigen sich im Wesentlichen unspezifische Entzündungszeichen. Eine diagnostische Hilfe kann insbesondere bei Patienten aus Japan oder dem östlichen Mittelmeerraum der Nachweis von HLA-B51 sein [28, 34].

> **Klassifikationskriterien der International Study Group for Behçet's Disease 1990 [28]**
>
> Bei Abwesenheit anderer klinischer Ursachen müssen die Patienten aufweisen:
> - Rezidivierende orale Ulzerationen (aphthös oder herpetiform), die in den vergangenen 12 Monaten mindestens 3-mal aufgetreten sein müssen
>
> Zwei der 4 folgenden Symptome müssen außerdem vorhanden sein:
> - Rezidivierende genitale Ulzerationen (ca. 100 %)
> - Ophthalmologische Läsionen: Uveitis anterior, Uveitis posterior, mittels Spaltlampe diagnostizierte Zellen im Vitreum oder Vaskulitis der Retina, die augenärztlich diagnostiziert wurde (80 %)
> - Hautläsionen: Erythema nodosum, Pseudofollikulitis, papulopustuläre Läsionen oder akneähnliche Knoten bei postadoleszenten Patienten, die nicht unter Glukokortikoiden stehen (80 %)
> - Positiver Pathergie-Test (25–75 %), d. h. Auftreten einer papulopustulösen Effloreszenz (Größe mindestens 2 mm) an der Einstichstelle eines einfachen Nadelstichs (schräg einstechen, 5 mm tief in die Haut) oder einer intrakutanen Injektion von Kochsalz; ablesen nach einer Latenzzeit von 24–48 h

■ Therapie

Die Behandlung des Behçet-Syndroms richtet sich nach der Krankheitsaktivität und dem Organbefall.

Die mukokutanen Läsionen sprechen meist gut auf lokale GC, Adstringenzien oder Lokalanästhetika an. Eine kontrollierte Studie zeigte signifikante Effekte des Phosphodiesterase-4-Inhibitors Apremilast verglichen mit Placebo auf Ulzerationen [18].

Bei Arthritiden werden nichtsteroidale Antirheumatika (NSAR) und Colchicin (3-mal 0,5 mg/Tag) mit Erfolg eingesetzt, bei schweren Verläufen kommen GC, Azathioprin, Interferon-α oder auch TNF-α-Blocker zum Einsatz. Bei Augenmanifestationen müssen neben lokalen GC wegen der Gefahr der Sehbehinderung frühzeitig hoch dosiert systemische GC und Azathioprin oder Ciclosporin A verabreicht werden. Bei Ineffektivität oder akut drohender Erblindung kann auch primär ein TNF-α-Blocker verwendet werden. Bei einer Beteiligung des Zentralnervensystems werden systemisch GC, Azathioprin, CYC und auch TNF-α-Blocker eingesetzt. Es gibt keine klare Evidenz für die Behandlung von Gefäßbeteiligungen. Für die Behandlung venöser Thrombosen werden GC, Azathioprin, CYC und Ciclosporin A empfohlen, für arterielle Aneurysmen GC und CYC. Es gibt keine kontrollierten Daten über den Nutzen von oralen Antikoagulanzien und Thrombozytenaggregationshemmern bei venösen Thrombosen oder arteriellen Beteiligungen im Rahmen des Behçet-Syndroms [17, 28].

- **Prognose**

Als prognostisch ungünstig werden eine Beteiligung der Augen, eine gastrointestinale oder neurologische Beteiligung und das Auftreten von pulmonalarteriellen Aneurysmen angesehen [34].

Fallbeispiel: Junge Frau mit Schleimhautulzerationen und Gelenkbeschwerden

Bei einer heute 35-jährigen Patientin aus dem östlichen Mittelmeerraum ist seit 16 Jahren die Diagnose eines Morbus Behçet bekannt. Die Symptomatik begann mit rezidivierenden oralen und genitalen Ulzerationen, in den folgenden Monaten kam es zum Auftreten von symmetrischen Schwellungen und Schmerzen der Handgelenke.

Die Patientin hatte zwei frühe Schwangerschaften vor Ausbruch der Erkrankung. Die Diagnose wurde gestellt durch den Nachweis oraler und genitaler Ulzerationen, durch ein rezidivierendes Erythema nodosum an der Außenseite des Unterschenkels und durch eine symmetrische Arthritis der Hand- und Kniegelenke.

Es wurde eine Colchicin-Therapie begonnen, die leider die Gelenkbeschwerden nicht entsprechend beeinflusste. In weiterer Folge wurde aufgrund der hohen serologischen Entzündungsparameter und der Gelenkschwellungen einzelner Fingergelenke, vor allem aber der Handgelenke, wiederholt auch der Kniegelenke, eine Basistherapie mit Azathioprin vorgeschlagen. Es bestand aber ein weiterer Kinderwunsch, und es wurde daher eine immunsuppressive Medikation zunächst auf Wunsch der Patientin nicht initiiert.

Radiologisch zeigte sich in der Folge bereits eine (sekundäre) Arthrose im rechten Handgelenk. Aufgrund des Röntgenbefundes, der anhaltend hohen klinischen und entzündlichen Krankheitsaktivität wurde nach entsprechender Beratung schließlich doch eine Azathioprin-Medikation begonnen. Dadurch konnte eine Stabilisierung des Krankheitsbildes erreicht werden. Die Patientin wurde unter immunsuppressiver Medikation schwanger. In einem interdisziplinären Konsilium wurde bei guter klinischer Befindlichkeit das Absetzen von Azathioprin empfohlen und die Patientin entsprechend engmaschig überwacht. Schwangerschaft und Geburt verliefen komplikationslos und die Patientin brachte ein gesundes Mädchen zur Welt.

Wenige Wochen nach dem Ende der Schwangerschaft kam es zu einer deutlichen Verschlechterung der Gesamtsituation mit oligoarthritischem Gelenkbefall und hartnäckigen orogenitalen Ulzerationen.

Nach Beendigung der Stillzeit wurde neuerlich eine Azathioprin-Medikation initiiert. In den folgenden Monaten kam es zu einer Stabilisierung des Krankheitsbildes, die Schwellungen in den Hand- und auch Kniegelenken bildeten sich komplett zurück.

Unter anfänglich engmaschigen Laborkontrollen und einer konsequenten Antikonzeption ist unsere Patientin unter einer Therapie mit 100 mg Azathioprin pro Tag in einer äußerst stabilen Situation; zusätzlich nimmt sie nur fallweise NSAR.

Regelmäßige augenfachärztliche Kontrollen ergaben bisher keine Augenbeteiligung im Sinne einer anterioren oder posterioren Uveitis. Die serologischen Entzündungsparameter sind im Normbereich.

7

Kommentar
Bei der Patientin wurde aufgrund der typischen Klinik mit oralen und genitalen ulzerösen Läsionen, Erythema nodosum und Arthritiden die Diagnose eines Behçet-Syndroms gestellt.

Aufgrund eines Kinderwunsches wurde eine suffiziente immunsuppressive Therapie erst spät eingeleitet. Schließlich wurde die Patientin unter Azathioprin schwanger und die Medikation wurde bei stabiler klinischer Befindlichkeit abgesetzt. Bei strenger Indikationsstellung kann Azathioprin auch während der Schwangerschaft fortgesetzt werden, ist aber in der Stillzeit kontraindiziert.

Unter einer konsequenten Immunsuppression ist die Patientin beschwerdefrei, eine erosive Arthritis führte allerdings zu einer sekundären Arthrose im Bereich des rechten Handgelenks.

7.5 Einzelorganvaskulitiden

Einzelorganvaskulitiden („single organ vasculitis", SOV) stellen Vaskulitis-Sonderformen dar, die sich in einzelnen Organen (isoliert oder in mehreren Organen zugleich) manifestieren. Streng genommen handelt es sich zwar nicht um „systemische" Vaskulitisformen, aufgrund des möglichen Befalls zentraler Organe haben diese Vaskulitisformen oft jedoch „systemische" Konsequenzen. Es können Gefäße jeder Größe betroffen sein, histologisch sind granulomatöse und nichtgranulomatöse Formen beschrieben. Das Vorliegen von lymphozytären oder neutrophilen Infiltraten, von Nekrose oder fibrinoiden Ablagerungen könnte unterschiedliche Stadien desselben pathologischen Prozesses repräsentieren [37].

Die Diagnose wird häufig zufällig gestellt, manchmal auch erst in der Autopsie. Die klinischen Manifestationen sind vom Zielorgan abhängig und umfassen ein äußerst heterogenes Spektrum: ZNS, Retina, Aorta, Pulmonalarterien, Koronararterien, Mammae, Gallenblase, GI-Trakt, Pankreas, Nieren, Ureter, Blase, Genitalien (Hoden, Samenblasen, Ovarien, Eileiter, Uterus), Muskulatur und periphere Nerven können betroffen sein. In der Regel gibt es weder spezifische serologische noch bildgebende Befunde, und die Diagnose basiert auf histologischen Befunden an Gewebsproben.

▪ **Therapie**
Wie bei anderen Vaskulitisformen ist der Hauptpfeiler der Therapie die rasche Behandlung mit GC. Bei Beteiligung lebenswichtiger Organe oder GC-refraktären Verläufen ist auch hier der Einsatz von Immunsuppressiva indiziert.

Literatur

1. Blank N, Lorenz HM (2016) Kryoglobulinämische Vaskulitiden. Z Rheumatol 75:303–315
2. Brouet JC, Clauvel JP, Danon F et al (1974) Biologic and clinical significance of cryoglobulins. A report of 86 cases. Am J Med 57(5):775–788
3. Cacoub P, Comarmond C, Domont F et al (2015) Cryoglobulinemia vasculitis. Am J Med 128(9):950–955
4. Catanaso M, Macchioni P, Boiardi L et al (2014) Epidemiology of granulomatosis with poyangiitis (Wegener's Gganulomatosis) in northern Italy: a 15-year population based study. Sem Arthritis Rheum 44:202–207
5. Chehab G (2014) Cogan-Syndrom. In: Hettenkofer H-J, Schneider M, Braun J (Hrsg) Rheumatologie: Diagnostik – Klinik – Therapie. Thieme, Stuttgart, S 297–298
6. Chew S, Kerr NM, Danesh-Meyer HV (2009) Giant cell arteritis. J Clin Neurosci 16(10):1263–1268
7. Dejaco C, Ramiro S, Bond M et al (2023) EULAR recommendations for the use of imaging in large vessel vasculitis in clinical practice: 2023 update. Ann Rheum Dis:ard-2023-224543. https://doi.org/10.1136/ard-2023-224543
8. De Menthon M, Mahr A (2011) Treating polyarteriitis nodosa: current state of the art. Clin Exp Rheumatol 29:S110–S116

9. De Virgilio A, Greco A, Magliulo G et al (2016) Polyarteritis nodosa: a contemporary overview. Autoimmun Rev 15:564–570

10. Elefante E, Tripoli A, Ferro F, Baldini C (2016) One year in review: systemic vaskulitis. Clin Exp Rheumatol 34(Suppl 97):S1–S6

11. Eriksson P, Skoglund O, Hemgren C et al (2023) Clinical experience and safety of Janus kinase inhibitors in giant cell arteritis: a retrospective case series from Sweden. Front Immunol 14:1187584. https://doi.org/10.3389/fimmu.2023.1187584

12. Grayson PC, Ponte C, Suppiah R et al (2022) 2022 American College of Rheumatology/ EULAR classification criteria for Takayasu arteritis. Ann Rheum Dis 81(12):1654–1660. https://doi.org/10.1136/ard-2022-223482. Epub 2022 Nov 9

13. Guillevin L, Lhote F, Gayraud M, Cohen P, Jarrousse B, Lortholary O et al (1996) Prognostic factors in polyarteritis nodosa and Churg-Strauss syndrome. A prospective study in 342 patients. Medicine (Baltimore) 75(1):17–28

14. Guillevin L, Durand-Gasselin B, Cevallos R et al (1999) Microscopic polyangiitis: clinical and laboratory findings in eighty-five patients. Arthritis Rheum 42:421–430

15. Guillevin L, Mahr A, Callard P et al (2005) Hepatitis B virus-associated polyarteritis nodosa: clinical characteristics, outcome, and impact of treatment in 115 patients. Medicine 84(6):313–322

16. Hafner F (2014) Vaskulitiden großer Gefäße. Wien Klin Wochensch Educ 9:15–32

17. Hatemi G, Christensen R, Bang D et al (2018) 2018 update pf the EULAR recommendations for the management of Behçet's syndrome. Ann Rheum Dis 77(6):808–818. https://doi.org/10.1136/annrheumdis-2018-213225. Epub 2018 Apr 6

18. Hatemi G, Melikoglu M, Tunc R et al (2015) Apremilast for Behçet's Syndrome – a phase 2, placebo-controlled study. N Engl J Med 372:1510–1518

19. Hellmark T, Segelmark M (2014) Diagnosis and classification of Goodpasture's disease (anti-GBM). J Autoimmun 48–49:108–112

20. Hellmich B, Sanchez-Alamo B, Schirmer JH et al (2024) EULAR recommendations for the management of ANCA-associated vasculitis: 2022 update. annrheumdis 83(1):30–47. https://doi.org/10.1136/ard-2022-223764

21. Henegar C, Pagnoux C, Puéchal X et al (2008) A paradigm of diagnostic criteria for polyarteritis nodosa: analysis of a series of 949 patients with vasculitides. Arthritis Rheum 58:1528–1538

22. Hirayama K, Yamagata K, Kobayashi M, Koyama A (2008) Anti-glomerular basement membrane antibody disease in Japan: part of the nationwide rapidly progressive glomerulonephritis survey in Japan. Clin Exp Nephrol 12(5):339–347

23. Holle JU (2013) ANCA („anti-neutrophil cytoplasm antibody")-assoziierte Vaskulitiden. Z Rheumatol 72:445–456

24. Holle JU, Gross WL, Holl-Ulrich K et al (2010) Prospective long-term follow-up of patients with localised Wegener's granulomatosis: does it occur as persistent disease stage? Ann Rheum Dis 69:1934–1939

25. Holle JU, Gross WL, Latza U et al (2011) Improved outcome in 445 patients with Wegener's granulomatosis in a German vasculitis center over four decades. Arthritis Rheum 63:257–266

26. Holl-Ulrich K (2014) Vaskulitis. Neue Nomenklatur der Chapel-Hill-Konferenz 2012. Z Rheumatol 73:823–835

27. Hospach T, Huppertz HI (2011) Purpura Schönlein Henoch – Häufigste Vaskulitis des Kinder und Jugendalters. Z Rheumatol 70:829–837

28. International Study Group for Behçet's Disease (1990) Criteria for diagnosis of Behçet's disease. Lancet 335:1078–1080

29. Jayne DRW, Merkel PA, Schall TJ et al (2021) Avacopan for the treatment of ANCA-associated vasculitis. N Engl J Med 384(7):599–609. https://doi.org/10.1056/NEJMoa2023386

30. Jennette JC, Falk RJ, Andrassy K et al (1994) Nomenclature of systemic vasculitides. Proposal of an international consensus conference. Arthritis Rheum 37(2):187–192

31. Jennette JC, Falk RJ, Bacon PA et al (2013) 2012 revised International Chapel Hill Consensus Conference Nomenclature of Vasculitides. Arthritis Rheum 65(1):1–11. https://doi.org/10.1002/art.37715

32. Klass MM (2014) IgA-Vaskulitis (Purpura Schönlein Henoch). In: Hettenkofer H-J, Schneider M, Braun J (Hrsg) Rheumatologie: Diagnostik – Klinik – Therapie. Thieme, Stuttgart, S 269–270

33. Keser G, Ditreskeneli H, Aksu K (2014) Management of Takayasu Vaskulitis. A systematic review. Rheumatology (Oxford) 53(5):793–801

34. Kötter I, Xenitidis T, Fierlbeck G et al (2012) Morbus Behçet. Z Rheumatol 71:685–697

35. Kussmaul A, Maier R (1866) Über eine bisher nicht beschriebene eigenthümliche Arterienerkrankung (Periarteriitis nodosa), die mit Morbus Brightii und rapid fortschreitender allgemeiner Muskellähmung einhergeht. Dtsch Arch Klin Med 1:484

36. Leavitt RY, Fauci AS, Bloch DA et al (1990) The American College of Rheumatology 1990 criteria for the classification of Wegener's granulomatosis. Arthritis Rheum 33:1101–1107

37. Lie JT (1989) Systemic and isolated vasculitis: a rational approach to classification and pathologic diagnosis. Pathol Annu 24(Pt 1):25–114

38. Little MA, Nightingale P, Verburgh CA et al (2012) Early mortality in systemic vasculitis: relative contribution of adverse events and active vasculitis. Ann Rheum Dis 69:1036–1043

39. Loricera J, Blanco R, Hernandez JL et al (2015) Tocilizumab in giant cell arteritis: Multicenter open-label study of 22 patients. Semin Arthritis Rheum 44:717–723

40. Mahr AD, Jover JA, Spiera RF et al (2007) Adjunctive methotrexate for treatment of giant cell arteritis: an individual patient data meta-analysis. Arthritis Rheum 56(8):2789–2797

41. Masi AT, Hunder GG, Lie JT et al (1990) The American College of Rheumatology 1990 criteria for the classification of Churg Strauss syndrome (allergic granulomatosis and angiitis). Arthritis Rheum 33:1094–1100

42. Mukhtyar C, Guillevin L, Cid MC et al (2009) EULAR recommendations for the management of primary small and medium vessel vasculitis. Ann Rheum Dis 68:310–317

43. Mukhtyar C, Guillevin L, Cid MC et al (2009) EULAR recommendations for the management of large vessel vasculitis. Ann Rheum Dis 68(3):318–323

44. Nakaoka Y, Isobe M, Takei S et al (2018) Efficacy and safety of tocilizumab in patients with refractory Takayasu arteritis: results from a randomised, double-blind, placebo-controlled, phase 3 trial in Japan (the TAKT study). Ann Rheum Dis 77(3):348–354. https://doi.org/10.1136/annrheumdis-2017-211878. Epub 2017 Nov 30

45. Neudorf U (2014) Kawasaki Syndrom. In: Hettenkofer H-J, Schneider M, Braun J (Hrsg) Rheumatologie: Diagnostik – Klinik – Therapie. Thieme, Stuttgart, S 279–282

46. Newburger JW, Takahashi M, Gerber M (2004) Diagnosis, treatment and long term management of Kawasaki disease. Circulation 110:2747–2771

47. Pagnoux C, Seror R, Henegar C et al (2010) Clinical features and outcomes in 348 patients with polyarteritis nodosa: a systematic retrospective study of patients diagnosed between 1963 and 2005 and entered into the French Vasculitis Study Group Database. Arthritis Rheum 62:616–626

48. Puchner R (2016) Die systemischen Vaskulitiden. Wien Klin Wochenschr Educ. https://doi.org/10.1007/s11812-016-0079-8

49. Reinhold-Keller E, Herlyn K, Wagner-Bastmeyer R, Gross WL (2005) Stable incidence of primary systemic vasculitides over five years: results from the German vasculitis register. Arthritis Rheum 53:93–99

50. Robson JC, Grayson PC, Ponte C et al (2022) American College of Rheumatology/European Alliance of Associations for Rheumatology classification criteria for granulomatosis with polyangiitis. Ann Rheum Dis 81(3):315–320. https://doi.org/10.1136/annrheumdis-2021-221795. Epub 2022 Feb 2

51. Sarrazin C, Berg T, Buggisch P et al (2015) Aktuelle Empfehlung zur Therapie der chronischen Hepatitis C. S3 guideline hepatitis C addendum. Z Gastroenterol 53:320–334

52. Schirmer M, Dejaco C, Schmidt WA (2012) Riesenzellarteriitis Update: Diagnose und Therapie. Z Rheumatol 71:754–759

53. Schirmer JH, Holl-Ulrich K, Moosig F (2014) Polyarteriitis nodosa – Differentialdiagnose und Therapie. Z Rheumatol 73:917–927

54. Stone JH, Han J, Aringer M et al (2021) Long-term effect of tocilizumab in patients with giant cell arteritis: open-label extension phase of the Giant Cell Arteritis Actemra (GiACTA) trial. Lancet Rheumatol. https://doi.org/10.1016/S2665-9913(21)00038-2. Epub 2021 Mar 19

55. Suppiah R, Joanna C, Robson JC, Grayson PC (2022) American College of Rheumatology/European Alliance of Associations for Rheumatology classification criteria for microscopic polyangiitis. Ann Rheum Dis 81(3):321–326. https://doi.org/10.1136/annrheumdis-2021-221796. Epub 2022 Feb 2

56. Terrier B, Cacoub P (2013) Cryoglobulinemia vasculitis: an update. Curr Opin Rheumatol 25(1):10–18

57. Terrier B, Carrat F, Krastinova E et al (2013) Prognostic factors of survival in patients with non-infectious mixed cryoglobulinaemia vasculitis: data from 242 cases included in the CryoVas survey. Ann Rheum Dis 72(3):374–380

58. Touzot M, Poisson J, Faguer S (2015) Rituximab in anti-GMB disease: A retrospective study of 8 patients. J Autoimmun 60:74–79

59. Unizony S, Arias-Urdaneta L, Miloslavsky E et al (2012) Tocilizumab for the treatment of large-vessel vasculitis (giant cell arteritis, Takayasu arteritis) and polymyalgia rheumatica. Arthritis Care Res (Hoboken) 64(11):1720–1729

7

60. Vaglio A, Moosig F, Zwerina J (2012) Churg-Strauss syndrome: update on pathophysiology and treatment. Curr Opin Rheumatol 24:24–30

61. Walsh M, Peter A, Merkel PA, Chen-Au Peh CA et al (2020) Plasma Exchange and Glucocorticoids in Severe ANCA-Associated Vasculitis. N Engl J Med 382(7):622–631. https://doi.org/10.1056/NEJMoa1803537

62. Wechsler ME, Akuthota P, Jayne D (2017) Mepolizumab or placebo for eosinophilic granulomatosis with polyangiitis. N Engl J Med 376:1921–1932

63. Wegener F (1939) Über eine eigenartige rhinogene Granulomatose mit besonderer Beteiligung des Arteriensystems und der Nieren. Beitr Pathol Anat Allg Pathol 102:36

64. Weigand S, Fleck M (2014) Großgefäßvaskulitis. Z Rheumatol 73:447–457

Rheumatische Erkrankungen bei Kindern und Jugendlichen

Andrea Ulbrich

Inhaltsverzeichnis

© Der/die Autor(en), exklusiv lizenziert an Springer-Verlag GmbH, DE,
ein Teil von Springer Nature 2024
R. J. Puchner, A. Mazzucato-Puchner (Hrsg.), *Rheumatologie aus der Praxis*,
https://doi.org/10.1007/978-3-662-69693-4_8

8.1 Juvenile idiopathische Arthritis

Kinder geben oft Schmerzen im Bereich des Bewegungsapparates an. Ernsthafte rheumatische Erkrankungen treten im Vergleich selten auf, sodass immer auch an andere Differenzialdiagnosen wie Wachstumsschmerzen, Hypermobilität, orthopädische Ursachen, infektiöse oder reaktive Arthritiden, andere rheumatische Erkrankungen, maligne Erkrankungen und mehr gedacht werden muss.

Die juvenile idiopathische Arthritis (JIA) ist eine heterogene Erkrankung und stellt mit einer Prävalenz von 1–3 von 1000 Kindern die häufigste chronisch-rheumatische Erkrankung im Kindesalter dar. Sie kann in jedem Alter auftreten, wobei etwa 40 % bereits im Kleinkindalter betroffen sind.

Von einer JIA sprechen wir, wenn der Beginn der Arthritis vor dem 16. Geburtstag liegt (juvenil), bei der Abklärung keine andere Ursache gefunden werden kann (idiopathisch) und die Symptome bereits länger als 6 Wochen anhalten. Die JIA ist eine schubförmig und chronisch verlaufende Autoimmunerkrankung, die frühestens nach 6 Monaten Krankheitsdauer in eine der insgesamt 7 Subgruppen nach der aktuell gültigen ILAR-Klassifikation (International League of Associations for Rheumatology) eingeteilt wird (◘ Tab. 8.1). Je nach Anzahl der befallenen Gelenke in den ersten 6 Monaten, dem Manifestationsalter, den labormedizinischen Parametern und den spezifischen Begleitsymptomen ergibt sich die Diagnose des Subtyps, welcher für den Verlauf, die Therapie und die Prognose entscheidend ist.

Die Diagnose muss klinisch gestellt werden, da es keine eindeutig diagnosebeweisenden Laborwerte gibt. Eine entsprechende endgültige Klassifikation ist meistens erst im Verlauf der Erkrankung zu treffen. Die Patienten können auch nach vielen Krankheitsjahren den Subtyp noch wechseln.

◘ **Tab. 8.1** ILAR-Klassifikation der juvenilen idiopathischen Arthritis

Subtyp	Klinisches Bild
1. Systemische Arthritis	Arthritis, Fieber, Exanthem, Serositis, Hepatosplenomegalie, Lymphadenitis
2. Seronegative Polyarthritis	5 oder mehr Gelenke in den ersten 6 Monaten - Rheumafaktor negativ
3. Seropositive Polyarthritis	5 oder mehr Gelenke in den ersten 6 Monaten - Rheumafaktor positiv
4. Oligoarthritis	Bis 4 Gelenke in den ersten 6 Monaten a. Persistierend: nie mehr als 4 Gelenke b. Extended: 5 oder mehr Gelenke nach 6 Monaten
5. Enthesitis-assoziierte Arthritis	Arthritis *und* Enthesitis Arthritis *oder* Enthesitis *und* 2 Kriterien (Sakroiliitis, Rückenschmerzen, HLA B27, männlich > 6 Jahre, Uveitis anterior, positive Familienanamnese)
6. Psoriasisarthritis	Arthritis *und* Psoriasis Arthritis *oder* Psoriasis *und* 2 Kriterien (Daktylitis, Nagelveränderungen, positive Familienanamnese)
7. andere (nicht-klassifizierte) Arthritis	Keine oder mehrere Kategorien

Das Kinderrheuma betrifft zu zwei Drittel Mädchen. Extraartikuläre Symptome, wie zum Beispiel eine Augenbeteiligung in Form einer Uveitis, sind mögliche Begleiterscheinungen.

Als Folge der Arthritis können unmittelbare, aber auch langfristige Schäden auftreten. Die Krankheit trifft ein wachsendes Skelett und ein voll in der Entwicklung stehendes Kind, sodass die Kinder und Jugendlichen im Wachstum, aber auch in ihrer altersgerechten motorischen und psychosozialen Entwicklung beeinträchtigt sein können. Dies gilt es mit den heutigen Therapiemöglichkeiten zu vermeiden. Sehr wichtig ist auch eine geplante Transition, da etwa die Hälfte der Patient:innen auch noch im Erwachsenenalter eine Behandlung braucht.

8.1.1 Systemische JIA

Die systemische juvenile idiopathische Arthritis wurde erstmals im Jahre 1897 von George Frederic Still beschrieben und wird bis heute als Morbus Still bezeichnet („systemic onset JIA", soJIA). Erstmanifestation ist überwiegend im Kleinkindalter. Mädchen und Jungen sind etwa gleich häufig betroffen. Die soJIA zeichnet sich als einzige der 7 Subtypen durch Entzündungen in verschiedenen Organen und Geweben aus und führt damit zu einer breiten Palette an Symptomen.

Ein entscheidendes Merkmal der soJIA ist das Vorhandensein von periodischem Fieber mit typischerweise ein bis zwei Fieberzacken am Tag. Dieses hohe Fieber unklarer Genese ist auch meistens das erste Symptom der Erkrankung. Während des Fiebers entwickeln die Kinder häufig ein flüchtiges lachsfarbenen Exanthem und zeigen deutliche Allgemeinsymptome wie Müdigkeit und Schmerzen. Typisch für die soJIA sind auch Lymphadenitis, Hepatosplenomegalie, Serositis (Perikarditis oder Pleuritis), Anämie, Bauchschmerzen und Arthritis. Die Arthritis kann oligo- oder polyartikulär auftreten und entwickelt sich oft erst Wochen oder Monate nach Beginn der Erkrankung. Diese häufig in der Frühphase nicht vorhandene oder erkennbare Arthritis ist eine ernst zu nehmende Langzeitfolge, da sie gerade als Polyarthritis, zu den schwersten Formen, mit oft rascher Destruktion der Gelenke, zählt.

Laborchemisch ist die soJIA der einzige Subtyp mit typischerweise erhöhten Entzündungswerten (CRP, Blutsenkungs-geschwindigkeit, Serumamyloid A, S100-Protein) und kann damit für eine bakterielle Infektion gehalten werden.

Der juvenile Morbus Still ist weniger als Autoimmunerkrankung sondern eher als autoinflammatorische Systemerkrankung anzusehen. Es kommt zu einer unkontrollierten Aktivierung des angeborenen Immunsystems und damit zu einer gesteigerten Sekretion von IL-1 und IL-6. Diese Erkenntnis brachte auch den Erfolg in der heutigen Therapie durch IL-1 oder IL-6 Blockade und konnte somit die früher notwendigen Gaben an hohen Glukokortikoiddosen verringern.

Als eine der schwersten Komplikationen gilt das Makrophagenaktivierungssyndrom mit Zytopenie, erhöhten Leberfunktionsparametern und hohem Ferritin.

Der Verlauf der soJIA ist bei etwa einem Drittel der Kinder monophasisch und bei 10 bis 20 % der Fälle polyphasisch, das heißt die Symptome kommen in Schüben mit zwischenzeitlicher Beschwerdefreiheit. Bei etwa einem Drittel der Patienten persistiert die Erkrankung oder die Kinder entwickeln eine Polyarthritis mit manchmal ausgeprägten Gelenkdeformierungen.

8.1.2 Seronegative Polyarthritis (Rheumafaktor negativ)

Die seronegative Polyarthritis befällt per Definition in den ersten 6 Krankheitsmonaten mehr als 4 Gelenke. Rheumafaktoren dürfen nicht nachweisbar sein.

Diese Form der JIA kann in jedem Kindesalter auftreten, wobei sich zwei Gipfel zeigen: einer im Kleinkindesalter und einer im präpubertären Alter. Betroffen sind überwiegend Mädchen. Klinisch beginnt die Erkrankung meist schleichend mit zunehmenden Bewegungseinschränkungen häufig ohne erkennbare Schwellungen oder Schmerzen. Typischerweise sind zahlreiche große und kleine Gelenke symmetrisch betroffen, hier von Anfang an vor allem die Hand-, Finger-, Ellbogen-, Knie- und Sprunggelenke. Im Verlauf muss besonders auf die mögliche Mitbeteiligung der Halswirbelsäule, Hüft- und Kiefergelenke geachtet werden.

8.1.3 Seropositive Polyarthritis (Rheumafaktor positiv)

Die seropositive Polyarthritis befällt per Definition in den ersten 6 Krankheitsmonaten mehr als 4 Gelenke. Der Rheumafaktor muss im Abstand von mindestens 3 Monaten zweimal positiv gemessen werden.

Sie stellt mit etwa 5 % den seltensten Subtyp der JIA dar und ist gleichzeitig jene Form, die der rheumatoiden Arthritis des Erwachsenen entspricht. Betroffen sind vor allem Mädchen im jungen Erwachsenenalter. Diese präsentieren sich mit einer symmetrischen Polyarthritis mit Beteiligung der Finger- und manchmal Zehengelenke.

8.1.4 Oligoarthritis

Die Oligoarthritis befällt nicht mehr als 4 Gelenke während der ersten 6 Monate der Erkrankung. In der Folge können zwei Verläufe unterschieden werden: eine persistierende Oligoarthritis, bei der nie mehr als 4 Gelenke betroffen sind und eine erweiterte (extended) Oligoarthritis, bei der es nach 6 Monaten zum Befall von mehr als 4 Gelenken kommt.

Vor allem die frühkindliche Oligoarthritis, die mit knapp der Hälfte als häufigste Form der JIA vorkommt, ist der Subtyp, den die Erwachsenenrheumatologen selten sehen. Die Remissionsrate liegt bei bis zu 80 %.

Die typische Patientin ist ein Mädchen im Kindergartenalter mit positiven antinukleären Antikörpern (ANA), einem betroffenen Gelenk oder einer geringen Anzahl an asymmetrisch geschwollenen großen Gelenken (vor allem Kniegelenk und

Sprunggelenk) und einem hohen Risiko für eine asymptomatische Uveitis. Diese kann nur durch regelmäßige Spaltlampenuntersuchungen, anfangs alle 2 bis 3 Monate, rechtzeitig erkannt werden.

Arthritis und Uveitis müssen nicht parallel auftreten. So kann eine Uveitis auch schon Jahre vor einer Arthritis auftreten oder bei inaktiver Arthritis trotzdem noch ein Uveitisschub folgen.

Gerade bei kleinen Kindern ist die Schwierigkeit, Symptome richtig zu deuten. Eltern beobachten meist eine schmerzlose Schonhaltung im Alltag und beim Spielen. Ein geschwollenes Gelenk fällt oft erst später auf und wird in den meisten Fällen erst orthopädisch als Verdacht auf Trauma beurteilt und behandelt. Daher ist es in solchen Fällen besonders wichtig, die Differenzialdiagnose Kinderrheuma zu bedenken.

8.1.5 Enthesitis-assoziierte Arthritis

Als einzige Subtyp der JIA betrifft die Enthesitis-assoziierte Arthritis (EAA, Morbus Bechterew) eher Buben. Sie ist definiert als Arthritis und Enthesitis oder als Arthritis oder Enthesitis mit mindestens zwei der folgenden Kriterien: Sakroiliitis, Rückenschmerzen, akute anteriore Uveitis, HLA-B27-Positivität, Jungen älter als 6 Jahre oder eine positive Familienanamnese.

Sie manifestiert sich vorwiegend bei männlichen Jugendlichen als asymmetrische Mono- oder Oligoarthritis der großen Gelenke. Schmerzen im Bereich der Achillessehnen und/oder im Bereich der Achillessehnen und der Lendenwirbelsäule treten oft erst im Verlauf der Erkrankung nach Monaten oder Jahren auf. Die Patienten sind häufig HLA-B27-positiv.

Die EAA geht im Erwachsenenalter oftmals in eine Spondyloarthritis über, und etwa 40 % entwickeln im frühen Erwachsenenalter eine gesicherte ankylosierende Spondylitis.

Eine Augenentzündung im Sinne einer anterioren Uveitis mit Schmerzen, typischer Rötung und Lichtscheue ist möglich; bei sofortiger Behandlung entstehen meist keine bleibenden Schäden.

8.1.6 Juvenile Psoriasisarthritis

Die juvenile Psoriasisarthritis tritt selten, aber tendenziell unterdiagnostiziert auf. Zu Erkrankungsbeginn präsentiert sich die Psoriasisarthritis typischerweise als asymmetrische Oligoarthritis, wobei am häufigsten das Kniegelenk betroffen ist. Das klinische Bild ähnelt gerade bei kleinen Kindern dem der Oligoarthritis, eine Differenzierung ist daher schwierig. Hier ist die ausführliche Familienanamnese bei der Diagnostik hilfreich.

Dieser Subtyp der JIA ist definiert als Arthritis und Psoriasis oder als Arthritis oder Psoriasis mit mindestens zwei der folgenden Kriterien: Daktylitis, Nagelveränderungen oder positive Familienanamnese.

Nur bei etwa 10 % der betroffenen Kinder tritt die Psoriasis und die Arthritis gleichzeitig auf.

8.1.7 Andere (nichtklassifizierte) Arthritis

Sollte das Krankheitsbild nicht eindeutig zu einem Subtyp oder gleich zu mehreren Subtypen passen, so sprechen wir von einer nichtklassifizierten juvenilen idiopathischen Arthritis.

8.2 Therapie der juvenilen idiopathischen Arthritis

Um Gelenkdeformierungen, Wachstumsstörungen und Organbeteiligungen (z. B. Augen) zu vermeiden, ist – ebenso wie im Erwachsenenalter – eine frühzeitige und konsequente Therapie notwendig. Die Behandlung erfolgt nach einem Step-up-Schema und beinhaltet eine Kombination aus Medikamenten und ergänzenden Maßnahmen wie Physiotherapie, Ergotherapie, psychologische Betreuung, Sport etc. Ziel muss jedenfalls eine rasche Remissionsinduktion, Schmerzfreiheit und Kontrolle der Krankheitsaktivität sein, um Folgeschäden zu verhindern und die private, schulische und berufliche Partizipation zu gewährleisten.

■ **Nichtsteroidale Antirheumatika (NSAR)**

Substanzen mit langer Erfahrung bei Kindern sind z. B. Naproxen und Ibuprofen. Die Dosierung erfolgt entsprechend den vorgegebenen Richtlinien, gewichtsadaptiert und bei Kleinkindern bevorzugt als Suspension.

NSARs sollten zur Verbesserung der Symptome bei allen JIA-Formen als initiale oder begleitende Therapie zum Einsatz kommen.

■ **Glukokortikoide**

Bei unzureichendem Ansprechen auf NSAR bzw. zur raschen Unterdrückung der Inflammation werden Glukokortikoide systemisch oder intraartikulär möglichst kurz und niedrig dosiert eingesetzt. Diese wirken akut schmerzlindernd und entzündungshemmend. Die Langzeitanwendung ist aber aufgrund der bekannten Nebenwirkungen problematisch und aufgrund der Verfügbarkeit anderer Therapiemöglichkeiten nicht notwendig und sollte daher möglichst überlegt erfolgen.

Wenn die Arthritis darunter nicht ausreichend oder nur unter dauerhafter Kortisongabe in Remission zu bringen ist, wird rasch um eine Basistherapie mit Disease-Modifying Antirheumatic Drugs (DMARDs) erweitert.

8.2.1 Basistherapeutika (Disease-Modifying Antirheumatic Drugs, DMARD's)

Diese immunmodulierenden Medikamente verhindern oder verzögern zumindest das Fortschreiten der Erkrankung. Der Wirkungseintritt ist langsam und kann bis zu 3 Monate dauern. Der Goldstandard in der Kinderrheumatologie ist hier das Methotrexat.

Methotrexat (MTX) MTX ist das Mittel der ersten Wahl für alle JIA-Formen mit verstärkter entzündlicher Aktivität. Bei der systemischen Form und bei der isolierten axialen EAA sind andere Therapieoptionen zu bevorzugen. MTX ist gut wirksam, vergleichsweise nebenwirkungsarm und verhindert wiederholten und hohen Glukokortikoideinsatz. Es wird üblicherweise einmal pro Woche auf die Körperoberfläche berechnet in Tablettenform eingenommen. Eine zusätzliche Folsäuresubstitution einmal pro Woche ist zu empfehlen. Bei starker Übelkeit kann auf subkutane Injektionen umgestellt werden.

Sulfasalazin Sulfasalazin kann vor allem bei Kindern mit Enthesitis-assoziierter Arthritis verwendet werden, wobei bei etwa einem Drittel der Kinder die Therapie aufgrund von gastrointestinalen Nebenwirkungen abgebrochen werden muss.

Leflunomid Bei Leflunomid ist eine sichere Kontrazeption besonders wichtig und das Medikament aufgrund der sehr langen Halbwertszeit bei Jugendlichen im gebärfähigen Alter nicht zu empfehlen.

8.2.2 Biologika (Biologic Disease Modyfying Antirheumatic Drug, bDMARD

Ihre Einführung Ende der 1990er-Jahre war ein Meilenstein in der Behandlung der rheumatoiden Arthritis und der JIA.

Sollte unter Methotrexat oder anderen DMARs eine Unverträglichkeit auftreten, keine Remission zu beobachten sein oder ein dauerhafter Steroidbedarf bestehen, dann kann es rasch um ein Biologikum erweitert werden oder ein Austausch zu einem Biologikum erfolgen. Laut Zulassung sind die meisten biotechnologisch hergestellten Substanzen ab 2 Jahren zugelassen. Inzwischen gilt dies auch für die neueren Medikamente wie Januskinase-Inhibitoren (JAKi).

Zum Einsatz kommen Substanzen, die gegen Zytokinrezeptoren oder proinflammatorische Zytokine gerichtet sind. Eine Kombinationstherapie mit MTX hat einen synergistischen Effekt.

Da eine Therapie mit Biologika mit einer potenziell erhöhten Infektanfälligkeit assoziiert ist, sind, ähnlich wie im Erwachsenenalter, entsprechende Untersuchungen vor Behandlung notwendig. Chronische Infektionen, insbesondere eine Hepatitis und Tuberkulose, sind auszuschließen. Ebenso sollten alle notwendigen Impfungen vor Behandlungsbeginn aktualisiert sein, da Lebendimpfungen während der Therapie nicht erlaubt sind.

▪▪ TNF-α-Blocker (Adalimumab, Etanercept, Golimumab)

Die TNF-Blocker wurden in randomisierten kontrollierten Studien zumeist bei Patienten mit polyartikulärer JIA untersucht und sind für verschiede Subtypen zugelassen. Für die

Effizienz des Einsatzes bei einer persistierenden Oligoarthritis gibt es Beobachtungen, die eine gute Wirksamkeit zeigen.

Bei der Auswahl der Substanz sollten die extraartikuläre Manifestationen wie die Uveitis beachtet werden, da hier das Adalimumab als Mittel der Wahl bei MTX refraktärer Augenentzündung ist.

Zusammenfassend gilt, dass TNF-α-Blocker bei unzureichendem Ansprechen oder Unverträglichkeit auf DMARDs bei den nichtsystemischen Formen der JIA eingesetzt werden sollen und bei der systemischen Form eingesetzt werden können, wobei hier andere Wirkmechanismen Vorrang haben.

■■ T-Zell-Kostimulationsblocker (Abatacept)

Abatacept kann bei der juvenilen Polyarthritis eingesetzt werden.

■■ Interleukin-1-Blocker (Anakinra, Canakinumab)

Die Interleukin-1-Blocker gelten als Therapie der ersten Wahl bei der aktiven systemischen Arthritis.

■■ IL-6-Blocker (Tocilizumab)

Die Empfehlung für Tocilizumab gilt für die polyartikulär verlaufende JIA inklusive systemischer Arthritis bei unzureichendem Ansprechen auf MTX als Kombinations- oder Monotherapie. Der IL-6-Blocker kann entweder als Alternative zum TNF-α-Blocker oder bei unzureichendem Ansprechen auf diesen zum Einsatz kommen.

■■ IL-17-Blocker (Secukinumab)

Secukinumab kann für die Enthesitis-assoziierte Arthritis und die juvenile Psoriasisarthritis alleine oder in Kombination mit Methotrexat bei unzureichendem Ansprechen auf andere Therapien eingesetzt werden.

8.2.3 Januskinase-Inhibitoren (Baricitinib, Tofacitinib)

Die mit heutigem Stand zugelassenen JAK-Inhibitoren vor allem für die polyarthritischen Formen der JIA und der juvenilen Psoriasisarthritis sind Baricitinib und Tofacitinib.

■ Ergänzende Therapien

Bei all den medikamentösen Therapien darf auf die ergänzenden Maßnahmen wie Physiotherapie, Ergotherapie, psychologische Betreuung, Sport etc. nicht vergessen werden. Die Kinder und Jugendlichen sollten unterstützt werden, einen aktiven Lebensstil leben und, soweit möglich, sportlich bleiben.

Für alle Medikamente gilt, dass die Behandlung von kindlichem Rheuma entsprechend der vorgegebenen Richtlinien (siehe spezielle Literatur und Zulassungsstudien) erfolgen sollte und dies bevorzugt an pädiatrischen Zentren mit besonderer Erfahrung im Umgang mit Gelenkerkrankungen im Kindes- und Jugendalter.

> **Fallbeispiel: Gelenkrheuma im Kindesalter**
>
> Ein 13-jähriges Mädchen klagt immer wieder über Gelenkschmerzen. Bei den Kinderarztkontrollen sind keine Veränderungen sichtbar und die Blutbefunde unauffällig. Es werden auch gleich die Rheumafaktoren mitabgenommen, welche ebenfalls einen negativen Befund zeigen. Nach 4 Monaten fallen dann Veränderungen in den Händen auf. Das Mädchen kann nicht mehr so gut in der Schule schreiben und muss beim Aufstützen die Handgelenke schonen. Eine sichtbare Schwellung ist nicht oder nur minimal zu sehen. Die Jugendliche beginnt Tätigkeiten mit besonderer Belastung der Hände zu meiden.

8

Die Teenagerin wurde an eine Kinder-rheumaambulanz überwiesen. Bei genauer Anamnese gibt sie eine Morgensteifigkeit von fast einer Stunde an. Einige Tätigkeiten werden scheinbar schon seit längerer Zeit teilweise auch unbewusst vermieden. Bei der rheumatologischen Untersuchung zeigt sich ein auffälliger Gelenkstatus mit unmöglichem Faustschluss und einer Bewegungseinschränkung beider Handgelenke. Die Kniegelenke waren zu diesem Zeitpunkt unauffällig. Es wurde die Diagnose einer juvenilen idiopathischen Polyarthritis gestellt. Die Blutuntersuchungen waren weiterhin völlig unauffällig ohne Entzündungszeichen oder Antikörper.

Die Therapie mit NSAR und Kortison wurde sofort eingeleitet und bereits nach 2 Wochen eine Basistherapie mit Methotrexat begonnen. Zusätzlich erhielt sie eine ergotherapeutische Begutachtung und Therapie. Nachdem das Mädchen unter diesen medikamentösen Maßnahmen keine vollständige Remission erreichen konnte und die Methotrexattherapie in voller Dosis verabreicht wurde, erfolgte eine rasche Zugabe eines TNF-Blockers. Bereits bei der ersten Kontrolle nach Beginn der Biologikatherapie war die Teenagerin in einem deutlich gebesserten Zustand. Das Kortison wurde weiter ausgeschlichen und nach 2 Wochen beendet, die NSAR-Gabe war nicht mehr notwendig.

Kommentar

Die 13-Jährige erkrankte in einem sehr typischen Alter an einer juvenilen seronegativen Polyarthritis. Unter einer kombinierten Basistherapie mit Methotrexat und TNF-α-Blocker konnte ein erfreulich stabiler Verlauf erreicht werden. Sie konnte rasch wieder alle Tätigkeiten normal machen und blieb dabei schmerzfrei.

Bei Kindern muss man immer, trotz negativer Rheumafaktoren, bei entsprechender Klinik an die JIA denken.

Gerade bei Kindern und Jugendlichen muss auch bei negativen Rheumafaktoren und entsprechender Klinik an die JIA gedacht werden. Der rasche und wirkungsvolle Einsatz von Basistherapeutika ist notwendig, um ein Fortschreiten der Erkrankung und entsprechende Gelenkschäden zu verhindern. Besonders bei Mitbefall der kleinen Gelenke sollte bei unzureichendem Ansprechen auf ein DMARD alleine bzw. bei dauerhafter Kortisonabhängigkeit rasch um ein Biologikum erweitert werden. Engmaschige Rheumakontrollen und Ergotherapie sind besonders wichtig, um mögliche Schübe oder langsam entwickelnde Fehlstellungen frühzeitig zu erkennen und ihnen entgegenzuwirken. Vor und während der Therapie sind regelmäßige laborchemische Befunde zu erheben. Auch augenfachärztliche Untersuchungen sind notwendig, da es im Kindes- und Jugendalter zu einer Augenbeteiligung im Sinne einer Uveitis kommen kann.

Literatur

1. Fantini F (2001) Classification of chronic arthritis of childhood (juvenile idiopathic arthritis): criticisms and suggestions to improve the efficacy of the Santiago-Durban criteria. J Rheumatol 28:456–459
2. Frosch M, Roth J (2008) New insights in systemic juvenile idiopathic arthritis – from pathophysiology to treatment. Rheumatology (Oxford) 47(2):121–125
3. Heiligenhaus A, Klotsche J, Niewerth M et al (2020) Similarities in clinical course and outcome between juvenile idiopathic arthritis (JIA)-associated and ANA-positive idiopathic anterior uveitis: data from a population-based

nationwide study in Germany. Arthritis Res Ther 22:81

4. Heiligenhaus A, Niewerth M, Ganser G et al (2007) Prevalence and complications of uveitis in juvenile idiopathic arthritis in a population-based nation-wide study in Germany: suggested modifiacation oft he current screening guidelines. Rheumatology 46:1015–1019

5. Horneff G (2010) Juvenile Arthritiden. Z Rheumatol 69:719–737

6. Hosbach A, Rühlmann JM, Weller-Heinemann F (2016) Aktuelle Therapie der der polyartikulären Verlaufsform der juvenilen idiopathischen Arthritis. Z Rheumatol 75:284–291

7. Huemer C (2012) Juvenile idiopathische Arthritis. In: Dunky A, Graninger W, Herold M, Smolen J, Wanivenhaus A (Hrsg) Praktische Rheumatologie, 5. Aufl. Springer, Wien, S 230–241

8. Minden K, Niewerth M (2008) Klinische Formen der juvenilen idiopathischen Arthritis und ihre Klassifikation. Z Rheumatol 67:100–110

9. Petty RE, Southwood TR, Manners P, International League of Associations for Rheumatology et al (2004) International League of Associations for Rheumatology classification of juvenile idiopathic arthritis: second revision, Edmonton, 2001. J Rheumatol 31:390–392

10. Ravelli A, Consolaro A, Horneff G et al (2018) Treating juvenile idiopathic arthritis to target: recommendations of an international task force. Ann Rheum Dis 77:819–828

11. Ravelli A, Martini A (2007) Juvenile idiopathic arthritis. Lancet 369:767–778

12. Schoop-Worrall SJW, Kearsley-Fleet L, Thomson W et al (2017) How common is remission in juvenile idiopathic arthritis: a systemic review. Semin Arthritis Rheum 47:331–337

13. Selvaag AM, Aulie HA, Lilleby V et al (2016) Disease progression into adulthood and predictors of long-term active disease in juvenile idiopathic arthritis. Ann Rheum Dis 75:190–195

14. Sengler C, Klotsche J, Niewerth M et al (2015) The majority of newly diagnosed patients with juvenile idiopathic arthritis reach an inactive disease state within the first year of specialised care: data from a German inception cohort. RMD Open 1(1):e000074

15. Still GF (1897) On a form of chronic joint disease in children. Chir Trans 80:47–50

16. S2k-Leitlinien „Therapie der Juvenilen idiopathischen Arthritis", AWMF Online, AWMF-Register Nr. 027/020, 3. Aufl. 2019

17. Zaripova LN, Midgley A, Christmas SE et al (2021) Juvenile idiopathic arthritis: from aetiopathogenesis to therapeutic approaches. Pediatr Rheumatol 19:135

18. Zink A, Albrecht K (2016) Wie häufig sind muskuloskeletale Erkrankungen in Deutschland? Z Rheumatol 75:346–353

Der adulte Morbus Still („adult onset Still's disease", AOSD)

Antonia Mazzucato-Puchner und Rudolf Puchner

Inhaltsverzeichnis

© Der/die Autor(en), exklusiv lizenziert an Springer-Verlag GmbH, DE,
ein Teil von Springer Nature 2024
R. J. Puchner, A. Mazzucato-Puchner (Hrsg.), *Rheumatologie aus der Praxis*,
https://doi.org/10.1007/978-3-662-69693-4_9

Das Still-Syndrom des Erwachsenen ist eine seltene, polygenetische auto-inflammatorische Systemerkrankung. In erster Linie sind junge Erwachsene betroffen, mit einem Durchschnittsalter von ca. 36 Jahren. Weniger als 10 % der Patienten sind älter als 50 Jahre.

■ **Symptomatik und Diagnose**

Die Diagnose wird anhand charakteristischer Symptome gestellt und durch Ausschluss anderer Erkrankungen wie entzündlich-rheumatische Erkrankungen, hämatologische Erkrankungen und Infektionserkrankungen bestätigt. Charakteristische Symptome sind Fieber > 39 °C, ein lachsfarbenes Exanthem im Bereich des Stamms oder an den Extremitäten Hautausschlag, sowie Arthralgien oder Arthritiden. Zu den typischen Frühsymptomen gehören außerdem Halsschmerzen, die bei zwei Drittel der Patienten beobachtet werden. Häufig findet sich eine mild bis mäßig ausgeprägte Lymphadenopathie. Zusätzlich findet man bei mehr als 20 % eine Splenomegalie, Heptomegalie und Gewichtsverlust. Zu den selteneren Symptomen zählen Pleuritis, Perikarditis und abdominelle Schmerzen.

Laborchemisch ist eine deutliche Leukozytose auffällig. Charakteristisch sind stark erhöhte Entzündungsparameter. Ebenfalls finden sich bei circa der Hälfte der Erwachsenen mit aktivem Morbus Still deutlich erhöhte Ferritinwerte (> 5-facher oberer Normwert).

Differenzialdiagnostisch müssen vor allem bakterielle Infekte, Autoimmunerkrankungen, Parasitosen und Lymphome ausgeschlossen werden. Zur Diagnosefindung sind nach wie vor die Yamaguchi-Klassifikationskriterien als Unterstützung weit verbreitet (◻ Tab. 9.1) [1, 3, 4].

Ob es sich bei Morbus Still im Kindes- und Erwachsenenalter um die gleiche oder um verschiedene Erkrankungen handelt, muss derzeit offen bleiben.

◻ **Tab. 9.1** Yamaguchi-Klassifikationskriterien (1992) [4]: 5 Kriterien müssen erfüllt sein, davon 2 Major-Kriterien

Major-Kriterien	Fieber > 39 °C, inter-mittierend, für ≥ 1 Woche
	Arthralgien > 2 Wochen
	Typisches Exanthem
	Leukozytose > 10.000/µl
Minor-Kriterien	Halsschmerzen
	Lymphadenopathie und/oder Splenomegalie
	Abnorme Leberwerte
	Rheumafaktoren und anti-nukleäre Antikörper (ANA) negativ
Ausschluss-kriterien	Infektion
	Malignom
	(Andere) rheumatische Erkrankung

■ **Prognose**

Bei mehr als einem Drittel der Verläufe ist die Erkrankung entsprechend der Literatur selbstlimitierend (remittierender Verlauf), ein Teil der Patienten zeigt rezidivierende Verläufe (insbesondere nach Absetzen einer immunsuppressiven Therapie), bei einem Teil kommt es zu chronischen Verläufen mit destruierender Arthritis.

Seltene lebensbedrohliche Verläufe sind infolge einer Sepsis, Tuberkulose oder Peritonitis, im Rahmen einer Glukokortikoid-Therapie oder Entwicklung eines MAS (sekundäre/erworbene hämophagozytische Lymphohistiozytose [HLH]) ect. möglich [2, 3].

■ **Therapie**

Aufgrund der Seltenheit der Erkrankung existieren keine großen kontrollierten Studien.

Nichtsteroidale Antirheumatika sind in der symptomatischen Behandlung wirksam, aber üblicherweise nicht ausreichend. Glukokortikoide sind bei den meisten Patienten wirksam, sollten aber vor allem zur Akuttherapie eingesetzt werden.

Glukokortikoid einsparende Basistherapeutika sind Methotrexat und Calcineurin-Inhibitoren, die vor allem bei milder Krankheitsaktivität empfohlen werden. Bei Versagen von synthetischen Basistherapeutika oder hoher Krankheitsaktivität können auch Biologika wie Interleukin-1-Rezeptorantagonistenen Anakinra und Canakinumab und der Interleukin-6-Rezeptor-Antikörper Tocilizumab eingesetzt werden. Aktuell sind allerdings nur Anakinra und Canacinumab zur Behandlung des AOSD in Europa zugelassen [3].

> **Fallbeispiel: Junge Frau mit rezidivierenden Fieberschüben**
>
> Eine 33-jährige Patientin wurde mit wiederholten Fieberschüben, Schmerzen in zahlreichen großen und kleinen Gelenken und flüchtigen Hautausschlägen (während der Fieberschübe) stationär auf der Abteilung für Infektiologie und Tropenmedizin aufgenommen. Eine umfangreiche Untersuchung ergab keinen Hinweis eines infektiösen bzw. septischen Geschehens. Verschiedene Antibiotikagaben führten zu keiner Besserung. Die Patientin war in ihrer Befindlichkeit schwer beeinträchtigt.
>
> Im Labor zeigte sich eine deutlich erhöhte Blutsenkungsreaktion als Ausdruck einer schweren Entzündung, eine leichte Blutarmut bei gleichzeitiger Erhöhung der Leukozyten; zudem auffallend eine massive Vermehrung des Ferritins.
>
> Glukokortikoide (GC) in hoher Dosis führten dann prompt zu Fieber- und Schmerzfreiheit.
>
> Die Diagnose eines Still-Syndroms des Erwachsenen wurde gestellt. Die täglichen GC-Dosen wurden langsam reduziert und die Patientin schließlich nach einem mehrwöchigen Krankenhausaufenthalt mit einer täglichen Dosis von 25 mg Prednisolon entlassen. Ein weiteres Reduzieren der Medikamente und regelmäßige Kontrollen wurden vereinbart. Wurde das Prednisolon unter eine Tagesdosis von 15 mg abgesenkt, kam es wieder zu Fieber und Gelenkschmerzen. Die Patientin war sehr niedergeschlagen und gleichzeitig wegen der GC-Einnahme beunruhigt. Ein kurzfristiges komplettes Absetzen der Medikamente seitens der Patientin führte zu einer massiven Verschlechterung und wurde nicht toleriert. Die Behandlung über viele Wochen bewirkte typische Nebenwirkungen wie Gewichtzunahme und die Entwicklung eines „Vollmondgesichts". Weiterhin konnte die Patientin am Studium nicht teilnehmen.
>
> Nach dem Krankenhaus wurde sie in einer rheumatologischen Praxis betreut. Es wurde eine Basistherapie mit Methotrexat angedacht aber aufgrund eines latenten Kinderwunsches nicht begonnen. Unter einer Therapie mit Anakinra kam es zu unerwünschten Nebenwirkungen (Hautreaktionen im Bereich der Einstichstelle). Schließlich wurde eine Therapie mit Tocilizumab etabliert und nach guter Verträglichkeit versucht, die GC-Dosis in kleinen Schritten „auszuschleichen". Nach einem halben Jahr betrug die tägliche Dosis 7,5 mg ohne neuerliche Fieberschübe, nach ca. 12 Monaten benötigte die Patientin kein Prednisolon mehr. Die Nebenwirkungen bildeten sich zurück, inzwischen wurde das Studium wieder aufgenommen. Nach dem Studium wurde Tocilizumab auf Wunsch der Patientin abgesetzt. Inzwischen ist sie selber erfolgreiche Ärztin. Gelenkentzündungen und Fieberschübe sind nicht mehr aufgetreten.

Kommentar

Bei einem „Fieber unklarer Genese" ist auch an diese seltene rheumatische Systemerkrankung zu denken. Trotz oft längerfristiger schubweiser Verläufe mit einer notwendigen Behandlung mit GC sind Remissionen häufig. Die Prognose ist in der Regel gut, chronische Verläufe mit Gelenkdestruktionen sind aber möglich. Auch bei diesem Fallbericht wird ersichtlich, dass man bei entzündlichen Gelenkerkrankungen, trotz der bekannten Nebenwirkungen, auf vorübergehende GC-Dosen manchmal nicht verzichten kann. Diese können bedrohliche Organbeteiligungen verhindern und wahrscheinlich auch Gelenkzerstörungen verzögern.

9

Literatur

1. Bywaters EG (1971) Still's disease in the adult. Ann Rheum Dis 30(2):121–133
2. Manger B (2008) Adult onset Still's disease. Z Rheumatol 67(5):415–422; quiz 423.
3. Vordenbaumen S, Feist E (2023) Adult-onset Still's disease : Diagnosis and treatment according to the new S2e guidelines of the German Society of Rheumatology (DGRh). Z Rheumatol 82(2):134–142
4. Yamaguchi M et al (1992) Preliminary criteria for classification of adult Still's disease. J Rheumatol 19(3):424–430

Lyme-Arthritis

Rudolf Puchner

Inhaltsverzeichnis

R. J. Puchner, A. Mazzucato-Puchner (Hrsg.), *Rheumatologie aus der Praxis*,
https://doi.org/10.1007/978-3-662-69693-4_10

Die Borreliose ist eine durch Zecken übertragbare Erkrankung, hervorgerufen durch die Spirochäte *Borrelia burgdorferi*. Die Erkrankung kann verschiedene Organe, im Speziellen die Haut, das Nervensystem und die Gelenke betreffen. Eher unterschiedliche epidemiologische Daten zeigen eine Inzidenz der Lyme-Borreliose für Deutschland zwischen 25 und 100 Fällen/100.000 Einwohner [2], für Österreich wird eine Inzidenz zwischen 150 [8] und 300 Fällen/100.000 [7] Einwohner angegeben.

■ **Symptomatik**

Obwohl es sowohl in der frühen als auch in der späten Phase der Erkrankung zu Gelenkbeschwerden kommen kann, dominieren doch die Veränderungen im Bereich der Haut. Glücklicherweise erkrankt nur ein kleiner Teil der Patienten Tage bis Wochen nach einem Zeckenbiss tatsächlich an einer roten fleckförmigen bis pustulösen Hautveränderung mit ringförmiger Begrenzung (Erythema migrans). Eine gezielte antibiotische Therapie in dieser Phase der Erkrankung verhindert üblicherweise das weitere Fortschreiten. Mit und ohne Erythema migrans können unbehandelt in den nachfolgenden Wochen bis Monaten unspezifische, grippeähnliche Symptome sowie Arthralgien und Myalgien auftreten. Auch das Herz oder das Nervensystem können betroffen sein. Bei einem Befall des Nervensystems kann es in der Frühphase eher zu radikulären Schmerzen mit neuropathischem Charakter kommen, in der Spätphase zu einer Meningitis oder Enzephalomyelitis.

Die typische Lyme-Arthritis manifestiert sich als Mon- oder Oligoarthritis, wobei in ca. 85 % der Fälle ein Kniegelenk betroffen ist. Die Gonarthritis geht häufig mit einer deutlichen Ergussbildung und Ausbildung einer Baker-Zyste einher. Wenn die Lyme-Arthritis früh diagnostiziert und antibiotisch behandelt wird, heilt sie meist folgenlos ab [1–6].

■ **Diagnostik**

Die Diagnose der Lyme-Arthritis ergibt sich aus Anamnese, klinischem Befund und gezielter serologischer Untersuchung. Der Nachweis von Antikörpern gegen Borrelien gehört zu den am häufigsten angeforderten serologischen Tests im mikrobiologischen Labor. Die Diagnose erfolgt nur bei begründetem klinischem Verdacht durch einen Antikörpernachweis. Zunächst wird ein serologischer Suchtest (meist ELISA) durchgeführt, der nur bei reaktivem Ergebnis durch einen hochspezifischen Immunoblot (Western-Blot) bestätigt werden sollte. Für die Diagnose sind ein Nachweis von Immunglobulin-G(IgG)-Antikörpern und ein breites Bandenspektrum im Immunoplot obligatorisch. Bei einem negativen Bestätigungstest ist der Befund als negativ zu werten. In speziellen Situationen kann der Nachweis von Borrelien-DNA in der Gelenkflüssigkeit mittels Polymerasekettenreaktion (PCR) hilfreich sein und zu einer differenzialdiagnostischen Klärung beitragen.

Irreführend ist oft ein positiver Borrelien-Antikörpertiter im Blut; bei ca. 8–20 % der gesunden österreichischen Bevölkerung findet man Antikörper gegen Borrelien, insbesondere bei Waldarbeitern, Läufern etc. Nur bei einem sehr kleinen Teil besteht, entsprechend der Literatur bei positiven Antikörpertitern, eine klinisch gesicherte Lyme-Arthritis.

Ebenso sind serologische Verlaufskontrollen meist nicht geeignet, den Erfolg einer antibiotischen Therapie zu dokumentieren, da Borrelien-Antikörper noch für eine lange Zeit, auch nach einer erfolgreichen Therapie, persistieren können [1–6, 9].

■ **Therapie**

Eine antibiotische Therapie sollte frühzeitig nach Diagnosestellung eingeleitet werden. Die Mittel der Wahl sind im Frühstadium bei Erythema migrans: Doxycyclin (200 mg täglich), Amoxicillin (500–1000 mg 3-mal täglich) oder Cefuroxim (500 mg 2-mal täglich). Die Therapiedauer beträgt 14–21 Tage.

10

Bei einer Lyme-Arthritis beträgt die Behandlungsdauer 28 Tage, die Erfolgsrate einer oralen Ersttherapie liegt bei ca. 80 %. Sind Patienten mit einer Lyme-Arthritis auch Wochen nach einer Behandlung nicht beschwerdefrei, wird noch eine parenterale Antibiotika-Therapie mit Ceftriaxon (2 g einmal täglich) über 14–21 Tage empfohlen. Eine zusätzliche antiphlogistische Therapie erfolgt symptomorientiert.

Nach einer antibiotischen Therapie von Spätmanifestationen kommt es oft erst im Verlauf von Wochen bis Monaten zu einer allmählichen Remission. Chronische und therapieresistente Verläufe sind aber extrem selten [1–3, 5, 6, 9, 10].

Literatur

1. Dressler F, Huppertz HI (2008) Lyme-Arthritis bei Kindern und Jugendlichen. Z Rheumatol 67:121–127

2. Gaubitz M, Dressler F, Huppertz HI, Krause A (2014) Diagnostik und Therapie der Lyme-Arhtritis. Z Rheumatol 73:469–474
3. Hammer M (2015) Lyme-Arthritis. In: Hettenkofer HJ, Schneder M, Braun J (Hrsg) Rheumatologie. Thieme, Stuttgart, S 193–195
4. Herzer P, Fingerle V, Pfister HW, Krause A (2014) Lyme-Borreliose. Internist 55:789–804
5. Huppertz HI, Karch H, Suschke HJ et al (1995) Lyme arthritis in European children and adolescents. Arthritis Rheum 38:361–368
6. Krause A, Fingerle V (2009) Lyme-Boreliose. Z Rheumatol 68:239–254
7. Lindgren E, Jaenson T (2006) Lyme Borreliosis in Europe. WHO Europe. http://www.euro.who.int/__data/assets/pdf_file/0006/96819/E89522.pdf. Zugegriffen am 21.11.2016
8. Smith R, Takkinen J, Editorial team (2006) Lyme borreliosis: Europe-wide coordinated surveillance and action needed. Eurosurveillance 11(25):S2977
9. Stanek G, Strle F (2003) Lyme borrelliosis. Lancet 362:1639–1647
10. Steere AC, Levin RE, Molloy PJ et al (1994) Treatment of Lyme arthritis. Arthritis Rheum 37:878–888

Kristallarthropathien

Judith Sautner und Rudolf Puchner

Inhaltsverzeichnis

© Der/die Autor(en), exklusiv lizenziert an Springer-Verlag GmbH, DE,
ein Teil von Springer Nature 2024
R. J. Puchner, A. Mazzucato-Puchner (Hrsg.), *Rheumatologie aus der Praxis*,
https://doi.org/10.1007/978-3-662-69693-4_11

11.1 Gicht (Arthritis urica)

Die Gicht ist die häufigste entzündliche Gelenkerkrankung in der westlichen Welt. Die Prävalenz liegt bei Männern nach der Adoleszenz und bei postmenopausalen Frauen zwischen 2 und 3 %, mit regionalen Unterschieden.

Harnsäure (HS) entsteht durch den Abbau der Purinnukleotidbasen Adenin und Guanin und durch Abbau von aus der Nahrung aufgenommenen Purinen [2]. Purinreiche Kost ist aber nicht, wie früher angenommen, der wesentliche pathogenetische Faktor. Die häufigste Ursache der Hyperurikämie ist eine Störung der renalen HS-Exkretion. Diese kann genetisch determiniert sein und somit familiär vorkommen, kann aber auch die Folge einer eingeschränkten Nierenfunktion oder einer laufenden medikamentösen Therapie (z. B. Diuretika oder Low-dose-Aspirin) sein. Sehr viel seltener ist eine Hyperurikämie aufgrund einer HS-Überproduktion, die bei genetischen Erkrankungen oder durch erhöhten Zellumsatz, z. B. bei Psoriasis, bei hämatologischen Erkrankungen sowie als Folge einer Zytostatikabehandlung in der Onkologie auftreten kann.

Erhöhte HS-Spiegel (Hyperurikämie) sind ein häufiger Laborbefund; der HS-Spiegel steigt mit Alter, Body-Mass-Index (BMI) und Wohlstand. Die Inzidenz und Prävalenz der Gicht sind steigend, mit starkem sozioökonomischem Gefälle [10].

Gicht ist nicht nur ein unabhängiger Risikofaktor für koronare Herzerkrankung und chronisch-renale Insuffizienz; eine Assoziation mit z. B. arterieller Hypertonie oder Diabetes mellitus Typ 2 bzw. dem metabolischen Syndrom und Adipositas ist dokumentiert, was eine effiziente HS-Senkung – bei gesicherter Gichtdiagnose – umso wichtiger erscheinen lässt [6]. In den EULAR-Empfehlungen für das Management der Gicht wird ein kardiovaskuläres Screening bzw. Monitoring dezidiert empfohlen [12].

■ Symptomatik

Bei einem geringen Prozentsatz von Patienten mit Hyperurikämie kommt es im Laufe von Jahren zu einem akuten Gichtanfall. Die HS kann in übersättigten Körperflüssigkeiten nicht mehr in Lösung gehalten werden, fällt aus und lagert sich in Form von HS-Kristallen in den Gelenken ab (wie zu viel Zucker im Kaffee, der sich am Boden der Tasse absetzt) [2, 20].

Dies bewirkt einen akuten Gichtanfall mit Rötung, Schwellung und massiven Schmerzen eines Gelenks. Bevorzugt ist das Großzehengrundgelenk (lat. Podagra) betroffen. Auch andere Gelenke wie Knie-, Sprung- oder Fingergelenke können befallen sein; typischerweise ist nur ein Gelenk betroffen (Monarthritis). Die Attacke dauert auch ohne Behandlung meist nur 1–2 Wochen und spricht auf antiphlogistische Medikamente gut an.

Nach einer Schmerzepisode tritt wiederum Beschwerdefreiheit ein. Das symptomfreie Stadium zwischen zwei Gichtanfällen wird als interkritische Gicht bezeichnet. Eine neuere Nomenklatur unterscheidet Stadium A (Hyperurikämie ohne HS-Kristallablagerungen oder Gichtsymptome), Stadium B (HS-Ablagerungen in der Bildgebung, aber ohne klinische Gichtsymptome), Stadium C (HS-Kristallablagerungen mit früheren oder aktuellen Gichtanfällen) und Stadium D (fortgeschrittene Gicht mit Bedarf, einen Spezialisten zu involvieren) [3]. Dies trägt dem Kontinuum der Entwicklung einer Gicht von der Hyperurikämie bis zur manifesten Erkrankung mehr Rechnung.

Das Fehlen einer konsequenten Therapie nach Diagnosestellung führt zu einer Häufung von Anfällen. Die Abstände zwischen den Anfällen werden kürzer, der akute Anfall ist weniger ausgeprägt, dauert aber länger und betrifft immer mehr Gelenke, sodass sich das Bild einer chronischen Oligo- bis Polyarthritis entwickelt. Die chronische Gicht manifestiert sich durch HS(Urat)-Ablagerungen an Knorpel, Synovia und Knochen sowie in der Subkutis und ist im chronischen Stadium durch das Auftreten von Gichtknoten (Tophi) charakterisiert. Es handelt sich dabei um in dichtes Bindegewebe eingebettete Granulome mit einem Kern aus Mononatriumuratkristallen.

Auch eine Beteiligung der Niere (Gichtnephropathie) ist möglich im Sinne einer primären abakteriellen interstitiellen Nephritis (Uratnephropathie als Folge sehr hoher HS-Spiegel) oder durch Ausbildung von Nierensteinen (Uratnephrolithiasis).

■ Diagnostik

Laborchemisch zeigen sich stark erhöhte Entzündungsparameter und eine Leukozytose; die HS ist im Anfall nicht obligat erhöht bzw. kann „falsch-normal" sein, was einen Gichtanfall nicht ausschließt; eine HS-Bestimmung im Serum ist frühestens 2 Wochen nach einem Anfall aussagekräftig und sinnvoll.

Goldstandard für die Sicherung der Diagnose einer Arthritis urica ist die Gelenkpunktion mit dem Nachweis phagozytierter doppelbrechender HS-Kristalle im Punktat. Letztendlich muss differenzialdiagnostisch im Zweifelsfall eine septische Arthritis durch eine Gelenkpunktion ausgeschlossen werden. Die typische Klinik an entsprechender Lokalisation lässt aber bei einem sonst gesunden Patienten (ohne Zeichen eines bakteriellen Infektes) diese Differenzialdiagnose in der Regel ausscheiden [17]. Mittels Gelenksonographie kann man das für Gicht pathognomonische „Doppelkonturzeichen" bzw. HS-Kristalle und Tophusmaterial nachweisen, im Akutstadium auch entzündliche Aktivität mit einem positiven Power-Doppler-Signal. Als spezifischster Bildgebungsnachweis von HS-Kristallen steht derzeit die DECT (Dual-Energy-Computertomographie) zur Verfügung. Diese Methode ist allerdings nicht flächendeckend verfügbar, bedeutet eine Strahlenbelastung in der Größenordnung einer Abdomen-CT und verursacht höhere Kosten.

■ Therapie

Die Therapie der Arthritis urica umfasst die Behandlung des akuten Anfalls sowie eine präventive Therapie, die Harnsäuresenkung und Ernährungsmodifikationen beinhaltet.

■■ Therapie des akuten Anfalls

Die Behandlung des akuten Anfalls erfolgt durch nichtsteroidale Antirheumatika (NSAR), Colchicin oder Glukokortikoide (GC). GC können oral, intramuskulär oder intraartikulär appliziert werden. Colchicin, was traditionell und häufiger in den romanischen Ländern verwendet wird, wird im akuten Gichtanfall nur mehr nach dem sogenannten Niedrigdosis-Schema angewendet (1 mg so früh wie möglich im Anfall, gefolgt von 0,5 mg nach 1 h im Sinne des *Pill-in-the-pocket- Therapieprinzips*) – darunter sind keine gastrointestinalen Nebenwirkungen zu erwarten [16]. Bei stark eingeschränkter Nierenfunktion sind NSAR und Colchicin kontraindiziert. Für Patienten, die eine Kontraindikation für die erwähnten konventionellen Therapien des akuten Anfalls aufweisen oder therapierefraktär sind, steht mit Canakinumab ein Interleukin(IL)-1-Antagonist zur Verfügung, der im Anfall und bei guter Wirkung frühestens 3 Monate später neuerlich gegeben werden kann [4, 12]. Davor sollte laut Leitlinien eine Testung auf latente Tuberkulose (Quantiferontest = IGRA) durchgeführt werden; eine lokale Infektion aufgrund der langen Halbwertszeit gilt es zu bedenken. Die hohen Therapiekosten limitieren den Einsatz von Canakinumab. Der IL-1-Antagonist Anakinra hat zwar keine Zulassung in dieser Indikation (Zulassung für RA bzw. Fiebersyndrome und Behcet-Syndrom), scheint aber – über einen Zeitraum von 5 Tagen im Anfall – eine vergleichbare Wirkung zu haben.

■■ HS-Senkung

Eine HS-senkende Therapie sollte ab dem Auftreten des ersten Gichtanfalls diskutiert werden und ist aus rheumatologischer Sicht indiziert bei: rezidivierenden Gichtanfällen, Gichttophi (definiert als „schwere Gicht"), Nierensteinen und radiologischen Gichtzeichen (Fitzgerald und Richette). Das Therapieziel ist die Auflösung bestehender Kristalle und die Vermeidung einer Neubildung von Uratkristallen. Dies wird erreicht durch einen HS-Spiegel unter dem Sättigungspunkt von Natriumurat (360 µmol/l bzw. < 6 mg/dl); bei bestehenden Tophi sollte der HS-Spiegel zur besseren Auflösung auf < 5 mg/dl gesenkt werden [4, 12]. Neuere Untersuchungen haben Empfehlungen zum „Feintuning" der HS-Spiegel-Einstellung für verschiedene assoziierte Krankheitsbilder, speziell kardiovaskuläre und neurologische Erkrankungen, geliefert [9]. Da sich nicht nur ein zu hoher HS-Spiegel negativ auf die Entwicklung einer Gicht und das kardiovaskuläre und Mortalitätsrisiko auswirkt, sondern auch ein zu niedriger HS-Spiegel laut vorliegender Literatur offenbar negativ für das Mortalitätsrisiko und neurodegenerative Erkrankungen ist, sollte ein HS-Spiegel < 3mg/dl vermieden werden [5, 11].

■■ Anfallsprophylaxe

Eine Anfallsprophylaxe mit niedrig dosierten NSAR oder Colchicin (0,5–1 mg täglich) wirkt einer neuerlichen Attacke entgegen; deren Dauer wird von der EULAR derzeit mit bis zu 6 Monaten angegeben [4, 12]. Die laufende Dauermedikation sollte durchgesehen und HS-steigernde Präparate wie z. B. (v. a. Thiazid-)Diuretika, wenn möglich, beendet oder ersetzt werden.

■■ Ernährungs- und Lebensstilempfehlungen

Der Patient sollte über den Nutzen diätetischer Maßnahmen aufgeklärt werden, seinen Fleisch- und Alkoholkonsum sowie auch die Fruktosezufuhr reduzieren (Fruktose wird ebenfalls zu HS abgebaut) und auf eine ausreichende Trinkmenge von mindestens 1,5 l pro Tag achten. Alkohol bewirkt

eine vorübergehende Hemmung der renalen Uratausscheidung durch die Laktatazidose. Im Besonderen sollte Bier (auch alkoholfreies) wegen der purinreichen Hefen gemieden werden. Auf purinreiche tierische Nahrungsmittel sollte naturgemäß verzichtet werden, pflanzliche wie z. B. Hülsenfrüchte haben sich als unbedenklich herausgestellt. Übergewicht sollte langsam reduziert bzw. Normalgewicht gehalten werden. Spezifische Ernährungs- und Lebensstilempfehlungen sind verfügbar und werden dem Patienten auch im Hinblick auf das angesprochene kardiovaskuläre Risikopotenzial bzw. eventuelle Übergewicht empfohlen [14].

Urikostatika Zur langfristigen HS-senkenden Behandlung werden heute in erster Linie Urikostatika verwendet, die durch die Hemmung der Xanthinoxidase den Purinabbau vermindern. Allopurinol ist der am häufigsten eingesetzte Wirkstoff. Es sollte mit einer niedrigen Dosis (100–150 mg täglich) begonnen werden und, unter Titrierung des HS-Spiegels, alle 2–3 Wochen um 100 mg bis zum Erreichen des gewünschten Zielbereichs gesteigert werden. Bei mäßig eingeschränkter Nierenfunktion ist die Dosis zu reduzieren, eine stark eingeschränkte Nierenfunktion gilt als Kontraindikation. Bei Überdosierung von Allopurinol drohen schwere Nebenwirkungen wie eine Agranulozytose. Allergische Reaktionen bei Allopurinol-Unverträglichkeit (Allopurinol-Hypersensitivitätssyndrom, AHS) reichen in unterschiedlicher Ausprägung bis zum DRESS-Syndrom („drug rash with eosinophilia and systemic symptoms"). Diese können auch erst nach Jahren auftreten, weswegen Allopurinol in solch einem Fall unverzüglich abzusetzen ist.

Febuxostat (Adenuric) ist ein zweiter Xanthinoxidasehemmer zur HS-Senkung und stellt eine Alternative zu Allopurinol (bei Unverträglichkeit oder Unwirksamkeit) dar [15]. Die empfohlene Dosis beträgt 80 mg 1-mal täglich (ein Start mit 40 mg ist in internationalen Leitlinien empfohlen, in Österreich aber nur durch Teilung der 80 mg Tablette möglich, weil die 40-mg-Formulierung hierzulande nicht verfügbar ist) und kann bei unzureichender Wirkung auf 120 mg 1-mal täglich gesteigert werden. Eine Dosisanpassung ist bei leichter bis mittelschwerer Niereninsuffizienz nicht erforderlich. Sowohl unter Allopurinol als auch unter Febuxostat können kardiovaskuläre Ereignisse, zum Teil schwerwiegend, auftreten, was bei a priori gesicherter Assoziation von Hyperurikämie mit kardiovaskulären Erkrankungen auf der Hand liegt. Keine der beiden Substanzen erwies sich in diesem Zusammenhang als günstiger oder ungünstiger [7, 19]. Der Beweis, dass eine HS-Senkung einen kardiovaskulären Benefit bringt, konnte bis dato nicht erbracht werden [8].

Die gleichzeitige Gabe von Azathioprin und Allopurinol ist ebenso wie die kombinierte Anwendung von Azathioprin und Febuxostat wegen der Gefahr einer Knochenmarkdepression kontraindiziert. Die gleichzeitige Gabe von Allopurinol und ACE-Hemmern wird aufgrund reportierter Fälle schwerer Leukopenien nicht empfohlen (Rote Hand-Brief) [18].

Urikosurika Die Urikosurika Benzbromaron und Probenezid (in Österreich nicht mehr erhältlich) hemmen die tubuläre Reabsorption und steigern so die HS-Ausscheidung. Das später eingeführte Urikosurium Lesinurad wurde mittlerweile sowohl als Monosubstanz als auch in der Kombination mit Allopurinol wieder vom europäischen Markt genommen.

Urikosurische Substanzen werden als Alternative oder bei Kontraindikation für Allopurinol und bei normaler Nierenfunktion und verminderter Ausscheidung von HS eingesetzt. Urolithiasis gilt als relative Kontraindikation. Seltene Fälle von schwerer Lebertoxizität sind bei Anwendung von Benzbromaron beschrieben worden. Eine einschleichende Dosierung ist notwendig, zusätzlich ist auf eine ausreichende Trinkmenge zu achten. Man beginnt mit 20 mg Benzbromaron täglich und kann, wenn notwendig, bis auf 60–100 mg täglich steigern. Eine Neutralisierung des Harns (z. B. Uralyt U ®) sollte, um die Bildung von Harnsäuresteinen zu verhindern, parallel gegeben werden.

Kombinationspräparate wie z. B. Allobenz® werden in manchen Ländern angeboten (üblicherweise mit 100 mg Allopurinol und 20 mg Benzbromaron). Bei Fällen von schwerer therapierefraktärer tophöser Gicht besteht die Möglichkeit, (pegylierte) Uricase als Reservepräparat einzusetzen. Diese Infusiontherapie ist aufgrund des Risikos für allergische Reaktionen und der hohen Kosten im Einsatz limitiert und eine Reservetherapie, die Zentren vorbehalten ist. Aktuell wird eine pegylierte Uricase mit SVP-Rapamycin (SEL-212) mit reduziertem Risiko für allergische Reaktionen in einer Phase III-Studie getestet [4].

Gerade in den ersten Monaten einer HS-senkenden Therapie kann es aufgrund der Auflösung großer HS-Depots zu weiteren Gichtanfällen kommen, weswegen eine Anfallsprophylaxe erwogen werden sollte.

Fallbeispiel: Ein 57-jähriger Patient mit heftigen Schmerzen im Vorfuß
Ein 57-jähriger Patient klagte seit vielen Jahren über rezidivierende, eher plötzlich auftretende Schmerzen im Vorfuß. Fallweise war nicht das Großzehengrundgelenk, sondern das Sprunggelenk beteiligt. Einmal war das Ellbogengelenk schmerzhaft geschwollen. Stets war im Anfall aber nur ein Gelenk betroffen. Die Symptome begannen akut, oft in der Nacht und dauerten wenige Tage bis maximal 2 Wochen. Die Beschwerden waren derart heftig, dass der Patient nicht einmal den Druck der Bettdecke aushielt. Er sprach meist gut auf NSAR an.

Er hatte in früheren Jahren täglich 2 Flaschen Bier getrunken, nahm aber in letzter Zeit sehr wenig Alkohol zu sich. Er hatte auch durch eine Diätperiode (wenig Fleisch) keine Besserung erreicht und auch zuletzt zumindest 3–4 Attacken pro Jahr. Sein Vater litt ebenfalls unter wiederholten Schmerzattacken in der Großzehe.

Zum Untersuchungszeitpunkt präsentierte sich der Patient mit einer sehr schmerzhaften Schwellung und Rötung im rechten Sprunggelenk über eine Woche, die sich auf NSAR nicht besserte. Laborchemisch zeigte sich in der Erstuntersuchung neben erhöhten Blutfetten und einer hohen Blutsenkung die HS mit 7,0 mg/dl nur minimal erhöht. Die übrigen Laborparameter inklusive Kreatinin waren im Normbereich.

Wegen der typischen Monarthritis, der heftigen, rasch einsetzenden Schmerzen und der entsprechenden Anamnese wurde die klinische Diagnose einer Arthritis urica gestellt. Aufgrund der Klinik wurde eine 5-tägige Behandlung mit GC in Form von 25 mg Prednisolon pro Tag initiiert. Wegen der rezidivierenden Attacken wurde nach 2 Wochen (HS in der Laborkontrolle 9,1 mg/dl) eine HS-senkende Medikation verordnet, beginnend mit Allopurinol 100 mg und Steigerung auf eine Maximaldosis von 300 mg pro Tag (bei normaler Nierenfunktion). Zusätzlich wurde in den ersten Monaten nach Beginn der HS-senkenden Medikation, unter Überwachung der Verträglichkeit, ein niedrig dosiertes NSAR als Anfallsprophylaxe empfohlen, um gerade zu Beginn einer HS-senkenden Behandlung neuerlichen Anfällen vorzubeugen.

Kommentar

Insbesondere in den ersten Monaten nach Einsetzen der HS-senkenden Medikation wird eine Rezidivprophylaxe empfohlen. Manche Autoren empfehlen nach rezidi-vierenden Gichtattacken bei guter Verträglichkeit eine lebenslange Therapie. Eventuell könnte bei stabiler Situation nach 5 Jahren die HS-senkende Medikation versuchsweise beendet werden.

46-jähriger Mann mit symmetrischen Gelenkbeschwerden

Im Jahr 2013 präsentierte sich der Patient mit einer bereits über einige Wochen auffälligen schmerzhaften symmetrischen Schwellung beider Knie- und Sprunggelenke und einer wurstförmigen Verdickung der zweiten linken Zehe. Anamnestisch konnte eine positive Eigen-(spontaner Beginn mit typischer Monarthritis und selbstlimitierend, 1- bis 2-mal/Jahr) und Familienanamnese für Arthritis urica erhoben werden. Es gab keine Psoriasis in der Familie. Im Labor zeigten sich eine erhöhte Blutsenkungsgeschwindigkeit (42 mm in der 1. Stunde) und eine HS mit 9 mg/dl, Rheumafaktor und Antikörper gegen zyklische citrullinierte Peptide (CCP) waren nicht erhöht. Differenzialdiagnostisch musste neben einer polyartikulären Gicht eine chronisch-entzündliche Gelenkerkrankung, wie eine seronegative rheumatoide Arthritis, ausgeschlossen werden. Eine Gelenkpunktion ergab keinen Hinweis auf Uratkristalle, worauf eine Basistherapie mit Salazopyrin eingeleitet wurde und bereits nach 3 Wochen wegen Cephalea wieder abgesetzt werden musste.

Der Patient suchte dann erst nach 1,5 Jahren wiederum die rheumatologische Praxis auf und präsentierte sich diesmal mit einer Arthritis von 2 großen Gelenken (Knie und Sprunggelenk), einer Bursitis olecrani und Gichtknoten (Tophi) an mehreren Zehen. Eine zusätzlich veranlasste DECT zeigte multiple HS-Kristalle in den untersuchten Gelenken.

Eine konsequente HS-Senkung mit Allopurinol wurde begonnen, zunächst mit 100 mg/Tag, und in der Folge wurde alle 2 Wochen um 100 mg auf eine Standarddosis von 300 mg/Tag gesteigert. Parallel dazu wurde eine Anfallsprophylaxe mit Colchicin (empfohlene Dosis 0,5–1,5 mg/Tag) eingeleitet.

Gegebenenfalls kann, wenn ein HS-Zielwert von < 6 mg/dl mit 300 mg Allopurinol pro Tag nicht erreicht wird, bei Patienten mit normaler Nierenfunktion bis auf 600 mg/Tag erhöht werden. Da mit dieser Dosis ebenfalls keine suffiziente Senkung des HS-Spiegels erzielt werden konnte, wurde auf Febuxostat gewechselt. Mit initial 80 mg und einer Steigerung auf 120 mg pro Tag nach einem Monat konnte schließlich eine Normalisierung der HS-Werte erreicht werden. Gerade bei Gichttophi sollte sogar ein HS-Wert unter 5 mg/dl angestrebt werden. Weitere Anfälle traten in der Folge nicht mehr auf.

Kommentar

In 10 % der Fälle präsentiert sich die Gichterkrankung oligo- bis polyartikulär. Typischerweise ist der Krankheitsverlauf episodisch: Akute Attacken wechseln sich mit langen beschwerdefreien Phasen ab. Ohne Behandlung häufen sich die Schübe im Laufe der Zeit, und es können zunehmend mehrere Gelenke beteiligt sein und auch Tophi auftreten. Das gleichzeitige Auftreten einer Gicht und einer chronisch-entzündlichen Gelenkerkrankung wie einer RA oder einer Kollagenose ist selten.

Der diagnostische Goldstandard für die Arthritis urica ist nach wie vor der Nachweis von Uratkristallen in der Gelenkflüssigkeit sowohl während eines Schubes als auch im symptomfreien Intervall in einem von der Gicht betroffenen Gelenk.

Was man sich merken sollte: Ein gleichzeitiger Befall mehrerer Gelenke schließt eine Gichterkrankung nicht aus! Ein fehlender Nachweis von Uratkristallen in der Synovialflüssigkeit schließt eine Gicht ebenfalls nicht aus! Zur weiteren Abklärung in (diagnostisch) schwierigen Situationen stellen Gelenksonographie und DECT moderne, nichtinvasive und effektive Methoden zur Detektion von HS-Kristallen dar.

11.2 Calciumpyrophosphaterkrankung

11.2.1 (CPPD, syn. Chondrokalzinose)

Die Chondrokalzinose (Synonym: Pyrophosphatgicht, Pseudogicht) ist die zweithäufigste Form der Kristallarthropathien und die häufigste Monarthritis des alten Menschen [13].

Durch Ablagerung von Kalziumpyrophosphatdihydrat (CPPD)-Kristallen im Faser- und hyalinen Knorpel kommt es zur Auslösung einer akuten Synovitis, bevorzugt im Kniegelenk. Die idiopathische Erkrankung kann auch hereditär-familiär vorkommen. Eine sekundäre Form der CPPD wird im Zusammenhang mit metabolischen und endokrinologischen Erkrankungen (z. B. Hämochromatose, Hyperparathyreodismus u. a.) beobachtet. Die Pathophysiologie der Erkrankung ist nicht vollständig geklärt, eine kausale Therapie existiert nicht. Rezent wurden Klassifikationskriterien erarbeitet [21].

Betreffend der Therapie der CPPD gibt eine rezenter Review einen sehr guten Überblick mit einem detaillierten Algorithmus für die akute und chronische Verlaufsform [22]. Die akuten Anfälle werden – in An-

lehnung an die Therapie der Kristallarthropathie Gicht – mit NSAR oder GC
(systemisch und lokal i. a.) behandelt. Bei
der chronischen Verlaufsform kommen Colchicin, Hydroxychloroquin, aber auch MTX
bzw. IL-1- und IL-6-Blocker bei schweren
Verlaufsformen zum Einsatz.

Für die Hydroxyapatit-Krankheit, eine
noch seltenere Kristallarthropathie, verursacht durch die Ablagerung von Hydroxy-
apatitkristallen. (siehe auch ► Kap. 6
Entzündliche-rheumatische Erkrankungen
des älteren Menschen), die oft schlecht in
der Bildgebung darstellbar sind, werden die
Empfehlungen der beiden häufigeren
Kristallarthropathien in Ermangelung dis-
tinkter Studien umgelegt.

Literatur

1. Cowley S, McCarthy G (2023) Diagnosis and treatment of calcium pyrophophosphate deposition (CPPD) disease: a review. Open Access Rheumatol 15:33–41
2. Dalbeth N, Gosling AL, Gaffo A, Abhishek A (2021) Gout. Lancet 397:1843–1855
3. Dalbeth N, Stamp N (2014) Hyperuricaemia and gout: time for a new staging system? Ann Rheum Dis 73:1598–1600
4. Fitzgerald JD, Dalbeth N, Mikuls T et al (2020) 2020 American College of Rheumatology guideline for the management of gout. Arthritis Care Res 72:744–760
5. Kuo CF, See LC, Yu KH (2013) Significance of serum uric acid levels on the risk of all-cause and cardiovascular mortality. Rheumatology 52:127–134
6. Li C, Hsieh MC, Chang SJ (2013) Metabolic syndrome, diabetes, and hyperuricemia. Curr Opin Rheumatol 25(2):210–216
7. Mackenzie IS, Ford I, Nuki G et al (2020) Long-termin cardiovascular safety of febuxostat compared with allopurinol in patients with gout (FAST): a multicentre, prospective, randomised, open-label, non-inferiority trial. Lancet 396:1745–1757
8. Mackenzie IS, Hawkey CJ, Ford I et al (2022) Allopurinol versus usual care in UK patients with ischaemic heart disease (ALL-HEART): a multicentre, prospective, randomised, open-label, blinded-endpoint trial. Lancet 400:1195–1205
9. Maloberti A, Mengozzi A, Russo E et al (2023) The results of the URRAH (Uric Acid Right for the Heart helath) project: a focus on hyperuricemia in relation to cardiovascular and kidney disease and its role in metabolic dysregulation. High Blood Pressure Cardiovasc Prev 30:411–425
10. Matiuzzi C, Lippi G (2020) Recent updates on worldwide gout epidemiology. Clin Rheumatol 39:1061–1063
11. Nakayama A, Kurajoh M, Toyoda Y et al (2023) Dysuricemia. Biomedicine 11:3169
12. Richette P, Doherty M, Pascual E et al (2016) 2016 updated EULAR evidence-based recommendations for the management of gout. Ann Rheum Dis. https://doi.org/10.1136/annrheumdis-2016-209707
13. Sautner J, Leeb BJ (2012) Chondrocalcinose. In: Dunky A, Graninger W, Herold M, Smolen J, Wanivenhaus A (Hrsg) praktische Rheumatologie, 5. Aufl. Springer, Wien, S 392–395
14. Sautner J, Eichbauer-Sturm G, Gruber J et al (2023) 2022 Update of the Austrian Society for Rheumatology and Rehabilitation nutrition and lifestyle recommendations for patients with gout and hyperuricemia. Z Rheumatol 82:71–81
15. Schumacher HR Jr, Becker MA, Lloyd E (2009) Febuxostat treatment in gout. 5 year findings of the FOCUS efficacy and safety study. Rheumatology 48(2):188–194
16. Terkeltaub RA, Furst DE, Bennett K et al (2010) High versus low dosing of oral colchicine for early acute gout flare: 24 h outcome of the first multicenter, randomized, double-blind, placebo-controlled, parallel-group, dose-comparison colchicine study. Arthritis Rheum 62(4):1060–1068
17. Underwood M (2006) Diagnosis and management of gout. BMJ 332:1315–1319
18. Venkat Raman G, Sharman VL, Lee HA (1990) Azathioprine and allopurinol: a potentially dangerous combination. J Intern Med 228:69–71
19. White WB, Saag KG, Becker MA et al (2018) Cardiovascular safety of febuxostat or allopurinol in patienst with gout (CARES). N Engl J Med 378:1200–1210
20. Zhang W, Doherty M, Pascual E et al (2006) EULAR evidence based recommendations for gout. Part I: Diagnosis. Report of a task force of the Standing Committee for International Clinical Studies Including Therapeutics (ESCISIT). Ann Rheum Dis 65:1301–1311
21. Abhishek A, Tedeschi SK, Pascart T et al (2023) The ACR/EULAR classification criteria for calcium pyrophosphate deposition disease. Ann Rheum Dis 82:1248–1257
22. Pascart T, Filippou Gc, Liote F et al (2024) Calcium pyrophosphate deposition disease Lancet Rheumatol. https://doi.org/10.1016/S2665-9913(24)00122-X

Fibromyalgie

Antonia Mazzucato-Puchner und Rudolf Puchner

Inhaltsverzeichnis

© Der/die Autor(en), exklusiv lizenziert an Springer-Verlag GmbH, DE,
ein Teil von Springer Nature 2024
R. J. Puchner, A. Mazzucato-Puchner (Hrsg.), *Rheumatologie aus der Praxis*,
https://doi.org/10.1007/978-3-662-69693-4_12

Das FMS ist charakterisiert durch eher diffuse Schmerzen des Muskelapparats und des Skeletts in mehreren Körperregionen. Als Begleitsymptome werden Morgensteifigkeit, Müdigkeit, Schlafstörungen und häufig eine depressive Stimmungslage angegeben. Häufiger sind Frauen als Männer betroffen. Die Prävalenz wird auf fast 5 % aller weiblichen Personen in den europäischen Ländern geschätzt. Die Inzidenz steigt mit zunehmenden Alter, vor allem nach der Menopause [2, 9, 11, 14].

Die Pathophysiologie ist nach wie vor nicht geklärt. In der Pathogenese ist eine Veränderung der zentralen Schmerzwahrnehmung von großer Relevanz. In den letzten Jahren wurde von einer möglichen Mittelbeteiligung kleinkalibriger Nervenfasern („small fibers") berichtet [1, 10].

Angststörungen und die Somatisierung sowie psychische Traumata in der Kindheit und eine posttraumatische Belastungsstörung gelten als wichtige Prädiktoren für die Entwicklung einer Fibromyalgie. Nach Virusinfektionen tritt die Fibromyalgie ebenfalls gehäuft auf. [9, 10, 11, 14].

■ Diagnostik

An die Diagnose Fibromyalgie sollte bei Patienten mit chronischen Schmerzen am ganzen Körper von mindestens 3 Monaten Dauer ohne identifizierbare Ursache gedacht werden. Die Diagnose beruht u. a. auf der Anamnese, klinischen Untersuchung und Labor zum Ausschluss anderer Ursachen (◧ Tab. 12.1). Es gibt keine beweisenden Tests oder Biomarker. In der Anamnese sollte die Aufmerksamkeit auf folgende Punkte gerichtet werden: chronische Schmerzen an mehreren Stellen, die seit mindestens 3 Monaten bestehen, Müdigkeit, Schlafprobleme sowie differenzialdiagnostische Aspekte. Eine gründliche klinische Untersuchung ist entscheidend, um eine FMS zu diagnostizieren. Dabei wird besonders darauf geachtet, eine generalisierte, weit verbreitete Weichteilempfindlichkeit zu identifizieren. Typischerweise klagen Patientinnen über Schmerzen bei mäßigem Druck an mehreren Stellen, ohne dass dabei Schwellungen oder Rötungen erkennbar sind. Die sogenannte Tender-Point-Untersuchung, die

12

◧ **Tab. 12.1** Diagnose der Fibromyalgie

Anamnese	Physikalische Untersuchung	Labor
Weitverbreitete Schmerzen („Es tut überall weh", „Es fühlt sich an, wie wenn ich immer die Grippe habe")	Schmerzen an vielen Stellen	Normale Akute-Phase-Parameter (CRP, BSG)
Bestehend seit > 3 Monaten	Keine Schwellungen, Entzündungen	In Einzelfällen: RF, ACPA, ANA, CK, TSH (kein Screening empfohlen)
Fatigue, Schlafprobleme		
Konzentrationsstörungen, chronische Kopfschmerzen, Reizdarmsymptomatik		

ACPA Antikörper gegen citrullinierte Peptide, *ANA* antinukleäre Antikörper, *RF* Rheumafaktor, *CRP* C-reaktives Protein, *CK* Kreatinkinase, *BSG* Blutsenkungsgeschwindigkeit, *TSH* Thyreoidea-stimulierendes Hormon auf die Sehnenansatzstellen abzielt und als charakteristische Fibromyalgie-Druckpunkte bekannt ist, ist Teil der Klassifikationskriterien des American College of Rheumatology (ACR) von 1990. Obwohl sie teilweise noch immer in der Praxis zur Diagnose angewendet wird, hat sich gezeigt, dass sie in der klinischen Routine eher unpraktikabel ist [13]. Außerdem werden somatische Symptome wie Müdigkeit, Schlafprobleme und Konzentrationsstörungen nicht mit einbezogen. Früher galt auch eine Schmerzangabe bei Druck auf sogenannte Kontrollpunkte (z. B. Daumennagel, Unterarmbeugeseite etc.) als Ausschlusskriterium für eine Fibromyalgie. Die Schmerzempfindlichkeit über den Kontrollpunkten kann jedoch bei Fibromyalgiepatienten ebenfalls erhöht sein.

In jeden Fall sollte sich die Diagnose einer Fibromyalgie nicht ausschließlich auf die 1990 Kriterien des American College of Rheumatology (ACR) stützen, sondern den Gesamtzustand des Patienten berücksichtigen. Wenn alleine die Tender Points positiv sind, aber die Begleitsymptome wie Müdigkeit, Schlafprobleme und Konzentrationsstörungen fehlen, gilt die Diagnose einer Fibromyalgie als unwahrscheinlich [7, 8, 14]. Im Jahre 2010 wurden „vorläufige" ACR-Diagnosekriterien publiziert, die anstelle der Tender Points 19 Schmerzregionen auflisten, woraus ein Schmerzindex ermittelt wird. Zudem wurde eine Symptomschwere-Skala entwickelt, woraus sich ein Wert berechnen lässt, der die vielen Begleitsymptome für die Diagnose berücksichtigt. [9, 12]. Für Kliniker, die sich mit der Diagnose unsicher fühlen, können diese Kriterien bei der Diagnoseführung helfen.

Klassifikationskriterien für Fibromyalgie der ACR 1990 und Tender Points

- Schmerzen in verschiedenen Körperregionen über mindestens 3 Monate
- Schmerzen in der rechten und linken Körperhälfte
- Schmerzen ober- und unterhalb der Taille
- Schmerzen im Bereich der Wirbelsäule
- Schmerzen bei der Palpation von mindestens 11 von 18 Tender Points. Ein Schmerzpunkt gilt als „positiv", wenn bei einem Druck mit $4 \, kg/cm^2$ vom Patienten ein Schmerz angegeben wird. Für die Praxis reicht der Druck mit der Fingerspitze. Ein Druck von $4 \, kg/cm^2$ ist etwa dann erreicht, wenn sich das Gewebe unter dem Fingernagel bei der Palpation weiß färbt.

Tender Points finden sich beidseitig an folgenden 9 Lokalisationen:

- Kopf: Ansatz der subokzipitalen Muskulatur
- Untere Halswirbelsäule: Zwischenräume der Querfortsätze der Halswirbelsäule in Höhe C5–C7
- Trapezius: Mitte des oberen Randes des M. trapezius
- Supraspinatus: Ursprung am oberen medialen Skapularand
- 2. Rippe: Knorpel-Knochen-Grenze
- Ellenbogen: 2 cm distal des Epicondylus lateralis
- Glutealregion: oberer äußerer Quadrant
- Trochanter major
- Knie: mediales Fettpolster, proximal des Gelenkspalts

Vorläufige Diagnosekriterien für Fibromyalgie der ACR 2010

Ein Patient erfüllt die diagnostischen Kriterien der Fibromyalgie, wenn die folgenden 3 Bedingungen erfüllt sind [12]:

1. Widespread-Pain-Index (WPI) $\geq$ 7 und Wert auf der Symptomschwere(SS)-Skala $\geq$ 5 oder WPI 3–6 und SS-Skala-Wert $\geq$ 9
2. Die Symptome bestehen seit mindestens 3 Monaten in ähnlicher Stärke.
3. Der Patient bietet keine Hinweise auf eine Erkrankung, die die Schmerzen anderweitig erklären könnte.

WPI

Bestimmung der Anzahl der Areale, in denen der Patient in der letzten Woche Schmerzen hatte. Der Wert liegt zwischen 0 und 19.

- Schultergürtel links/rechts
- Hüfte (Gesäß, Trochanter) links/rechts
- Kiefer links/rechts
- Oberer Rücken
- Unterer Rücken
- Oberarm links/rechts
- Oberschenkel links/rechts
- Brustkorb
- Nacken
- Abdomen
- Unterarm links/rechts
- Unterschenkel links/rechts

SS-Skala-Wert

Angabe des Schweregrads für jedes der 3 der folgenden Symptome in der vergangenen Woche: Fatigue, unerholtes Aufwachen, kognitive Symptome:

0	Kein Problem
1	Unbedeutende oder leichte Probleme, allgemein geringfügig oder intermittierend
2	Mittelgradige, beträchtliche Probleme, oft und/oder in mittlerer Stärke vorhanden
3	Schwere, tiefgreifende, kontinuierliche, lebenseinschränkende Probleme

Angabe, ob der Patient somatische Symptome aufweist:

0	Keine Symptome
1	Wenige Symptome
2	Eine mittlere Zahl von Symptomen
3	Ein hohes Maß an Symptomen

Der SS-Skala-Wert ist die Summe der Schwere der 3 Symptome (Fatigue, unerholtes Aufwachen, kognitive Symptome) plus das Ausmaß (die Schwere) somatischer Symptome allgemein. Der Endwert liegt zwischen 0 und 12.

■ Therapie

Eine multidisziplinärer Ansatz ist wichtig und beinhaltet psychotherapeutische Verfahren (Schulung, kognitive Verhaltenstherapie), medikamentöse und physikalische Maßnahmen. Bewegungstherapie und körperliches Training sind ein wichtiger Bestandteil der Behandlung. Fibromyalgiepatienten sollten, wenn möglich, zu körperlicher Aktivität ermuntert werden.

Die Pharmakotherapie umfasst trizyklische Antidepressiva wie Amitriptylin, selektive Serotonin-Wiederaufnahmehemmer (SSRI) und Serotonin-Noradrenalin-

Wiederaufnahmehemmer (SNRI) wie Duloxetin und Milnacipran.

Eine Wirksamkeit von Antikonvulsiva wie Gabapentin und Pregabalin wurde in kontrollierten Studien nachgewiesen. Tramadol wirkt bei einem Teil der Fibromyalgiepatienten. NSAR und Glukokortikoide haben üblicherweise keinen Effekt.

In jedem Fall ist eine interdisziplinäre Behandlung und Betreuung gefordert [3, 4, 7, 9].

Literatur

1. Abeles AM, Pillinger H, Solitar BM, Abeles M (2007) Narrative review: the pathophysiology of fibromyalgia. Ann Intern Med 146:726–734
2. Branco JC, Bannwarth B, Failde I et al (2009) Prevalence of fibromyalgia: a survey in five European countries. Semin Arthritis Rheum 39:448–453
3. Brückle W, Zeidler H (2005) Fibromyalgie – Ein Update. Internist 46:1188–1197
4. Carville SF, Arendt-Nielsen L, Bliddal H et al (2007) EULAR evidence based recommendations for the management of fibromyalgia syndrome. Ann Rheum Dis 67(4):536–541
5. Harden RN, Revivo G, Song S et al (2007) A critical analysis of the tender points in fibromyalgia. Pain Med 8:147–156
6. Harth M, Nielson WR (2007) The fibromyalgia tender points: Use them or lose them? A brief review of the controversy. J Rheumatol 34:914–922
7. Jäckel WH, Genth E (2007) Fibromyalgie. Z Rheumatol 66:579–590
8. Katz RS, Wolfe F, Michaud K (2006) Fibromyalgia diagnosis. A comparison of clinical, survey, and American College of Rheumatology Criteria. Arthritis Rheum 54:169–176
9. Späth M (2015) Fibromyalgiesyndrom. In: Hettenkofer HJ, Schneder M, Braun J (Hrsg) Rheumatologie. Thieme, Stuttgart, S 361–368
10. Üceler N, Sommer C (2015) Fibromyalgiesyndrom. Eine Erkrankung der kleinen Nervenfasern? Z Rheumatol 74:490–495
11. Weir PT, Harlan GA, Nkoy FL et al (2006) The incidence of fibromyalgia and its associated co-morbidities: a population-based retrospective cohort study based on International Classification of Diseases, 9th Revision codes. J Clin Rheumatol 12:124–128
12. Wolfe F (2010) New American Collage of Rheumatology criteria for fibromyalgia: a twenty year journey. Arthritis Care Res 82:583–584
13. Wolfe F, Smythe HA, Yunus MB et al (1990) The American College of Rheumatology 1990 criteria for the classification of fibromyalgia. Arthritis Rheum 33:160–172
14. Wolfe F, Ross K, Anderson J et al (1995) The prevalence and characteristics of fibromyalgia in the general population. Arthritis Rheum 38:19–28

Rheuma und Psyche

Judith Sautner und Rudolf Puchner

Inhaltsverzeichnis

R. J. Puchner, A. Mazzucato-Puchner (Hrsg.), *Rheumatologie aus der Praxis*,
https://doi.org/10.1007/978-3-662-69693-4_13

Prof. Alexander postulierte 1950 für Patienten mit einer chronischen Arthritis einen gemeinsamen psychodynamischen Hintergrund. Typische Persönlichkeitsmerkmale seien: ruhig, bescheiden, selbstaufopfernd, perfektionistisch, nach innen gekehrt. Ursache sei eine Aggressionshemmung und diese führe in der Folge zu einer Autoaggression(skrankheit) sprich Autoimmunerkrankung [1]. Diese Hypothese konnte aber nicht bestätigt werden.

Untersuchungen mit standardisierten Methoden und evaluierten Testinstrumenten ergaben, dass sich Persönlichkeitsstrukturen von Patienten mit RA nicht von anderen chronisch Erkrankten unterscheiden, wenn sie in Frühstadien der Erkrankung erfasst werden. Die Persönlichkeitseigenschaften (z. B. gehemmte Aggressivität, Duldsamkeit, Aufopferung usw.) sind nicht als Prädisposition zur Arthritis, sondern als Folge dieser chronischen Erkrankung zu interpretieren [2, 15, 17, 26, 27].

In einer Untersuchung mit 226 Patienten aus dem Jahr 2009 konnte – ebenso wie in Untersuchungen davor – kein statistisch signifikanter Unterschied im psychologischen Profil von RA-Patienten und gesunden Kontrollpersonen erhoben werden [24].

Was den Ausbruch der Erkrankung anbelangt, legten Untersuchungen aus den 1980er-Jahren einen Zusammenhang zwischen belastenden Lebensereignissen („life events") oder Stressoren und Krankheitsausbruch nahe [3, 6].

Entsprechend der Stresshypothese werden (belastende) Reize über die individuelle Wahrnehmung als Stressoren empfunden, was in Abhängigkeit von Bewältigungsmechanismen des Individuums im ungünstigen Fall zu Stress führt, der die Ausbildung oder den Verlauf einer RA beeinflusst. Während des letzten Jahres vor Ausbruch der Erkrankung berichten Patienten über signifikant mehr psychologische Stressoren und beschreiben z. B. familiäre Konflikte, Trennung bzw. Scheidung, Tod von Angehörigen bzw. eine Veränderung der gewohnten Lebenssituation [3, 9]. [21].

13.1 Rheumatoide Arthritis und Verlauf: psychosomatische Aspekte

Der Verlauf der Erkrankung wird beeinflusst durch das Vorhandensein psychischer Konflikte und durch die Art des Umgangs damit, des Weiteren durch die bewusste und unbewusste Einstellung zur Erkrankung insgesamt (Coping). Eine passiv hinnehmende Einstellung, zusammen mit einer niedrigen Einschätzung eigener Beeinflussungsmöglichkeiten („self-efficacy", Selbstwirksamkeit), ist mit Hoffnungslosigkeit und Depression verbunden. Angst und Depression führen zu einem deutlich schlechteren Krankheitsverlauf [7–12, 30].

Erlernte Hilflosigkeit („ich hatte nie Glück", „da kann man halt nichts machen") sowie sog. „catastrophizing" (Katastrophieren) führen zu signifikant stärkeren Schmerzen und schlechterem Funktionsstatus.

Der Krankheitsverlauf kann günstig beeinflusst werden, wenn Stressoren fehlen und sich der Patient mit seiner Erkrankung konstruktiv auseinandersetzt. Wenn er versucht, persönliche Erfahrung aus der Erkrankung zu gewinnen und danach trachtet, Informationen einzuholen und aktiv an der Behandlung mitzuwirken.

Hilfreich dafür können sein: Selbsthilfegruppen, Rheumaschulen, psychosoziale Interventionen oder Gesprächstherapien.

Wichtig sind zudem ein gutes Arzt-Patienten-Verhältnis und ein funktionierendes soziales Netzwerk [12, 28, 30].

13.2 Depression bei entzündlich-rheumatischen Erkrankungen

Die Prävalenz einer Depression bei rheumatoider Arthritis beträgt laut Literatur zwischen 10 und 45 %. Verschiedene Messinstrumente, unterschiedliche Beobachtungszeiträume und soziokulturelle Unterschiede werden als Erklärung für diese breite Spanne diskutiert [10][11]. Eine aktuelle Metaanalyse aus 72 Studien mit 13.189 Patienten zeigte bei 16,8 % der Patienten eine Major-Depression [22]. Im Rahmen einer österreichweiten multizentrischen Studie wurde mittels des Beck-Depressionsinventars Fast Screen (BDI-FS) untersucht, wie hoch der Prozentsatz an leichteren depressiven Symptomen bzw. definitiven Depressionen unter RA-Patientinnen im Vergleich zu gesunden Kontrollen ist. Der BDI-FS war signifikant höher bei RA-Patientinnen, und ca. ein Drittel, sprich 29,6 % der RA-Patientinnen erfüllte die Kriterien für eine Depression [23]. Depressive Symptome waren signifikant assoziiert mit Krankheitsaktivität (gemessen mittels CDAI) und funktioneller Einschränkung. Die Inzidenzraten entsprechen in etwa denen anderer entzündlich-rheumatischer Erkrankungen. So wird die Prävalenz bei systemischem Lupus erythematodes mit 17–75 % angegeben [23], bei Psoriasisarthritis mit 22 bzw. 37 % (bei polyarthritischem Verlauf) [19] und bei ankylosierender Spondylitis mit 15 % [14].

Als Ursache einer Depression werden gesehen: die Konfrontation mit einer chronischen Erkrankung, ungünstige Strategien zur Situationsbewältigung, bisherige (mangelnde) Behandlungserfolge und entzündlich bedingte Schmerzen, Müdigkeit, eine Schlafstörung sowie eine Funktionseinschränkung der betroffenen Gelenke [4, 10, 11]. Man geht heute von einem bidirektionalen Zusammenhang zwischen Depression und Entzündung aus. Proinflammatorische Zytokine (Interleukin-6 und -1) dürften den Metabolismus der Neurotransmitter im Gehirn negativ beeinflussen. Umgekehrt begünstigt die Depression einen ungesunden Lebensstil, vermindert die Adhärenz und fördert so die Entzündung [18, 25]. Speziell für die Psoriasis vulgaris (PsO), und konsekutiv für die Psoriasisarthritis, ist die Assoziation mit Depressionen und Suizidalität belegt [31]. Beide sind chronische Erkrankungen mit belegter systemischer Entzündung mit erhöhten proinflammatorischen Zytokinen, weisen einen schubhaften Verlauf auf und bedingen einander gegenseitig: Eine Zunahme von psychiatrischen Problemen führt zu einer PsO-Progression – und vice versa.

Die sich daraus ergebende Hypothese der Therapie von Depressionen durch IL-6-Blockade hat sich leider als nicht zielführend herausgestellt [32, 33]. Die möglichst gute Kontrolle der Krankheitsaktivität („silent inflammation") ist jedenfalls die Grundlage für eine Verbesserung der psychischen Situation.

Bei jedem Patienten mit einer entzündlichen Gelenkerkrankung sollte an das mögliche Vorliegen einer Depression gedacht werden. Die Bejahung der beiden Fragen: „Haben Sie sich in den letzten beiden Wochen niedergeschlagen oder depressiv gefühlt?" und „Haben Sie in den letzten beiden Wochen wenig Interesse und Freude dabei gehabt, etwas zu unternehmen?", lassen an eine depressive Verstimmung denken [29].

Mit dem BDI-FS steht ein validierter Fragebogen mit 7 Fragen zur Verfügung, der sich sehr gut für Patienten mit chronisch-entzündlichen Erkrankungen eignet, weil er keine somatischen Fragen enthält (allerdings kostenpflichtig ist) [5, 20]. Bei entsprechender Routine kann der Verdacht auf eine Depression oder eine depressive Verstimmung in der Praxis in kurzer Zeit gestellt werden. Bei der Abklärung ist zu bemerken, dass typische Anzeichen einer Depression, wie Müdigkeit, Antriebslosigkeit und Schlafstörungen, auch Symptome der RA selbst sein können. Eine Zusammenarbeit mit Psychotherapeuten und Psychiatern ist empfehlenswert und vor allem auch in Hinblick auf eine antidepressive Medikation notwendig.

- **Therapieoptionen bei Depression und depressiver Verstimmung**

Entspannungstechniken, wie progressive Muskelentspannung nach Jacobsen und autogenes Training, sind von Patienten selbst erlernbar und geben ihnen das Gefühl der Selbstwirksamkeit [21]. Eine kognitive Verhaltenstherapie kann in der der Regel innerhalb von 10–15 Sitzungen eine Verbesserung der Situation bringen. Mit Antidepressiva steht eine wirksame und gut verträgliche medikamentöse Therapieoption zur Verfügung. Moderne Antidepressiva führen nicht zu Veränderungen von Kognition und Persönlichkeit und machen nicht abhängig. Ein schlafanstoßender Effekt (bei einigen Substanzen wie Trazodon gegeben) tritt bei manchen Patienten bereits nach der ersten Gabe ein. Mit einer antidepressiven Wirkung kann nach 10–14 Tagen gerechnet werden. Ist dies nicht der Fall, sollte die Dosis des Antidepressivums gesteigert werden. Serotonin- und Noradrenalin-Wiederaufnahmeinhibitoren (SNRI) wie Venlafaxin und Duloxetin zeigen zudem eine gute Wirkung im Sinne der Schmerzdistanzierung [13, 16].

Literatur

1. Alexander F (1950) Psychosomatische Medizin-Grundlagen und Anwendungsgebiete, 3. Aufl. De Gruyter, Berlin
2. Anderson KO, Bradley LA, Young LD, Mc Daniel LK (1985) Rheumatoid arthritis: Review of psychological factors related etiology, effects and treatment. Psychol Bull 98:358–387
3. Baker GH (1982) Life-events before the onset of rheumatoid arthritis. Psychoth Psychosom 38:173–177
4. Beck AT (1987) Cognitive models of depression. J Cogn Psychother 1:5–37 (Ann Int Quarterly)
5. Beck AT, Steer RA, Brown GK (2013) Beck Depressions Inventar – Fast screen for medical patients. Pearson, Frankfurt am Main
6. Creed F (1990) Psychological disorders in rheumatoid arthritis: a growing consensus? Annals Rheum Dis 49:808–812
7. Cross MJ, March LM, Lapsley HM et al (2006) Patient self-efficacy and health locus of control: relationships with health status and arthritis-related expenditure. Rheumatology (Oxford) 45(1):92–96
8. Dickens C, Jackson J, Tomenson B et al (2003) Association of depression and rheumatoid arthritis. Psychosomatics 44:2009–2015
9. Eich W, Blumenstiel K, Lensche H, Drexler W, Fiehn C, Bieber C (2004) Psychosomatik in der Rheumatologie. Z Rheumatol 63:113–121
10. Engelbrecht M, Wendler J, Alten R (2012) Depression als Systemefekt der RA. Z Rheumatol 71:859–863
11. Engelbrecht M, Wendler J, Alten R (2014) Depression und Rheuma. Z Rheumatol 73:714–720
12. Günther V, Mur E, Kurz M, Meise U (1994) Stable patterns of stress coping in patients with rheumatoid arthritis. Clin Exp Rheumatol 12:35–43
13. Hofmann P, Hemberger S, Lunzer R, Puchner R, Sautner J, Strehblow C, Sandner-Kiesling (2015) Rheuma trifft Psyche. Expertenmeeting Wien 25-11-2015
14. Hyphantis T, Kotsis K, Tsifetaki N et al (2013) The relationship between depressive symptoms, illness perceptions and quality of life in ankylosing spondylitis in comparison to rheumatoid arthritis. Clin Rheumatol 32(5):635–644
15. Jungnitsch G (2003) Rheumatische Erkrankungen, Fortschritte der Psychotherapie. Hogrefe, Göttingen
16. Kaspar S et al (2012) Depression – Medikamentöse Therapie Konsensus Statement – State of the art 2012. Clinicum Sonderausgabe
17. Köhler T (1992) Psychologische Modelle zur Genese der rheumatoiden Arthritis. In: Basler HD, Refisch AD, Zink A (Hrsg) Psychologie in der Rheumatologie. Jahrbuch der medizinischen Psychologie 8. Springer, Berlin, S 83–95
18. Kojima M, Kojima T, Suzuki S et al (2009) Depression, inflammation, and pain in patients with rheumatoid arthritis. Arthritis Rheum 61:1018–1024
19. Kotsis K, Voulgari PV, Tsifetaki N et al (2012) Anxiety and depressive symptoms and illness perceptions in psoriatic arthritis and associations with physical health-related quality of life. Arthritis Care Res (Hoboken) 64:1593–1601
20. Krug HE, Woods SR, Mahowald ML (1997) The importance of identifying depression in patients

13

with rheumatoid arthritis: evaluation of the beck depression inventory. J Clin Rheumatol 3:248–257

21. Malysheva O, Pierer M, Wagner U, Baerwald CGO (2010) Stress und Rheuma. Z Rheumatol 69:539–543

22. Matcham F, Rayner L, Steer S, Hotopf M (2013) The prevalence of depression in rheumatoid arthritis: a systematic review and meta-analysis. Rheumatology (Oxford) 52(12):2136–2148. https://doi.org/10.1093/rheumatology/ket169

23. Sautner J, Puchner R, Alkin A, Pieringer (2020) H Depression: a common comorbidity in women with rheumatoid arthritis – results from an Austrian cross-sectional study. BMJ Open 10:e033958

24. Puchner R, Sautner J, Loisl D, Puchner U (2009) Does a special relationship between personality and rheumatoid arthritis exist? Experiences with an Austrian Psychological Questionnaire. Clin Rheumatol 28:1147–1152

25. Raison CL, Miller HA (2013) Do cytokines really sing the blues? Cerebrum 2013:10

26. Raspe HH (1990) Chronische Polyarthritis. In: von Uexküll T (Hrsg) Psychosomatische Medizin, 4. Aufl. Urban & Schwarzenberg, München

27. Spergel P, Ehrlich GE, Glass D (1978) The rheumatoid arthritis personality. A psychodiagnostic myth. Psychosomatics 19:79–86

28. Strating MM, Suurmeijer TP, van Schuur WH (2006) Disability, social support, and distress in rheumatoid arthritis: results from a thirteen-year prospective study. Arthritis Rheum 55:736–744

29. US Preventive Services Task Force (2009) Screening for depression in adults: U.S. preventive services task force recommendation statement. Ann Intern Med 151:784–792

30. Weintraub A (1992) Rheuma. Seelische Gründe und Hintergründe. Huber, Bern

31. Koo J et al (2017) Depression and suicidality I psoriasis review of the literature in the cytokine theory of depression. J Eur Acad Venereol 31:1999–2009

32. Knight JM et al (2021) The IL-6 antagonist tocilizumab is associated with worse depression and related symptoms in the medically ill. Transl Psychiatry 11(1):58

33. Mao L et al (2022) Associations between Autoimmunity and Depression: Serum IL-6 and IL-17 have directly impact on the HAMD Scores in patients with first-episode depressive disorder. J Immunol Res:6724881. https://doi.org/10.1155/2022/6724881

Medikamentöse Therapie entzündlich-rheumatischer Erkrankungen

Rudolf Puchner und Antonia Mazzucato-Puchner

Inhaltsverzeichnis

© Der/die Autor(en), exklusiv lizenziert an Springer-Verlag GmbH, DE,
ein Teil von Springer Nature 2024
R. J. Puchner, A. Mazzucato-Puchner (Hrsg.), *Rheumatologie aus der Praxis*,
https://doi.org/10.1007/978-3-662-69693-4_14

14.1 Historischer Überblick

Schon in der Antike wurde die Herbstzeitlose aus Asien gebracht und zunächst als Heilmittel gegen die Gicht eingesetzt, dann vorübergehend vergessen und einige Jahrhunderte später als „Allheilmittel" auch gegen alle Gelenkerkrankungen empfohlen. Noch heute ist das aktive Alkaloid der Herbstzeitlose, das Colchicin, eine Standardtherapie der Gichterkrankung und wird erfolgreich zur Behandlung des familiären Mittelmeerfiebers eingesetzt. Mittlerweile hat sich Colchicin auch als Therapie bei rezidivierender Perikarditis erwiesen.

Im Jahr 1949 begann die moderne Ära der nichtsteroidalen Antirheumatika (NSAR) mit der Synthetisierung von Phenylbutazon (Butazolidin). 1958 wurde Indomethacin entwickelt, in weiterer Folge zahlreiche weitere Antirheumatika. 1971 beschrieb Sir John Vane den Wirkungsmechanismus der Analgetika durch eine Hemmung der Prostaglandinsynthese durch das Enzym Zyklooxygenase. 1989 entdeckte Needleman das Vorhandensein von zwei Zyklooxygenasen (COX-1 und COX-2).

Reverend Edmund Stone aus Oxfordshire beobachtete die gute Wirkung von Weidenrinde gegen Schmerzen und Fieber und schrieb im Jahre 1763 einen Brief über die erfolgreiche Behandlung von 50 Patienten an die Royal Society in London.

Johann Buchner vom Pharmakologischen Institut in München isolierte im Jahre 1828 erstmals die aktive Komponente dieser Weidenrinde, die er Salizyl nannte. Die Salizylsäure wurde in der Folge bei Gelenkrheumatismus eingesetzt, nach der Synthese von Hoffmann wurde 1899 erstmalig Azetylsalizylsäure von der Firma Bayer kommerziell als Aspirin verwendet.

Kortison wurde 1948 erstmals durch Kendall und Hensch an der Mayo-Klinik zur Behandlung der chronischen Polyarthritis eingesetzt. Es zeigten sich spontane und dramatische Erfolge; jedoch war man nach anfänglicher Euphorie aufgrund der Nebenwirkungen, die in hohen Dosen verabreicht bei einer Langzeittherapie auftraten, sehr ernüchtert. Daher versucht man heute, nur kurzfristig höhere Dosen in Schubsituationen zu verabreichen und, wenn notwendig, Langzeittherapien mit der niedrigst möglichen Dosis durchzuführen. Verzichten kann man auf dieses Medikament bei entzündlichen rheumatischen Erkrankungen nicht.

Die Ära der Basistherapeutika begann 1929 mit dem Einsatz von Goldsalzen in der Behandlung der rheumatoiden Arthritis durch Forestier.

1993 erfolgte die erste erfolgreiche Anwendung des TNF-α-Blockers Infliximab bei rheumatoider Arthritis. Mit der Etablierung der Biologika wurde ein neues Zeitalter in der Behandlung entzündlich-rheumatischer Erkrankungen eingeleitet (Übersicht).

Medikamentöse Therapie der rheumatoiden Arthritis im Wandel der Zeit [6, 9, 16, 17]

— 1903
  – Akuter Rheumatismus: Salizylpräparate
  – Ersatzmittel: Antipyrin, Phenacetin
  – Chronischer Rheumatismus: Colchicin, Jodkali, Salizylpräparate [7]
— 1951
  – Salizylpräparate (bei akutem Schub)
  – Goldsalze
  – Extrakte der Nebennierenrinde (Kortison) seit 1948 (Kendall und Hensch, Mayo-Klinik) [6]
— 1990
  – „Abwartend"
  – NSAR
  – Kortison
  – Basistherapie mit Gold, Methotrexat (MTX) etc.

- 2010
  - „Früh und aggressiv"
  - Kortison als Schubtherapie
  - Basistherapie (höhere MTX-Dosen, Kombinationstherapien, Biologika)

14.2 Medikamentöse Schmerztherapien

14.2.1 Analgetika

Analgetika haben die Beseitigung des Symptomschmerzes zum Ziel. Sie beseitigen nicht die Ursache des Schmerzes und beeinflussen nicht die Entzündung. Diese Gruppe von Schmerzmitteln wird eingesetzt bei weichteilrheumatischen Beschwerden, bei degenerativen Gelenk- und Wirbelsäulenbeschwerden und eventuell als zusätzliche Therapie zu NSAR, zur Verstärkung der schmerzlindernden Wirkung.

Paracetamol Dazu gehören Nichtopiate wie Paracetamol. Diese Substanz wird zur Schmerzlinderung und Fiebersenkung auch häufig bei grippalen Infekten bis zu einer Dosis von 2–3 g pro Tag eingesetzt (z. B. Mexalen®). Hohe Einzeldosen sind lebertoxisch.

Metamizol Metamizol (z. B. Novalgin®) wird ebenfalls zur Behandlung von Schmerzzuständen und zur Fiebersenkung eingesetzt. Wegen seltener, aber gefürchteter Nebenwirkungen vor allem bei parenteraler Gabe (Agranulozytose, Anaphylaxie) wird die Substanz fast ausschließlich in oraler Form verwendet. Es wurde aufgrund dieser Nebenwirkungen in einigen Ländern vom Markt genommen bzw. nicht zugelassen.

Kombinationspräparate führen meist zu keiner Wirkungsverbesserung, eine Kombination mit Koffein ist wegen einer möglichen Abhängigkeitsentwicklung umstritten [2].

14.2.2 Schwach wirksame Opiate

Schwach wirksame Opiate werden bei chronischen Schmerzen eingesetzt, die alleine durch Analgetika oder NSAR nicht behandelt werden können. Eine Therapie mit Opiaten wird bei entzündlich-rheumatischen Erkrankungen kontrovers diskutiert. Die Anwendung schwach wirksamer Opiate ist möglich bei chronischen Rückenschmerzen infolge degenerativer Veränderungen und als Zusatztherapie bei entzündlichen Gelenkerkrankungen, wenn NSAR alleine nicht ausreichen, oder bei Schmerzzuständen, die im Gefolge sekundärer Arthrosen auftreten.

Tramadol Tramadol wird in Form von Tropfen, Kapseln oder als Retard-Präparat verabreicht, in Dosen von 50–100 mg 2- bis 3-mal pro Tag, die Maximaldosis beträgt 400 mg.

Dihydrocodein Auch das stärker wirksame Dihydrocodein kann in einer Dosierung von 2-mal 60 bis 2-mal 120 mg pro Tag verabreicht werden.

Obwohl die meisten Autoren eine (physische) Abhängigkeit bei moderater und zeitlich limitierter oraler Einnahme für unwahrscheinlich halten, sei doch auf diese Möglichkeit hingewiesen.

Bei schweren Schmerzzuständen, wie z. B. Bandscheibenschäden oder schweren Gelenkdestruktionen (z. B. Wirbelkanalkompression bei atlantoaxialer Dislokation), können auch stark wirksame Opiate eingesetzt werden.

Insgesamt werden aber bei akut- und chronisch-entzündlichen Gelenkerkrankungen stark wirksame Opiate in der Regel nicht benötigt und eingesetzt.

14.2.3 Nichtsteroidale Antirheumatika (NSAR)

NSAR hemmen die Funktion von Prostaglandinen, die im traumatisierten bzw. entzündeten Gewebe, aber auch im Gefolge von Gewebsschäden im zentralen Nervensystem gebildet werden. Prostaglandine werden aus Arachidonsäuren durch das Enzym Zyklooxygenase (COX) synthetisiert. Seit 1989 weiß man, dass es zwei Subtypen von Zyklooxygenasen gibt, die Zyklooxygenase 1 (COX-1) und die Zyklooxygenase 2 (COX-2). Prostaglandine sind nicht nur für die Schmerzentstehung verantwortlich, sondern haben auch „gute" Eigenschaften: Sie fördern die Zellregeneration, Schleimproduktion und Durchblutung im Magen. Daneben beeinflussen sie auch Vorgänge der Blutgerinnung etc. Die Schmerzentstehung wird durch das Enzym COX-2, die letztgenannten Eigenschaften durch COX-1 vermittelt. Alle herkömmlichen NSAR vermitteln ihre Wirkung durch eine Blockade der Zyklooxygenasen 1 und 2, d. h. sie beeinflussen die Schmerzentstehung, aber sie hemmen auch z. B. die Durchblutung, Zellregeneration und Schleimbildung im Magen. Dies führt zu den gefährlichen Nebenwirkungen der NSAR wie Magengeschwüre, Magenblutung und Perforation.

In den letzten Jahrzehnten gelang es, nach Entdeckung der COX-2, Substanzen (Coxibe) zu entwickeln, die allein COX-2 hemmen und dadurch eine insbesondere in Bezug auf den Magen-Darm-Trakt wesentlich geringere Nebenwirkungsrate aufweisen.

NSAR werden rasch im Magen-Darm-Trakt aufgenommen. Durch Eiweißbindung reichern sie sich vor allem im entzündeten Gewebe, aber auch im Magen-Darm-Trakt, in der Niere und im Knochenmark an. Sie bewirken eine Senkung der Erregbarkeit von Schmerzrezeptoren und im Zentralnervensystem durch Blockade der Prostaglandinsynthese ebenso eine Schmerzhemmung und eine Fiebersenkung.

Zudem wirken sie antiphlogistisch. Sie werden bei allen Formen der entzündlichen Gelenkerkrankungen, aber auch bei degenerativen Gelenk- und Wirbelsäulenbeschwerden und bei Zahnschmerzen mit Erfolg eingesetzt (◘ Tab. 14.1) [2].

Bei fehlendem Ansprechen sollte spätestens nach 1 Woche ein Wechsel auf ein anderes Antirheumatikum erfolgen. Eine Kombination mehrerer Antirheumatika ist nicht zulässig, wohl aber kann bei ungenügender Wirksamkeit von NSAR ein schwach wirksames Opiat zugegeben werden. Bei längerer Einnahme sind Blutkontrollen (Leber- und Nierenwerte, Blutbild) in 3-monatigen Abständen empfehlenswert.

Bei den herkömmlichen Antirheumatika kommt es nicht selten, insbesondere in höherer Dosierung, zu Nebenwirkungen am Magen-Darm-Trakt im Sinne von Symptomen einer Gastritis bis zu schweren Komplikationen wie Ulkus, Blutung oder Perforation. Durch die schmerzhemmende Wirkung der Analgetika werden diese Symptome aber oft verschleiert. Daher ist z. B. auch bei längerer Einnahme in höherer Dosierung auf die Stuhlfarbe zu achten. Ein schwarzer Stuhl kann auf eine Magen-Darm-Blutung hinweisen.

Auf ein erhöhtes kardiovaskuläres Risiko von NSAR sei hingewiesen. Mäßige Blutdruckerhöhungen sind bei chronischer Schmerzmitteleinnahme typisch, ebenso kann es zu Ödemen sowie zu Schwindelzuständen kommen.

Coxibe hemmen nur das Enzym COX-2, dies wird bei Entzündung und Gewebsschädigung gebildet und induziert den Schmerz. Sie hemmen nicht COX-1, welche für die Schleimhautdurchblutung, Schleimhautregeneration und verminderte Säuresekretion im Magen-Darm-Trakt und Nierendurchblutung etc. verantwortlich sind. Sie sind schmerzlindernd und entzündungshemmend wie die klassischen NSAR, haben aber aufgrund ihrer selektiven Wirkung keine Nebenwirkungen am Magen-

◻ **Tab. 14.1**   Einige wichtige nichtsteroidale Antirheumatika

Wirksubstanz	Handelsname	Maximale Dosierung	Kommentar
Azetylsalizylsäure	Aspirin®		Besonders hohe Nebenwirkungsrate am Magen-Darm-Trakt, kommt in der Rheumatologie kaum mehr zur Anwendung
Diclofenac	Voltaren® Diclofenac® Diclobene® Deflamat® etc.	150 mg	Klassisches Antirheumatikum, mit dem in Europa alle anderen Substanzen verglichen werden, in mittlerer und höherer Dosis auch NW am Magen-Darm-Trakt
Ibuprofen	Dolgit® Brufen® Ibuprofen®	2400 mg	Über Jahre gut wirksames Antirheumatikum, in höheren Dosen (ab 1200 mg) auch vermehrt Nebenwirkungen am Magen-Darm-Trakt
Dexibuprofen	Seractil forte®	1200 mg	Rasch und eher kürzer wirksam, in höheren Dosen auch NW am Magen-Darm-Trakt
Naproxen	Proxen®	1000 mg	Länger wirksames Medikament, Vorsicht bei älteren Patienten
Indometacin	Indocid® Indobene®	150 mg	NW wie Schwindel und Sehstörungen Stärker wirksames, „altes" Antirheumatikum, das heute aufgrund der NW kaum mehr eingesetzt wird
Lornoxicam	Xefo®	16 mg	Gute schmerzstillende Wirkung, in höheren Dosen auch NW am Magen-Darm-Trakt möglich
Meloxicam	Movalis® Meloxicam®	15 mg	Gute Wirksamkeit in höheren Dosen, gute Magenverträglichkeit in niedrigen Dosen durch bevorzugte COX-2-Hemmung
Etoricoxib	Arcoxia®	90 mg (120 mg kurzfristig bei Arthritis urica)	Selektiver COX-2-Hemmer, dadurch gute Magen-Darm-Verträglichkeit, bei Herzinsuffizienz (ab NYHA II) und KHK nicht indiziert
Celecoxib	Celebrex®	400 mg	Selektiver COX-2-Hemmer, dadurch gute Magen-Darm-Verträglichkeit, bei Herzinsuffizienz (ab NYHA II) und KHK nicht indiziert

COX Zyklooxygenase, *KHK* koronare Herzkrankheit, *NW* Nebenwirkungen, *NYHA* Klassifikation der New York Heart Association

14

Darm-Trakt, jedoch die gleiche Nebenwirkung an der Niere und keinen Einfluss auf die Blutplättchenfunktion. Coxibe dürfen aufgrund potenzieller Nebenwirkungen im Sinne eines vermehrten Auftretens von Herz-Kreislauf-Erkrankungen bei koronarer Herzerkrankung und eingeschränkter Herzleistung nicht verabreicht werden.

Alle NSAR sollten bevorzugt während oder nach den Mahlzeiten eingenommen werden. Am Abend ist ein länger wirksames Präparat (Retard-Präparat) zu bevorzugen. Immer ist die Tageshöchstdosis zu bedenken, diese darf nicht überschritten werden [2, 14].

14.3 Glukokortikoide

Kortison bzw. Glukokortikoide (GC) wurden erstmals 1948 zur Behandlung der chronischen Polyarthritis eingesetzt. Sie sind ein starker Entzündungshemmer und mit GC kann eine akute Schubsituation bei entzündlichen Gelenkerkrankungen am besten und raschesten beherrscht werden.

Nach ihrer Einführung herrschte eine große Euphorie aufgrund der prompten und raschen Wirkung mit einhergehender Abschwellung und Schmerzminderung. In der Folge wurde Kortison allerdings wahllos und in hohen Dosen eingenommen, und es kam zu entsprechenden Nebenwirkungen durch zu hohe Einnahme über zu lange Zeit. Aus dieser Zeit rührt die noch immer große Angst vieler Patienten vor einer Kortisoneinnahme.

Heute werden GC in kontrollierter Weise und in viel geringerer Dosierung verabreicht, und gefährliche Nebenwirkungen sind selten.

Bei entzündlich-rheumatischen Erkrankungen sind GC äußerst wichtige Medikamente zur Behandlung schwerer Schübe. Bei schweren Verlaufsformen muss GC in niedriger Dosierung unter entsprechender Kontrolle auch über längere Zeit angewendet werden.

In Schubsituationen oder am Beginn einer Erkrankung bis zum Wirkeintritt von Basistherapeutika wird 15–25 mg (fallweise 50 mg) Prednisolon pro Tag in sukzessiver langsamer Reduktion über wenige Wochen verabreicht.

Über längere Zeit sollten nur Dosen, wenn unbedingt notwendig, unter 7,5 mg Prednisolonäquivalent pro Tag gegeben werden. In dieser Dosierung ist die Nebenwirkungsrate meist gering, es besteht allerdings bereits bei dieser niedrigen Dosis ein erhöhtes Risiko für eine Osteoporose oder die Entwicklung eines Katarakt. Bei gleichzeitiger Einnahme mit NSAR ist die Gefahr von Nebenwirkungen am Magen-Darm-Trakt erhöht. Eine alleinige niedrig dosierte Einnahme von GC führt nicht zu vermehrten Nebenwirkungen im Sinne gastrointestinaler Ulzera. Auf die typischen Nebenwirkungen einer längerfristigen Einnahme wie Gewichtszunahme, ein erhöhtes kardiovaskuläres Risiko, erhöhte Blutdruckwerte und die Entwicklung einer diabetischen Stoffwechsellage sei hingewiesen.

Um die Nebenwirkungen möglichst gering zu halten, sollte das Medikament am Morgen vor 8.00 Uhr eingenommen werden und eine Kalzium- und Vitamin-D-reiche Kost zugeführt werden. Weiterhin sollten regelmäßige Knochendichtemessungen durchgeführt und Kalzium- und Vitamin-D-Präparate großzügig eingenommen werden.

Es gilt heute als allgemein akzeptiert, das GC bei einer rheumatoiden Arthritis gerade in den ersten Jahren das radiologisch nachweisbare Fortschreiten der Erkrankung verzögern können [2, 14, 18].

14.4 Konventionelle synthetische Basistherapeutika

Basistherapeutika werden eingesetzt, um das Fortschreiten der entzündlich-rheumatischen Erkrankungen zu verhindern oder zumindest zu verzögern. Diese sind eine entscheidende, wenn nicht *die* entscheidende Säule in der Behandlung entzündlich-rheumatischer Arthritis. Basistherapeutika (Synonym DMARDs, „disease-modifying antirheumatic drugs") haben keine primär schmerzlindernde Wirkung. Sie beeinflussen das Fortschreiten der Erkrankung, insbesondere sollen sie die Zerstörung von Knorpel und Knochen verhindern. Während man früher, d. h. noch vor wenigen Jahrzehnten, primär eine Schmerztherapie empfohlen hat und erst nach einer längeren Beobachtungsperiode die damals zur Verfügung stehenden Substanzen einsetzte, hat man heute ein gänzlich anderes Therapieprinzip. Basistherapeutika sollten so früh wie möglich, d. h. innerhalb von 3 Monaten nach Beginn der rheumatoiden Arthritis verordnet werden, um eine wirkungsvolle Beeinflussung des Krankheitsverlaufs zu gewährleisten. Man weiß heute, dass die Zerstörung des Gelenks bereits sehr frühzeitig auftritt und dass nach 2 Jahren schon Teile des Gelenks unwiderruflich zerstört sein können. Wird eine Basistherapie zu spät begonnen, ist der Effekt daher ein geringerer.

Jeder Patient mit einer chronischen Gelenkerkrankung sollte daher, wenn keine Kontraindikationen bestehen, mit einer suffizienten Basistherapie behandelt werden. Der Wirkungsmechanismus der meisten Basistherapeutika ist nach wie vor nicht gänzlich geklärt. Sie greifen bei entzündlich-rheumatischen Erkrankungen direkt in den Krankheitsmechanismus ein und haben das Ziel, die Krankheit langfristig zu unterdrücken. Die Wirkungsintensität und die Verträglichkeit sind bei den einzelnen Medikamenten sehr unterschiedlich [10, 14, 16, 17].

14.4.1 Chloroquin und Hydroxychloroquin

Diese als Mittel gegen Malaria entwickelten Substanzen haben einen gesicherten Effekt bei einem systemischen Lupus erythematodes (SLE) und werden als Langzeittherapie eingesetzt. Durch den Einsatz von Chloroquinderivaten kann bei SLE die Schubfrequenz und das Auftreten von Sekundärkomplikationen verringert und bei SLE die ganze Schwangerschaft hindurch eingenommen werden. Selten werden diese Präparate bei milden Formen einer rheumatoiden Arthritis oder im Rahmen einer Kombinationstherapie verwendet. Bei vergleichbarer Wirksamkeit ist Hydroxychloroquin (Quensyl®) besser verträglich als Chloroquin (Resochin®). In Österreich ist Resochin® nicht mehr im Handel. Die positive Wirkung auf den Gelenkschmerz wurde zufällig von Page im Jahre 1951 entdeckt, als er Patienten mit SLE und Gelenkbeteiligung erfolgreich behandelte.

Hydroxychloroquin wird gewichtsadaptiert eingenommen. Die Dosierung ist bei Normal- oder Untergewicht 5 mg/kg KG/Tag. Bei Übergewicht wird die Tagesdosis mit 5 mg/kg Idealgewicht berechnet, d. h. 1–2 Tabletten Hydroxychloroquin zu 200 mg pro Tag; die Verträglichkeit ist gut. Seltene, aber gefährliche Nebenwirkungen betreffen das Auge. Chloroquin und Hydroxychloroquin können sich in die Hornhaut einlagern und sehr selten eine Retinopathie hervorrufen. Daher sollte man in den ersten 6 Monaten der Behandlung eine augenärztliche Basisuntersuchung veranlassen. Bei Patienten mit erhöhtem Risiko für Netzhautschäden (vorbestehende Veränderungen der Netzhaut, Niereninsuffizienz mit GFR < 60 ml/min, Therapie mit Tamoxifen) sollte 1-mal jährlich eine augenfachärztliche Untersuchung durchgeführt werden. Bei Patienten ohne Risikofaktoren wird eine 1-mal jährliche Augenuntersuchungen erst ab 5 Jahren Behandlungsdauer empfohlen. Die augenfachärztliche Untersuchung sollte mindestens je eine geeignete subjektive und objektive Methode nutzen, i. d. R. sind dies das automatisierte Gesichtsfeld (aGF) und die optische Kohärenztomographie (OCT). Als objektive Methoden sind auch die multifokale Elektroretinographie (mf-ERG) oder die Fundus-Autofluoreszenz (FAF) geeignet. Chloroquinderivate wirken wie alle Basistherapeutika verzögert, ein Wirkungseintritt ist meist erst nach 2–3 Monaten zu bemerken [2, 3, 14].

14.4.2 Sulfasalazin (SSZ)

Sulfasalazin (Salazopyrin®) wurde erstmals 1941 von Nana Svartz zur Behandlung der chronischen Polyarthritis, der chronisch-entzündlichen Darmerkrankungen und der damit assoziierten Gelenkbeschwerden erfolgreich eingesetzt und hat sich zur Behandlung von Morbus Crohn und Colitis ulcerosa seit Langem bewährt. Bezüglich der Effekte auf die Gelenke geriet es vorübergehend in Vergessenheit und wurde erst 1978 für die Behandlung der chronischen Polyarthritis wiederentdeckt. Salazopyrin wird häufiger in Europa als in Amerika bei leichten Formen einer rheumatoiden Arthritis sowie auch zur Behandlung der Psoriasis-arthritis verwendet. Salazopyrin wird in Form von 2-mal 2 Tabletten à 500 mg pro Tag eingenommen, kann bei Bedarf auch auf 3-mal 2 Tabletten je 500 mg gesteigert werden. Der Wirkungseintritt ist frühestens nach 6 Wochen zu bemerken. Seltene, aber typische Nebenwirkungen sind Kopfschmerzen und Schwindelzustände, generalisierte Exantheme und Blutbildveränderungen, die zur Beendigung dieser Medikation führen [2].

Fallbeispiel: 69-jährige Patientin mit Schwellung der Fingergelenke

Eine 69-jährige Patientin präsentierte sich erstmals mit Schmerzen in Fingergrund- und Mittelgelenken. Es zeigten sich damals 3 Gelenke leicht synovitisch geschwollen.

Die Blutsenkungsgeschwindigkeit (BSG) war mit 20 mm in der 1. Stunde mäßig erhöht, der Rheumafaktor war nicht nachweisbar.

Eine Behandlung mit GC wurde eingeleitet und eine Behandlung mit Methotrexat vorgeschlagen. Die Patientin war unter GC rasch beschwerdefrei, Methotrexat wurde nach wenigen Wochen wegen gastrointestinaler Unverträglichkeit von der Patientin selbstständig beendet.

Drei Jahre später suchte die Patientin wiederum eine internistische/rheumatologische Ordination auf und präsentierte sich mit 2 geschwollenen Fingergrundgelenken und 3 druckschmerzhaften Gelenken. Die BSG betrug in der 1. Stunde 25 mm, Rheumafaktor und Antikörper gegen zyklische citrullinierte Peptide (CCP) waren negativ. Radiologisch zeigten sich Hinweise auf Fingerarthrosen vom Typ Heberden und Typ Bouchard. Usuren kamen nicht zur Darstellung. Eine Psoriasisanamnese war negativ.

Die Patientin berichtete, dass sie in den letzten 3 Jahren nur fallweise NSAR benötigte und auch über Monate keine Gelenkbeschwerden hatte. NSAR führten diesmal zu keiner Besserung.

Es wurde nun nach entsprechender Aufklärung eine Basistherapie mit SSZ eingeleitet, parallel dazu GC in einer Dosis von 15 mg Prednisolon pro Tag gegeben (in langsam fallender Dosierung).

SSZ wurde einschleichend verabreicht (Beginn mit 1 Tablette Salazopyrin pro Tag in der 1. Woche und Steigerung auf 4 Tabletten zu je 500 mg pro Tag ab der 4. Behandlungswoche).

Die Patientin berichtete über eine sukzessive Besserung, die GC konnten in der 7. Behandlungswoche (zuletzt wurde 6,25 mg Prednisolon täglich eingenommen) abgesetzt werden, Sulfasalazin wurde gut vertragen. Die Gelenkschmerzen bildeten sich zurück und nach 3 Monaten war die Patientin – wie sie sagte – beschwerdefrei. Bei einer Kontrolle fand sich keine Gelenkschwellung.

Bei einer Überprüfung nach 6 Monaten war die Patientin weiterhin in einer stabilen, beschwerdefreien Situation, nur fallweise hatte sie Schmerzen in einem Fingergrundgelenk.

Es wurde mit der Patientin vereinbart, Salazopyrin bei fortgesetzter Beschwerdefreiheit auf 2 Tabletten zu je 500 mg pro Tag zu reduzieren.

Kommentar
SSZ zeigt gerade bei leichten Verläufen einer rheumatoiden Arthritis und Psoriasisarthritis eine gute Wirksamkeit.

14.4.3   Methotrexat (MTX)

Methotrexat (Methotrexat Lederle®, Ebetrexat®, Lantarel®) ist das wichtigste und weltweit am häufigsten eingesetzte Basistherapeutikum. Es wird in Form von Tabletten oder subkutanen oder intramuskulären Injektionen 1-mal pro Woche verabreicht. Die Dosis variiert zwischen 15 und 30 mg 1-mal pro Woche. Während man in den frühen 1990er-Jahren eher niedrige Dosen (10–15 mg) verwendet hat, ist man heute unter guter Kenntnis von Wirkung und Nebenwirkung in der Behandlung aggressiver. Auch bei der kindlichen Arthritis wird MTX erfolgreich eingesetzt. Es hat sich aufgrund seiner guten Wirkung und wegen seiner im Wesentlichen guten Verträglichkeit als Basistherapeutikum bewährt. Der Wirkungseintritt ist wie bei anderen Basistherapeutika verzögert und setzt frühestens 6 Wochen nach Beginn der Behandlung ein.

Aufgrund möglicher Nebenwirkungen ist bei Methotrexat eine engmaschige Überwachung des Patienten (inklusive Labor und Untersuchung der Lunge) notwendig. Bei Schwangerschaft, Leber- und Nierenerkrankungen sowie bei Alkoholmissbrauch

darf das Präparat nicht verabreicht werden. Zur besseren Verträglichkeit wird an 2 Tagen nach der MTX-Einnahme ein Folsäurepräparat zugegeben. Häufiger wird am Einnahmetag und am Tag nach der Applikation über Übelkeit geklagt. Um die Übelkeit zu minimieren, wird oft empfohlen, Methotrexat am Abend einzunehmen. Leuko- und Thrombopenien sind selten; auf die äußerst seltene Pneumonitis (oder Alveolitis) unter MTX ist zu achten. Fieber, Husten und Atemnot zwingen zu sofortigem Abbruch der Behandlung und unverzögerter fachärztlicher Behandlung.

Die Erkenntnis, dass MTX entgegen jahrzehntelanger Einschätzung nicht die Entstehung einer interstitiellen Lungenkrankheit (ILD) bei entzündlich-rheumatischen Erkrankungen begünstigt, ist noch immer nicht überall angekommen, obwohl entsprechende Studien vorliegen. Im Gegenteil: Neuere Daten weisen auf eine günstigere Prognose hin, wenn MTX neben Rituximab oder Abatacept in der Behandlung der ILD eingesetzt wird [4, 7, 8]. Es besteht jedenfalls zwischen der allergisch bedingten MTX-Alveolitis und der immunologisch vermittelten RA-ILD kein dokumentierter Zusammenhang. Aufgrund einer potenziell teratogenen Wirkung ist MTX 1–3 Monate vor einer Schwangerschaft abzusetzen. Wegen möglicher Nebenwirkungen vor allem zu Beginn der Behandlung ist die Therapie in den ersten 8–12 Wochen alle 2 Wochen, in der Folge alle 6–8 Wochen klinisch und serologisch zu überprüfen. Bei eingeschränkter Nierenfunktion ist eine Dosisanpassung notwendig; MTX ist kontraindiziert bei einem Serumkreatinin von > 1,4 mg/dl oder einer glomerulären Filtrationsrate (eGFR) > 40 ml/min [2, 4, 7, 8, 14].

14.4.4   Leflunomid

Leflunomid (Arava®) ist zur Behandlung der rheumatoiden Arthritis und Psoriasisarthritis zugelassen. Es hat eine ähnliche Wirkungspotenz wie MTX und wirkt möglicherweise schon 4 Wochen nach Beginn der Behandlung. Leflunomid wird täglich in Form von 1 Tablette à 20 mg eingenommen. Auch bei Leflunomid sind wie bei allen anderen Basistherapien engmaschige klinische und Laborkontrollen notwendig. Die wichtigsten Nebenwirkungen sind Durchfall, Erhöhung der Leberwerte und Blutbildveränderungen. Auch seltene, aber gefährliche Lungenentzündungen sind möglich. Wegen einer möglichen teratogenen Wirkung und einer extrem langen Halbwertszeit muss Leflunomid 2 Jahre vor einer geplanten Schwangerschaft abgesetzt oder ausgewaschen werden (siehe auch ► Kap. 22). Eine strenge Kontrazeption (bis 2 Jahre nach Therapie) muss gewährleistet sein. Kontraindikationen sind vorbestehende Hepatopathien, schwere Immundefekte, bestehende Infektionen, eine höhergradige renale Funktionseinschränkung und ein Kinderwunsch.

14.4.5 Goldpräparate

Goldpräparate werden seit 1929 als Basistherapeutika zur Behandlung der chronischen Polyarthritis eingesetzt. Der Einsatz der Goldpräparate hat in den letzten Jahren durch die Verwendung von neueren Medikamenten an Bedeutung verloren. Sie werden, wenn überhaupt, nurmehr dann eingesetzt, wenn aus Gründen der Unverträglichkeit neuere Basistherapeutika nicht verwendet werden können. Gold wird in Form von intramuskulären Injektionen verabreicht und wurde früher auch noch in Form eines schwächer wirksamen Präparates in Tablettenform eingenommen. Die Wirksamkeit von Goldsalzen ist in ihrer Potenz MTX ähnlich, leider kommt es aber relativ häufig zu Nebenwirkungen und daher sind regelmäßige klinische und Laborkontrollen unbedingt notwendig. Der Wirkungseintritt ist erst nach ca. 3 Monaten zu erwarten. Häufige Nebenwirkungen sind Schädigung der Niere, der Leber, Haut- und Schleim-

häute etc. Eine Kontraindikation besteht ebenfalls in der Schwangerschaft. Unter Goldmedikation sollte Sonnenbestrahlung aufgrund möglicher hautallergischer Nebenwirkungen vermieden werden [17].

14.4.6 Azathioprin

Azathioprin (z. B. Imurek®, Immunoprin®) wird zur Behandlung des SLE und zur Therapie von Vaskulitiden eingesetzt; ebenso in der Therapie chronisch-entzündlicher Darmerkrankungen. Die übliche Dosierung beträgt 1–2 mg/kg Körpergewicht, wobei eine Tagesdosis von 150 mg nicht überschritten werden sollte. Um etwaige Nebenwirkungen rechtzeitig zu erkennen, wird eine einschleichende Dosis mit 50(–100) mg pro Tag empfohlen. Selten kann es, vor allem in den ersten Wochen zu einer Pankreatitis sowie zu schwerwiegenden Blutbildveränderungen (Leukopenie) kommen, daher ist gerade zu Beginn der Behandlung eine engmaschige Überwachung und Blutkontrolle notwendig [16]. Wie bei allen anderen Medikamenten sind während der gesamten Einnahmedauer regelmäßige klinische und Laborkontrollen vorgeschrieben. Azathioprin darf nicht gleichzeitig mit harnsäuresenkenden Medikamenten (Allopurinol) verabreicht werden.

14.4.7 Ciclosporin (Cyclosporin A)

Ciclosporin (z. B. Sandimmun®) ist eine Substanz, die aus der Transplantationsmedizin stammt. Es wurde und wird heute, wenn auch sehr selten, zur Behandlung der Psoriasisarthritis und, in Kombination mit MTX, zur Behandlung der rheumatoiden Arthritis eingesetzt. Als besondere Nebenwirkungen sind Blutdruckerhöhung und ein Anstieg der Nierenwerte zu erwähnen. Die Dosis muss angepasst werden. Auch hier sind engmaschige klinische und Laborüberwachungen notwendig.

14.4.8 Cyclophosphamid (CYC)

Cyclophosphamid (z. B. Endoxan®) ist ein potentes Immunsuppressivum und wird zur Behandlung von Kollagenosen und Vaskulitiden mit schweren Organbeteiligungen eingesetzt.

CYC kann intravenös und oral (50–150 mg/Tag, Fauci-Schema: 2 mg/kg Körpergewicht/Tag) verabreicht werden. Bei einer Langzeitgabe ist die kumulative Dosis zu beachten. Davon abhängig (üblicherweise ab einer Gesamtdosis von 24 g) ist mit einem erhöhten Risiko für Infertilität, Knochenmarkschädigungen und Malignomen zu rechnen (vor allem Blasenkarzinomen und hämatologischen Neoplasien). Bei vergleichbarer Wirksamkeit ist im Hinblick auf diese Nebenwirkungen die intravenöse Therapie der oralen Behandlung vorzuziehen. Zu den wichtigsten Nebenwirkungen zählt eine hämorrhagische Zystitis; daher sollte bei einer intravenösen Stoßtherapie begleitend Mesna (Uromitexan®) gegeben werden. Weitere Nebenwirkungen sind Übelkeit und Erbrechen, Haarausfall, eine Erhöhung der Leberwerte, Blutbildveränderungen bis zur Panzytopenie und schwere Infektionen. Zudem kann CYC eine Ovarialinsuffizienz induzieren, sodass bei Frauen im gebärfähigen Alter eine begleitende Therapie mit Gonadotropin-Releasing-Hormon(GnRH)-Analoga zum Schutz der Ovarien notwendig ist. Als Kontraindikation gelten eine aktive Infektion, Schwangerschaftswunsch, eine Knochenmarkinsuffizienz und eine (frühere) schwere hämorrhagische Zystitis. Die Einleitung einer Therapie sollte einem rheumatologischen Zentrum vorbehalten bleiben. Zu Dosierung (insbesondere der intravenösen Schemata), Kontraindikationen und Überwachung sei auf die Informationsblätter der Fachgesellschaften hingewiesen [14].

14.4.9 Mycophenolat-Mofetil (MMF)

Mycophenolat-Mofetil (CellCept®, Myfortic®) ist ein Immunsuppressivum, das aus der Transplantationsmedizin bekannt ist. Klinische Studien haben gezeigt, dass es für die Induktion einer Remission bei Lupus-Nephritis genauso effektiv ist wie CYC; ebenso zeigt es eine gute Wirksamkeit in der Remissionserhaltung. Auch bei Vaskulitiden und Myositiden wird es mit Erfolg eingesetzt. Die Dosierung beträgt initial 2-mal 500 mg und wird dann auf 2-mal 1000 mg (eventuell 3-mal 1000 mg) gesteigert. Mit einem Wirkungseintritt ist frühestens nach 4–8 Wochen zu rechnen. Im Vergleich zu CYC hat es eine geringere Kanzerogenität und induziert keine sekundäre Ovarialinsuffizienz. Formal ist es aber für diese Indikationen nicht zugelassen. Die Einleitung einer Therapie sollte einem rheumatologischen Zentrum vorbehalten bleiben.

Als häufige Nebenwirkungen sind Infektionen zu nennen, daneben kann es auch zu einer vermehrten Körperbehaarung, einer Erhöhung der Leberwerte und zu Blutbildveränderungen (Leukopenien) kommen. Als Kontraindikation gelten eine aktive Infektion sowie Schwangerschaft und Stillzeit. MMF muss 6 Wochen vor einer geplanten Schwangerschaft abgesetzt werden (Männer müssen MMF 90 Tage vor geplanter Zeugung absetzen) [14].

14.5 Biologika

Um die Jahrtausendwende hat eine neue Behandlungsform die Therapie der entzündlich-rheumatischen Erkrankungen revolutioniert. War bis Ende der 1990er-Jahre eine Verminderung der Zahl der geschwollenen Gelenke und der Schmerzintensität ein erreichbares und akzeptiertes Ziel, so nehmen

14

wir uns heute vor, bei unseren Patienten einen Zustand der Remission bzw. Beschwerdefreiheit zu erreichen.

Zytokine spielen als Mediatoren bei immunologischen Vorgängen eine wichtige Rolle. Unter dem Einfluss proinflammatorischer Zytokine wie z. B. TNF-α und Interleukin(IL)-6 kommt es zur Entwicklung der Gelenkentzündung und im weiteren Verlauf zur zunehmenden Gewebeschädigung mit Zerstörung von Knorpel und Knochen.

Die zunehmende Kenntnis über die Rolle von Zytokinen in der Pathogenese entzündlicher Erkrankungen führte zur Entwicklung von Medikamenten, die gegen diese Zytokine gerichtet sind und deren Wirkung blockieren bzw. neutralisieren. Diese Medikamente werden Biologika (Synonym: Biologicals) genannt. TNF-α-Blocker, die die Wirkung des Zytokins TNF-α blockieren, sind bereits seit der Jahrtausendwende zur Behandlung entzündlich-rheumatischer Gelenk- und Wirbelsäulenerkrankungen zugelassen [10, 17].

Zur Behandlung entzündlich-rheumatischer Erkrankungen sind die im Folgenden genannten Biologika zugelassen. Für alle Biologika sei auch auf die entsprechende Fachinformation der European Medicines Agency (EMA) verwiesen: ▶ http://www.ema.europa.eu/ema/ [5, 12, 17].

Übersicht

Derzeit in Österreich zugelassene Biologika und JAK-Inhibitoren in der Rheumatologie (Stand 04/2024).

Substanz	Applikationsweg	Zulassung
TNF-α-Blocker		
Adalimumab, bo und bs	40 s.c. 1-mal/14 Tage	RA, PsA, axSPA, JIA
Certolizumab Pegol	200 mg s.c. 1-mal/14 Tage	RA, PsA, axSPA
Etanercept, bo und bs	50 mg s.c. 1-mal/7 Tage	RA, PsA, axSPA, JIA
Golimumab	50 mg s.c. 1-mal/Monat	RA, PsA, axSPA, JIA,
Infliximab, bo und bs	i.v. Induktion, danach alle 6-8 Wochen; s.c. Induktion, danach 1-mal/14 Tage	RA, PsA, axSPA
IL-1-Blocker		
Anakinra	100 mg s.c. 1-mal/täglich	RA, soJIA, AOSD, FMF
Canakinumab	s.c. 4 mg/kg KG 1-mal/3 Monate	soJIA, AOSD, Gicht
IL-6-Blocker		
Tocilizumab	162 mg s.c. 1-mal/7 Tage; i.v. 8 mg/kg/ KG 1-mal/Monat	RA, JIA, sJIA, GCA
Sarilumab	200 mg s.c. 1-mal/7 Tage	RA
B-Zell Depletor		
Rituximab, bo und bs	i.v. verschiedene Schemata	RA, GPA, MPA

(Fortsetzung)

Substanz	Applikationsweg	Zulassung
Anti-BlyS-Therapie		
Belilumab	s.c. 1-mal/7 Tage, i.v. 1-mal/Monat	SLE
IL-17A-Blocker		
Secucinumab	150 mg s.c. Woche 0,1,2,3,4, dann 1-mal/ Monat	PsA, axSPA, JIA
Ixekizumab	160 mg Woche 0, dann 80 mg 1-mal/ Monat	PsA, axSPA
IL-17A und IL17F-Blocker		
Bimekizumab	160 mg s.c. 1-mal/Monat	PsA, axSPA
IL-12/23-Blocker		
Ustekinumab	s.c. Induktion danach 1-mal/3 Monate	PsA
IL-23-Blocker		
Guselkumab	s.c. Induktion danach 1-mal/2 Monate	PsA
Risankizumab	150 mg s.c. in Woche 0,4, danach alle 3 Monate	PsA
T-Zell-Kostimulationsblocker		
Abatacept	s.c. 125 mg 1-mal/7 Tage ; i.v. 1x/Monat	RA, PsA, JIA
IFNAR1-Antagonist		
Anifrolumab	i.v. 300 mg 1-mal/Monat	SLE
JAK-Inhibitoren		
Baricitinib	1-mal tgl.per os (2 und 4 mg)	RA, JIA
Filgotinib	1-mal tgl.per os (1000 oder 200 mg)	RA
Tofacitinib	2-mal tgl. 5 mg per os; 11 mg retard 1-mal tgl.	RA, PsA, axSPA, JIA
Upadacitinib	1-mal tgl.per os	RA, PsA, axSPA
Abkürzungen		
RA	Rheumtoide Arthritis	
axSPA	Axiale Spondyloarthritis	
PsA	Psoriasisarthritis	
JIA	Juvenile ideopathische Arthritis	
sJIA	Systemische JIA	
SLE	Systemischer lupus erythemadodes	
AOSD	Adulte Morbus Still	
FMF	Familiäres Mittelmeerfieber	
GPA	Granulomatose mit Polyangiitis	
MPA	Mikroskopische Poyangiitis	

14

14.5.1 TNF-α-Blocker

Infliximab Infliximab (Remicade®) und Biosimilar Infliximab (z. B. Flixabi® Inflectra®, Remsima®) sind chimäre, monoklonale Antikörper (mit 25 %igem Mausanteil). Infliximab wird als Infusion in der Dosis von 3 mg (rheumatoide Arthritis) und 5 mg (ankylosierende Spondylitis und Psoriasisarthritis) pro kg Körpergewicht zu den Wochen 0, 2 und 6 und danach alle 8 Wochen verabreicht und ist in der Rheumatologie zur Behandlung der mäßiggradigen bis schweren rheumatoiden Arthritis, der aktiven und progredient verlaufenden Psoriasisarthritis und der aktiven ankylosierenden Spondylitis von Erwachsenen zugelassen. Im Jahr 2020 wurde erstmals eine subkutane Form von Infliximab (Remsima® SC) in Österreich eingeführt.

Etanercept Etanercept (Enbrel®) und Biosimilar Etanercept (z. B. Benepali®, Erelzi®) sind humane Rezeptorfusionsproteine, die bei Erwachsenen 2-mal pro Woche in Form von 25 mg oder 1-mal pro Woche in einer Dosis von 50 mg subkutan verabreicht werden. Etanercept ist in der Rheumatologie zur Behandlung der mäßiggradigen bis schweren rheumatoiden Arthritis, der juvenilen idiopathischen Arthritis, der aktiven und progredient verlaufenden Psoriasisarthritis, der aktiven ankylosierenden Spondylitis und zur Therapie der nichtradiologischen axialen Spondyloarthritis zugelassen.

Adalimumab Adalimumab (Humira®) und Biosimilar Adalimumab (z. B. Amgevita®, Hyrimoz®, Hulio®, Indacio®, Imraldi®) sind humane, monoklonale Antikörper und werden bei Erwachsenen alle 14 Tage subkutan in einer Dosis von 40 mg verabreicht. Sie sind in der Rheumatologie zur Behandlung der mäßiggradigen bis schweren rheumatoiden Arthritis, der juvenilen idiopathischen Arthritis (ab 13 Jahren), der aktiven und progredient verlaufenden Psoriasisarthritis, der schweren aktiven ankylosierenden Spondylitis und zur Therapie der nichtradiologischen axialen Spondyloarthritis zugelassen.

Golimumab Golimumab (Simponi®) ist ein vollständig humaner monoklonaler Antikörper, der TNF-α bindet. Der Antikörper wird einmal im Monat subkutan in einer Dosis von 50 mg appliziert und ist seit Oktober 2009 für die Behandlung der mäßiggradigen bis schweren rheumatoiden Arthritis, der aktiven und progredient verlaufenden Psoriasisarthritis, der schweren aktiven ankylosierenden Spondylitis von Erwachsenen und zur Therapie der nichtradiologischen axialen Spondyloarthritis zugelassen.

Certolizumab Pegol Certolizumab Pegol (Cimzia®) ist ein pegylierter, Fc-freier TNF-α-Inhibitor. Bei dem Molekül wurde die Fc-Region – der lange Arm des Y-förmigen Antikörpers – entfernt und eines der „Fab"-Fragmente durch Pegylierung, d. h. durch Verbindung mit Polyethylenglykol, stabilisiert. Die empfohlene Anfangsdosis beträgt 400 mg in Woche 0, 2 und 4, gefolgt von 200 mg Certolizumab Pegol als Fertigspritze alle 2 Wochen (subkutan verabreicht). Certolizumab ist für die Behandlung der mäßiggradigen bis schweren rheumatoiden Arthritis, der aktiven und progredient verlaufenden Psoriasisarthritis, der schweren aktiven ankylosierenden Spondylitis und zur Therapie der nichtradiologischen axialen Spondyloarthritis bei Erwachsenen zugelassen.

14.5.2 IL-1-Blocker

Anakinra Anakinra (Kineret®), ein humaner IL-1-Rezeptorantagonist, wird in einer Dosierung von 100 mg subkutan 1-mal pro Tag bei aktiver rheumatoider Arthritis verabreicht. Kineret ist auch zur Behandlung des familiären Mittelmeerfiebers (FMF), Still-Syndrom (AOSD) sowie bei Kindern mit einer systemischen juvenilen idiopathischen Arthritis ab 8 Monaten mit einem Körpergewicht von mindestens 10 kg indiziert (1–2 mg/kg täglich subkutan).

Canakinumab Canakinumab (Ilaris®) wird bei Erwachsenen, Jugendlichen und Kindern für die Behandlung von Cryopyrin-assoziierten periodischen Syndromen (CAPS) angewendet, des Weiteren zur Behandlung des Still-Syndroms des Erwachsenen (AOSD) und der systemischen juvenilen idiopathischen Arthritis (sJIA). Canakinumab ist auch zur symptomatischen Behandlung von erwachsenen Patienten mit häufigen Gichtanfällen (mindestens 3 Anfälle in den vorangegangen 12 Monaten) zugelassen. Die empfohlene Dosis für Patienten mit Still-Syndrom (AOSD und sJIA) mit einem Körpergewicht ≥ 7,5 kg ist 4 mg/kg (bis zum Maximum von 300 mg), verabreicht alle 4 Wochen via subkutaner Injektion. Canakinumab kann als Bedarfstherapie zur Behandlung von Gichtanfällen eingesetzt werden. Bei Erwachsenen mit Gichtarthritis beträgt die empfohlene Dosis 150 mg und wird während eines Anfalls als Einzeldosis subkutan verabreicht. Zur Behandlung von CAPS sei auf spezialisierte Zentren verwiesen.

14.5.3 B-Zell-Depletor

Rituximab Rituximab (MabThera®) und Biosimilar (z. B. Ruxience®, Rixathon® etc.) ist ein chimärer monoklonaler Antikörper gegen CD20, der selektiv CD20$^+$-B-Zellen depletiert. Die Substanz wird in einer Dosierung von 1000 mg als Infusion 2-mal im Abstand von 14 Tagen bei Patienten mit rheumatoider Arthritis verabreicht. Kann eine Remission mit konventionellen Basistherapeutika und TNF-α-Blocker(n), Abatacept oder Tocilizumab nicht erreicht werden oder bestehen Unverträglichkeiten gegen diese Wirkstoffe, ist die Indikation zum Einsatz von Rituximab bei rheumatoider Arthritis gegeben. Rituximab wird als Biologikum der ersten Wahl vor allem in ausgewählten Situationen verabreicht (Lymphom und Karzinomanamnese, Tuberkulose oder eben bei Kontraindikationen gegen TNF-α-Blocker etc.).

In Österreich ist Rituximab nicht nur für die Behandlung von rheumatoider Arthritis zugelassen, sondern auch für die Therapie von Vaskulitis, einschließlich Granulomatose mit Polyangiitis (GPA) und mikroskopischer Polyangiitis (MPA). Für die Behandlung einer Vaskulitis wird eine Dosis von 375 mg/m^2 Körperoberfläche, verabreicht als intravenöse Infusion einmal wöchentlich über einen Zeitraum von 4 Wochen. Dies entspricht in der Regel einer Gesamtdosis von 1000 mg pro Infusion. Nach dieser Anfangsbehandlung kann eine Erhaltungsdosis alle 6 Monate oder je nach Bedarf verabreicht werden, um den Therapieerfolg aufrechtzuerhalten und Rückfälle zu verhindern. Darüber hinaus wird Rituximab häufig auch off-label zur Behandlung von Kollagenosen eingesetzt.

14.5.4 T-Zell-Kostimulationsblocker

Abatacept Abatacept (Orencia®) ist ein Fusionsprotein aus der extrazellulären Domäne von CTLA-4 und modifiziertem humanem Immunglobulin-G(IgG)-Fc-Anteil. Abatacept bewirkt eine reduzierte Aktivierung von T-Lymphozyten durch die Hemmung von kostimulatorischen Signalen. Es ist zur Behandlung der mäßiggradigen und schweren rheumatoiden Arthritis in Kombination mit MTX, Psoriasisarthritis und bei idiopathischer juveniler Arthritis zugelassen. Abatacept wird bei Erwachsenen in Form einer gewichtsadaptierten Infusion (10 mg/kg Körpergewicht: < 60 kg: 500 mg; 60–100 kg: 750 mg) zu den Wochen 0, 2 und 4 und dann alle 4 Wochen verabreicht. Abatacept kann auch subkutan verabreicht werden (125 mg 1-mal/Woche).

14.5.5 IL-6-Blocker

Tocilizumab Tocilizumab (RoActemra®) und Biosimilar (Tyenne®) ist ein humanisierter monoklonaler IgG1-Antikörper gegen den humanen IL-6-Rezeptor und ist zur Behandlung erwachsener Patienten mit mäßiger bis schwerer aktiver rheumatoider Arthritis und zur Therapie der systemischen juvenilen idiopathischen Arthritis (sJIA) und der polyartikulären Verlaufsform der JIA zugelassen. Die empfohlene Dosierung beträgt für Erwachsene 8 mg/kg Körpergewicht, einmal alle 4 Wochen. Für Personen mit einem Körpergewicht von mehr als 100 kg werden Dosierungen über 800 mg pro Infusion nicht empfohlen. Tocilizumab kann auch subkutan verabreicht werden (162 mg 1-mal/Woche). Seit 2017 ist Tocilizumab auch zur Behandlung der Riesenzellarteriitis zugelassen und kommt vor allem bei refraktärem Verlauf oder bei nichtakzeptablen Nebenwirkungen einer GC-Therapie zum Einsatz. Darüber hinaus wird Tocilizumab auch off-label zur Behandlung von anderen Erkrankungen wie dem adulten Morbus Still oder der Takayasu-Arteriitis eingesetzt.

Sarilumab Sarilumab (Kevzara R) ist indiziert zur Behandlung der mittelschweren bis schweren aktiven rheumatoiden Arthritis (RA) bei erwachsenen Patienten. Die empfohlene Dosis Kevzara beträgt 200 mg einmal alle 2 Wochen als subkutane Injektion. Zur Kontrolle einer Neutropenie, einer Thrombozytopenie sowie von erhöhten Leberenzymwerten wird eine Dosisreduktion von 200 mg einmal alle 2 Wochen auf 150 mg einmal alle 2 Wochen empfohlen.

14.5.6 IL-12/IL-23-Blocker

Ustekinumab Ustekinumab (Stelara®) ist ein Anti-IL-12/23-Antikörper und zur Behandlung der mittelschweren bis schweren Plaque-Psoriasis und der aktiven Psoriasisarthritis zugelassen. Es wird eine initiale Dosierung von 45 mg, die subkutan verabreicht wird, empfohlen, gefolgt von einer 45-mg-Dosis 4 Wochen später und dann alle 12 Wochen. Bei Patienten mit einem Körpergewicht >100 kg können alternativ 90 mg gegeben werden.

14.5.7 IL-23-Blocker

Guselkumab Guselkumab (Tremfya®) ist ein humaner Anti-IL23p19-Antikörper und zur Behandlung schwerer schweren Plaque-Psoriasis und der aktiven Psoriasisarthritis zugelassen. Die empfohlene Dosis beträgt 100 mg als subkutane Injektion in den Wochen 0 und 4, gefolgt von einer Erhaltungsdosis alle 8 Wochen.

Risankizumab Risankizumab (Skyrizi®) ist ein Anti-IL23p19-Antikörper wurde 2023 für die Behandlung von Psoriasis vulgaris, Psoriasisarthritis und Morbus Crohn zugelassen. Die empfohlene Dosis für Psoriasisarthritis beträgt 150 mg, verabreicht als subkutane Injektion in Woche 0 und 4 und danach alle 12 Wochen.

14.5.8 IL-17A-Blocker

Secukinumab Secukinumab (Cosentyx®) ist ein Anti-IL-17A-Antikörper, der zur Behandlung der mittelschweren bis schweren Plaque-Psoriasis, der aktiven Psoriasisarthritis und der aktiven ankylosierenden

Spondylitis, nichtradiografischer axialer Spondyloarthritis sowie der juvenilen idiopathischen Arthritis zugelassen ist. Bei Patienten mit Psoriasisarthritis und gleichzeitiger mittelschwerer bis schwerer Plaque-Psoriasis oder Patienten, die auf TNF-α-Blocker unzureichend ansprechen, beträgt die empfohlene Dosis 300 mg als subkutane Injektion mit Startdosen in den Wochen 0, 1, 2, 3 und 4, gefolgt von monatlichen Erhaltungsdosen beginnend nach Woche 4. Jede 300-mg-Dosis wird in Form von 2 subkutanen Injektionen zu je 150 mg verabreicht. Bei allen anderen Patienten beträgt die empfohlene Dosis 150 mg als subkutane Injektion mit Startdosen in den Wochen 0, 1, 2 und 3, gefolgt von monatlichen Erhaltungsdosen beginnend nach Woche 4.

Ixekizumab Ixekizumab (Taltz®) ist ein Anti-IL17A-Antikörper, der zur Behandlung der mittelschweren bis schweren Plaque-Psoriasis, der aktiven Psoriasisarthritis und der aktiven ankylosierenden Spondylitis sowie nichtradiographischer axialer Spondyloarthritis zugelassen ist. Die Initialdosis beträgt 160 mg Ixekizumab (Taltz), gefolgt von einer Dosis von 80 mg alle 4 Wochen subkutan. Bei schwerer oder mittelschwerer Plaque-Psoriasis kann nach Initialdosis eine Intensivtherapie mit einer Dosis von 80 mg alle 2 Wochen für die ersten 12 Wochen erwogen werden.

14.5.9 IL-17A- und IL-17F-Blocker

Bimekizumab Bimekizumab (Bimzelx®) ist rezent zur Behandlung von Erwachsenen mit aktiver PsA und axialer Spondyloarthritis (axSpA), einschließlich nichtröntgenologischer axSpA (nr-axSpA) und ankylosierender Spondylitis (AS) zugelassen worden. Die empfohlene Dosis bei PsA beträgt 160 mg (1 Injektion) alle 4 Wochen s.c. (wenn jemand gleichzeitig eine mittelschwere bis schwere Plaque-Psoriasis hat: 320 mg s.c.).

14.5.10 Anti-BLyS/BAFF-Antikörper

Belimumab Belimumab (Benlysta®) ist ein humaner monoklonaler Antikörper, der gegen das B-Lymphozyten-Stimulatorprotein (BLyS) gerichtet ist. Belimumab wurde im Juli 2011 als Zusatztherapie bei Erwachsenen mit aktivem Autoantikörper-positivem SLE mit hoher Krankheitsaktivität trotz Standardtherapie zugelassen. Belimumab wird als Tropfinfusion über einen Zeitraum von 1 h verabreicht. Die empfohlene Dosis beträgt 10 mg/kg Körpergewicht. Die ersten 3 Dosen werden im Abstand von jeweils 2 Wochen verabreicht. Danach wird Belimumab entweder alle 4 Wochen als Infusion oder 1-mal/Woche subkutan gegeben.

14.5.11 IFNAR1-Antagonist

Anifrolumab ist ein monoklonaler Antikörper, der gezielt den Typ-I-Interferon-Rezeptor blockiert.

Anifrolumab wurde 2021 als Add-on-Therapie für Patienten mit aktivem systemischem Lupus erythematodes (SLE) zugelassen. Die empfohlene Dosierung von Anifrolumab beträgt 300 mg, verabreicht als intravenöse Infusion alle 4 Wochen.

▪ **Indikation zu einer Biologikatherapie**
Entsprechend den Empfehlungen der rheumatologischen Fachgesellschaften [4, 19] besteht die Indikation zu einer Biologika-Therapie bei rheumatoider Arthritis und bei Psoriasisarthritis, wenn trotz entsprechender Behandlung mit csDMARDs (initial mit MTX, bei KI Leflunomid oder Sulfasalazin) – nach ausreichender Behandlungsdauer weiterhin eine aktive Erkrankung besteht. Naturgemäß können individuelle Besonderheiten, wie z. B. ein äußerst progressiver Krankheitsverlauf oder Unverträglichkeit von konventionellen Basistherapeutika einen frühzeitigeren Einsatz von Biologika erforderlich machen [5, 17].

14

Biologika kommen mit großem Erfolg bei fehlender oder unzureichender Wirkung von NSAR auch bei der axialen Spondyloarthritis zum Einsatz [12]. Die Indikation zur Einleitung einer Biologika-Therapie, deren Fortführung und Überwachung unterliegt entsprechenden Kriterien, die von Experten in einem Konsensus regelmäßig überarbeitet werden (ASAS-Empfehlungen) [12]. Das Behandlungsspektrum umfasst nicht nur Patienten mit etablierter ankylosierender Spondylitis, sondern auch Patienten mit nicht-radiologischer axialer Spondyloarthritis. Wenn die medizinische Indikation zu einer Biologika-Therapie gegeben ist, wird in einem ausführlichen Gespräch das weitere Vorgehen mit den Patienten erörtert, über Wirkungen und Nebenwirkungen wird aufgeklärt.

An Voruntersuchungen werden ein entsprechendes Laborprofil mit großem Blutbild, BSG, Transaminasen, γ-Glutamyl-Transferase (GGT), alkalischer Phosphatase, zudem antinukleäre Antikörper (ANA) und ein Hepatitis-Screening erhoben. Des Weiteren erfolgt vor der Biologika-Therapie zum Ausschluss einer aktiven oder latenten Tuberkulose ein IGRA-Test (Quantiferon oder Elispot) und ein Röntgen-Thorax [3, 5, 17]. Die Bestimmung von Impftitern vor Beginn einer Therapie kann ebenfalls sinnvoll sein, um sicherzustellen, dass der Patient über ausreichende Immunität gegenüber bestimmten Krankheiten verfügt.

Voruntersuchungen vor Biologikabeginn:
- Ausschluss einer aktiven Infektion (Anamnese, Status, CRP)
- Überprüfung und ggf. Aktualisierung des Impfstatus
- Hepatitis-Screening
- Untersuchung auf aktive oder latente Tuberkulose: Röntgen-Thorax und geeignete Screeningtests (vorzugsweise IGRA). Bei Hinweisen auf latente Tbc: Prophylaxe 4 Wochen vor Therapiebeginn entweder mit Isoni-

---

azid über insgesamt 9 Monate oder mit Rifampicin über insgesamt 4 Monate bei strenger Indikationsstellung und unter regelmäßigen Kontrollen.
- Laborbestimmungen: BSG, CRP, großes Blutbild, GOT, GPT, Kreatinin.

■ **Kontraindikation (KI)**

Bei manifester Tuberkulose, Infektionskrankheiten, bei demyelinisierenden Erkrankungen und bei chronischer Hepatitis B besteht eine Kontraindikation für eine Biologika-Therapie, ebenso stellen aktive maligne Erkrankungen eine absolute Kontraindikation dar; zurückliegende Malignome sind zumindest eine relative Kontraindikation für eine Behandlung, und die Entscheidung muss im Einzelfall mit dem Patienten und im Konsilium mit Onkologen getroffen werden [18].

Bei Patienten mit einer höhergradigen Herzinsuffizienz, entsprechend dem Stadium NYHA III und IV, besteht eine Kontraindikation für eine TNF-Blocker-Gabe (Übersicht).

Kontraindikation (KI) für Biologika-Therapie
- Akute und chronische (bakterielle, virale und andere) Infekte
- Aktive Tuberkulose (bei latenter Tbc oder Tbc in der Anamnese nur nach geeigneter Tbc-Prophylaxe nach den aktuellen nationalen Richtlinien)
- Manifeste Malignome oder in Anamnese (nur mit Absprache mit behandelten Onkologe [18])
- Demyelinisierende Erkrankungen
- Manifeste kardiale Dekompensation (NYHA > II)
- Allergie gegen eine der Substanzen

Bezüglich Biologika und Schwangerschaft sei auf ► Kap. 22 hingewiesen.

Eine Impfung mit Totimpfstoffen ist unter laufender Therapie als unbedenklich anzusehen. Bei Rituximab muss allerdings von einer verminderten oder sogar fehlenden Impfantwort ausgegangen werden. Es wird empfohlen, nach einer Impfung mit dem Beginn einer Rituximab-Behandlung 4 Wochen zu warten. Lebendimpfstoffe sind bei Patienten unter einer Biologika-Therapie kontraindiziert.

Generell wird bei Erwachsenen mit entzündlich-rheumatischen Erkrankungen ein entsprechender Impfschutz (COVID-19, Influenza- und Pneumokokkenimpfung) empfohlen [17].

■ Anwendung

Bei gegebener Indikation wird den Patienten bei mehreren zur Verfügung stehenden gleichwertigen Biologika (TNF-α-Blocker, Abatacept, IL-6-Blocker) die i.v. oder subkutane Verabreichung angeboten.

Infusionen werden in einer ärztlichen Praxis mit Notfallausstattung appliziert. Die Einschulung auf Subkutanpräparate erfolgt mittels strukturierter Patientenaufklärung in der Ordination durch Arzt/Ärztin oder eine Rheuma-Fachpflegekraft. Nach der ersten Applikation verbleiben die Patienten noch zur kurzen Beobachtung in der Ordination/Ambulanz; dies soll auch den gerade am Anfang im Umgang mit einer Biologika-Therapie noch ungeübten Patienten ein gewisses Gefühl der Sicherheit (und Respekt vor dem Medikament) vermitteln.

Laborkontrollen erfolgen entsprechend den Leitlinien; üblicherweise werden Patienten mit Biologika-Therapie in 3-monatigen Abständen von einem rheumatologisch geschulten Arzt kontrolliert.

In 3- bis 6-monatigen Abständen erfolgt die Dokumentation des Ansprechens bei rheumatoider Arthritis mit z. B. dem Disease Activity Score (DAS-28) und/oder dem Clinical Disease Activity Index (CDAI) oder Simplified Disease Activity Index (SDAI) (für Psoriasisarthritis und ankylosierende Spondylitis siehe ▶ Kap. 3). Mit Hilfe dieser Scores kann die Krankheits-

◘ Tab. 14.2	Rheumaprotokoll in der Praxis
Morgensteifigkeit:	
SJC:	TJC:
Gänslein:	
VAS Patient (0–10):	VAS Arzt (0–10):
DAS-28:	CDAI:
Unerwünschte Ereignisse (Infektion, Impfung, CV, Neoplasie, Gravidität …):	
Ergebnis:	
Kontrolle:	

SJC Swollen Joint Count, *TJC* Tender Joint Count, *VAS* visuelle Analogskala, *DAS* Disease Activity Score, *CDAI* Clinical Disease Activity Index, *CV* kardiovaskuläre Ereignisse

aktivität dokumentiert bzw. das Ansprechen oder Nichtansprechen einer Biologika-Therapie erfasst werden. Zum Berechnen der Scores benötigt man nur wenige Minuten (◘ Tab. 14.2). Diese Scores dienen auch zur Dokumentation des Behandlungserfolgs vor den Krankenkassen. Aufgrund der Kosten der Behandlung ist eine entsprechende Dokumentation des Behandlungserfolgs empfehlenswert und notwendig [13].

Die Patienten müssen eingehend darauf hingewiesen werden, bei Zeichen der Unverträglichkeit, bei Infekten, in jedem Fall bei unklaren Fieberzuständen über 38 Grad Kontakt mit ihrem Rheumatologen aufzunehmen und die Behandlung im Zweifelsfall vorübergehend zu unterbrechen.

Bei elektiven Eingriffen kann die Operation zum Ende des Therapieintervalls des jeweiligen Biologikums geplant werden. Eine Besprechung mit Patienten und den operativen Kollegen ist im Einzelfall empfehlenswert [1].

Die sporadischen, aber typischen Nebenwirkungen der intravenösen Verabreichung sind Infusionsreaktionen, Urtikaria, Dyspnoe und Thoraxschmerzen, die zum Abbruch der Infusion führten. Selten wird eine anaphylaktoide Reaktion beobachtet. Subkutane Applikationen zeigen selten Lokalreaktionen. Bei fieberhaften Infekten wird die Medikation unterbrochen.

Biologika haben seit ihrer Einführung vor mehr als 20 Jahren die Lebensqualität von Patienten mit entzündlichen Gelenkerkrankungen sowie die Krankheitsprognose deutlich verbessert. Nichtsdestoweniger ist trotz der in den meisten Situationen sehr guten Wirksamkeit biologischer Medikamente weiterhin großer Respekt und Vorsicht gefordert. Es müssen die potenziellen Nebenwirkungen bedacht werden, insbesondere die Gefahr der Reaktivierung einer Tuberkulose (vor allem bei TNF-Blockern) oder das Auftreten von schweren Infekten. Der Internist und Rheumatologe ist naturgemäß gefordert in der korrekten Indikationsstellung, in der ausreichenden Aufklärung und Information der Patienten und in der Überwachung der Therapie.

Die Behandlung mit Biologika ist im ambulanten sowie im niedergelassenen Bereich in den meisten Situationen ohne Probleme möglich, für die Patienten in der Regel wenig belastend, aber für die ärztliche Praxis mit einem hohen Zeitaufwand verbunden.

Fallbeispiel: 46-jähriger Handwerker mit rheumatoider Arthritis

Ein 46-jähriger, sehr sportlicher Handwerker, litt seit 2 Jahren an einer rheumatoiden Arthritis. Er wurde zunächst erfolgreich mit MTX behandelt, wodurch eine deutliche Besserung erreicht werden konnte. Aufgrund wieder zunehmender Schmerzen und Schwellungen im Bereich der Hand- und Fingergelenke war der aktive Patient, der sich gerne sportlich betätigte und es auch gewohnt war, aufgrund seiner handwerklichen Geschicklichkeit im eigenen Haus viel zu arbeiten, sehr deprimiert. Im letzten Winter konnte er seine Skier nicht auspacken. Die Krankenstandstage häuften sich und er befürchtete, seinen Beruf nicht mehr ausüben zu kön-

nen. Nach entsprechender Aufklärung erfolgte die Einstellung auf ein Biologikum (TNF-α-Blocker). Bereits nach der zweiten Injektion fühlte er eine spürbare Besserung und Abschwellung der betroffenen Gelenkregionen. Nach wenigen Monaten war er, wie er sagt, „wieder der Alte". Obwohl man ihm natürlich zu einer entsprechenden Schonung geraten hatte, ließ er sich die wöchentlichen Wettkämpfe mit seiner Tennisrunde nicht nehmen. Seiner Arbeit konnte er uneingeschränkt nachgehen.

Parallel dazu nahm er von Beginn an MTX in niedriger Dosis (15 mg pro Woche). Nach einer mehrmonatigen Remission (DAS-28 < 2,6) wurde seitens des Patienten die Basistherapie beendet, wodurch es innerhalb von 6 Wochen zu einer deutlichen Schubsituation kam. Durch neuerliche Etablierung der Biologika-Therapie konnte alsbald wieder eine sehr zufriedenstellende Gelenksituation erreicht werden. Die Medikation wurde auch in weiterer Folge gut vertragen, auffallend war alleine ein rezidivierender Herpes labialis. Ein Wirkverlust der Biologika-Therapie ist bisher erfreulicherweise nicht eingetreten.

Kommentar

Durch die Entwicklung von Biologika konnte bei sehr vielen Patienten eine deutliche Besserung der Gelenkschmerzsymptomatik und der der Lebensqualität erzielt werden. Leider führt ein Absetzen der Biologika in den meisten Fällen wieder zu einer Verschlechterung der Gelenkentzündung, sodass bei meist guter Verträglichkeit eine kontinuierliche Behandlung notwendig ist. Unbedingt ist eine entsprechende Aufklärung und Impfberatung vor Beginn einer Behandlung mit Biologika notwendig.

14.5.12 Biosimilars (bsDMARDs)

Über 120 Mio. Menschen leiden in der Europäischen Union an Erkrankungen des Stütz- und Bewegungsapparats. Ein freier Zugang zu sicheren, wirksamen und leistbaren Medikamenten ist daher für alle Patienten von größter Wichtigkeit. Die Entwicklung von Biologika hat die Behandlung von entzündlich-rheumatischen Erkrankungen revolutioniert. Während man sich bis zur Jahrtausendwende mit den damals zur Verfügung stehenden Medikamenten meist mit einer Verringerung der Zahl der geschwollenen Gelenke zufriedengeben musste, ist heute die Remission bzw. die Beschwerdefreiheit unserer Patienten das erklärte und häufig erreichbare Ziel. Die pharmazeutische Industrie nützte daher die Möglichkeit, den ursprünglichen Biologika sehr ähnliche Nachahmerprodukte, die als Biosimilars bezeichnet werden, zu niedrigeren Preisen (Kostenreduktion ca. 30 %) zu entwickeln und zu vermarkten.

Biosimilars sind keine Generika, die eine einfachere chemische Struktur haben und als identische Nachahmerprodukte von Medikamenten, deren Patentschutz abgelaufen ist, betrachtet werden.

Im Gegensatz zu klassischen Arzneimitteln, die durch chemische Synthese oder Extraktion entwickelt werden, werden Biologika meist in lebenden Organismen, in Säugerzellen, Bakterien oder Hefezellen, hergestellt. Um ein biologisches Arzneimittel zu produzieren, benötigt man die passende Desoxyribonukleinsäure (DNA), die man geeigneten Zellen zur Bildung aufzwingt (sogenannte rekombinante Herstellung). Durch die Möglichkeit, fremde DNA in passende Wirtszellen einzubauen, können gentechnologisch große Mengen an biologischen Arzneimitteln hergestellt werden [15].

14.6 Zielgerichtete synthetische Basistherapeutika (tsDMARDs)

14.6.1 Apremilast

Apremilast (Otezla®) ist zur Behandlung der mittelschweren und schweren Plaque-Psoriasis und zur Therapie der aktiven Psoriasisarthritis sowie von oralen Ulzera bei Behçet-Syndrom zugelassen. Der Phosphodiesterase(PDE)-4-Hemmer Apremilast hat vermutlich eine schwächere Wirkung auf die Gelenke als der TNF-α-Inhibitor. Er sollte daher vordergründig zum Einsatz kommen, wenn Biologika kontraindiziert, unverträglich oder unwirksam sind, ebenso wenn Patienten eine parenterale Behandlung ablehnen. Der Einsatz von Apremilast kann aber auch schon nach Versagen eines csDMARDs erwogen werden.

Dosierung und Applikation: Start in ansteigender Dosierung über 5 Tage bis zu einer Dosis von 2-mal 30 mg per os täglich. Bei schwerer Niereninsuffizienz (Kreatininclearence < 30 ml/min) Maximaldosis 30 mg täglich per os [5].

14.6.2 Januskinase-Inhibitoren (JAKi)

JAK-Inhibitoren (JAKi) wurden 2012 durch die US-amerikanische Food and Drug Administration (FDA) erstmals zugelassen. In der EU wurden die ersten JAKi 2017 für die Therapie der rheumatoiden Arthritis genehmigt. Durch die Hemmung des JAK/STAT-Signalwegs blockieren sie nicht nur zielgerichtet ein Zytokin wie die Biologika, sondern nehmen gleichzeitig Einfluss auf mehrere Zytokine und hemmen verschiedene Januskinasen mit unterschiedlicher Affinität.

14

Dadurch kommt es zu einer Blockade von Signalwegen der chronischen Entzündung.

JAKi kommen nach MTX- Versagen oder Unverträglichkeit (oder einem anderen konventionellen synthetischen Basistherapeutikum oder einer Kombinationstherapie) zum Einsatz, ebenfalls nach bDMARD- Unwirksamkeit oder Unverträglichkeit.

JAKi sind heute zur Behandlung von Patienten mit rheumatoider Arthritis (RA), Psoriasisarthritis (PsA), axialer Spondylarthritis (nr- und r axSpA), Psoriasis vulgaris, Colitis ulcerosa (CU), Morbus Crohn (MC), Alopecia areata und atopischer Dermatitis zugelassen

Sie werden oral verabreicht und entfalten rasch ihre Wirkung. Im Gegensatz zu Biologika tritt bei JAKi nur selten ein sekundärer Wirkverlust auf. Sie sind durch ihre kurze Halbwertszeit gut steuerbar und haben zusätzlich eine gute Wirksamkeit gegen den Schmerz.

Vor Therapiebeginn ist der Impfstatus zu überprüfen (vor einer Behandlung mit JAKi wird eine Herpes-Zoster-Impfung [mit einem Totimpfstoff] empfohlen). Nach (jeglichen) Impfungen wird eine Unterbrechung der JAKi-Behandlung von 7 Tagen empfohlen, um das Impfansprechen zu erhöhen.

An Voruntersuchungen werden ein entsprechendes Laborprofil mit großem Blutbild, BSG, Transaminasen, (GGT), AP, zudem antinukleäre Antikörper (ANA) und ein Hepatitis-Screening erhoben. Erhöhte CPK-Werte werden unter laufender Therapie beobachtet, aber ohne Krankheitsassoziation, ebenso erhöhte Kreatininwerte. Des Weiteren erfolgt vor einer Behandlung mit JAKi (wie vor einer Biologika-Therapie) zum Ausschluss einer aktiven oder latenten Tuberkulose ein IGRA-Test (Quantiferon oder Elispot) und ein Röntgen-Thorax. Eine jährliche dermatologische Kontrolle wird ebenfalls empfohlen. Eine Dosisverring-

erung sollte bei eingeschränkter Leber- und Nierenfunktion sowie bei anhaltender Remission erfolgen [11].

Bei elektiven Operationen sollte 7 Tage vor einer Operation die Behandlung abgesetzt werden und bei unauffälligem postoperativem Verlauf ein Wiederbeginn nach 7–14 Tagen erfolgen [1].

Kontraindikationen sind aktive Infektionen, maligne Erkrankungen, schwere Organschäden und rezidivierende venöse Thrombosen (Tabelle).

Schwangerschaft und Stillzeit: siehe ▶ Kap. 22 Rheuma und rheumatologische Pharmakotherapie in der Schwangerschaft.

Tabelle: Kontraindikation
- Schwere aktive und chronische Infektionen (inkl. TB)
- Maligne Erkrankungen aktuell und in der Anamnese (nur nach Absprache mit behandelnden Onkologen)
- Schwere Organschäden Niere/Leber
- Schwangerschaft und Stillzeit
- Rezidivierende venöse Thromboembolien (VTE)

Auch wenn in den Zulassungsstudien kein diesbezügliches Signal aufgetreten ist, war die Rate an Malignomen und kardiovaskulären Ereignissen unter Tofacitinib im Vergleich zu TNF-α-Inhibitoren in der Oral-Surveillance-Studie erhöht [19]. Eine Klärung dieser Sicherheitsdiskussion erfolgte im Januar 2023 durch die European Medicines Agency (EMA) mit der Versendung eines Rote-Hand-Briefes mit der Empfehlung, JAKi bei bestimmten Risikofaktoren (Patienten mit der Anamnese eines Malignoms, einer schweren kardiovaskulären Erkrankung, Raucher und Alter über 65 Jahre) nur nach sorgfältiger Nutzen-Risiko-Abwägung und Ausschöpfung anderer Therapiealternativen, und wenn, dann in reduzierter Dosis, einzusetzen. Mit Veröffent-

◻ Tab. 14.3   JAK-Inhibitoren im Vergleich [17]

	Tofacitinib Xeljanz®	Baricitinib Olumiant®	Upadacitinib (Rinvoq®)	Filgotinib (Jyseleca®)
Dosis/Tag	5 mg 2-mal/Tag oder 11 mg ret. 1-mal/Tag	2 mg oder 4 mg	15 mg	100 mg oder 200 mg
Zulassung	RA, PsA, CU	RA, Alopecia areata (AA)	RA, PsA, AS nr-axSpA CU, atopische Dermatitis	RA, MC
Präferenzielle JAK-Inhibition	JAK1/JAK3	JAK1/JAK2	JAK1	JAK1
Zulassung mono	Falls MTX nicht einsetzbar	+	+	+
Ausscheidung	70 % hepatisch 30 % renal	> 75 % renal < 20 % Stuhl	35 % metabolisch 24 % renal 38 % Stuhl	87 % renal 13 % Stuhl
Nierenfunktion	CrCl < 30: 1-mal 5 mg	CrCl 30–60: 2 mg CrCl< 30: nicht empfohlen	CrCl < 30 mit Vorsicht	CrCl 15–60: 100 mg CrCl < 30 nicht empfohlen
Zoster-Risiko	+	+	+	(+)

RA rheumatoide Arthritis, *PsA* Psoriasisarthritis, *CU* Colitis ulcerosa, *AA* Alopecia areata, *AS* ankylosierende Spondylitis, *nr-axSpa* nichtradiologische SpA, *MC* Morbus Crohn

lichung der Entscheidung der EMA am 10. März 2023 wurde ein Risikobewertungsverfahren zu Januskinase-Inhibitoren abgeschlossen [European Medicines Agency: ▶ http://www.ema.europa.eu/ema/(EMA) Domenico Scarlattilaan 6, 1083 HS Amsterdam, Niederlande] (◻ Tab. 14.3).

Literatur

1. Albrecht K, Leipe J (2022) Continue or interrupt? Antirheumatic treatment in elective surgery. Z Rheumatol 81(6):492–500
2. Aletaha D (2012) Medikamentöse Therapie, Praktische Rheumatologie, 5. Aufl. Springer, Wien, S 643–696
3. Fanouriakis A et al (2024) EULAR recommendations for the management of systemic lupus erythematosus: 2023 update. Ann Rheum Dis 83(1):15–29
4. Fragoulis GE, Conway R, Nikiphorou E (2019) Methotrexate and interstitial lung disease: controversies and questions. A narrative review of the literature. Rheumatology (Oxford) 58(11):1900–1906
5. Gossec L et al (2024) EULAR recommendations for the management of psoriatic arthritis with pharmacological therapies: 2023 update. Ann Rheum Dis 83(10):1268–1277. https://doi.org/10.1136/ard-2024-225567. PMID: 38724076
6. H, L (1903) Behandlung des akuten und chronischen Gelenkrheumatismus, der rheumatoiden und Muskelerkrankungen. In: Handbuch der Therapie innerer Krankheiten in sieben Bänden. Fischer, Jena, S 539–575
7. Kim K et al (2022) Protective effect of methotrexate on lung function and mortality in rheumatoid arthritis-related interstitial lung disease: a retrospective cohort study. Ther Adv Respir Dis 16:17534666221135314
8. Kruger K (2020) Interstitial Lung Disease (ILD)-when and how to treat. Z Rheumatol 79(8):780–781

14

9. Lauda E (1951) Erkrankung der Gelenke, Lehrbuch der Inneren Medizin, 3. Aufl. Springer, Wien, S 315–369

10. M, S (2015) Rheumatoide Arthritis. In: Rheumatologie. Thieme, Stuttgart, S 428–460

11. Nash P et al (2021) Points to consider for the treatment of immune-mediated inflammatory diseases with Janus kinase inhibitors: a consensus statement. Ann Rheum Dis 80(1):71–87

12. Ramiro S et al (2023) ASAS-EULAR recommendations for the management of axial spondyloarthritis: 2022 update. Ann Rheum Dis 82(1):19–34

13. Rintelen B et al (2009) Comparison of three rheumatoid arthritis disease activity scores in clinical routine. Scand J Rheumatol 38(5):336–341

14. Rubbert-Roth A (2015) Medikamentöse Therapie. In: Rheumatologie. Thieme, Stuttgart, S 428–460

15. Skingle D (2015) Biosimilars: what do patients need to consider? RMD Open 1(1):e000141

16. Smolen JS et al (2014) EULAR recommendations for the management of rheumatoid arthritis with synthetic and biological disease-modifying antirheumatic drugs: 2013 update. Ann Rheum Dis 73(3):492–509

17. Smolen JS et al (2023) EULAR recommendations for the management of rheumatoid arthritis with synthetic and biological disease-modifying antirheumatic drugs: 2022 update. Ann Rheum Dis 82(1):3–18

18. Wassenberg S et al (2005) Very low-dose prednisolone in early rheumatoid arthritis retards radiographic progression over two years: a multicenter, double-blind, placebo-controlled trial. Arthritis Rheum 52(11):3371–3380

19. Ytterberg SR, Bhatt DL, Connell CA et al (2022) Cardiovascular and Cancer Risk with Tofacitinib in Rheumatoid Arthritis. N Engl J Med 386(4):316–326

Erkennen von und Umgang mit Medikamentenneben-wirkungen

Antonia Mazzucato-Puchner und Rudolf Puchner

Inhaltsverzeichnis

© Der/die Autor(en), exklusiv lizenziert an Springer-Verlag GmbH, DE,
ein Teil von Springer Nature 2024
R. J. Puchner, A. Mazzucato-Puchner (Hrsg.), *Rheumatologie aus der Praxis*,
https://doi.org/10.1007/978-3-662-69693-4_15

Vor jeder Rezeptur bzw. jeder medikamentösen Behandlung sollten (müssen!) wir uns einige (lästige) Fragen stellen:

- Kennen wir alle Medikamente, die unsere Patienten einnehmen?
- Wissen wir über Wirkungen und (häufige) Nebenwirkungen aller bereits länger verordneten und/oder aktuell verschriebenen Arzneimittel Bescheid?
- Kennen und überprüfen wir regelmäßig die Nierenfunktion unserer (chronisch kranken) Patienten?
- … oder die Leberwerte und das Blutbild?
- Wie ist die Compliance?

Schließlich müssen wir noch weitere Aspekte bedenken:

- Haben wir den Patienten hinsichtlich Wirkung (und wichtigster Nebenwirkungen) der verordneten Medikamente aufgeklärt?
- Wurde das dokumentiert und wie?
- Hat der Patient eine Einverständniserklärung (bei Behandlung mit Basistherapeutika) unterschrieben?
- Wie (bzw. von wem) wird der Patient überwacht?
- Werden regelmäßige Labor- und klinische Kontrollen durchgeführt?
- In welchen Abständen?
- Dokumentieren wir den Krankheitsverlauf sowie das Ansprechen auf die Behandlung?

Bei positiver Beantwortung dieser Fragen …

- haben wir wahrscheinlich eine Ausbildung oder ein Interesse in/an Qualitätsmanagement,
- werden vielleicht weniger Zwischenfälle auftreten oder diese zumindest früher erkannt werden,
- schützen wir unsere Patienten (und auch uns!),
- können wir bei Auftreten von Nebenwirkungen unsere Patienten besser führen und schnell reagieren (durch rasches Erkennen und bessere Zusammenarbeit) und müssen (hoffentlich) nicht mit Vorwürfen etc. rechnen.

Fallbeispiel: 84-jährige Patientin mit Melaena

Eine 84-jährige Patientin nimmt wegen Rückenschmerzen täglich 100 mg Diclofenac. In der folgenden Woche werden die Rückenschmerzen besser. Es fallen aber eine zunehmende Blässe und Müdigkeit auf. Schließlich wird wegen eines schwarzen Stuhls der Hausarzt kontaktiert, der die sofortige stationäre Einweisung wegen Verdachts auf gastrointestinale Blutung veranlasst.

Bei der Aufnahme präsentiert sich eine anämische Frau in deutlich reduziertem Allgemeinzustand. Die Patientin gibt keine abdominellen Beschwerden an. Der Blutdruck ist 100/60, die Herzfrequenz beträgt 100/min. Das Hämoglobin ist mit 8,5 mg/dl deutlich erniedrigt. Es erfolgt eine sofortige Kreislaufstabilisierung durch Volumensubstitution und empirisch eine parenterale Gabe von Protonenpumpeninhibitoren (PPI). In einer noch am gleichen Tag durchgeführten Endoskopie zeigt sich ein Ulcus duodeni mit einem anhaftenden Koagel (Forrest-Stadium IIb). Es erfolgt eine Injektionstherapie durch Unterspritzung mit Adrenalin (1:10.000). Es werden zusätzlich 2 Blutkonserven verabreicht und die Patientin erholt sich in den darauffolgenden Tagen erfreulicherweise zusehends. Zur Ulkusheilung werden PPI in Standarddosis für 8 Wochen verabreicht. Zudem erfolgt bei nachgewiesener *Helicobacter-pylori*-Infektion eine Eradikation.

Kommentar

Es zeigt sich ein Ulcus duodeni unter Einnahme nichtsteroidaler Antirheumatika (NSAR) bei einem alten Menschen (Risikofaktor, folgende Übersicht). Die meisten Ulkuskomplikationen ereignen sich in den ersten 3 Monaten nach Beginn der NSAR-Einnahme. Erschwerend ist die Tatsache, dass unter einer NSAR-Therapie nur ca. ein Drittel der Ulzera symptomatisch werden. Andererseits geben rund die Hälfte der Patienten, die NSAR einnehmen, dyspeptische Beschwerden an, die nicht mit dem endoskopischen Befund korrelieren.

Risikofaktoren für gastrointestinale Nebenwirkungen [18]

- Höheres Lebensalter
- Schwere Komorbidität
- Ulzera in der Anamnese
- Hohe Dosis von NSAR
- Kombination mehrerer Substanzen aus Gruppe der NSAR (inklusive Aspirin!)
- Kombination mit Glukokortikoiden
- Gleichzeitige Antikoagulation
- Hoher Alkoholkonsum
- Besiedlung mit *Helicobacter pylori*

15.1 Nichtsteroidale Antirheumatika (NSAR)

Es empfiehlt sich vor NSAR-Einnahme bei Risikopatienten die Gabe von Protonenpumpeninhibitoren (PPI) in halbierter Standarddosis. Als Alternative zu einer PPI-Langzeiteinnahme eignen sich COX-2-selektive Antirheumatika (Coxibe) anstelle klassischer NSAR.

Die potenziellen Nebenwirkungen von Coxiben und konventionellen NSAR sind zu bedenken und eine diesbezügliche Risikostrategie ist zu planen (Übersicht).

Vermeiden von Nebenwirkungen durch NSAR

- Keine Kombination von NSAR
- Möglichst nicht gleichzeitig mit Glukokortikoiden
- Bei gastrointestinalen Risikofaktoren Ulkusprophylaxe mit PPI
- Vermeiden von NSAR mit langer Halbwertszeit
- Dosisreduktion bei eingeschränkter Nierenfunktion
- Bei Langzeiteinnahme Laborkontrollen zumindest alle 3 Monate (Blutbild, Glutamat-Pyruvat-Transaminase [GPT], γ-Glutamyl-Transferase [GGT], Kreatinin)
- Vorsicht bei Vorliegen kardiovaskulärer Risikofaktoren
- Kenntnis aller Begleitmedikamente
- Aufklärung der Patienten über mögliche Nebenwirkungen

■ **Gastrointestinale Toxizität**

Im Vordergrund der Nebenwirkungen von NSAR stehen die Auswirkungen auf den Magen-Darm-Trakt. Neben Dyspepsie oder Refluxbeschwerden kommt es in einem Zeitraum von einem Jahr in 15–30 % zu Ulzera, die häufig asymptomatisch verlaufen. Zeichen einer Ulkuskomplikation im Sinne einer Blutung oder Perforation sind selten, aber bedrohlich (1–4 % der Ulkuspatienten). Bei unklarer Anämie und/oder unklaren abdominellen Beschwerden ist auch an eine unerwünschte Arzneimittelwirkung distal des Duodenums, entweder am Dünndarm (NSAR-Enteropathie) oder am Dickdarm (NSAR-Kolonopathie) zu denken [5, 18, 24, 28].

■ Renale Nebenwirkungen

Durch Hemmung der Prostaglandinsynthese kommt es zu einem verminderten renalen Blutfluss und einer reduzierten glomerulären Filtration. Zu den Risikofaktoren für ein NSAR-induziertes Nierenversagen gehören eine vorbestehende eingeschränkte Nierenfunktion, eine zusätzliche Dehydratation oder ein Blutverlust, ebenso eine Herzinsuffizienz sowie die gleichzeitige Einnahme von Diuretika oder von Angiotensin-Converting-Enzym(ACE)-Hemmern.

NSAR können auch eine akute interstitielle Nephritis hervorrufen, die meist mit einem nephrotischen Syndrom einhergeht, häufiger bei älteren Menschen auftritt und ein sofortiges Absetzen der NSAR erfordert.

■ Kardiovaskuläre Nebenwirkungen

Coxibe, aber auch konventionelle NSAR können das Risiko kardiovaskulärer Ereignisse erhöhen (möglicherweise mit Ausnahme von Naproxen). Nach Beginn einer NSAR-Therapie wird im Durchschnitt eine milde Blutdruckerhöhung angegeben. Selten können auch Nebenwirkungen am zentralen Nervensystem, an der Leber, an der Haut oder am hämatopoetischen System manifest werden.

Der erste therapeutische Schritt bei Auftreten von Nebenwirkungen ist das Absetzen von NSAR bzw. wenn notwendig und verträglich das Umstellen auf Analgetika wie Paracetamol oder schwach wirksame Opioide [13].

15.2 Glukokortikoide (GC)

GC können eine Reihe von Nebenwirkungen hervorrufen, wobei Häufigkeit und Schwere der Nebenwirkungen von der Höhe der Dosis und der Dauer der Behandlung abhängig sind. In den ersten 6–12 Monaten nach Behandlungsbeginn ist (dosisabhängig) mit dem größten Knochenmineralverlust zu rechnen. Bei Dosen über 10 mg GC täglich ist das Infektionsrisiko deutlich erhöht. GC bewirken eine Störung des Kohlenhydrat- und Lipidstoffwechsels und führen zu einer Unterdrückung der Nebennierenrindenfunktion. Daher sollte eine Dosisreduktion in langsamen Schritten erfolgen. Patienten mit einer Langzeitmedikation von mehr als 5 mg Prednisolonäquivalent täglich müssen auch perioperativ ausreichend substituiert werden.

Zudem werden dermatologische, kardiovaskuläre und ophthalmologische Nebenwirkungen beobachtet. In mittelhohen Dosen können auch neuropsychiatrische Komplikationen auftreten [1–3, 7–10, 16, 27, 30].

In einer Metaanalyse wurden Sicherheit und Nebenwirkungen einer „Low-dose-GC-Therapie" bei rheumatoider Arthritis untersucht (◘ Tab. 15.1) [6].

15

⊡ **Tab. 15.1** Nebenwirkungen einer Low-dose-Glukokortikoid-Therapie bei rheumatoider Arthritis und kritische Tagesdosis [6]

Nebenwirkungen	Kritische Tagesdosis
Osteoporose	Keine gesicherte Schwellendosis[a]
Pathologische Glukosetoleranz	> 7,5 mg
Kardiovaskuläres System	≥ 7,5 mg[b]
Cushing-Syndrom	≥ 5 mg[c]
Hautverletzlichkeit	≥ 5 mg[c]
Katarakt	≥ 5 mg[d]
Glaukom	≥ 7,5 mg
Infektionen	> 10 mg
Psychosen	20 mg
Zunahme des Körpergewichts: 3–6 kg innerhalb von 2 Jahren (reversibel)	

[a]Die aktuelle Datenlage zeigt, dass das relative Risiko einer Wirbelkörperfraktur bei 2,5 mg Prednisolonäquivalent täglich um den Faktor 1,55 erhöht ist, bei 5 mg täglich verdoppelt und bei über 7,5 mg täglich verfünffacht ist. Bei der rheumatoiden Arthritis konnte aber zum Teil belegt werden, dass unter einer Low-dose-GC-Therapie das Risiko einer Verminderung der Knochendichte gleichwertig oder sogar geringer war im Vergleich zu Patienten mit rheumatoider Arthritis ohne GC-Behandlung. Eine mögliche Erklärung ist eine durch GC bedingte, verminderte Entzündungs- bzw. Krankheitsaktivität und eine damit einhergehend bessere Mobilität der Patienten [10, 12, 19, 27, 29, 30].
[b]In der Metaanalyse konnten keine signifikanten Effekte auf den Blutdruck bei niedrig dosierter GC-Therapie über eine Beobachtung von 2 Jahren nachgewiesen werden.
[c]Bei über 5 % der Patienten, die über ein Jahr mit GC ≥ 5 mg täglich behandelt wurden.
[d]Risiko auf das 3-Fache erhöht innerhalb von 5 Jahren [6]

■ **Empfehlungen zum Umgang mit einer systemischen GC-Therapie**
— Die behandelten Patienten müssen entsprechend über Wirkungen und Nebenwirkungen aufgeklärt werden.
— Die Dosis richtet sich nach Grundkrankheit, Krankheitsaktivität und individuellen Gegebenheiten.
— Bei Behandlungsbeginn ist auf Begleitkrankheiten und Risikofaktoren wie arterielle Hypertonie, Diabetes mellitus, peptische Ulzera, Glaukom und Katarakt sowie chronische Infekte zu achten; eine Komedikation mit NSAR ist ebenso wie der Einfluss auf die Knochendichte zu bedenken.
— Im Falle einer längeren Behandlung sollten die GC auf die geringstmögliche Dosis reduziert werden.
— Während der Behandlung sollten u. a. in Abhängigkeit von Grundkrankheit, Dosis und Dauer der Behandlung Körpergewicht, Blutdruck, Blutfette, das Auftreten peripherer Ödeme, klinische Hinweise einer Herzinsuffizienz, Blut- und Harnzucker und der Augendruck regelmäßig überprüft werden. Wenn eine Therapie mit GC über einen Zeitraum von mehr als 3 Monaten in einer Dosis von ≥ 7,5 mg Prednisolonäquivalent pro Tag geplant ist, sollte zusätzlich Kalzium und Vitamin D substituiert werden.
— Patienten die gleichzeitig mit NSAR und GC behandelt werden, sollten einen adäquaten Magenschutz erhalten.
— Patienten, die länger als 1 Monat GC einnehmen und sich einer Operation unterziehen, sollten perioperativ entsprechend substituiert werden.
— GC führen in der Schwangerschaft in niedriger Dosierung zu keinem zusätzlichen Risiko für Mutter und Kind.
— Das Wachstum von Kindern sollte unter einer GC-Therapie regelmäßig überprüft

werden (GC können zu Wachstumsver-
zögerungen bei Kindern führen).
- Adaptiert nach: EULAR evidence-based
recommendations of systemic glucocorticoid therapy in rheumatic diseases
[14, 16]).

Fallbeispiel: 70-jährige Schneiderin mit akuten Rückenschmerzen

Die Patientin wurde wegen einer Polymyalgia rheumatica mit peroralen GC
erfolgreich behandelt. Parallel dazu eine
Ca- und Vitamin-D-Gabe. Unter einer
laufenden Therapie mit 5 mg Prednisolon traten spontan heftige Schmerzen
im Lendenbereich auf. Eine von der Patientin selbstständig eingeleitete Erhöhung der GC-Dosis brachte keine
Besserung. Das in der Folge durchgeführte Röntgenbild der Wirbelsäule
ergab eine Wirbelkörperfraktur des ersten Lendenwirbels. Es wurde die Diagnose einer manifesten Osteoporose
unter GC gestellt.

Eine Therapie mit schwachen Opiaten, NSAR und mit Bisphosphonaten als
Langzeitgabe wurde eingeleitet. Zudem
erfolgte wieder eine Reduktion der
Prednisolon-Dosis auf 5 mg täglich. Ein
Protonenpumpenhemmer (PPI) wurde
bei kombinierter NSAR und Prednisolon-
Gabe rezeptiert. Nach einer 3-wöchigen
kombinierten konservativen Schmerztherapie war die Patientin wieder (fast)
beschwerdefrei und NSAR, Opiate und
PPI konnten abgesetzt werden.

Kommentar

Vor jeder (geplanten) GC-Therapie mit
Dosen ≥ 7,5 mg über 3 Monate oder länger mit einem Prednisolonäquivalent ist
(vor allem bei älteren Menschen) eine
Messung der Knochendichte indiziert.

In jedem Fall ist eine leitliniengerechte
Osteoporosetherapie anzuwenden (siehe
Kapitel Osteoporose). Eine Knochendichtemessung sollte unter einer Langzeittherapie mit GC vor und zumindest
12 Monate nach Behandlungsbeginn,
dann in 1- bis 2-jährlichen Intervallen
durchgeführt werden.

Bei einer Polymyalgia rheumatica ist
mit einer limitierten, aber 1- bis 3-jährigen
niedrig dosierten Prednisolon-Behandlung
zu rechnen. Das typischerweise höhere
Alter bei Krankheitsausbruch und die
notwendige GC-Behandlung sind ein Risiko für die Entwicklung einer Osteoporose.

15.3 Konventionelle synthetische Basistherapeutika

15.3.1 Sulfasalazin (SSZ)

Präparat: Salazopyrin® 500 mg Film-
tabletten.

Fallbeispiel: 25-jährige Patientin mit Kopfschmerz und Schwindel

Eine 25-jährige Patientin mit rheumatoider Arthritis klagt 2 Wochen nach Einleitung einer Basistherapie über Kopfschmerz und leichten Schwindel, der sich
in den folgenden 2 Wochen nicht bessert.
Nach Absetzen von SSZ ist die Patientin
innerhalb von 2 Tagen beschwerdefrei.

Kommentar

Kopfschmerz, Schwindel und Benommenheit sind relativ häufige Nebenwirkungen,
die üblicherweise in den ersten Behandlungswochen auftreten und zum
Therapieabbruch zwingen, dann aber

innerhalb weniger Tage verschwinden. Ein Gewöhnungseffekt bzw. ein Sistieren der Symptome bei Fortsetzung der Therapie ist meist nicht zu erwarten.

Fallbeispiel: 47-jährige Patientin mit Exanthem

Eine 47-jährige Patientin wird 10 Tage nach Beginn einer einschleichenden Medikation mit SSZ wegen eines makulopapulösen Exanthems an lichtexponierten Hautstellen einhergehend mit einem Pruritus dermatologisch vorgestellt. Nach Absetzen und mehrwöchiger peroraler GC- und Antihistaminika-Gabe kommt es zu einer langsamen und vollständigen Rückbildung der Hauterscheinungen.

Kommentar

Exanthem und Pruritus sind häufige Nebenwirkungen, die sich nach Absetzen der Basistherapie unter einer fallweise prolongierten GC-Therapie üblicherweise innerhalb von Wochen wieder rückbilden.

Fallbeispiel: 54-jähriger Patient mit Leukopenie

Ein 54-jähriger Patient wird 3 Wochen nach Beginn der Basistherapie mit hohem Fieber und schwerer Leukopenie stationär aufgenommen. Eine intensivmedizinische Betreuung mit antibiotischer Abschirmung war notwendig. Die hämatologischen Nebenwirkungen bildeten sich nach Absetzen vollständig zurück.

Kommentar

Seltene, aber mögliche Nebenwirkung einer SSZ-Therapie; tritt meist in den ersten Behandlungsmonaten auf. Labor- und klinische Kontrollen in 2-wöchigen Abständen sind in den ersten Behandlungsmonaten notwendig.

■ **Indikation**

Sulfasalazin ist eine Substanz, die als Basistherapeutikum zur Behandlung leichter Formen der rheumatoiden Arthritis eingesetzt werden kann, ebenso bei anderen Erkrankungen aus dem Formenkreis der Spondyloarthritiden.

Außerdem ist es ein Mittel, das bei der Behandlung chronisch-entzündlicher Darmerkrankungen Verwendung findet.

■ **Dosierung und Kontrollen**

Die Therapie ist einschleichend, beginnend mit 1 Tablette in der 1. Woche à 500 mg, 2 Tabletten in der 2. Woche, 3 Tabletten in der 3. Woche und ab der 4. Woche werden 4 Tabletten Salazopyrin 500 mg pro Tag verabreicht.

Die Medikation wird üblicherweise gut vertragen, bedrohliche Nebenwirkungen sind selten. Es können aber typischerweise zu Beginn der Behandlung Nebenwirkungen auftreten, wie Kopfschmerz und Schwindel, aber auch dermatologische Nebenwirkungen. Dann allerdings ist die Medikation zu beenden.

Ein Absetzen des Präparats bei Kinderwunsch oder bereits eingetretener Gravidität ist nicht erforderlich.

In den ersten 8 Wochen sind 14-tägige klinische und Laborkontrollen notwendig (Blutbild, GPT, GGT, Kreatinin, Laktatdehydrogenase [LDH]), bei Auftreten von Veränderungen des Blutbilds wie z. B. einer

Leukopenie oder bei Leberenzym-erhöhungen ist die Medikation zu beenden.

Nach 12 Wochen sind Kontrollen in 4- bis 6-wöchigen Abständen empfehlenswert; nach dem ersten Behandlungsjahr in 3-monatigen Abständen.

Mit einem Wirkungseintritt ist nach 6 Wochen zu rechnen. Parallel zu Sulfasalazin können auch NSAR und GC eingenommen werden [1, 23, 26].

■ Wichtige Nebenwirkungen

Nebenwirkungen bei Therapie mit SSZ treten gewöhnlich in den ersten 3 Monaten auf; sind meist reversibel und führen in 10–30 % zu Abbrüchen:

— Gastrointestinale Beschwerden und Ge-schmackstörungen
— Kopfschmerz, Benommenheit, Schwin-del (häufig!)
— Exanthem, Pruritus
— Erythema exsudativum multiforme (sel-ten)
— Stephen-Johnson-Syndrom (selten)
— Hämatologie: Leukopenie, Agranulo-zytose, Anämie
— Hepatotoxizität: geringer Anstieg der Leberenzyme
— Reversible Oligospermie

15.3.2 Methotrexat (MTX)

Präparat: z. B. Methotrexat Lederle®, Ebe-trexat®, Lantarel®.

Fallbeispiel: 44-jährige Patientin mit hohem Fieber

Eine 44-jährige Angestellte wurde mit hohem Fieber und einer Stomatitis aphtosa stationär eingewiesen. Im Auf-nahmelabor zeigte sich eine schwere Pan-zytopenie, nur 14 Tage nach Beginn einer Behandlung mit MTX.

Die Patientin hatte anstelle von 15 mg pro Woche diese Dosis täglich ein-genommen, trotz genauer Aufklärung und schriftlicher Dokumentation auf der Medikamentenpackung!

Es erfolgte eine 2-wöchige intensiv-medizinische Überwachung und Be-handlung. Durch sofortiges Absetzen konnte innerhalb von wenigen Wochen eine Normalisierung der Knochenmark-funktion und eine vollständige Restitu-tion erreicht werden.

Die Patientin war wenige Monate vor diesem Ereignis an einer seropositiven rheumatoiden Arthritis erkrankt und eine Therapie mit MTX wurde in Überein-stimmung mit der Patientin 12 Wochen nach Normalisierung des Blutbildes wieder in einer wöchentlichen Applikation initiiert.

Unter einer peroralen wöchentlichen Gabe von 20 mg MTX konnte eine deut-liche Besserung der Gelenksituation er-reicht werden; die begleitende Medika-tion mit Steroiden wurde abgesetzt, NSAR werden nur mehr bedarfsweise eingenommen. Die Patientin ist in 3-monatlicher internistischer Kontrolle.

Kommentar

Trotz vermeintlich genauer Aufklärung kam es durch die tägliche Einnahme von MTX zu einer schweren Knochenmark-depression und zu dieser lebensbedroh-lichen Situation. Das Aufklärungs-gespräch und die Verständlichkeit des Gesprächsinhalts („Kommt meine Infor-mation beim Gesprächspartner an?") ist stets zu hinterfragen.

Die erste Packung MTX wurde vom Rheumatologen, die zweite schon nach 7 Tagen beim Hausarzt rezeptiert, was auf eine mangelhafte Kommunikation zwi-schen den behandelnden Ärzten hinweist. Auf ein entsprechendes Schnittstellen-management muss unbedingt geachtet werden.

MTX ist ein moderat immunsuppressives und immunmodulierendes Medikament aus der Gruppe der Folsäureantagonisten. Der Wirkungseintritt ist nicht sofort zu erwarten. Der endgültige Therapieeffekt kann somit erst nach 6–8 Wochen beurteilt werden. Neben einer immunmodulierenden Wirkung existiert auch ein antiphlogistischer Effekt.

■ **Indikation**
– Rheumatoide Arthritis als Monotherapie und auch in Kombination mit anderen synthetischen und biologischen DMARDs (z. B. Salazopyrin, Resochin, Cyclosporin, Biologika)
– Psoriasisarthritis zur Behandlung der Haut und der Gelenke
– Periphere Arthritis bei Spondyloarthritiden
– Kollagenosen und Vaskulitiden

■ **Dosierung**
Die Dosis liegt zwischen 7,5 und 30 mg einmal pro Woche, wobei Dosen unter 10 mg selten ausreichend wirksam sind. Die Startdosis liegt zwischen wöchentlich 10 mg und 15 mg. Die Bioverfügbarkeit unterliegt insbesondere bei oraler Aufnahme ausgeprägten individuellen Schwankungen. Methotrexat wird einmal wöchentlich am Morgen oder Abend oral eingenommen oder subkutan oder intramuskulär appliziert. Bei subkutaner Applikation ist eine Selbstverabreichung durch den Patienten möglich.

MTX sollte nicht gleichzeitig am Morgen mit einem NSAR eingenommen werden. Analgetika wie z. B. Tramadol oder auch GC können auch am Morgen des Einnahmetages von MTX verwendet werden.

■ **Kontraindikation**
– Gravidität
– Gebärfähiges Alter, wenn kein wirksamer Konzeptionsschutz gegeben ist
– Schwere Leberschäden oder aktive Lebererkrankungen

– Alkoholabusus
– Eingeschränkte Nierenfunktion (geschätzte glomeruläre Filtrationsrate [eGFR] < 40 ml/min)
– Vorbestehende Knochenmarkinsuffizienz
– Non-Compliance des Patienten
– Allergie
– Gleichzeitige Gabe von Trimethoprim-Sulfamethoxazol und MTX (Cave: Interaktion)
– Gleichzeitige Einnahme von Metamizol (Novalgin®) mit MTX kann zu schweren Leukopenien bzw. zu Agranulozytose führen.

■ **Vorsichtsmaßnahmen**
Da die Möglichkeit der Teratogenität (Missbildungen, Keimschädigung) besteht, muss ein Konzeptionsschutz streng beachtet werden. Dies gilt für Frauen bis 3 Monate nach Ende der Therapie.

Methotrexat – Vermeidung von Nebenwirkungen
– Aufklärung des Patienten (inklusive schriftliche Information)
– Konsequente Überwachung
– Laborkontrollen: in den ersten 8 Wochen alle 2 Wochen, dann alle 6–8 Wochen, nach einem Jahr alle 3 Monate
– Folsäuresubstitution 2-mal/Woche
– Strenge Kontrazeption bis 3 Monate nach Therapie
– Abraten von Alkoholkonsum
– Kontraindiziert bei eingeschränkter Nierenfunktion (eGFR < 40 ml/min)

Während der Therapie sollte möglichst kein Alkohol getrunken werden.

Es kann eine erhöhte Infektanfälligkeit auftreten. Bei schweren Infekten sollte die Therapie während der Dauer des Infekts pausiert werden.

Impfungen mit Lebendimpfstoffen während und bis 3 Monate nach der MTX-Therapie dürfen nicht durchgeführt werden.

Im Rahmen operativer Eingriffe muss MTX üblicherweise nicht pausiert werden. Die Letztentscheidung soll individuell getroffen werden und liegt beim behandelnden Arzt.

- **Wichtige Nebenwirkungen**
- Gastrointestinal: Appetitlosigkeit, Übelkeit (häufig)
- Stomatitis
- Haarausfall (reversibel)
- Leber: Anstieg der Transaminasen (gelegentlich). Ein Anstieg der Werte bis zum 2- bis 3-fachen Normalwert wird in den ersten 3 Monaten toleriert.
- Knochenmarkdepression: Leukopenie, Thrombopenie, Anämie. Häufiger bei eingeschränkter Nierenfunktion. Dosisreduktion oder Absetzen, falls nach Dosisreduktion keine Normalisierung.
- Hypersensitive Pneumonitis (sehr selten): akutes Krankheitsbild mit Husten und Dyspnoe; MTX muss abgesetzt werden.
- Exantheme, Juckreiz
- ZNS: Kopfschmerzen, Sehstörungen, Schwindel
- Entwicklung von Rheumaknoten

Eine begleitende Folsäuresubstitution mit 5 mg 2-mal wöchentlich (nicht am Einnahmetag) kann verschiedene Nebenwirkungen abschwächen oder verhindern (besonders gastrointestinale und hepatale Nebenwirkungen).

- **Kontrollen**
- Regelmäßige Befragung und klinische Untersuchung (gastrointestinale Nebenwirkungen, Stomatitis, Fieber und Infekte etc.).

- Labor: Vor Beginn und in den ersten 2 Monaten 14-tägig (Blutbild, Überprüfung der Leber- und Nierenfunktion). In der Folge Kontrollen etwa in 4- bis 8-wöchigen Abständen.
- Röntgen-Thorax vor Therapiebeginn empfehlenswert. Ebenso muss vor Therapie eine Hepatitis ausgeschlossen werden [1, 22, 23, 26].

Fallbeispiel: 64-jährige Patientin mit Atemnot und Fieber

Eine 64-jährige Patientin, die vor 3 Jahren an einer rheumatoiden Arthritis erkrankte, klagte über akut aufgetretenen Husten, Dyspnoe und Fieber ähnlich einem schweren grippalen Infekt. Die Patientin wird seit 2 Jahren mit MTX und einem Biologikum behandelt und hat die Basistherapie nach Auftreten von Fieber selbstständig abgesetzt. Bei fehlender Besserung trotz Antibiotikagabe wurde sie von ihrem behandelnden Arzt mit Verdacht auf Pneumonie stationär eingewiesen.

Bei der Aufnahme präsentierte sich eine schwerkranke Frau mit Atemnot und einer Körpertemperatur von 39 Grad. Im Labor fanden sich eine mäßige Leukozytose und hohe serologische Entzündungsparameter. Radiologisch zeigte sich eine symmetrische interstitiell-alveoläre Verschattung in den Unterfeldern. Die Verdachtsdiagnose einer MTX-Pneumonitis wurde gestellt und eine Therapie mit GC (Beginn mit 50 mg täglich und sukzessiver Reduktion) wurde eingeleitet. Die Symptome besserten sich rasch, der Röntgenbefund der Thoraxorgane normalisierte sich und die Patientin konnte nach 16 Tagen in vollständiger Restitution aus der stationären Behandlung entlassen werden.

Kommentar

Die Pneumonitis ist eine äußerst seltene, aber folgenschwere Komplikation im Rahmen einer Therapie mit MTX. Risikofaktoren können eine vorbestehende Lungenerkrankung und höheres Alter sein. Die Behandlung besteht vorrangig im Absetzen von Methotrexat; bei schwereren Verläufen ist eine perorale oder parenterale GC-Gabe notwendig. Die meisten Patienten erholen sich vollständig, aber letale Verläufe sind leider möglich.

Die Pneumonitis (oder Alveolitis) darf nicht mit einer Lungenfibrose bzw. einer interstitiellen Lungenerkrankung (ILD), die nicht selten im Rahmen einer rheumatoiden Arthritis auftritt, verwechselt werden. Die Erkenntnis, dass MTX entgegen jahrzehntelanger Einschätzung nicht die Entstehung einer interstitiellen Lungenkrankheit (ILD) bei entzündlich-rheumatischen Erkrankungen begünstigt, ist noch nicht überall bekannt! (Siehe auch Methotrexat)

15.3.3 Leflunomid

Präparat: Arava®.

■ **Indikation**

- Rheumatoide Arthritis
- Psoriasisarthritis
- Periphere Arthritis bei Spondyloarthritiden

■ **Dosierung**

20 mg täglich (maximal 30 mg), unabhängig von der Nahrungsaufnahme. Eine Loading-Dose (100 mg an den ersten 3 Tagen) wird wegen vermehrter Unverträglichkeiten schon lange nicht mehr angewandt. Die Wirkung tritt nach 4–8 Wochen ein.

■ **Kontrollen**

Klinisch-physikalische Untersuchung inkl. Blutdruck vor und während einer Behandlung, Ausschluss einer Schwangerschaft vor Beginn. Es wurden pulmonale Nebenwirkungen (Pneumonitis) beobachtet, ein Ausschluss pulmonaler Veränderung vor Therapiebeginn ist notwendig.

■ ■ **Laborkontrollen**

Blutbild, GPT, GGT, alkalische Phosphatase (AP), Kreatinin vor der Behandlung und alle 2 Wochen in den ersten 6 Monaten, dann alle 4–8 Wochen (Therapierichtlinie der Deutschen Gesellschaft für Rheumatologie, DGrH).

Bei persistierender Erhöhung der Transaminasen (GOT,GPT) über das 3-Fache des oberen Normbereichs muss Leflunomid abgesetzt werden.

Bei Kinderwunsch kann (in speziellen Fällen) der Plasmaspiegel (z. B. durch den Hersteller) gemessen werden, nachdem eine Elimination des Medikamentes mit Cholestyramin durchgeführt wurde (siehe unten).

Bei persistierender Leukopenie unter 3000 µl und Thrombopenie unter 100.000 µl muss Leflunomid abgesetzt werden, ebenso bei persistierenden Unverträglichkeitsreaktionen im Bereich der Haut oder des Darms.

■ **Kontraindikationen**

- Schwangerschaft, fehlender Empfängnisschutz bei gebärfähigen Frauen und Männern. Frauen, die stillen, dürfen Leflunomid nicht einnehmen.
- Leflunomidallergie
- Schwere Infektionen
- Schwere Immundefekte
- Myelodysplastisches Syndrom
- Ausgeprägte Leukopenie, Thrombopenie, schwere Anämie
- Ausgeprägte Hepatopathie

- Mittlere oder schwere Niereninsuffizienz und nephrotisches Syndrom (bei leichter Niereninsuffizienz und im Alter ist keine Dosisreduktion notwendig)

Für Kinder und Jugendliche bis 18 Jahre ist Leflunomid nicht zugelassen.

- **Wichtige Nebenwirkungen**
- Diarrhoe, Dyspepsie, Mundulzera (häufig)
- Erhöhte Leberwerte (häufig)
- Cephalea und Schwindel
- Leichte Hypertonie
- Verstärkter Haarausfall, Ekzeme
- Leukopenie
- Interstitielle Lungenerkrankung (selten)
- Schwere Infektionen (selten)
- Stevens-Johnson-Syndrom (selten)
- Schwere Leberschäden (selten)

Es besteht eine mögliche additive Hepatotoxizität durch gleichzeitige Gabe von MTX. Leflunomid und seine Metaboliten hemmen hepatales Cytochrom P450. Bei Einnahme von Medikamenten, die über den gleichen Weg metabolisiert werden, kann eine Erhöhung des Wirkspiegels von Leflunomid auftreten. Andererseits kann z. B. die Wirkung von Phenprocoumon (Marcoumar) deutlich erhöht werden.

Cave: Das Präparat bzw. sein Hauptmetabolit hat eine Eliminationshalbwertzeit von etwa 2 Wochen, die Verweildauer des aktiven Metaboliten kann mit relevantem Spiegel (d. h. über dem Grenzwert 0,02 mg/l, welcher z. B. für Schwangerschaften gilt) bis zu 2 Jahre betragen. Die Substanz soll daher bei schweren Nebenwirkungen oder im Falle einer nach dem Absetzen von Leflunomid geplanten Schwangerschaft mit Cholestyramin oder Aktivkohle aus dem Körper eliminiert werden. Dazu werden 3-mal täglich 8 g Cholestyramin oder 4-mal täglich 50 g Aktivkohlepulver für insgesamt 11 Tage empfohlen [1, 17, 23].

Fallbeispiel: 44-jährige Patientin mit erhöhten Leberwerten
Eine 44-jährige Patientin mit einer rheumatoiden Arthritis wurde nach MTX-Unverträglichkeit und Ausschluss von Kontraindikationen mit täglich 20 mg Leflunomid behandelt und zeigte (typischerweise) bereits nach 4 Wochen ein gutes Ansprechen mit einer deutlichen Besserung der Gelenkschmerzen und einer Verminderung der Zahl der geschwollenen Gelenke.

Nach 2 Wochen fiel allerdings eine leichte Erhöhung der Transaminasen auf das 2-Fache der Norm auf, nach 4 Wochen wurde ein GPT > 400 U/l gemessen und die Therapie musste beendet werden. Ein Absetzen führte innerhalb weniger Wochen zu einer Normalisierung der erhöhten Leberwerte.

15.3.4 Antimalariamittel (Hydroxychloroquin)

Hydroxychloroquin (Quensyl®).

- **Indikation**
- Wird bei allen Patienten mit systemischem Lupus erythematodes als Dauertherapie empfohlen.
- Rheumatoide Arthritis (nur in leichteren Fällen als Monotherapie möglich, meist in Kombination mit anderen Basistherapeutika).

- **Dosierung**
Die Dosierung ist bei Normal- oder Untergewicht 5 mg/kg KG/Tag. Bei Übergewicht Tagesdosis mit 5 mg/kg Idealgewicht (somit Quensyl® 1- bis 2-mal 200 mg täglich als Langzeittherapie). Bei guter Verträglichkeit (Augen!) durchgehende Behandlung über 5 Jahre und länger möglich. Der Wirkungseintritt erfolgt meist nach ca. 3 Monaten.

15

Vor Therapiebeginn ist neben einer klinisch-physikalischen und laborchemischen Untersuchung ein kompletter Augenbefund notwendig!

■ **Kontrollen**

In den ersten 3 Monaten alle 2–4 Wochen:
- Befragung zu Sehstörung und Muskelschwäche und klinische Untersuchung
- Blutbild eventuell mit Kreatinkinase

Dann klinische und Laborkontrollen alle 2 Monate:
- Blutbild, GPT, GGT, Kreatinin
- Routinemäßig halbjährlicher Augenbefund

Grundsätzlich können Antimalariamittel als sehr gut verträgliche Basistherapeutika gesehen werden. Das Toxizitätsrisiko ist gering. Als einzige Nebenwirkung ist die Retinopathie irreversibel, aber bei exakter Überwachung und korrekter Dosierung äußerst selten. Akkomodationsstörungen, vor allem zu Beginn (Cave: Teilnahme am Straßenverkehr), und geringe Korneaeinlagerungen sind meist harmlos und oft passager und zwingen üblicherweise nicht zum Absetzen.

■ **Kontraindikationen**
- Schwere Leber- und Nierenfunktionsstörungen
- Retino- und Makulopathien
- Myasthenia gravis
- Glukose-6-Phosphat-Dehydrogenasemangel
- Knochenmarkdepression

Relative Kontraindikation (nur unter strenger Indikationsstellung):
- Eingeschränkte Leber- und Nierenfunktion
- Erhöhte Vorsicht bei Psoriasis vulgaris
- Anfallsleiden

■ **Wichtige Nebenwirkungen**

Augen
- Akkomodationsstörungen in der Frühphase, Flimmern (reversibel)
- Korneaeinlagerungen (reversibel)
- Retinopathie (sehr selten, aber irreversibel)

Blutbild
- Leukopenie, Thrombopenie, Anämie (sehr selten)

Gastrointestinaltrakt
- Übelkeit, Erbrechen, Diarrhoe (in der Frühphase häufig)

Haut
- Exanthem, Photosensibilisierung, Haardepigmentierung
- Neuromyopathie, myasthenisches Syndrom
- Leberschäden
- Kopfschmerzen, Schwindel, Schlaflosigkeit, Unruhe

Antimalariamittel sollen nicht gleichzeitig mit MAO-Hemmstoffen gegeben werden, sie erhöhen die Plasmakonzentration von Digoxin und verstärken die Wirkung von Methotrexat.

Die Therapie sollte bei Auftreten von Hornhauteinlagerungen zumindest für 3 Monate pausiert werden. Ein neuerlicher Beginn ist möglich, wenn keine Ablagerungen mehr nachweisbar sind. Bei Hinweis für eine beginnende Retinopathie (Farbsehen, Sehschärfe) ist das Präparat sofort auf Dauer abzusetzen. Abbruch der Behandlung auch bei ausgeprägten Hautveränderungen und/oder Magen-Darm-Beschwerden sowie bei Anzeichen einer Myopathie bzw. Neuromyopathie und bei Blutbildveränderungen [1, 17, 23].

15.3.5 Goldpräparate

Diese werden zur Behandlung von entzündlich-rheumatischen Erkrankungen heute nicht mehr verwendet und werden nur der Vollständigkeit halber erwähnt.

Bei Goldpräparaten kommt es in 30–50 % zu Nebenwirkungen. Die häufigsten sind: Proteinurie, Blutbildveränderungen, Diarrhö, Hepatopathie, Exanthem und Photosensibilität.

15.3.6 Ciclosporin (Cyclosporin A)

Die häufigsten Nebenwirkungen von Ciclosporin sind: Störung der Nierenfunktion, Hypertonie, gastrointestinale Beschwerden und Gingivahyperplasie.

15.3.7 Azathioprin (AZA)

Präparat: z. B. Imurek®, Immunoprin®, Azafalk®.

- ▪ Indikation
- ▬ Systemischer Lupus erythematodes (SLE)
- ▬ Vaskulitiden
- ▬ Chronisch-entzündliche Darmerkrankungen

- ▪ Dosierung

Die Behandlung erfolgt als kontinuierliche Dauertherapie mit 1,25–2,0 mg/kg Körpergewicht täglich oral. Maximal sind kurzfristig unter Überwachung Dosen bis 3 mg/kg Körpergewicht und Tag möglich. Der Therapiebeginn erfolgt mit 50 mg täglich und kann bei guter Verträglichkeit auf 100–150 mg pro Tag gesteigert werden.

Bei einer eingeschränkten Nierenfunktion (ab einer Kreatininclearance < 20 ml/min) beträgt die Höchstdosis 1,5 mg pro kg Körpergewicht. Mit einem Wirkungseintritt ist nach 3–4 Monaten zu rechnen.

- ▪ Kontraindikationen
- ▬ Schwere Leber-, Nieren und Knochenmarkschäden
- ▬ Infektionskrankheiten
- ▬ Gravidität und Laktation
- ▬ Allergie
- ▬ Kongenitaler Thiopurinmethyltransferasemangel (TPMT)

Fallbeispiel: Junge Sportlerin mit SLE

Eine 25-jährige Sportlehrerin mit gelenkbetontem SLE wurde bei Polysynovitis und unzureichender Wirkung von Resochin auf AZA umgestellt.

Bereits nach einer Therapiewoche trat eine deutliche Leukopenie (< 1500 µl) auf. Trotz sofortigen Absetzens der Medikation zeigte sich nach weiteren 3 Tagen im Blutbild eine Agranulozytose mit Anämie und Thrombopenie. Der Verlauf war sehr dramatisch und mit einer mehrwöchigen intensivmedizinischen Abschirmung und Betreuung verbunden.

Die Knochenmarkdepression erholte sich schließlich, und es erfolgte nach Wochen eine vollständige Restitution.

Kommentar

Die myelosuppressiven Wirkungen von AZA können bereits nach 2 Tagen mit einem Maximum nach 6–10 Tagen auftreten. Als Risikofaktoren werden eine homozygote (ca. 0,3 %) oder heterozygote (ca. 13 %) Defizienz an dem Enzym Thiopurinmethyltransferase (TPMT) beschrieben. Bei diesem dramatischen Fall lag ein homozygoter Enzymmangel vor. Die Bestimmung der TPMT-Aktivität in spezialisierten Laboren kann diese Patienten vor Therapie identifizieren.

15

■ **Kontrollen**

Befragung und klinische Untersuchung: nach Fieber, Infekten, gastrointestinalen Symptomen und Exanthem.

Labor: Blutbild, GPT, GGT, Kreatinin in den ersten 4 Wochen wöchentlich, dann alle 2 Wochen, nach 3 Monaten alle 6–8 Wochen. In den ersten 6 Wochen sollte zusätzlich nach 2, 4 und 6 Wochen die Pankreaslipase bestimmt werden.

■ **Wichtige Nebenwirkungen**

Diese treten in 10–15 % auf, sind gut dokumentiert und entweder allergisch oder dosisabhängig.

— Leukopenie (häufig)
— Anämie
— Thrombopenie
— Panzytopenie (selten)

Cave: Das Enzym Thiopurinmethyltransferase (TPMT) spielt bei der Metabolisierung der Thiopurine eine entscheidende Rolle. Bei Leukozyten < 3000 μl ist die Behandlung zu unterbrechen.

— Übelkeit, Erbrechen, Diarrhoe (häufig)
— Infektionen
— Hepatopathie
— Pankreatitis (vor allem in den ersten 4 Wochen)

Cave: Bei gleichzeitiger Gabe von Allopurinol muss die Dosis von AZA auf 25 % der üblichen Menge reduziert werden (Abschn. „Dosierung") [1, 29, 31].

15.4 Biologika (biooriginale und biosimilare) DMARDs (boDMARDs und bsDMARDs)

Die Einführung von Biologika in der Behandlung von Autoimmunerkrankungen hat in den letzten 20 Jahren das therapeutische Spektrum entscheidend verändert und den Verlauf der Erkrankung und die Lebensqualität vieler Patienten deutlich verbessert. Durch die gezielte Blockade von Zytokinen oder deren Funktion ist es gelungen, sehr gezielt in den Kreislauf der (Gelenk-)Entzündung einzugreifen. Trotz der guten Wirkung sind Kontraindikationen, Nebenwirkungen und nicht auszuschließende Langzeitfolgen zu bedenken [15].

Aus Gründen der Übersichtlichkeit werden die Biologika gemeinsam behandelt, soweit aber notwendig, auf unterschiedliche arzneimittelspezifische Aspekte eingegangen (siehe auch ▶ Abschn. 14.5).

■ **Indikation in der Rheumatologie [9]**

— Rheumatoide Arthritis: TNF-α-Blocker: Etanercept (Enbrel® und Biosimilar Etanercept: Benepali®, Erelzi®), Adalimumab (Humira® und Biosimilar Adalimumab Idacio®, Hyronimoz®, Hulio®, Amgevita®), Certolizumab (Cimzia®), Golimumab (Simponi®), Infliximab (Remicade®), T-Zell-Kostimulationsblocker: Abatacept (Orencia®), B-Zell-Depletor: Rituximab (MabThera und Biosimilar Rituximab Truxima®, Rixathon®), IL-6-Blocker: Tocilizumab (RoActemra®), Sarilumab (Kevzara®), IL-1-Blocker: Anakinra (Kinaret®)

— Psoriasisarthritis: TNF-α-Blocker: Etanercept, Adalimumab, Certolizumab, Golimumab, Infliximab, T-Zell-Kostimulationsblocker: Abatacept, IL-12/23-Blocker: Ustekinumab (Stelara®), IL-17A-Blocker: Secukinumab (Cosentyx®), Ixekizumab (Taltz®), IL-17A und -17F-Blocker: Bimekizumab (Bimzelx®), IL-23-Blocker: Guselkumab (Tremfya®), Risankizumab (Skyrizi®)

— Axiale Spondyloarthritis: TNF-α-Blocker: Etanercept, Adalimumab, Certolizumab, Golimumab, Infliximab, IL-17A-Blocker: Secukinumab, Ixekizumab, IL-17A und -17F-Blocker: Bimekizumab

— Idiopathische juvenile Arthritis (JIA): TNF-Blocker: Etanercept, Adalimumab, Golimumab, T-Zell-Kostimulationsblocker: Abatacept, IL-6-Blocker: Tocilizumab, IL-17A-Blocker: Secukinumab

- Systemische JIA: IL-1-Blocker: Anakinra, Canakinumab (Ilaris®) IL-6-Blocker: Tocilizumab
- Still-Syndrom des Erwachsenen: IL-1-Blocker: Anakinra, Canakinumab
- Arthritis urica: IL-1-Blocker: Canakinumab
- Systemischer Lupus erythematodes: Anti-BLyS Therapie: Belimumab (Benlysta®), IFNAR1-Antagonist: Anifrolumab (Saphnelo®)
- Vaskulitiden: IL-6- Blocker: Tocilizumab, B-Zell-Depletor: Rituximab

■ Kontrollen
- Klinischer und radiologischer Status (z. B. mit DAS-28, Röntgenaufnahme der Hände und Vorfüße)
- Labor (Blutsenkungsgeschwindigkeit, C-reaktives Protein [CRP], großes Blutbild, GPT, GGT, Kreatinin)
- Tuberkulose-Screening (vor Beginn): IGRA-Test (Quantiferon oder Elispot) und Lungenröntgen
- Hepatitis-Screening (vor Beginn)
- ANA (vor Beginn)
- Überprüfung des Impfstatus
- Bestimmung des Serumimmunglobulinspiegel (Rituximab)

Die Laborparameter sollten in den ersten 3 Monaten monatlich, dann alle 3 Monate überprüft werden. Parameter der Krankheitsaktivität sollten alle 3–6 Monate, radiologische Befunde einmal jährlich bestimmt werden.

■ Kontraindikation
- Akute und chronische (bakterielle, virale und andere) Infekte
- Aktive Tuberkulose (bei latenter Tbc oder Tbc in der Anamnese nur nach geeigneter Tbc-Prophylaxe nach den aktuellen nationalen Richtlinien)
- Manifeste Malignome oder in Anamnese (nur in Absprache mit dem behandelten Onkologen)
- Demyelinisierende Erkrankungen

- Manifeste kardiale Dekompensation (NYHA > II, TNF-Blocker)
- Divertikulitis (Tocilizumab)
- Allergie gegen eine der Substanzen

■ Wichtige Nebenwirkungen
Die Hauptnebenwirkungen von Biologika entstehen durch die Modulation des Immunsystems, was zu einem erhöhten Risiko für Infektionen führen kann. Darüber hinaus können Infusions- oder Injektionsreaktionen sowie spezifische Nebenwirkungen je nach Klasse der Biologika auftreten.

■■ Infusionsreaktionen
Während oder 1–2 h nach Infusion: Kopfschmerz, Schwindel, Fieber, Thoraxschmerz, Husten, Dyspnoe. Mögliche Ursache: Auftreten von ATI („antibodies to infliximab").

Behandlung: Infusionsstopp, Antihistaminika, eventuell Prednisolon-Gabe. Wenn keine schwere Reaktion: Fortsetzung mit verlangsamter Infusionsgeschwindigkeit; ansonsten Beenden der Infusion.

Serumkrankheit: 3–12 Tage nach Infusion bei 1–2 % mit Fieber, Dysphagie, Myalgie, Urtikaria. Autoantikörperbildung (ANA) und Lupus-like-Syndrom.

■■ Bei subkutaner Applikation
Reaktion an der Injektionsstelle mit Juckreiz und Rötung.

■ Wichtige Nebenwirkungen durch Störung der immunologischen Homöostase
- Reaktivierung einer Tuberkulose
- Infekthäufigkeit erhöht (durch Grundkrankheit und zusätzlich Biologika)
- Vermehrt opportunistische Infekte
- Kopfschmerz, Schwindel
- Gastrointestinale Beschwerden [1, 11, 20, 21]

Schwangerschaft, Stillen oder Kinderwunsch siehe ▶ Kap. 21

■ Zusätzliche Hinweise auf Nebenwirkungen und arzneimittelspezifische Besonderheiten einzelner Biologika-Gruppen

Folgende Nebenwirkungen sind bei den einzelnen Biologika- Gruppen möglich

TNF- Blocker (Etanercept, Adalimumab, Certolizumab, Golimumab, Infliximab)

– Herzinsuffizienz (NYHA Klasse III/IV): Bei Patienten mit mäßiger bis schwerer Herzinsuffizienz sollten TNF-Blocker nicht anwendet werden; sie können die Symptome einer bestehenden Herzinsuffizienz verschlimmern.

– Multiple Sklerose (MS): Patienten mit MS sollten nur nach sorgfältiger Abwägung der individuellen Risiken und Vorteile gemeinsam mit den behandelnden Neurologen mit TNF-Blocker behandelt werden; sie können das Risiko für demyelinisierende Erkrankungen wie MS erhöhen oder eine Verschlechterung der Symptome verursachen. Daher sind eine gründliche Risikoabschätzung und eine enge Überwachung während der Behandlung notwendig.

– Autoimmunphänomene: TNF-Blocker können gelegentlich eine Lupus-ähnliche Erkrankung hervorrufen, die als „drug-induced lupus" (DIL) bezeichnet wird. Daher wird vorher eine ANA-Bestimmung empfohlen.

B-Zell-Depletor (Rituximab)

– Führt zu einer nahezu kompletten Depletion der CD20+-B-Zellen für 6–9 Monate.

– Kann zu einem Absinken der IgG-Serumspiegel führen, daher ist eine Bestimmung vor Einleitung der Therapie sinnvoll.

– Selten späte Neutropenien (bis zu einem Jahr nach der Gabe);

– Milde Immunreaktionen sind typisch bei erster Infusion. Eine Prämedikation von 100 mg Prednisolon reduziert die Nebenwirkungen. Die 2. Infusion wird in der Regel besser vertragen.

– Leichte Zunahme an schweren Infekten.

– Keine Reaktivierung einer Tuberkulose, keine vermehrten Lymphome, aber Hinweis auf reaktivierte Hepatitis B, C und HIV [25].

IL-6-Blocker (Tocilizumab, Sarilumab)

– Es wird eine Erhöhung der Lipidwerte beobachtet, und vor allem zu Beginn ist ein Anstieg der Transaminasen möglich.

– Cave: Tocilizumab führt zu einer CRP-Suppression. Ein negatives CRP schließt daher eine Infektion nicht aus [11, 23, 26]!

– Divertikulitis: Wenn Patienten in der Vorgeschichte eine Divertikulitis haben, sollte die Behandlung nur nach einer sorgfältigen Abwägung von Nutzen und Risiken durchgeführt werden. Dies ist besonders wichtig, da eine IL-6-Blockade das Risiko einer Perforation bei Divertikulitis erhöhen kann, insbesondere wenn gleichzeitig Glukokortikoide eingesetzt werden.

IL-1-Blocker (Anakinra)

– Sehr häufig Reaktionen an der Eintrittsstelle

IL-17A-Blocker, IL-17A- und IL-17F-Blocker (Ixekizumab, Secukinumab, Bimekizumab)

– Häufige Nebenwirkungen sind Infektionen der oberen Atemwege, orale Candidosen sowie Herpes-simplex-Infektionen.

– Chronisch-entzündliche Darmerkrankung (CED): IL-17-Blocker können zu einer Verschlechterung von CED wie Colitis ulcerosa oder Morbus Crohn führen. Dies liegt daran, dass IL-17 eine Rolle im Immunsystem des Darms spielt. Sie sollten daher bei Patienten mit chronisch-entzündlichen Darmerkrankungen nicht angewendet werden.

Fallbeispiel: 73-jährige Patientin mit akuter, fieberhafter Arthritis des Handgelenks

Eine 73-jährige Patientin erkrankte vor 7 Jahren an einer rheumatoiden Arthritis. Diese wurde zunächst erfolgreich mit

MTX behandelt, zweimal mussten in einer Schubsituation zeitlich limitiert GC in höherer Dosis verabreicht werden. Ein gänzliches Absetzen der GC gelang nicht, und eine niedrig dosierte GC-Therapie mit 5 mg Prednisolon pro Tag war zur Aufrechterhaltung der Mobilität notwendig.

Aufgrund einer Verschlechterung der Gelenksituation wurde in weiterer Folge nach entsprechender Voruntersuchung (Ausschluss einer Tbc) eine Basistherapie mit TNF-α-Inhibitoren eingeleitet. Dadurch kam es zu einer raschen und deutlichen Besserung der Polysynovitis und naturgemäß der Mobilität. Der Disease Activity Score (DAS-28) konnte innerhalb von 3 Monaten von 6,89 auf 3,73 reduziert werden.

Einige Monate später musste die Patientin mit einem akut schmerzhaften, überwärmten und geschwollenen Handgelenk einhergehend mit septischen Temperaturen und ausgeprägtem Krankheitsgefühl stationär aufgenommen werden. Mit dem Verdacht einer infektiösen Arthritis wurde die Patientin sogleich an der orthopädischen Abteilung vorgestellt. Bei der Gelenkpunktion entleerte sich eitrige Flüssigkeit. In der Bakterienkultur konnte *Staphylococcus aureus* nachgewiesen werden.

Es erfolgten eine Synovektomie im rechten Handgelenk und natürlich eine parenterale und lokale Antibiotikagabe. Im Zuge des operativen Vorgehens zeigten sich sowohl die Strecksehnen als auch das proximale und das distale Handgelenk putrid synovitisch verändert. Ein exaktes Débridement konnte durchgeführt werden.

In der postoperativen Phase konnte schließlich unter Ruhigstellung und parenteraler Antibiotikatherapie eine Stabilisierung und ein Rückgang der klinischen und serologischen Entzündungswerte er-

reicht werden. Nach 3-wöchiger stationärer Pflege konnte die Patientin nach Hause entlassen werden. Eine neuerliche Behandlung mit einem Biologikum wurde aufgrund des Alters und der schwerwiegenden Infektion nicht initiiert.

Kommentar

Unter einer Therapie mit Biologika kommt es häufiger zu Infektionen, vor allem zu Infekten der oberen Atemwege, zu einer Zystitis oder zu Hautinfektionen. Gelegentlich kann es unter Anwendung von Biologika auch zu schweren Infektionen einschließlich einer Pneumonie, eines Erysipels oder wie in diesem Fall einer septischen Arthritis kommen.

Es ist wichtig, die Patienten dahingehend aufzuklären, dass sie bei Auftreten von Infekten, in jedem Fall bei fieberhaften Temperaturen unmittelbar mit dem behandelnden Arzt Kontakt aufnehmen und die Basismedikation bzw. die Behandlung mit Biologika unterbrechen sollten. Eine begleitende Therapie mit MTX und GC erhöht naturgemäß die Gefahr einer Infektion.

15.5 Zielgerichtete synthetische DMARDs (tsDMARDs)

15.5.1 Apremilast

Apremilast (Otezla®) ist zur Behandlung der Psoriasis und Psoriasisarthritis und zur Behandlung oraler Aphten bei Morbus Behçet zugelassen. Das Medikament hemmt intrazellulär Phosphodiesterase 4, wird oral verabreicht und ist generell sehr gut verträglich. Entsprechend der Fachinformation und der Zulassungsstudien treten sehr häufig Durchfälle und Übelkeit auf, vor allem in den ersten Behandlungswochen, diese bessern sich innerhalb von 4 Wochen. Weitere häufig berichtete Nebenwirkungen sind Infekte der oberen Atemwege und Kopfschmerzen. In der aktuellen Gebrauchsinformation für Patienten wird über gelegentliche Fälle von Selbstmordgedanken und -verhalten (einschließlich Selbstmord) berichtet [4, 9].

15.5.2 Januskinase-Inhibitoren (Baricitinib, Filgotinib, Tofacitinib, Upadacitinib)

Der Wirkmechanismus und die Indikationen von JAK-Hemmern Baricitinib (Olumiant®), Filgotinib (Jyseleca®), Tofacitinib (Xeljanz®) und Upatacitinib (Rinvoq®) wurden in früheren Kapiteln bereits behandelt. Daher wird auf diese Kapitel verwiesen, um eine detaillierte Übersicht über diese Aspekte zu erhalten. Unerwünschte Arzneimittelwirkungen sind Infektionen inklusive Herpes Zoster, Anämie, Leukopenie, Thrombopenie, Erhöhung der Leber- und Nierenwerte, Fettstoffwechselstörungen, Übelkeit, Erbrechen sowie Bluthochdruck. Warnhinweise bezüglich kardiovaskulärer Ereignisse und thromboembolischer Komplikationen wurden veröffentlicht, sodass bei Risikofaktoren JAK-Inhibitoren nur bei fehlenden Alternativen und nach Nutzen-Risiko-Abwägung eingesetzt werden sollen.

- Risikoassessment vor Einsatz von JAK-Inhibitoren: siehe auch Veröffentlichung der Risikobewertung durch die EMA (9)
- Alter > 65 Jahre
- Früher oder derzeitig Rauchen
- Andere kardiovaskuläre Risikofaktoren
- Risikofaktoren für Malignität oder thromboembolische Ereignisse

Veröffentlichung der Entscheidung der Europäischen Kommission am 10. März 2023 des Risikobewertungsverfahren zu Januskinase-Inhibitoren [9, 31]

■ Kommentar

Eine umfangreiche Aufklärung ist vor jeder bDMARD- und tsDMARD-Therapie notwendig.

Bei Vorliegen gewisser Risikofaktoren sind vor Beginn einer Behandlung mit JAK-Inhibitoren (tsDMARD) – nach derzeitigem Wissensstand – Therapiealternativen, so vorhanden, zu besprechen und auszuloten. Das Vorgehen ist gemeinsam mit dem Patienten zu erörtern („shared decision-making"), individuell zu entscheiden und zu dokumentieren, was naturgemäß mit einem erhöhten Zeitaufwand verbunden ist.

Literatur

1. Aletaha D, Graninger W, Leeb B et al (2012) Medikamentöse Therapie. In: Dunky A, Graninger W, Herold M, Smolen J, Wanivenhaus A (Hrsg) Praktische Rheumatologie, 5. Aufl. Springer, Wien, S 643–696
2. Buttgereit F, Straub RH, Wehling M et al (2004) Glucocorticoids in the treatment of rheumatic diseases: an update on the mechanisms of action. Arthritis Rheum 50:3408–3417
3. Buttgereit F, Saag KG, Cutolo M et al (2005) The molecular basis for the effectiveness, toxicity and resistance to glucocorticoids: focus on the treatment of rheumatoid arthritis. Scand J Rheumatol 34:14–21
4. Campione E, Zarabian N, Cosio T et al. (2024) Apremilast as a Potential Targeted Therapy for Metabolic Syndrome in Patients with Psoriasis: an Observational Analysis. Pharmaceuticals (Basel) 17(8)989. https://doi.org/10.3390/ph17080989
5. Cryer B (2002) Non steroidal anti-inflammatory drugs and gastrointestinal disease. In: Feldman M, Friedman LS, Sleisenger MH (Hrsg) Sleisenger and Fordtran's gastrointestinal and liver disease. Saunders, Philadelphia, S 408–430
6. Da Silva JAP, Jacobs JWG, Kirwan JR et al (2006) Safety of low dose glucocorticoid treatment in rheumatoid arthritis: published evidence and prospective trial data. Ann Rheum Dis 65:285–293
7. Duru N, van der Goes MC, Jacobs JW (2013) EULAR evidence-based and consensus-based recommendations on the management of medium to high-dose glucocorticoid therapy in rheumatic diseases. Ann Rheum Dis 72(12):1905–1913. https://doi.org/10.1136/annrheumdis-2013-203249

8. Dziurla R, Buttgereit F (2008) Glukokortikoide in der Rheumatologie. Z Rheumatol 67:583–592
9. European Medicines Agency. http://www.ema.europa.eu/ema/(EMA). Domenico Scarlattilaan 6., 1083 HS Amsterdam, Niederlande. Zugriff am 11. April 2024
10. van Everdingen AA, Siewertsz van Reesema DR, Jacobs JW, Bijlsma JW (2003) Low-dose glucocorticoids in early rheumatoid arthritis: discordant effects in bone mineral density and fractues? Clin Exp Rheumatol 21:155–160
11. Furst DE, Breedveld FC, Kalden JR et al (2007) Updated consensus statement on biological agents for the treatment of rheumatic diseases 2007. Ann Rheum Dis 66(Suppl III):iii2–iii22
12. Gromnica-Ihle E (2016) Glukokortikoide. Z Rheumatol 75:591–594
13. Herman J (2005) Analgetika, nicht steroidale Antirheumatika, Glukokortikoide. In: Falkenbach A (Hrsg) Morbus Bechterew. Springer, Wien, S 417–432
14. Hoes JN, Jacobs JW, Boers M et al (2007) EULAR evidence-based recommendations of systemic glucocorticoid therapy in rheumatic diseases. Ann Rheum Dis 66:1560–1567
15. Kalden JR (2016) Biologika. Z Rheumatol 75:604–610
16. Kolar P, Buttgereit F (2009) Evidenzbasierte EULAR-Empfehlungen zum Management einer systemischen Glukokortikoid-Therapie bei rheumatischen Erkrankungen. Z Rheumatol 68:349–352
17. Krüger K, Gromnica-Ihle E (2008) Systemische medikamentöse Therapie. In: Zeidler H, Zacher J, Hiepe F (Hrsg) Interdisziplinäre klinische Rheumatologie, 2. Aufl. Springer, Berlin, S 201–224
18. Laine L, Bombardier C, Hawkey CHJ et al (2002) Stratifying the risk of NSAID-related upper gastrointestinal clinical events: results of a double blind outcomes study in patients with rheumatoid arthritis. Gastroenterology 123:1006–1012
19. Lange U, Müller-Ladner U (2007) Glukokortikoid-induzierte Osteoporose. Z Rheumatol 66:129–138
20. Manger B, Michels H, Nüsslein, Kommission Pharmakotherapie der DGRh et al (2007) Revision of the recommendations of the Commission on Pharmacotherapy of the German Society for Rheumatology: therapy with tumour necrosis factor blockers for inflammatory rheumatic illnesses. Z Rheumatol 66:72–75
21. Manger B, Michels H, Nüsslein HG, Schneider M, Sieper J, Kommission Pharmakotherapie der DGRh (2009) Empfehlung der DGRh zu TNF-Blockern. http://www.dgrh.de/therapieempfehlungen.html. Zugegriffen am 01.12.2016
22. Rau R (2016) Methotrexat. Z Rheumatol 75:599–603
23. Rubbert-Roth A (2015) Medikamentöse Therapie. In: Hettenkofer HJ, Schneider M, Braun J (Hrsg) Rheumatologie, 6. Aufl. Thieme, Stuttgart, S 428–460
24. Singh G, Ramey DR, Morfeld D et al (1996) Gastrointestinal tract complications of nonsteroidal anti inflammatory drug treatment in rheumatoid arthritis. A prospective observational cohort study. Arch Intern Med 156:1530–1536
25. Smolen J, Keystone EC, Emery P et al (2007) Consensus statement on the use of rituximab in patients with rheumatoid arthritis. Ann Rheum Dis 66:143–150
26. Smolen JS, Landewé R, Breedveld FC et al (2014) EULAR recommendations for the management of rheumatoid arthritis with synthetic and biological disease-modifying antirheumatic drugs: 2013 update. Ann Rheum Dis 73(3):492–509. https://doi.org/10.1136/annrheumdis-2013-204573
27. van Staa TP, Leufkens HGM, Cooper C (2002) The epidemiology of corticosteroid-induced osteoporosis: a meta-analysis. Osteoporos Int 13:777–787
28. Stein J (2005) Gastrointestinale Komplikationen. In: Falkenbach A (Hrsg) Morbus Bechterew. Springer, Wien, S 211–245
29. Strehl C, Bijlsma JW, de Wit M et al (2016) Defining conditions where long-term glucocorticoid treatment has an acceptably low level of harm to facilitate implementation of existing recommendations: viewpoints from an EULAR task force. Ann Rheum Dis 75(6):952–957. https://doi.org/10.1136/annrheumdis-2015-208916
30. Svensson B, Boonen A, Albertsson K et al (2005) Low-dose prednisolone in addition to the initial disease-modifying antirheumatic drug in patients with early active rheumatoid arthritis reduces joint destruction and increases the remission rate. Arthritis Rheum 52:3360–3370
31. Trabandt A, Ahmadi-Simab K, Gross WL (2008) Immunsuppression und Immunmodulation. In: Zeidler H, Zacher J, Hiepe F (Hrsg) Interdisziplinäre klinische Rheumatologie, 2. Aufl. Springer, Berlin, S 225–243

15

Ernährungstherapie bei entzündlich-rheumatischen Erkrankungen

Gabriela Eichbauer-Sturm

Inhaltsverzeichnis

© Der/die Autor(en), exklusiv lizenziert an Springer-Verlag GmbH, DE,
ein Teil von Springer Nature 2024
R. J. Puchner, A. Mazzucato-Puchner (Hrsg.), *Rheumatologie aus der Praxis*,
https://doi.org/10.1007/978-3-662-69693-4_16

Viele Patienten haben den Wunsch ihre chronisch-entzündliche rheumatische Erkrankung durch eine besondere Ernährungsform zu behandeln und so nach Möglichkeit auf Medikamente verzichten zuv können. Dieser Wunsch wird durch eine Vielzahl von „Diäten", die sich im Internet finden lassen, geradezu befeuert. Besonders beliebt sind Ausschlussdiäten wie glutenfreie Diäten, keine Milchprodukte, kein Fleisch. Es findet sich jedoch nur wenig Information über mögliche Nebenwirkungen dieser Kostformen.

Die Anzahl der klinisch kontrollierten und randomisierten Studien zur Ernährung bei entzündlich-rheumatischen Erkrankungen ist überschaubar. Es bestehen Schwierigkeiten beim Studiendesign, aber auch bei der Finanzierung. Die meisten Empfehlungen stammen aus Beobachtungsstudien, in denen verschiedene Diäten unter nichtkontrollierten Bedingungen untersucht wurden.

Trotzdem werden Ernährungsumstellungen von Patienten sehr häufig durchgeführt, jedoch nicht mit ihren Ärzten besprochen. In der Carenity-Studie wurden 300 Patienten (50 mit rheumatoider Arthritis, 50 mit Spondyloarthritis, 50 mit Psoriasisarthritis, 50 mit Psoriasis vulgaris und 100 mit einer entzündlichen Darmerkrankung) befragt. Insgesamt 44 % der Patienten stellten ihre Ernährung um, 69 % davon ohne ärztliche Empfehlungen. 25 % versuchten eine glutenfreier Ernährung, 23 % eine salzarme Ernährung, 20 % reduzierten Zucker, 16 % führten eine ballaststoffreiche Ernährung durch, 14 % reduzierten Kalorien und 13 % fasteten. Insgesamt zwei Drittel der Patienten beobachteten Auswirkungen auf ihre Gesundheit. 27 % erzielten eine Gewichtsverlust, 27 % berichteten von einer besseren körperlichen Verfassung, und bei 13 % besserte sich die psychologische Verfassung. Allerdings traten auch Nebenwirkungen auf: 21 % klagten über starke Ermüdung, 15 % über Schlafstörungen und 14 % über eine Verschlechterung ihrer Gesundheit [13].

Eine amerikanische Studiengruppe interviewte 300 Patientinnen mit rheumatoider Arthritis mittels Fragebogen über den Verzehr von 20 verschiedenen Lebensmitteln. Die Rücklaufquote betrug 72 %. 83 % der Befragten waren weiblich, die mittlere Krankheitsdauer betrug 17 Jahre, 58 % standen unter einer Biologikatherapie. 24 % der Befragten gaben an, dass Lebensmittel ihre RA-Symptome beeinflussten. 15 % gaben eine Verbesserung an, 19 % eine Verschlechterung. Die Patientinnen berichteten am häufigsten, dass Heidelbeeren und Spinat zu einer Verbesserung zu einer Verbesserung der Symptome führten, hingegen rotes Fleisch, Limonade mit Zucker und Nachspeisen zu einer Verschlechterung der Symptome [16].

Costenbader et al. untersuchten den Zusammenhang zwischen einer gesunden Lebensführung und dem Risiko, an einer rheumatoiden Arthritis zu erkranken. Im Rahmen der Nurses Health Study (NHS, 1986–2016) und NHSIL (1991–2017) wurden 4.467.752 Personenjahre von weiblichen Krankenschwestern untersucht. Eine gesündere Lebensführung war definiert als Nichtraucher, moderater Alkoholgenuss (ca. 1 Drink/Tag), BMI zwischen 18,5 und 24,9 kg/m², regelmäßiger Sport (ca. 30 min/Tag zügiges Gehen) und eine gesunde Ernährung entsprechend der Mittelmeerdiät. Insgesamt 1219 RA-Fälle traten auf. Frauen mit 5 Faktoren der gesunden Lebensführung hatten das geringste Risiko. Die Autoren schlussfolgerten, dass eine gesündere Lebensführung mit einem geringeren RA-Risiko verbunden war. Ein erheblicher Teil der RA könnte durch eine gesunde Lebensform verhindert werden [9].

Wichtig ist aber nicht nur die Zusammensetzung der Speisen, sondern auch der Herstellungsprozess. Der Genuss von industriell hergestellten, hochverarbeiteten Lebensmitteln, bringt negative Auswirkungen mit sich. Darunter versteht man Produkte mit Zusätzen aller Art wie Fertigprodukte, Cerealien, Riegel, Milchprodukte

16

mit Geschmackszusätzen, Back- und Süßwaren, Wurst und Fischprodukte mit Zusätzen. Der Genuss dieser Lebensmittel führt zur Gewichtszunahme, zu einem erhöhten Risiko für Herz-Kreislauf-Erkrankungen, zu einem Anstieg von zerebrovaskulären Erkrankungen, Depressionen und Erhöhung der Gesamtmortalität, und wie in einer französischen Studie nachgewiesen wurde, zu einer erhöhten Rate von Krebserkrankungen [6, 12].

Die Basis der Ernährung sollten unverarbeitet bis minimal verarbeitete Lebensmittel wie z. B. pflanzliche Produkte, Obst, Gewürze, Samen sowie Eier und Milchprodukte sein. Auch Kaffee und Wasser zählen zu dieser Gruppe. Kombiniert werden die Speisen aus dieser Gruppe mit leicht verarbeiteten Zutaten wie pflanzlichen Ölen, Butter und Salz. Verarbeitete Lebensmittel wie frischgebackenes Brot, Obst, Gemüse und Fisch aus Konserven, geräucherte, gepökelte Speisen sollten selten verzehrt werden. Die hochverarbeiteten Lebensmittel wie Fertiggerichte, Erfrischungsgetränke, Süßigkeiten, vorgefertigte Tiefkühlgerichte und Instantprodukte sollten sehr selten auf dem Speiseplan stehen.

16.1 Häufig angesprochene Themen in der Praxis rund um das Thema Ernährung

■ Glutenfreie Ernährung

Die glutenfreie Ernährung erfreut sich in der Allgemeinbevölkerung aufgrund ihrer angeblichen positiven Auswirkung großer Beliebtheit. Die Studienlage ist sehr dünn, keine Studie hatte eine glutenfreie Ernährung alleine untersucht. In zwei randomisiert-kontrollierten Studien wurde eine glutenfreie Ernährung mit einer veganen Ernährung mit und ohne vorheriges Fasten untersucht.

Die Diät wurde ein Jahr bzw. 3,5 Monate eingehalten, vorher wurde 10 Tage gefastet. Nur 52 % der Patienten in der Interventionsgruppe beendeten die Studie. Die Patienten in dieser Studie waren nicht optimal behandelt. Es handelt sich um alte Studien; in der ersten Studie sind keine Informationen bzgl. der medikamentösen Therapie angeführt, in der zweiten Studie erhielten die Patienten kein Methotrexat. Es konnte eine Verbesserung des DAS 28 erreicht werden, allerdings hatten die Patienten der Interventionsgruppe am Ende der Diätphase im Durchschnitt noch immer 18 schmerzende und 8 geschwollene Gelenke. Die Autoren schlussfolgerten, dass die beschriebene Verbesserung durch den in der Interventionsgruppe beobachteten Gewichtsverlust verursacht war [4, 8].

Nach der derzeitig vorliegenden Datenlage kann gesagt werden, dass abgesehen von den möglichen Auswirkungen auf die Gelenksymptomatik die Kosten einer glutenfreien Ernährung deutlich höher sind als jene einer Standardernährung. Häufig ist ein Mangel an Mikronährstoffen wie Vitamin B12, B9 und Vitamin D, sowie ein Mineralstoffmangel (Eisen, Zink, Magnesium, Kalzium) und ein Anstieg von gesättigten Fettsäuren, Zucker, Salz und Schwermetallen im Blut (Quecksilber, Cadmium, Blei) zu beobachten. Auch kann die Einhaltung einer strikten glutenfreien Diät Auswirkungen auf das soziale Leben des Patienten haben. Eine glutenfrei Diät sollte nicht vorgeschlagen werden, solange keine bestätigte Zöliakie vorliegt.

■ Fasten

Fasten ist eine wirksame Behandlung für rheumatoide Arthritis, aber die meisten Patienten erleiden einen Rückfall, wenn sie wieder Nahrung zu sich nehmen. Die Wirkung des Fastens, gefolgt von einer einjährigen vegetarischen Ernährung, wurde in einer randomisierten, einfach verblindeten, kontrollierten Studie untersucht. 27 Patienten wurden in Rahmen eines vierwöchigen Kuraufenthaltes untersucht. Nach einer anfänglichen Fastenzeit von 7–10 Tagen wurden sie 3,5 Monate lang auf eine individuell angepasste glutenfreie vegane Diät umgestellt. Für den Rest der Studie wurde die Ernährung dann schrittweise auf eine laktovegetarische Ernährung umgestellt. Eine Kontrollgruppe von 26 Patienten blieb 4 Wochen lang in der Kuranstalt, ernährte sich jedoch während des gesamten Studienzeitraums normal. Nach 4 Wochen zeigte die Diätgruppe eine signifikante Verbesserung der Anzahl empfindlicher Gelenke, des Ritchie-Gelenkindex, der Anzahl geschwollener Gelenke, des Schmerzscores, der Dauer der Morgensteifheit, der Griffstärke, der BSG und des C-reaktiven Proteins. In der Kontrollgruppe verbesserte sich nur der Schmerzscore. Die Vorteile in der Diätgruppe waren auch nach einem Jahr noch vorhanden, und die Auswertung zeigte bei allen gemessenen Indizes signifikante Vorteile für die Diätgruppe. Diese Diät scheint eine sinnvolle Ergänzung zur schulmedizinischen Behandlung rheumatoider Arthritis zu sein. Längeres Fasten muss immer unter ärztlicher Aufsicht erfolgen [10].

■ Mehrfach ungesättigte Fettsäuren

Häufig wird die Einnahme von Nahrungsergänzungsmitteln mit mehrfach ungesättigten Fettsäuren, hauptsächlich Omega-3, empfohlen. Der Begriff essenziell mehrfach ungesättigten Fettsäuren (PUFA) bezieht sich auf die Gruppe der Omega-3-Fettsäuren und Omega-6-Fettsäuren. Diese werden vom Körper benötigt, können aber von ihm nicht synthetisiert werden. Sie können nur aus exogenen Quellen bereitgestellt werden. Omega-3-Fettsäuren finden sich hauptsächlich in Fisch- und Meeresalgenölen. In einer sehr umfangreichen Literaturrecherche konnte nachgewiesen werden, dass die PUFA-Supplementierung zu einer signifikanten Verringerung des Schmerzes (gemessen am VAS) des DAS 28 und des HAD führte. Es konnte auch eine Verringerung der Blutsenkungsgeschwindigkeit, aber nicht des C-reaktiven Proteins nachgewiesen werden. Der Effekt auf die Morgensteifigkeit war gering. Es wird eine Ergänzung von mindestens 2 g PUVA pro Tag und eine Dauer von mindestens 3 Monaten empfohlen. Die Einnahme von höheren Dosen oder über einen sehr langen Zeitraum war mit einem erhöhten Blutungsrisiko verbunden. Es liegen keine Daten über Wiederholungskuren vor [14].

Zu empfehlen ist eine regelmäßige Aufnahme von PUVAs (hauptsächlich Omega-3) aus der Nahrung. Reich an Omega-3-Fettsäuren ist fetter Seefisch wie Lachs, Hering und Makrele. Wer nicht gern Fisch isst, kann auf Pflanzenöle mit Omega-3-Fettsäuren wie zum Beispiel Raps-, Walnuss- und Leinöl zurückgreifen.

■ Ketogene Ernährung

Bei der ketogenen Ernährung handelt es sich um eine kohlenhydratarme, dafür aber fettreiche Ernährungsweise, wobei das Fett idealerweise aus pflanzlichen Fetten bestehen sollte. Die aufgenommene Kohlenhydratmenge sollte maximal 5–10 % der täglichen Kalorienzufuhr betragen. Den durch den Abbau von körpereigenem Fett entstehenden Ketonkörpern (v. a. β-Hydroxybutyrat) werden antioxidative und antiinflammatorische Effekte zugeschrieben. Dieser Therapieansatz wird eingesetzt, um Patienten beim Abnehmen zu helfen, den Insulinbedarf bei Diabetes zu senken, neurologische Erkrankungen zur Behandlung und die Kontrolle von Stoffwechsel- und Herz-Kreislauf-Erkrankung zu verbessern. Daten über eine entzündungshemmende Wirkung dieser Ernährungsform bei rheumatoider Arthritis sind begrenzt. Die im Rahmen der Ernährungsform aufgetretenen positiven Auswirkungen wurden dem Gewichtsverlust zugeschrieben [1].

■ Milchprodukte

In den sozialen Medien wird immer wieder die Meinung vertreten, dass der Verzehr von Milchprodukten eine schädliche Wirkung haben kann. Zu bedenken ist, dass Milchprodukte die wichtigste Nahrungsquelle für

16

Kalzium sind. Patienten mit entzündlich-rheumatischen Erkrankungen haben aufgrund ihrer Erkrankung und der Medikation (vor allem Kortikosteroide) ein erhöhtes Risiko, an Osteoporose zu erkranken. In einer Metaanalyse konnte ein vermindertes Risiko für eine Hüftfraktur durch eine hohe Aufnahme von Milchprodukten nachgewiesen werden. Das verminderter Frakturrisiko konnte bei fermentierten Milchprodukten, Joghurt und Käse, nicht jedoch bei Milch beobachtet werden. Auch scheinen fermentierte Milchprodukte eine positive Auswirkungen hinsichtlich für kardiovaskuläre Ereignisse zu haben. Es konnte eine 4 %ige Verringerung von kardiovaskulären Ereignissen (Schlaganfall, Myokardinfarkt, ischämische Kardiomyopathie, plötzlicher Herztod), eine Reduktion um 27 % für das Risiko zur Entwicklung eines Diabetes mellitus Typ 2 und eine 20 %ige Reduktion für das Risiko eines metabolischen Syndroms nachgewiesen werden. Der Verzehr von fermentierten Milchprodukten ist zu empfehlen, diese sind leicht verdaulich und haben eine positive Wirkung auch außerhalb der Gelenke [2].

- Mittelmeerdiät

Unter der mediterranen Ernährung versteht man traditionelle Ernährungsgewohnheiten des Mittelmeerraums. Diese variieren nach Ländern und Regionen, haben aber alle Gemeinsamkeiten:

ein hoher Anteil an pflanzlicher Ernährung, bestehend aus Früchten, Gemüse, Hülsenfrüchten, Nüssen, Brot und Cerealien. Olivenöl ist die wichtigste Quelle von Fetten, tierische Fette haben nur einen niedrigen Anteil, und Milchprodukte werden bevorzugt in Form vom Käse, Joghurt und Kefir genossen.

Fisch und Geflügel hat im Vergleich zur westlichen Ernährung ebenfalls einen geringeren Anteil. Der Anteil von „rotem" Fleisch ist deutlich reduziert, ebenso der Anteil von weißem Zucker und Glukose-Fruktose Sirup, welcher vor allem in Soft-

drinks enthalten ist [18]. In der PREDI-MED-Primärpräventionsstudie wurden 7447 Teilnehmer mit einem hohen kardiovaskulären Risiko untersucht. Es zeigte sich eine 30 %ige Reduktion von schwerwiegenden kardiovaskulären Ereignissen bei einer mediterranen Ernährung in Kombination mit reichlich Olivenöl und Nüssen [5].

Nach dem heutigen Stand der Wissenschaft kann die mediterrane Diät aufgrund der positiven Effekte hinsichtlich des kardiovaskulären Risikoprofils und der Inzidenz metabolischer Begleiterkrankungen Patienten mit entzündlich-rheumatischen Erkrankungen empfohlen werden. Unter dieser Ernährungsform sind keine negative Effekte zu erwarten. Sie kann nicht mit einer veganen Ernährung verglichen werden. Unter dieser Ernährungsform sind keine Mangelerscheinungen zu erwarten.

- Übergewicht, Komorbiditäten

Patienten mit entzündlich-rheumatischen Erkrankungen haben ein hohes Risiko für kardiovaskuläre Erkrankungen. Zusätzlich besteht häufig Übergewicht. Übergewicht ist wiederum mit einem erhöhten Risiko für Herz-Kreislauf-Erkrankungen, Depressionen und Krebserkrankungen assoziiert. Durch die Fettleibigkeit kommt es zu einer Aktivierung von Makrophagen und einer vermehrten Produktion entzündungsfördernder Zytokine wie TNF-α, IL-1b und IL-6. Der Anstieg von TNF-α-, IL-1a, IL-1β, IL-6 und Leptin führt zu Insulinresistenz. Durch eine Gewichtsabnahme kann die Aktivität chronisch-entzündlicher rheumatischer Erkrankungen besser kontrolliert werden, zusätzlich sind positive Auswirkungen auf Komorbiditäten wie Herz-Kreislauf-Erkrankungen, Stoffwechselerkrankungen wie Diabetes mellitus und auch auf die Psyche zu erwarten.

In einer randomisierten, kontrollierten Studie mit 138 Patienten mit Psoriasisarthritis unter TNF-α-Therapie zeigte sich, dass Patienten mit einem Gewichtsverlust von 5 % ihres Körpergewichts 4-mal häufiger eine minimale Krankheitsaktivität erreichten als jene Patienten ohne Einschränkungen beim Essen [3].

Allerdings sollte auch das Auftreten einer Sarkopenie und Unterernährung durch eine entsprechende Ernährung verhindert werden.

Die Osteoporose ist eine häufige Komorbidität. Aus diesem Grund sollte bei jeder Behandlung mit Kortikosteroiden auf eine ausreichende Kalzium- und Vitamin-D-Substitution geachtet werden. Kalzium wird in seiner medikamentösen Form sehr schlecht toleriert, eine kalziumreiche Ernährung ist zu empfehlen. Neben fermentierten Milchprodukten sind kalziumreiche Gemüsesorten wie Brokkoli, Kresse, Mangold, Spinat, Kohl und Kräuter sowie kalziumreiche Mineralwasser zu empfehlen.

■ Kaffee

Drei Tassen Kaffee pro Tag sind mit einer geringeren Rate an kardiovaskulärer Gesamtmortalität assoziiert. In einer Studie aus Großbritannien zeigte sich eine günstige Wirkung auf die Herzstruktur und -funktion sowie Gefäßsteifigkeit [15].

■ Gewürze und Co.

Die Naturheilkunde rät entzündungshemmende Gewürze wie Kurkuma (Gelbwurz), Ingwer, grünen Tee, Leinsamen und Granatapfel in den Speiseplan aufzunehmen. Das Gleiche gilt für Heidelbeeren, Erdbeeren, Zwiebeln und Knoblauch. Wichtig ist, sich darüber bewusst sein, dass diese Lebensmittel Entzündungen zwar hemmen, aber nicht grundsätzlich verhindern können.

Vorliegend sind Studien zu Safran, Zimt, Knoblauch, Ingwer, Sesamin und Granatapfelkonzentrat. In diesen Studien wurden gekapselte Gewürzkonzentrate verwendet. Es konnte ein positiver Effekt auf die Gelenksymptomatik bei der rheumatoiden Arthritis festgestellt werden. Die Autoren der Studie führen an, dass die Ergebnisse interessant erscheinen, die Verwendung dieser

Gewürze und Nahrungsergänzungsmittel aber in der Praxis derzeit noch nicht empfohlen werden kann [11].

Die Verwendung dieser Gewürze bei der Zubereitung der Speisen ist jedoch unbedingt zu empfehlen.

■ Mikrobiom

„Der gesunde Darm ist die Wurzel aller Gesundheit!" sagte Hippokrates, altgriechischer Arzt und Philosoph, 460 v. Chr. Diese Aussage wird häufig benutzt, um Patienten eine „Darmsanierung" zu empfehlen. Das Mikrobiom wird in erster Linie durch die Ernährung beeinflusst. Allerdings ist derzeit noch unklar, inwieweit durch Ernährungsmaßnahmen eine Modifikation des Mikrobioms erreicht werden kann. Weitere Forschungsergebnisse sind abzuwarten.

In ersten klinischen Studien konnte nachgewiesen werden, dass durch eine ballaststoffreiche Kost und die Aufnahme von fermentierten Lebensmittel eine Veränderung des Mikrobioms und dadurch eine Reduktion der Entzündungsparameter erzielt werden kann [17].

Die vielfach von Heilpraktikern empfohlenen Darmsanierungen, sei es mit Auslassdiäten oder verschiedenen alternativmedizinischen Präparaten, sind aufgrund der Datenlage keinesfalls zu empfehlen. Mikrobiomanalysen als Basis einer individualisierten Ernährungstherapie können aufgrund der bestehenden Datenlage derzeit nicht empfohlen werden.

■ Bewegung

Die positiven Auswirkungen einer regelmäßigen körperlichen Aktivität und eine gezielten Trainings sind bei entzündlich-rheumatischen Erkrankungen wissenschaftlich belegt. Dadurch ist es möglich, auch die häufig auftretenden Komorbiditäten wie kardiovaskuläre Erkrankungen, Übergewicht, Diabetes mellitus und psychische Erkrankungen wie Depression oder Fatigue positiv zu beeinflussen. Körperliches Trai-

16

ning ist ein wichtiger Bestandteil der Therapie. Gemäß den aktuellen Empfehlungen der EULAR für Patienten mit entzündlicher Arthritis und Arthrose sollten Erwachsene an 2 Tagen der Woche muskelkräftigende und ausdauerstärkende Übungen durchführen, um Muskelkraft und -ausdauer zu erhalten oder zu erhöhen.

Diese Empfehlungen sind Mindestangaben. Menschen, die ihre Fitness weiter verbessern, ihr Risiko für chronische Erkrankungen vermeiden und eine ungesunde Gewichtszunahme vermeiden wollen, sollten an mindestens 5 Tagen/Woche moderate Bewegung oder an mindestens 3 Tagen/Woche eine anstrengende Bewegung kombiniert mit Krafttraining 2- bis 3-mal/Woche durchführen [7].

Literatur

1. Ciaffi J et al (2021) The effect of ketogenic diet on inflammatory arthritis and cardiovascular health in rheumatic conditions: a mini review. Front Med (Lausanne) 8:792846
2. Companys J et al (2020) Fermented dairy products, probiotic supplementation, and cardiometabolic diseases: a systematic review and meta-analysis. Adv Nutr 11(4):834–863
3. di Minno MN et al (2013) Obesity and the prediction of minimal disease activity: a prospective study in psoriatic arthritis. Arthritis Care Res (Hoboken) 65(1):141–147
4. Elkan AC et al (2008) Gluten-free vegan diet induces decreased LDL and oxidized LDL levels and raised atheroprotective natural antibodies against phosphorylcholine in patients with rheumatoid arthritis: a randomized study. Arthritis Res Ther 10(2):R34
5. Estruch R et al (2018) Primary prevention of cardiovascular disease with a mediterranean diet supplemented with extra-virgin olive oil or nuts. N Engl J Med 378(25):e34
6. Fiolet T et al (2018) Consumption of ultraprocessed foods and cancer risk: results from NutriNet-Sante prospective cohort. BMJ 360:k322
7. Gwinnutt JM et al (2023) 2021 EULAR recommendations regarding lifestyle behaviours and work participation to prevent progression of rheumatic and musculoskeletal diseases. Ann Rheum Dis 82(1):48–56
8. Hafstrom I et al (2001) A vegan diet free of gluten improves the signs and symptoms of rheumatoid arthritis: the effects on arthritis correlate with a reduction in antibodies to food antigens. Rheumatology (Oxford) 40(10):1175–1179
9. Hahn J et al (2023) Association of healthy lifestyle behaviors and the risk of developing rheumatoid arthritis among women. Arthritis Care Res (Hoboken) 75(2):272–276
10. Kjeldsen-Kragh J et al (1991) Controlled trial of fasting and one-year vegetarian diet in rheumatoid arthritis. Lancet 338(8772):899–902
11. Letatouilly JG et al (2020) Efficacy of spice supplemetation in rheumatoid arthritis: a systematic literature review. Nutrients 12(12):3800. https://doi.org/10.3390/nu12123800
12. Pagliai G et al (2021) Consumption of ultraprocessed foods and health status: a systematic review and meta-analysis. Br J Nutr 125(3):308–318
13. Pham T et al (2021) Immune-mediated inflammatory diseases and nutrition: results from an online survey on patients' practices and perceptions. BMC Nutr 7(1):38
14. Sigaux J et al (2022) Impact of type and dose of oral polyunsaturated fatty acid supplementation on disease activity in inflammatory rheumatic diseases: a systematic literature review and meta-analysis. Arthritis Res Ther 24(1):100
15. Simon J et al (2022) Light to moderate coffee consumption is associated with lower risk of death: a UK Biobank study. Eur J Prev Cardiol 29(6):982–991
16. Tedeschi SK et al (2017) Diet and rheumatoid arthritis symptoms: survey results from a rheumatoid arthritis registry. Arthritis Care Res (Hoboken) 69(12):1920–1925
17. Wastyk HC et al (2021) Gut-microbiota-targeted diets modulate human immune status. Cell 184(16):4137–4153 e14
18. Willett WC et al (1995) Mediterranean diet pyramid: a cultural model for healthy eating. Am J Clin Nutr 61(6 Suppl):1402S–1406S

Physikalische Therapie bei entzündlich-rheumatischen Erkrankungen

Erich Mur

Inhaltsverzeichnis

R. J. Puchner, A. Mazzucato-Puchner (Hrsg.), *Rheumatologie aus der Praxis*, https://doi.org/10.1007/978-3-662-69693-4_17

Therapieverfahren aus dem Bereich der physikalischen Medizin stellen eine unabdingbare Komponente eines umfassend gestalteten Therapieplans für Patienten mit Erkrankungen des entzündlich-rheumatischen Formenkreises dar. Sie können viel zu einer günstigen Entwicklung der Erkrankung, aber auch der Lebensqualität des Patienten beitragen.

Für die physikalische Therapie bei Patienten, die von einer entzündlich-rheumatischen Erkrankung betroffen sind, steht eine breite Palette an Behandlungsmöglichkeiten zur Verfügung, die jeweils individuell an die Art und Phase der Erkrankung, aber auch an die besonderen Voraussetzungen des Patienten angepasst werden muss. Dadurch können die Ziele der Behandlung, die vor allem in Schmerzlinderung, Hemmung der Entzündung sowie Funktionserhalt bzw. -verbesserung sowie Verhütung und Korrektur von Fehlstellungen bestehen, meist sehr gut erreicht werden. Physikalische Therapiemaßnahmen können außerdem zur Muskeldetonisierung sowie zur Verbesserung der Durchblutung eingesetzt werden. Auch in der prä- und postoperativen Behandlung bei orthopädischen Eingriffen an den Gelenken hat die Physiotherapie große Bedeutung (weiterführende Literatur [1–5] [6] [7]).

■ Bewegungstherapie

Innerhalb des Spektrums der physikalischen Therapieverfahren kommt der Bewegungstherapie eine besondere Rolle zu. Je nach Ausgangslage des Patienten wird in akuten Phasen zumeist besonderer Wert auf eine optimale Lagerung der Gelenke und ein behutsames Durchbewegen zu legen sein, da auf diese Weise wirkungsvoll der Entwicklung von Bewegungseinschränkungen und Funktionsdefiziten entgegengewirkt werden kann. In subakuten und chronischen Krankheitsphasen kann dann zunehmend von assistiv-aktiven Übungen zu rein aktiver Heilgymnastik bis hin zum Therapiesport übergegangen werden. Auch entsprechend dosiertes Krafttraining wird von Patienten mit entzündlich-rheumatischen Erkrankungen meist gut vertragen. Dabei ist jedoch besonderer Wert auf eine exakte und gelenkschonende Durchführung der Übungen zu legen. Deshalb sollte für jeden Patienten eine eingehende Schulung in einem individuell ausgelegten Heilgymnastikprogramm vorgesehen werden, das zur täglichen Selbstverständlichkeit werden muss, um die Folgen der Grunderkrankung möglichst gering zu halten. Natürlich sollte der Patient auch auf die Notwendigkeit einer Anpassung der Übungen an die jeweils vorliegende Aktivität seiner Arthritis hingewiesen werden. Als Richtlinie kann dabei die Auslösung von Schmerzen bei oder nach der Bewegungstherapie wie auch von vermehrter entzündlicher Aktivität an den beübten Gelenken dienen.

Als sehr günstig wird von vielen Patienten die Durchführung von Heilgymnastik im Wasser erachtet. Dabei bewirkt der Auftrieb des Wassers eine erhebliche Gewichtsentlastung der Gelenke und ermöglicht darüber hinaus auch Bewegungen, die im Trockenen in dieser Form zumeist nicht ausführbar wären. Zusätzlich kann das Wasser dabei auch als ideal individuell dosierbares Mittel zum Krafttraining dienen. Diese Effekte kommen bei entzündlichen Erkrankungen der peripheren Gelenke, wie rheumatoider Arthritis, ebenso zum Tragen wie bei entzündlichen Erkrankungen der Wirbelsäule, z. B. bei ankylosierender Spondylitis. Bei letzterer Erkrankung kommt zusätzlich der Atemtherapie eine wesentliche Bedeutung zu, um einer drohenden Einschränkung der Atemexkursion effektiv entgegenzuwirken. Neben der positiven direkten Wirkung an den Gelenken und der Muskulatur wirkt sich die Bewegungstherapie generell auch sehr positiv auf den Erhalt der Knochenmasse sowie auf die kardiorespirative Leistungsfähigkeit der Patienten und ihre psychische Befindlichkeit aus.

■ **Sportliche Betätigung**

Entzündlich-rheumatische Erkrankungen stellen per se keine Kontraindikation für sportliche Betätigung dar. Allerdings sollte bei der Auswahl der Sportart doch die vielfach reduzierte Belastbarkeit der Gelenke hinreichend in Betracht gezogen werden, da Fehl- und Überbelastungen der Gelenke natürlich durchaus eine Verschlechterung des Zustandsbildes bis hin zur Auslösung eines Schubs der Erkrankung bewirken können. Demzufolge sind bei Patienten mit entzündlich-rheumatischen Erkrankungen „Stop-and-go-Sportarten" wie z. B. Fußball, Tennis oder auch Squash ebenso problematisch wie Kampf- und Kontaktsportarten in üblicher Ausführung. Bei in derartigen Sportarten gut geübten Patienten kann jedoch mitunter eine an die veränderten Gelenkvoraussetzungen angepasste Durchführung durchaus möglich werden. Generell empfohlen werden können mit Maß und Ziel ausgeführte Ausdauersportarten, wie z. B. Schwimmen, Walking, Radfahren oder auch Schilanglauf.

■ **Thermotherapie**

Neben der Bewegungstherapie erweist sich die Anwendung von Thermotherapie als weitere wichtige Komponente der physikalischen Therapie bei entzündlichen Erkrankungen der Gelenke. Auch wenn mitunter Ausnahmen von der Regel beschrieben werden, hat sich in der Mehrzahl der Fälle sehr wohl die Berücksichtigung des Grundsatzes bewährt: Kälte im akuten Stadium, Wärme besser erst wieder in subakuten und chronischen Phasen der Erkrankung.

■ **Kryotherapie**

Für die Kryotherapie steht eine breite Palette von Modalitäten der Anwendung zur Verfügung, die es erlaubt, ideal auf die individuellen Voraussetzungen des Patienten und der bei ihm betroffenen Gelenke einzugehen und dadurch eine gute Schmerzlinderung und Entzündungshemmung zu vermitteln. Neben Therapien mit geringer Intensität wie kalte Wickel und Packungen kommen vielfach auch stärker abkühlende Kälteanwendungen (Eiswürfel, Eis am Stiel, Eis- und Kältegelpackungen, Kaltluft) zum Einsatz. Dabei sollten die lokalen Kältebehandlungen durchaus auch mehrmals täglich eingesetzt werden, um einen entsprechenden Erfolg der Behandlung in Form von Schmerzlinderung und Entzündungshemmung zu erzielen.

Eine besondere Form der Kältetherapie stellt die Ganzkörperkältekammer dar, bei der extrem niedrige Umgebungstemperaturwerte von bis zu −110°C für bis zu 3 min zur Anwendung kommen. Die mit diesem Verfahren erzielte Schmerzlinderung am gesamten Bewegungsapparat erleichtert es vielen Patienten, die anschließende Bewegungstherapie im nötigen Umfang durchzuführen.

■ **Wärmetherapie**

In „ruhigeren" Phasen der Erkrankung kann bei entzündlich-rheumatischen Erkrankungen auch der Einsatz von Wärmetherapie sinnvoll sein. Mit diesem therapeutischen Ansatz kann sehr gut eine Reduktion des Muskeltonus, aber auch eine Verbesserung der Durchblutung sowie eine Schmerzlinderung erzielt werden. Dadurch können Wärmebehandlungen eine nachfolgende Bewegungstherapie wesentlich erleichtern und deren Effizienz verbessern. Neben Warmwasseranwendungen mit oder ohne Zusätze haben sich bei Arthritiden auch Peloidpackungen mit Moor und Fango in entsprechender Dosierung gut bewährt.

■ **Elektrotherapie**

Als Alternative zur Thermotherapie findet vielfach auch Elektrotherapie, vor allem zur Schmerzlinderung, Anwendung. Dafür kommen sowohl nieder- als auch mittelfrequente Therapieformen in Frage. Insbesondere die TENS-Therapie (transkutane elektrische Nervenstimulation) kann gut im häuslichen Umfeld eingesetzt werden. Auch eine Galvanisationsbehandlung, vor allem in Form einer Iontophorese, bei der Medikamente (z. B. NSAR) mit Unterstützung des Gleichstroms in den Körper eingebracht werden, kann sich in der lokalen Therapie aktivierter Gelenke durchaus als hilfreich erweisen.

■ Massage

Je nach Beschwerdelage des Patienten können auch Massagen erheblich zur Normalisierung des Muskeltonus beitragen. Dabei ist zumeist der Einsatz von „weichen Techniken" zu bevorzugen, wobei mitunter jedoch der Bereich aktivierter Gelenke weitgehend ausgespart werden muss. Bei peripheren Schwellungen durch Lymphstau hat sich die manuelle Lymphdrainage gut bewährt.

■ Ergotherapie

Im Rahmen der interprofessionellen Zusammenarbeit der verschiedenen Berufsgruppen kommt auch der Ergotherapie besondere Bedeutung zu. Sie kann den Patienten mit entzündlich-rheumatischen Erkrankungen die nötigen Kenntnisse und Fertigkeiten vermitteln, die im Sinne von Gelenkschutzmaßnahmen dazu dienen, eine Fehl- bzw. Überbelastung der Gelenke zu vermeiden. Für Patienten mit Deformierungen der Gelenke und entsprechend gestörter Funktion kann wiederum eine gezielte und mit einer praxisgerechten Einschulung verbundene Hilfsmittelausstattung viel zum Erhalt der Selbstständigkeit im täglichen Leben beitragen. Weitere wichtige Beiträge der Ergotherapie zum Gesamterfolg der Behandlung stellen vor allem auch funktionelle Übungsbehandlungen einerseits, in anderen Fällen aber auch Schienenbehandlungen dar.

■ Stationäre Rehabilitation

Im Krankheitsverlauf möglichst früh eingesetzte stationäre Rehabilitationsverfahren stellen eine wichtige Maßnahme dar, um Patienten mit entzündlich-rheumatischen Erkrankungen in kompakter Form gezielt eine jeweils optimale Therapiekombination zur Verfügung zu stellen. Im Rahmen eines umfassend gestalteten Rehabilitationsverfahrens kann im Kontext des Einsatzes ortsgebundener Therapiemittel wie Heilwasser, Peloiden oder auch Heilstollen weitere Physiotherapie in sämtlichen Ausformungen angeboten werden. Darüber hinaus können dabei auch sehr gut umfassende Schulungsmaßnahmen zur Erkrankung, eventuell nötige Adaptierungen der Medikation sowie individuell angepasste Maßnahmen der sozialen und beruflichen Beratung bzw. Betreuung durchgeführt werden. Auch der Kontakt mit anderen, von derselben Erkrankung betroffenen Patienten sowie eine psychologische Betreuung können viel zur Krankheitsbewältigung beitragen. In Summe stellt somit die stationäre Rehabilitation nach wie vor eine medizinische Vorkehrung mit vielfach entscheidender Bedeutung für den Verlauf der Grunderkrankung dar.

Physikalische Therapiemaßnahmen stellen bei Patienten mit entzündlich-rheumatischen Erkrankungen trotz großer Fortschritte auf dem Gebiet der medikamentösen Behandlung weiterhin zu Recht einen Grundpfeiler einer umfassenden Behandlungskonzeption dar. Unter Berücksichtigung von Stadium und Befallsmuster der Erkrankung, allfälliger Organ- und Gefäßbeteiligung sowie vor allem auch der jeweils vorliegenden Aktivität der Grunderkrankung kann zumeist ein individuell ausgerichtetes Paket an Anwendungen zusammengestellt werden, das, im Zusammenwirken mit der medikamentösen Therapie, viel zu einem optimalen Therapieerfolg im Sinne einer günstigen Entwicklung der funktionellen Kapazität des Patienten und seiner Lebensqualität beitragen kann.

Literatur

1. Crevenna R (2017) Kompendium Physikalische Medizin und Rehabilitation: Diagnostische und therapeutische Konzepte. Springer, Wien
2. Dischereit G, Lange U (2019) Kompendium Physikalische Medizin und Rehabilitation: Diagnostische und therapeutische Konzepte. Akt Rheumatol 44:415–419
3. Dunky A, Graninger W, Herold M, Smolen J, Wanivenhaus A (2012) Praktische Rheumatologie. Springer, Wien, S 735–788
4. Gottwalt J, Gottfried T (2019) Physikalische Therapie bei rheumatischen Krankheitsbildern. OUP 8:262–272
5. Gutenbrunner C, Glaesener JJ (2007) Rehabilitation, Physikalische Medizin und Naturheilverfahren. Springer, Berlin
6. Lange A (2003) Physikalische Medizin. Springer, Berlin
7. Schmidt KL, Drexel H, Jochheim K-A (1995) Lehrbuch der Physikalischen Medizin und Rehabilitation. Fischer, Stuttgart, S 329–338

Komplementärmedizinische Therapie bei entzündlich-rheumatischen Erkrankungen

Erich Mur

Inhaltsverzeichnis

© Der/die Autor(en), exklusiv lizenziert an Springer-Verlag GmbH, DE,
ein Teil von Springer Nature 2024
R. J. Puchner, A. Mazzucato-Puchner (Hrsg.), *Rheumatologie aus der Praxis*,
https://doi.org/10.1007/978-3-662-69693-4_18

Da mit wissenschaftlich-schulmedizinischen Therapieansätzen bei entzündlich-rheumatischen Erkrankungen wie der rheumatoiden Arthritis oder auch der ankylosierenden Spondylitis nicht immer ein für den Patienten hinreichend befriedigender Behandlungserfolg zu erzielen ist, erscheint es gut verständlich, wenn eine erhebliche Zahl von Patienten mit derartigen Erkrankungen zusätzliche Besserung und Hilfe durch Verfahren erwarten, die außerhalb des Spektrums der etablierten Therapiemodalitäten stehen. Meist wird von derartigen Behandlungsansätzen zumindest eine gewisse Wirkung bei weitgehend guter Verträglichkeit bzw. Fehlen von Nebenwirkungen erwartet, was allerdings vielfach nicht hinreichend zutrifft. Beispielsweise können pflanzliche Medikamente sehr wohl auch klinisch relevante unerwünschte Effekte entfalten.

Von den komplementärmedizinischen Anwendungen, die in Ergänzung zu den klassischen schulmedizinischen Therapiekonzepten eingesetzt werden, sind „alternativmedizinische" Behandlungen zu differenzieren, die anstelle der konventionellen Standardtherapie eingesetzt werden. Angesichts der mitunter raschen Progredienz entzündlich-rheumatischer Erkrankungen, wie z. B. der rheumatoiden Arthritis, kann ein derartiges Vorgehen generell nicht empfohlen werden, weil damit in den meisten Fällen nur wertvolle Zeit bis zum Einsatz wissenschaftlich belegter Behandlungsansätze verlorengeht. Demgegenüber kann mit komplementär und somit ergänzend zur klassischen schulmedizinischen Therapie eingesetzten Behandlungen mitunter erheblich zu einer günstigen Entwicklung des Zustandsbilds des betroffenen Patienten beigetragen werden.

Die wohl am häufigsten eingesetzten komplementärmedizinischen Behandlungen können den Bereichen „Naturheilverfahren" und „Erfahrungsmedizin", der „Ernährungstherapie" sowie der „regulativen Therapie" zugeordnet werden. Außerdem werden vielfach auch fernöstliche Heilmethoden als Ergänzung zur klassischen schulmedizinischen Behandlung eingesetzt. Da bei einigen, früher als komplementärmedizinisch angesehenen, Behandlungsansätzen mittlerweile relevante Daten aus klinischen Studien vorliegen, haben einzelne dieser Therapien auch Eingang in die klassische schulmedizinische Betreuung gefunden und werden darum zunehmend auch von Krankenkassen remuneriert.

18.1   Phytotherapeutika

Basierend auf der vielfach geäußerten Meinung „dass (hoffentlich) für jede Krankheit ein Kraut gewachsen ist", zeigen sich viele Patienten insbesondere hinsichtlich der Anwendung von pflanzlichen Bestandteilen zu Heilzwecken aufgeschlossen. Diese haben in zahlreichen Gegenden der Erde eine zum Teil jahrhundertelange Tradition in der Behandlung von rheumatischen Beschwerden. Neben der äußerlichen Anwendung werden pflanzliche Präparationen u. a. auch in Form von Tees, als Tropfen, aber auch als Kapseln und Tabletten innerlich eingesetzt.

Von den externen pflanzlichen Anwendungen kommen bei erhöhter entzündlicher Gelenkaktivität vor allem solche in Frage, die eine kühlende und entzündungshemmende oder auch schmerzlindernde Wirkung entfalten. Demgegenüber eignen sich Präparate mit hyperämisierender Wirkung eher für Phasen mit geringer entzündlicher Aktivität der Grunderkrankung.

Weidenrindenextrakte stellen ein seit Jahrhunderten verwendetes pflanzliches Heilmittel dar, von dem die nichtsteroidalen Antirheumatika (NSAR) abgeleitet wurden. Präparate aus der Weidenrinde zeigen eine entzündungshemmende Wirkung und können demzufolge durchaus bei entzündlich-rheumatischen Erkrankungen eingesetzt werden, ihr Effekt ist jedoch geringer ausgeprägt als jener der NSAR.

18

Das Präparat „Phytodolor" stellt einen Mischextrakt aus Zitterpappel, Eschenrinde und Goldrutenkraut dar, das zur Schmerzlinderung bei rheumatischen Beschwerden eingesetzt werden kann, wobei sein Effekt ebenfalls schwächer als jener von synthetischen NSAR einzustufen ist.

Bei der rheumatoiden Arthritis werden in unseren Breiten am häufigsten Präparate aus der Teufelskralle, der Katzenkralle (Uncaria tomentosa) sowie der Weihrauchpflanze eingesetzt. Diesbezüglich ist eine breite Palette von Präparaten mit unterschiedlicher Qualität erhältlich, die zumeist als „Nahrungsmittelergänzung" eingenommen werden. Bezüglich anderer Erkrankungen des entzündlich-rheumatischen Formenkreises liegen zur Anwendung dieser Phytotherapeutika meist nur Einzelfallberichte mit uneinheitlichem Erfolg vor. Generell ist bezüglich des Einsatzes von pflanzlichen Medikamenten bei entzündlich-rheumatischen Erkrankungen auf die Notwendigkeit der Auswahl qualitativ hochstehender Präparate und einer guten Abstimmung mit der übrigen eingenommenen Medikation hinzuweisen.

18.2 Ernährung

In der Diskussion einer umfassenden Behandlung entzündlich-rheumatischer Erkrankungen wird auch Überlegungen zur „optimalen Ernährung" große Bedeutung zugemessen.

Beruhend auf der Annahme, dass verschiedene Inhaltsstoffe der Nahrung eine ungünstige Wirkung auf die Krankheitsaktivität aufweisen könnten, werden „Eliminationsdiäten" beschrieben, die darauf abzielen, den Gehalt der Nahrung an bestimmten Inhaltsstoffen (z. B. Arachidonsäure, Nahrungsmittelallergene) zu verringern, die bei den entzündlichen Reaktionen des Körpers eine Rolle spielen. Davon leitet sich u. a. die Empfehlung ab, bei entzündlich-rheumatischen Erkrankungen eine vorwiegend vegetarische Ernährung einzusetzen, was nach klinischer Beobachtung durchaus einen positiven Einfluss auf den Krankheitsverlauf haben kann.

Vielfach wird auch einer „mediterranen Diät" ein positiver Effekt bei Patienten mit entzündlich-rheumatischen Erkrankungen, insbesondere aber bei der rheumatoiden Arthritis, zugesprochen. Die bei dieser Kostform beobachteten günstigen Effekte dürften wohl am ehesten auf den dabei erhöhten Konsum an Gemüse und Obst sowie Fisch und Fetten aus Olivenöl beruhen, die eine antientzündliche Wirkung entfalten können.

- **Fasten**

Auch für Fasten wird eine Besserung der Gelenkbeschwerden beschrieben. Allerdings ist zu bedenken, dass dieser Effekt mit Wiederaufnahme der normalen Ernährung meist rasch nachlässt. Bei dieser Maßnahme ist auch zu berücksichtigen, dass Patienten mit entzündlich-rheumatischen Erkrankungen mitunter ohnehin einen reduzierten Ernährungszustand haben und dieser durch diese Maßnahme noch weiter beeinträchtigt werden kann.

Für adipöse Patienten hingegen bedeutet eine Gewichtsreduktion eine geringere Belastung der tragenden Gelenkstrukturen, weshalb eine ausgewogene Kost, die zu einer Verringerung des Körpergewichts führt, durchaus empfohlen werden kann.

- **Supplementierung**

Ein anderer Ansatz beruht auf der Vorstellung, dass durch eine (Über-)Supplementierung von bestimmten Nährstoffen eine günstige Beeinflussung der Grunderkrankung erreicht werden könnte. In diesem Zusammenhang ist in erster Linie die Gabe von Fischölen, insbesondere aus fettreichen Kaltwasserfischen (hoher Gehalt an Omega-3-Fettsäuren) zu nennen, die zu einer Verminderung entzündungsfördernder Mediatoren beitragen kann. Des Weiteren werden auf breiterer Basis auch Supplementierungen von Vitamin E und C sowie von Selen und anderen Mineralstoffen durchgeführt, die aber in ihrer Wirksamkeit nicht derart hinreichend belegt erscheinen, um auf breiter Basis empfohlen zu werden.

Da ein unterschiedliches Ansprechen der Aktivität der Grunderkrankung auf verschiedene Veränderungen der Ernährung denkbar ist, kann durchaus eine Erprobung unterschiedlicher Ernährungsempfehlungen zum Ziel führen. Dies sollte aber jedenfalls unter fachkundiger Anleitung und Kontrolle erfolgen. Generell erscheint nach gängiger Auffassung für Patienten mit entzündlich-rheumatischen Erkrankungen eine Vollwertkost mit ausreichend Gemüse und Obst sowie Kalzium und Vitamin D günstig. Ebenso sollten statt tierischer Fette vermehrt pflanzliche Öle eingesetzt und statt Fleisch vermehrt Fisch konsumiert werden.

18.3 Akupunktur

Aus dem Spektrum der komplementärmedizinischen Methoden werden bei entzündlich-rheumatischen Erkrankungen immer wieder auch Behandlungen mit Akupunktur durchgeführt. Auch wenn sich diese Behandlung bei verschiedenen Erkrankungen des rheumatischen Formenkreises wie z. B. Arthrose zumindest in Einzelfällen vor allem als „Schmerztherapie" durchaus bewährt hat, ist die Anwendung dieser Therapieform bei entzündlichrheumatischen Erkrankungen differenziert zu betrachten. Insbesondere in Schubsituationen von Seiten der Grunderkrankung kann Akupunktur durchaus auch problematisch sein.

18.4 Homöopathie

Für die Anwendung von Homöopathie bei entzündlich-rheumatischen Erkrankungen liegen bislang keine Studien vor, die einen hinreichenden Beleg für einen breiteren Einsatz dieser Behandlung bieten könnten. Auch wenn für die Anwendung von Homöopathie mitunter günstige Effekte bei Arthritiden, insbesondere hinsichtlich einzelner Symptome der Erkrankung, beobachtet werden, sollte diese Behandlungsform in jedem Fall nur ergänzend und nicht anstelle der klassischen Therapiekonzepte, für die ein Potenzial zur günstigen Beeinflussung des Verlaufs der Grunderkrankung gut belegt ist, eingesetzt werden.

18.5 Weitere komplementärmedizinische Konzepte

Aus dem weiten Spektrum der Komplementärmedizin werden bei entzündlich-rheumatischen Erkrankungen in größerem Umfang auch Behandlungen mit Neuraltherapie, Bachblütentherapie und Bioresonanztherapie, aber auch Behandlungen nach den Prinzipien der ayurvedischen wie auch der traditionellen chinesischen sowie der anthroposophischen Medizin durchgeführt. Keines dieser wie auch zahlreicher anderer komplementärmedizinischer Konzepte der Behandlung ist derart hinreichend belegt, um dazu eine allgemeine Empfehlung für den Einsatz bei entzündlich-rheumatischen Erkrankungen abgeben zu können. Vielmehr ist den Patienten zu raten, sich bei jedem ins Auge gefassten therapeutischen Ansatz jeweils genau die damit verbundenen Risiken und möglichen unerwünschten Effekte wie auch die Kosten und die Vereinbarkeit mit der laufenden Behandlung erklären zu lassen und dies bedachtsam in die weiteren Überlegungen einzubeziehen. Vor Beginn einer entsprechenden Behandlung sollte außerdem in jedem Fall eine Rücksprache mit dem behandelnden Hausarzt und dem betreuenden Rheumatologen erfolgen, um auch von dieser Seite her eine kompetente Beratung zu erhalten und vor allem die Vereinbarkeit mit der klassischen Betreuung, insbesondere einer laufenden Basistherapie, zu prüfen.

Wenn ein Patient mit einer entzündlich-rheumatischen Erkrankung den Wunsch nach einer komplementärmedizinischen Behandlung äußert, sollte dies vom behandelnden Arzt in jedem Fall ernsthaft respektiert werden. Auf dieser Basis sollte in passender Weise auf die Vorstellungen des Patienten eingegangen werden und eine seriöse Beratung über die Vor- und Nachteile der ins Auge gefassten ergänzenden Behandlung erfolgen. Dadurch ist es in den meisten Fällen gut möglich, für den Patienten ein therapeutisches Gesamtkonzept zu gestalten, in dem seine Vorstellungen in entsprechender Weise Berücksichtigung finden und parallel die zumeist längerfristig erforderliche Basis- und antirheumatische Begleittherapie sicher durchgeführt werden kann.

Rheumaorthopädische Therapieoptionen

Klemens Trieb und Stephan Puchner

Inhaltsverzeichnis

19.1 Einleitung

Bei der operativen Planung muss eine Klassifizierung der Destruktion durchgeführt werden, und danach wird das Vorgehen festgelegt, wobei entscheidend ist, ob das Gelenk erhalten werden kann. Bei den gelenkerhaltenden Eingriffen sind die Arthroskopie, die Synovektomie und die Umstellungsosteotomie zu erwähnen. Falls das Gelenk destruiert ist, kann eine Resektionsarthroplastik oder ein Gelenkersatz durchgeführt werden. Auch beim rheumatischen Gelenk werden die modernen Gelenkpaarungen und minimal-invasive Zugänge eingesetzt.

Im Zentrum der rheumaorthopädischen Therapie steht neben der Bildgebung die klinische Untersuchung, bei der ein auf den Patienten abgestimmtes Therapiekonzept festzulegen ist, da in den meisten Fällen mehrere Gelenke betroffen sind und so hier die richtige Therapie zur richtigen Zeit am richtigen Gelenk durchgeführt werden sollte.

Daneben ist es wichtig, vor allem im interdisziplinären Zusammenspiel mit den Kollegen der verschiedenen Fachrichtungen für den Patienten die optimale Führung zu erreichen [6, 7, 12, 33, 35].

19.2 Klassifikation

Die erste bildgebende Untersuchung beim Rheumatiker ist immer das Röntgenbild. Hier kann aufgrund der Destruktion und der Achsstellung bereits ein erstes Therapiekonzept festgelegt werden, meist schon als Blickdiagnose. Bewährt hat sich die radiologische Stadieneinteilung nach Larsen, Daale und Eek (LDE), welche in ◘ Tab. 19.1 dargestellt ist. Hier wird die Stadieneinteilung anhand der Weichteil- und Gelenkveränderungen bis hin zur Mutilation in 5 verschiedenen Graden durchgeführt. Eine weitere Stadieneinteilung, welche nicht nur

◘ Tab. 19.1 Stadieneinteilung der radiologischen Gelenkdestruktion nach Larsen-Daale-Eek

Grad	Röntgenbild
0	Keine Veränderung
1	Weichteilschwellung, periartikuläre Osteoporose
2	Gelenkspaltverschmälerung, leichte Erosionen
3	Mittelgradige Destruktion, starke Erosion
4	Starke Destruktion, starke Erosion, Gelenkspaltverlust
5	Mutilation oder Ankylosierung

den Entzündungstyp, sondern auch den Verlauf der destruktiven Veränderungen berücksichtigt, ist exemplarisch für das Handgelenk in der Klassifikation von Simmen und Huber (1994) [17] dargestellt. Dabei werden 3 verschiedene Typen, welche auch dem natürlichen Verlauf eines rheumatoid veränderten Gelenks entsprechen, dargestellt. Unterschieden werden:

- der ankylosierende Typ, bei dem stabile Verhältnisse bestehen,
- der sekundäre arthrotische Typ, bei dem die Knorpeldestruktion im Sinne einer Arthrose neben der Arthritis erkennbar ist, und
- der desintegrative Typ, der zu einem starken Knochenverlust und zu instabilen, destruktiven Verhältnissen neigt.

Die Wrightington-Klassifikation beruht ebenfalls auf einer Einteilung der Röntgenbilder von rheumatischen Händen und ist in ◘ Tab. 19.2 dargestellt. Die hier genannten Einteilungsstadien bieten eine gute Grundvoraussetzung, um neben der klinischen Untersuchung das weitere Vorgehen der orthopädischen Behandlung festzulegen [5, 8, 11, 13, 17, 25].

19

◻ Tab. 19.2 Wrightington-Klassifikation zur Veränderung von rheumatischen Handgelenken

Grad	Röntgenbild	Therapie
1	Osteoporose, Zysten, Erosionen	Synovialektomie
2	Instabilität des Karpus	Weichteilstabilisierung oder Teilarthrodese
3	Destruktion der Gelenke mit palmarer Subluxation	Endoprothese/Arthrodese
4	Ausgeprägte Destruktion auch am Radius	Arthrodese

19.3 Konservative Therapie

Die konservative Therapie beinhaltet aus orthopädischer Sicht die Radiosynoviorthese, die physikalische Therapie und die Ergotherapie. Weiterhin eingebunden werden sollten die Betreuungsgruppen, Sozialdienste und Selbsthilfegruppen. Ziel der Krankengymnastik ist es, die Gelenkbeweglichkeit zu erhalten und durch Ergotherapie die Bewegung der Hände und Finger zu fördern sowie die Selbstständigkeit zu erhalten. Des Weiteren sind hilfstechnische Mittel wie Schienen, Bandagen, aber auch Funktions- und Lagerungsschienen für die Hände, Zurichtungen der Schuhe oder die Verordnung von orthopädischen Schuhen im Repertoire der konservativen Therapie [22, 23].

19.3.1 Radiosynoviorthese

Bei der Radiosynoviorthese soll durch die intraartikuläre Injektion eines Beta- oder Gammastrahlers mit kurzer Halbwertszeit und kurzer Gewebsweite die Synovitis nekrotisiert und nach Abheilung und Fibrosierung die erhöhte Gelenkflüssigkeit durch Synovialzellen verhindert werden. Es sollte keine allzu große Knorpelschädigung vorliegen. Die Indikation liegt im LDE-Stadium 0–1 ohne zu massive Pannusbildung [10].

19.4 Operative Therapie

Bei der operativen Behandlung muss unterschieden werden zwischen Eingriffen, welche ein gelenkerhaltendes Ergebnis haben, und solchen, welche das Gelenk resezieren bzw. ersetzen [25].

19.4.1 Präventive Eingriffe

Synovektomie

Die Synovektomie ist die klassische Operation beim Rheumatiker, welche nach ausreichend langer suffizienter medikamentöser Therapie bei noch nicht vollständig destruiertem Knorpel, d. h. LDE-Stadium 2–3, durchgeführt werden soll. Dabei stehen unterschiedliche Möglichkeiten zur Verfügung. So kann am Kniegelenk eine arthroskopische Synovektomie durchgeführt werden, an anderen Lokalisationen wie z. B. am Handgelenk, wenn zugleich auch die Tenosynovektomie erfolgen soll, ist die offene Technik notwendig.

Bei bis zu zwei Dritteln aller Patienten mit rheumatoider Arthritis wird auch eine Synovitis der Sehnen beobachtet, wobei hier die Sehnensynovektomie wichtig ist, um einer Sehnenruptur mit entsprechend längerer und schwierigerer Behandlung vorzubeugen.

Osteotomie

Korrekturosteotomien sind bei Achsfehlstellungen zum Erhalten des Gelenks angezeigt [29, 31], wobei gerade beim Rheumatiker die Valgusfehlstellung am Kniegelenk sehr häufig auftritt.

19.4.2 Rekonstruktive Eingriffe

Bei diesem Eingriff wird das Gelenk „geopfert", da der Knorpel so weit destruiert ist, dass hier eine schmerzfreie Funktion nicht mehr gegeben ist.

Resektionsarthroplastik

In diesem Fall wird das Gelenk entweder eines oder beider Gelenkpartner reseziert und durch Einbringen von körpereigenem Band- und Kapselgewebe ein sogenanntes neofibröses Pseudogelenk wiederhergestellt. Es ist eine Alternative bei starken knöchernen Destruktionen, wenn die knöcherne Verankerung eines Implantats nicht suffizient möglich ist. Die Resektionsarthroplastik hat ihren fixen Stellenwert bei der Rhizarthritis, jedoch kann diese auch am Metatarsophalangealgelenk oder am Ellbogengelenk durchgeführt werden, wobei sich bei Letzterem die Versorgung mit der Endoprothese zunehmend durchsetzt [22, 25].

Arthrodese

Die Arthrodese bezeichnet die Versteifung eines Gelenks, d. h. es werden beide Gelenkpartner reseziert und dann der Knochen in entsprechender Korrekturstellung aufeinandergestellt und durch Schrauben, Klammern oder auch Platten intern fixiert. Dabei ist am Fuß, vor allem am Rückfuß, die Arthrodese das Mittel der Wahl, am oberen Sprunggelenk muss entschieden werden, ob etwa eine Endoprothese in Frage kommt. Am Mittelfuß ist ebenfalls die Arthrodese vorzuziehen, die Talonavikulararthrodese ist oft die erste Korrekturosteotomie am Fuß beim Rheumatiker. Ebenso ist am 1. Metatarsophalangealgelenk (MTP-1-Gelenk) eine

Arthrodese eine gute Methode, um einen stabilen Vorfuß wiederherzustellen [22, 28].

An der Hüfte wurde die Arthrodese verlassen, am Kniegelenk ist sie nur Rückzugsmöglichkeit nach mehreren Infekten und fehlgeschlagenen Endoprothesen, eine Arthrodese des Schultergelenks oder des Ellbogengelenks wird ebenfalls nicht mehr durchgeführt. Anders hingegen am Handgelenk, hier ist die Teilarthrodese respektive die Arthrodese nach wie vor eine etablierte Methode mit guten Langzeitergebnissen [26, 32]. Unser Vorgehen ist es, wenn beide Hände betroffen sind, eine zu versteifen und an der anderen eine Endoprothese zu implantieren. An den Fingergelenken ist das distale Interphalangeal(DIP)-Gelenk des Zeigefingers aufgrund der zu erzielenden Stabilität für die Arthrodese ein guter Kandidat [21–23].

Endoprothese

Gerade beim Rheumatiker ist die Endoprothetik weit fortgeschritten, trotz oft schlechter Knochenqualität haben sich auch hier zementfreie Implantate bewährt. Das Hüftgelenk, welches meist eine Protrusionscoxarthritis aufweist, kann hier mit normalen Standardimplantaten versorgt werden, ebenso das Kniegelenk [14] [16, 19, 30, 36]. Alle übrigen Gelenke sind ebenfalls ersetzbar [15, 34]. So ist das Ersetzen des Handgelenks, aber auch des Sprunggelenks beim Rheumatiker aufgrund der geringeren Belastung postoperativ durch die geringere Aktivität gut möglich [9, 18, 19, 23, 24, 30]. Weiterhin sind an den Metacarpophalangeal(MCP)- und proximalen Interphalangeal(PIP)-Gelenken nach wie vor Kunstgelenke sehr gut möglich; aufgrund der oft vorhandenen Band- und Kapsellaxizität sollten ungekoppelte Modelle hier eher nicht verwendet werden. Es gibt nach wie vor gute Ergebnisse mit den Silikonspacern nach Swanson an der Hand (◘ Abb. 19.1), am Fuß sind sie allerdings verlassen worden [1–4, 8, 20, 25, 27].

Die Schulter bietet ebenfalls gute Möglichkeiten zur Versorgung mit einem

19

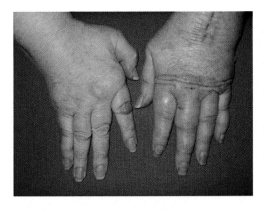

Abb. 19.1 Synovialektomie im linken Handgelenk und den MCP-Gelenken II–IV mit Implantation von Swanson-Spacern

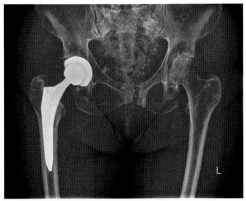

Abb. 19.2 Hüfttotalendoprothese aus Titan

Kunstgelenk. Hier hängt es von der Muskulatur ab, ob nur ein Oberflächenersatz durchgeführt werden kann oder ob eine inverse Schulter primär implantiert wird.

Hüftgelenkersatz

Wenn das Hüftgelenk durch die Entzündung aufgebraucht ist und der Gelenkknorpel keine dämpfende Funktion mehr übernehmen kann, ist aufgrund der zunehmenden Bewegungseinschränkung und Schmerzen der künstliche Hüftgelenkersatz indiziert. Auch beim Rheumatiker können hier die modernen Implantate mit zementfreier Verankerung verwendet werden. In den letzten Jahren hat sich im Bereich der Hüftgelenkendoprothetik sowohl im Bereich der Implantate als auch der Operationstechniken eine Weiterentwicklung abgezeichnet. Es ist nun möglich, die Implantate minimal-invasiv einzubringen, d. h. die Muskulatur wird nicht mehr wie früher durchtrennt, sondern nur mehr zur Seite geschoben. Zum einen ermöglicht dies durch die geringere Traumatisierung der Weichteilgewebe einen geringeren Blutverlust, zum anderen auch eine raschere Mobilisierung. Für die Implantate werden Komponenten aus Titan verwendet, welche einerseits ein gutes Einwachsverhalten in den Knochen zeigen und andererseits komplett zementfrei implantiert werden können. So ist bei guter

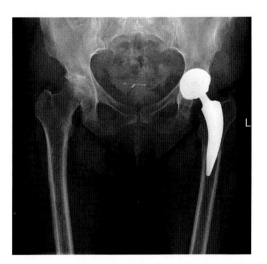

Abb. 19.3 Schenkelhalsteilerhaltende Kurzschaftprothese

Knochenqualität die Verwendung von knochensparenden Implantaten möglich.

Je nach vorliegenden Knochenverhältnissen ist es möglich, neue distal verankerte Hüftschäfte zu verwenden (Abb. 19.2), bei guter Knochenqualität kann man sehr knochensparend im Hinblick auf eine Wechseloperation mittels spezieller sogenannter schenkelhalsteilerhaltender Kurzschaftprothesen für die Zukunft vorausbauen (Abb. 19.3). Hierbei wird am wenigsten Knochen reseziert, was durch das neue Design des Schaftes ermöglicht wird.

Bei den Gleitpaarungen ist es nun möglich, mittels hochvernetztem Kunststoff oder kompletter Hartpaarung aus Keramik möglichst abriebsfrei zu bleiben und so eine spätere Wechseloperation so lange wie möglich hinauszuschieben. Insgesamt können diese Prothesentypen aufgrund des Designs und der klinischen Erfahrungen zum klinischen Einsatz empfohlen werden [14, 19].

Fallbeispiel: 48-jährige Frau mit langjährig bestehender rheumatoider Arthritis

Bei der Patientin handelt es sich um eine 48-jährige Frau mit langjährig bestehender rheumatoider Arthritis, behandelt u. a. mit Biologika. Trotz ständiger rheumatologischer Behandlung und Therapieeinstellung ist ein „orthopädischer Verlauf" nicht immer zu verhindern. Die Patientin hat eine Vorgeschichte mit vielfachen orthopädischen Eingriffen an den Extremitäten und der Wirbelsäule. Die typische Protrusionsarthritis der Hüftgelenke ist nicht ausgeprägt, jedoch finden sich Veränderungen in Kniegelenken und den Füßen sowie an den Handgelenken.

Des Weiteren findet sich eine Beteiligung der Wirbelsäule, hier erfolgte im Jahr 2004 eine Dekompression und Stabilisierung L4/5 bei Spondylolisthese. Im selben Jahr im Dezember erfolgte dann eine Arthroskopie des linken Kniegelenks und eine suprakondyläre Korrekturosteotomie bei der für den Rheumatiker typischen Valgusgonarthritis (◻ Abb. 19.4). Im Juli 2005 erfolgte eine Hammerzehenoperation, im April 2007 wurden beidseits der Hallux valgus und die Hammerzehen operiert.

Im April 2008 wurde bei progredient zunehmender Bewegungseinschränkung und Behinderung des linken Handgelenks hier bei abgerutschtem Handgelenk und typischem Caput-ulnae-Syndrom als Ersteingriff die radioskapholunäre Teil-

arthrodese mit Reposition und Ulnaköpfchenresektion mit Sehnentransfer des M. flexor carpi ulnaris zur Stabilisierung durchgeführt (◻ Abb. 19.5 und 19.6). Dieser Eingriff hat eine sehr gute klinische Funktion mit Schmerzfreiheit erreicht, ohne bereits eine Endoprothese oder Totalarthrodese des Handgelenks durchführen zu müssen. Es ist hier noch genügend Rückzug für spätere Destruktion bei der noch jungen Patientin gegeben. Im März 2009 wurde schließlich bei zunehmendem Aufbrauch des linken Kniegelenks nach Materialentfernung die Implantation einer Knietotalendoprothese durchgeführt (◻ Abb. 19.7). Sechs Monate später wurde dann die weitere Dekompression und Restabilisierung der Wirbelsäule durchgeführt.

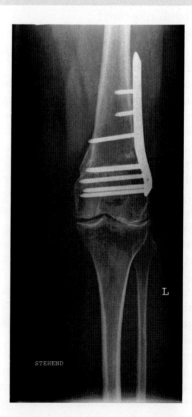

◻ **Abb. 19.4** Zustand nach suprakondylärer Umstellungsosteotomie am hinteren distalen Femur

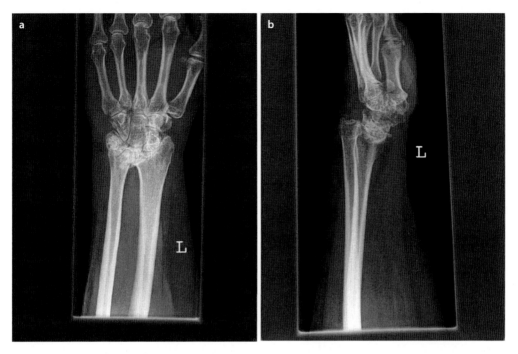

■ **Abb. 19.5** **a, b** Röntgenaufnahmen des destruierten und luxierten Handgelenks links: **a** anterior-posterior, **b** seitlich

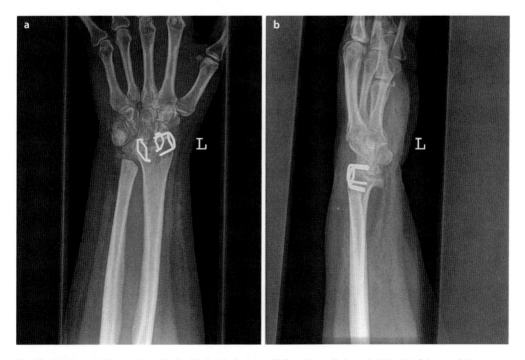

■ **Abb. 19.6** **a, b** Zustand nach Radioskapholunarer Teilprothese links mit Ulnaköpfchenresektion postoperative Röntgenaufnahmen: **a** anterior-posterior, **b** seitlich

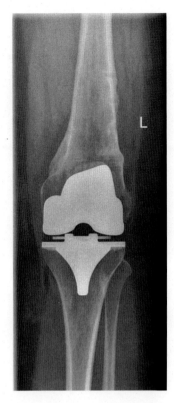

◖ Abb. 19.7 Zustand nach Plattenentfernung und Implantation einer Knietotalendoprothese

Fallbeispiel: 44-jährige Frau mit fortgeschrittener rheumatoider Arthritis
Es handelt sich um eine 44-jährige Patientin mit langjähriger rheumatoider Arthritis und entsprechender medikamentöser Therapie. Beruflich ist sie im Büro tätig. Bei der Vorstellung standen die Fingergelenke im Vordergrund. Das Handgelenk zeigte bereits den Zustand nach Ra-

diosynoviorthese und interkarpaler Ankylosierung. Da das Handgelenk, welches ansonsten üblicherweise zuerst versorgt wird, nicht im Vordergrund stand, wurde die Sanierung der Langfinger mit deutlicher Ulnadeviation und Luxation nach volar besprochen (◖ Abb. 19.8). Als Therapieoption in diesem Fall bot sich der Gelenkersatz mit Reposition an, dies kann jedoch aufgrund der Luxation und der entsprechend destruierten anatomischen Verhältnisse schwierig bis unmöglich sein. Sollte das in diesen Fällen in den MCP-Gelenken geplante Vorgehen nicht möglich sein, ist der Rückzug auf eine Resektionsinterpositionsplastik möglich. Dahingehend sollte die Patientin auch aufgeklärt werden.

Bei dieser Patientin konnte in einer zweizeitigen Sitzung die Sanierung der MCP-Gelenke II–V erfolgen. Zunächst erfolgte an der rechten Hand die Implantation von Silikonspacerimplantaten (sogenannte Swanson-Spacer) nach entsprechender Präparierung. Dabei konnte die Reposition der luxierten MCP-Gelenke und die Korrektur der Ulnadeviation erreicht werden (◖ Abb. 19.9). Aufgrund der postoperativen Zufriedenheit und verbesserten Funktion im Alltagsleben kam die Patientin dann 4 Monate später zur analogen Versorgung der linken Hand, welche auch so durchgeführt wurde. Die Handgelenke selbst sind nach wie vor klinisch nicht im Vordergrund und werden deshalb nur konservativ beobachtet.

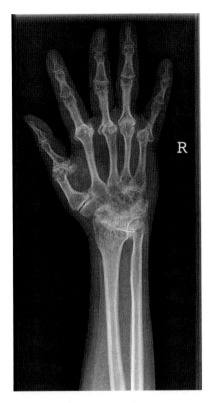

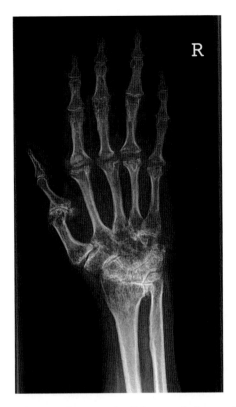

🔲 **Abb. 19.8** Präoperative Röntgenaufnahme mit destruierten MCP-Gelenken

🔲 **Abb. 19.9** Postoperative Röntgenaufnahme nach Versorgung der MCP-Gelenke II–IV mit Swanson-Spacern

Literatur

1. Chiari C, Trieb K (2004) Metacarpophalangeal joint arthroplasty in rheumatoid arthritis. J Bone Joint Surg Am 86-A:1832–1833

2. Chiari-Grisar C, Koller U, Stamm TA, Wanivenhaus A, Trieb K (2006) Performance of the disabilities of the arm, shoulder and hand outcome questionnaire and the Moberg picking up test in patients with finger joint arthroplasty. Arch Phys Med Rehabil 87:203–206

3. Chmell MJ, Scott RD (1999) Total knee arthroplasty in patients with rheumatoid arthritis. An overview. Clin Orthop Relat Res 366:54–60

4. Chung KC, Kowalski CP, Myra Kim H, Kazmers IS (2000) Patient outcomes following Swanson silastic metacarpophalangeal joint arthroplasty in the rheumatoid hand: a systematic overview. J Rheumatol 27:1395–1402

5. Drossaers-Bakker KW, Amesz E, Zwinderman AH, Breedveld FC, Hazes JM (2000) A comparison of three radiologic scoring systems for the long-term assessment of rheumatoid arthritis. Arthritis Rheum 43:1465–1472

6. Goodman SM, Bass AR (2018) Perioperative medical management for patients with RA, SPA, and SLE undergoing total hip and total knee replacement: a narrative review. BMC Rheumatol 30(2):2. https://doi.org/10.1186/s41927-018-0008-9

7. Gualtierotti R, Parisi M, Ingegnoli F (2018) Perioperative management of patients with inflammatory rheumatic diseases undergoing major orthopaedic surgery: a practical overview. Adv Ther 35:439–456

8. Gschwend N (1989) Die rheumatische Hand. Orthopade 27:167–174

9. Haleem A, Shanmugaraj A, Horner NS, Leroux T, Khan M, Alolabi B (2022) Anatomic total shoulder arthroplasty in rheumatoid arthritis: a systematic review. Should Elb 14:142–149

10. Heuft-Dorenbosch LL, de Vet HC, van der Linden S (2000) Yttrium radiosynoviorthesis in the treatment of knee arthritis in rheumatoid arthritis: a systematic review. Ann Rheum Dis 59:583–586

11. Hodgson SP, Stanley JK, Muirhead A (1989) The Wrightington classification of rheumatoid wrist X-rays: a guide to surgical management. J Hand Surg (Br) 14:451–455

12. Jiang W, Jiang X, Xu H, Liu H, Huang Q, Huang Z, Zhou Z, Pei F (2023) The impact of perioperative use of nonbiologic disease-modifying anti-rheumatic drugs on perioperative blood loss and complications in patients who have rheumatoid arthritis undergoing total knee arthroplasty. J Arthroplast 38:1477–1483

13. Larsen A, Daale K, Eek M (1977) Radiographic evaluation of rheumatoid arthritis and related conditions by standard reference films. Acta Radiol Diagnost 18:481–490

14. Matsushita I, Morita Y, Ito Y, Motomura H, Kimura T (2014) Long-term clinical and radiographic results of cementless total hip arthroplasty for patients with rheumatoid arthritis: minimal 10-year follow-up. Mod Rheumatol 24:281–284

15. Mousavian A, Baradaran A, Schon LC, Daniel J, Pedowitz D, Kachooei AR (2023) Total ankle replacement outcome in patients with inflammatory versus noninflammatory arthritis: a systematic review and meta-analysis. Foot Ankle Spec 16:314–324

16. Qiao Y, Li F, Zhang L, Song X, Yu X, Zhang H, Liu P, Zhou S (2023) A systematic review and meta-analysis comparing outcomes following total knee arthroplasty for rheumatoid arthritis versus for osteoarthritis. BMC Musculoskelet Disord 24(1):484. https://doi.org/10.1186/s12891-023-06601-9

17. Simmen BR, Huber H (1994) Das Handgelenk bei der chronischen Polyarthritis – Eine neue Klassifizierung aufgrund des Destruktionstypes des natürlichen Verlaufes und deren Konsequenzen für die chirurgische Therapie. Handchir Mikrochir Plast Chir 26:182–189

18. Souter W (1973) Arthroplasty of the elbow, with particular reference to metallic hinge arthroplasty in rheumatoid patients. Orthop Clin N Am 4:395–413

19. Stadler N, Lehner J, Trieb K (2016) Prospective mid-term results of a consecutive series of a short stem. Acta Orthop Belg 82:372–375

20. Swanson A (1972) Flexible implant arthroplasty of arthritic finger joints. Rationale, technique and results of treatment. J Bone Joint Surg Am 54:435–455

21. Toma CD, Machacek P, Bitzan P, Assadian O, Trieb K, Wanivenhaus A (2007) Fusion of the wrist in rheumatoid arthritis: a clinical and functional evaluation of two surgical techniques. J Bone Joint Surg (Br) 89:1620–1626

22. Trieb K (2005) Management of the foot in rheumatoid arthritis. J Bone Joint Surg (Br) 87:1171–1177

23. Trieb K (2008) Treatment of the wrist in rheumatoid arthritis. J Hand Surg [Am] 33:113–123

24. Trieb K, Hofstaetter S (2009) The wrist in inflammatory arthritis. Tech Orthop 24:8–12

25. Trieb K, Hofstaetter S (2009) Treatment strategies in surgery for rheumatoid arthritis. Eur J Radiol 71:204–210

26. Trieb K (2014) Arthrodesis of the wrist in rheumatoid arthritis. World J Ortop 5:512–515

27. Trieb K (2016) Metallosis after Swanson spacer as indication for volar synovectomy 12 years after implantation. Curr Rheumatol Rev. [Epub ahead of print] 2017;13(1):2–4

28. Trieb K (2016) The Charcot foot: pathophysiology, diagnosis and classification. Bone Joint J 98-B:1155–1159

29. Trieb K, Hanslik-Schnabel B, Wanivenhaus A (2003) Weilosteotomie zur Versorgung des rheumatischen Vorfuß. Z Orthop Grenzgeb 141:S157

30. Trieb K, Schmid M, Stulnig T, Huber W, Wanivenhaus A (2008) Long-term outcome of total knee replacement in patients with rheumatoid arthritis. Joint Bone Spine 75:163–166

31. Trieb K, Hofstaetter S, Panotopoulos J, Wanivenhaus A (2013) The Weil osteotomy for correction of the severe rheumatoid forefoot. Int Orthop 37(9):1795–1798

32. Trieb K, Machacek P, Hofstaetter S, Panotopoulos J, Wanivenhaus A (2013) Radio-lunate arthrodesis in rheumatoid arthritis: outcome and techniques. Arch Orthop Trauma Surg 133:729–1734

33. Wang JH, Ma HH, Chou TA, Tsai SW, Chen CF, Wu PK, Chen WM (2019) Outcomes following total elbow arthroplasty for rheumatoid arthritis versus post-traumatic conditions: a systematic review and meta-analysis. Bone Joint J 101-B:1489–1497

34. Zhang AR, Cheng QH, Yang YZ, Yang X, Zhang ZZ, Guo HZ (2023) Meta-analysis of outcomes after total knee arthroplasty in patients with rheumatoid arthritis and osteoarthritis. Asian J Surg 28:S1015–S9584

35. Zhu XM, Perera E, Gohal C, Dennis B, Khan M, Alolabi B (2021) A systematic review of outcomes of wrist arthrodesis and wrist arthroplasty in patients with rheumatoid arthritis. J Hand Surg Eur 46:297–303

36. Zisa D, Goodman SM (2022) Perioperative management of rheumatic disease and therapies. Rheum Dis Clin N Am 48:455–466

19

Fingerpolyarthrosen

Judith Sautner

Inhaltsverzeichnis

© Der/die Autor(en), exklusiv lizenziert an Springer-Verlag GmbH, DE,
ein Teil von Springer Nature 2024
R. J. Puchner, A. Mazzucato-Puchner (Hrsg.), *Rheumatologie aus der Praxis*,
https://doi.org/10.1007/978-3-662-69693-4_20

■ **Definition**

Fingerpolyarthrosen (FPA) sind arthrotische Veränderungen der kleinen Fingergelenke (früher fälschlicherweise als „Gichtfinger" bezeichnet).

Die Bezeichnung umfasst mehrere heterogene Subgruppen: Arthrosen der distalen Interphalangealgelenke (DIP; Heberden-Arthrosen), der proximalen Interphalangealgelenke (PIP; Bouchard-Arthrosen), des IP-1-Gelenks, des Carpometacarpalgelenks (Rhizarthrose), peritrapezoidale Arthrose bzw. Kombinationen (◻ Abb. 20.1). In der Regel liegt ein polyartikuläres Befallsmuster vor, zusätzlich wird je nach radiologischer Präsentation in die non-erosive und die wesentlich seltenere erosive Form, letztere mit schwererem Verlauf, unterteilt.

■ **Häufigkeit und Vorkommen**

Es sind vor allem Frauen (ca 6-8:1) betroffen. Der Altersgipfel des Erkrankungsbeginns liegt in der 5. und 6. Dekade, häufig in Assoziation mit perimenopausalen Beschwerden.

■ **Ätiologie**

Die primäre Form ist genetisch determiniert und weist vor allem bei Frauen eine starke Penetranz bei Befall erstgradiger weiblicher Verwandter auf. Sekundär werden posttraumatische oder postentzündliche FPA unterschieden.

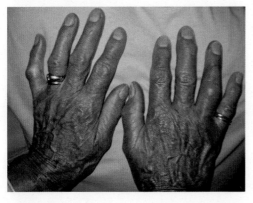

◻ **Abb. 20.1** Fingerarthrosen vom Typ Bouchard und Heberden

■ **Symptomatik**

Langsamer, schleichender Beginn, meist monartikulär, manchmal auch symmetrisch, mit Betonung des 2. und 5. Strahles, mit zum Teil sehr schmerzhaften, derben Verdickungen der betroffenen Gelenke. Zeitweise kommt es zu sehr schmerzhaften Rötungen im Sinne entzündlicher Schübe („Aktivierungen"), häufig nach vermehrter Belastung oder nasskalter Exposition. Zunehmend Ausbildung von derben Knoten an den Gelenken (DIP: Heberden-Knoten, PIP: Bouchard-Knoten) und Deformierung mit zum Teil beträchtlicher Achsendeviation, mit sowohl funktioneller Einschränkung als auch Störung der Feinmotorik sowie ästhetischer Beeinträchtigung.

Morgensteifigkeit wird berichtet, allerdings nicht so ausgeprägt wie bei entzündlichen Gelenkerkrankungen, üblicherweise unter 1 h.

FPA sind häufig mit Arthrosen anderer Lokalisation, z. B. mit Gonarthrose oder Coxarthrose vergesellschaftet.

■ **Diagnostik**

Das Labor ist zumeist unauffällig, bis auf eine eventuell leicht beschleunigte Blutsenkungsgeschwindigkeit (BSG).

In der Röntgenuntersuchung ist eine subchondrale Spongiosaverdichtung bei „vogelschwingenartiger" Gelenkspaltverschmälerung der IP typisch, erosiv (usurierend) oder non-erosiv. Eventuell kommt es zum Auftreten von kleinen subchondralen Geröllzysten. Im Stadium der sog. „Aktivierung" (= sekundäre Entzündung eines arthrotisch veränderten Gelenkes) kann eine Verdickung und Verdichtung des periartikulären Weichteilschattens beobachtet werden [1]. Bei eindeutiger Klinik ist ein Nativröntgen zur Diagnose von FPA nicht zwingend notwendig; Röntgenaufnahmen sind allerdings bei atypischer Klinik bzw. bei unerwartet rascher klinischer Progression im Verlauf empfohlen. Zur Abgrenzung von entzündlichen Gelenkerkrankungen oder vor Punktionen/Infiltrationen kommen Sonographie und MRT zum Einsatz [2].

■ **Assessment**

In den letzten Jahren haben die FPA aufgrund ihrer Häufung bei älter werdender Bevölkerung und maßgeblicher subjektiver Beeinträchtigung der Betroffenen an Bedeutung gewonnen, sodass eigene, spezifische Scoring-Instrumente in Form von patientenzentrierten Fragebögen mittels NRS (numerische Ratingskala) von 0-10 zur Beurteilung des funktionellen Status, der Schmerzen und der Steifigkeit entwickelt worden sind (AUSCAN, SACRAH, M-SACRAH, SF-SACRAH) [3]. Diese PROMs („patient-reported outcome measures") machen eine numerische Graduierung des Zustands der FPA – vergleichbar PROMs für Patienten mit rheumatoider Arthritis oder z. B. dem BASDAI für Spondylarthritis-Patienten möglich und sind ein wertvolles Instrument in der Verlaufsbeurteilung der Erkrankung, aber auch zur Beurteilung des Therapieerfolgs mit spezifischen Medikamenten geeignet [1].

■ **Differenzialdiagnose**

Abzugrenzen ist die sogenannte „Pfropf-cP" (Propf-Polyarthritis), eine Form der rheumatoiden Arthritis des Alters, bei welcher sich auf arthrotische kleine Fingergelenke, quasi sekundär, eine Gelenkentzündung aufpfropft, die meist jenseits des 65. Lebensjahres auftritt, milde, aber mit entsprechenden laborchemischen Veränderungen verläuft und mit Glukokortikoiden bzw. milden Basistherapeutika zu behandeln ist.

Bei isolierten Heberden-Arthrosen ist differenzialdiagnostisch der Transversalbefall bei Psoriasisarthritis zu berücksichtigen; die Abgrenzung kann mitunter schwierig sein.

Isolierte Beschwerden an den Metacarpophalangeal(MCP)-2- und -3-Gelenken wären ein Hinweis in Richtung Hämochromatose; hier helfen differenzialdiagnostisch das Labor mit Blutbild und Eisenstatus, gegebenenfalls die genetische Untersuchung und die spezifischen radiologischen Veränderungen. Im fortgeschrittenen Alter kann auch die Kalziumpyrophosphaterkrankung (CPPD, früher als Chondrokalzinose bezeichnet) zu Beschwerden im Sinne von Schmerzen und Rötungen kleiner Fingergelenke führen, wobei hier neben Verkalkungen des TFCC („triangular fibrocartilage complex") oder Discus triangularis im Radioulnargelenk als Prädilektionsstelle vor allem die MCP-Gelenke 2 und 3 betroffen wären (typischer radiologischer Befund).

■ **Therapie**

Die European Alliance of Associations for Rheumatology (EULAR) hat erstmalig 2007 Therapierichtlinien für FPA und 2018 ein Update dazu herausgegeben [4, 5]. Das American College of Rheumatology (ACR) hat kombinierte Empfehlungen für Hand-, Hüfte- und Knie-Arthrosen formuliert, die für die FPA den europäischen Empfehlungen gleichen [6]. Die Wichtigkeit von Patientenaufklärung und Training bzw. Begleitmaßnahmen bei FPA werden betont, ebenso wie der Einsatz von Orthesen. Medikamentös wird in erster Linie die symptomatische Therapie mit oralen Analgetika, in erster Linie nichtsteroidalen Antirheumatika (NSAR) empfohlen. Im Update aus 2018 wird unter den SYSADOA („symptomatic slow acting drugs for osteoarthritis") nur mehr Chondroitinsulfat als therapeutische Option gelistet [5]. SYSADOA oder andere Unsaponifiables (z. B. Avocado-, Kurkuma- oder Boswellia-Produkte) zeigen – bei niedriger Evidenz der Studienlage – Wirksamkeit in der Schmerzreduktion bzw. assoziiertem vermindertem Analgetika-Verbrauch und eine Funktionsverbesserung bei Knie-, Hüft- und Handarthrosen. Die verfügbare überschaubare Evidenz ist allerdings auf kurzzeitige positive Effekte begrenzt, ohne Langzeiterfolge [7] .

Die lokale Applikation von NSAR-Cremes, am besten okklusiv, bzw. von erwärmenden Linimenten wie z. B. Capsaicin-Salbe wird in den erwähnten Empfehlungen der Fachgesellschaften ebenfalls positiv gelistet und hat sich als schmerzreduzierend erwiesen [5, 6, 8, 9]. Im Rahmen der OA-TRE-AT-Studie wurde die Wirkung von Hydroxychloroquin (HCQ) bei entzündlicher und erosiver OA der kleinen Fingergelenke randomisiert-kontrolliert doppelblind untersucht. HCQ zeigte keine Überlegenheit bei Schmerzreduktion, Funktionsverbesserung oder radiographischen Veränderungen gegenüber Placebo [10].

Die begleitende ergotherapeutische Betreuung ist ein Grundbaustein der FPA-Therapie. Dazu gehören genaue Instruktionen günstiger Bewegungsmuster, Applikation von Paraffin-, Ichthyo-, Heublumen- oder Linsenhandbädern, Anmessung von verschiedenen Orthesen wie z. B. achsenkorrigierenden DIP- oder PIP-Nachtschienen bzw. von Rhizarthrose-Arbeits- und -Nachtlagerungsschienen.

Flankierend ist auf Kälte- und Nässeschutz zu achten, eine „Handschuhphase" von Oktober bis April sollte eingehalten, ungünstige Bewegungsschemata wie z. B. Handarbeiten gemieden werden.

Bei entzündlichen Schüben kann die intraartikuläre Applikation von Glukokortikoiden hilfreich sein; entsprechende Empfehlungen zum Handling wurden von der EULAR formuliert [4–6, 11].

Bei Versagen konservativer Therapien und anhaltenden Beschwerden in deformierten oder radiologisch destruierten Gelenken bzw. bei fortgeschrittener Rhizarthrose ist die interdisziplinäre Zusammenarbeit mit Handchirurgen und Orthopäden zu suchen, mit den Möglichkeiten der Arthroplastik, Osteotomie oder Arthrodese [4–6].

Literatur

1. Zhang W, Doherty M, Leeb BF et al (2009) EULAR evidence-based recommendations for the diagnosis of hand osteoarthritis. Report of a task force of ESCISIT. Ann Rheum Dis 68:8–17

2. Sakellariou G, Conaghan PG, Zhang W et al (2017) EULAR recommendations for the use of imaging in the clinical management of peripheral joint osteoarthritis. Ann Rheum Dis 76:1484–1494

3. Sautner J, Andel I, Rintelen B, Leeb BF (2009) A comparison of the M-SACRAH (Modified Score for the assessment of chronic rheumatoid affections of the hands) and the AUSCAN (Australian/Canadian osteoarthritis hand index) in hand osteoarthritis patients. Int J Rheumatol 2009: 249096. https://doi.org/10.1155/2009/249096

4. Zhang W, Doherty M, Leeb BF et al (2007) EULAR evidence based recommendations for the management of hand osteoarthritis: report of a task force of the EULAR Standing Committee for International Clinical Studies including Therapeutics (ESCISIT). Ann Rheum Dis 66:377–388

5. Kloppenburg M, Kroon FPB, Blanco FJ et al (2019) 2018 Update of the EULAR recommendations for the management of hand osteoarthritis. Ann Rheum Dis 78:16–24

6. Kolasinski SL, Neogi T, Hochberg MC et al (2020) 2019 American College of Rheumatology/Arthritis foundation guideline for the management of osteoarthritis of the hand, hip, and knee. Arthritis Care Res:72(2):220–233

7. Liu X, Machado GC, Eyles JP et al (2018) Dietary supplements for treating osteoarthritis: a systematic review and meta-analysis. Br J Sports Med 52:167–175

8. Derry S, Moore RA, Rabbie R (2012) Topical NSAIDs for chronic musculoskeletal pain in adults. Cochrane Database Syst Rev Sep 12(9):CD007400. https://doi.org/10.1002/14651858.CD007400.pub2

9. Mason L, Moore RA, Derry S et al (2004) Systemic review of topical capsaicin for the treatment of chronic pain. Br Med J 328(7446):991

10. Kedor C, Detert J, Rau R et al (2021) Hydroxychloroquine in patients with inflammatory and erosive osteoarthritis of the hands: results of the OA-TREAT study – a randomized, double-blind, placebo-controlled, multicentre, investigator-initiated trial. RMD Open 7:e001660. https://doi.org/10.1136/rmdopen-2021-001660

11. Uson J, Rodriguez-Garcia SC, Castellanos-Moreira R et al (2021) EULAR recommendations for intra-articular therapies. Ann Rheum Dis 80:1299–1305

Postmenopausale Osteoporose und Osteoporose des Mannes über 50 Jahre

Bernhard Rintelen

Inhaltsverzeichnis

21.1 Definition und Ziel des Buchbeitrages

Die Osteoporose ist eine systemische Skelett-erkrankung, die durch eine verminderte Knochenfestigkeit charakterisiert ist. Perso-nen mit einer Osteoporose sind für ein er-höhtes Frakturrisiko prädisponiert [6]. Sie ist charakterisiert durch eine erniedrigte Knochendichte und gestörte Mikroarchi-tektur des Knochens. Dadurch bricht der Knochen leichter, oftmals schon durch ein niedrigenergetisches Trauma.

Man muss streng unterscheiden zwi-schen der Definition einer Osteoporose aus dem Jahr 1994 definiert durch eine DXA-Knochendichtemessung, wonach eine nor-male Knochendichte definiert ist mit einem T-Score an der Lendenwirbelsäule (LWS) und/oder Schenkelhals (Region Neck oder Gesamt) $\geq -1,0$, eine Osteopenie $< -1,0$ bis $> -2,5$ und eine Osteoporose mit einem T-Score $\leq -2,5$ [38], sowie einer Osteo-porose mit erhöhtem Frakturrisiko. Denn das Frakturrisiko kann schon bei Knochen-dichtemesswerten im osteopenen Bereich deutlich erhöht sein [7]. Somit kann eine densitometrisch bestehende Osteoporose nach den WHO-Richtlinien 1994 vor allem bei jüngeren Patienten nicht spezifisch be-handlungsbedürftig sein, hingegen kann bei einem erhöhten Frakturrisiko auch eine nichtdensitometrisch bestehende Osteo-porose behandlungsbedürftig sein, bei einem imminenten Frakturrisiko kann auch eine Behandlung ohne vorangehende Densitometrie alleine durch die gebotene Klinik durchgeführt werden.

Durch die therapeutische Intervention soll primär ein bestehendes Frakturrisiko gesenkt werden, in der Regel wird dadurch auch die Knochendichte gesteigert oder deren weiterer Abfall verhindert. In den wei-teren Kapiteln wird daher ein besonderes Gewicht auf Risikofaktoren für Frakturen gelegt, die dann mit oder ohne DXA-Knochendichtemessung zu einer Therapie-entscheidung führen – oder auch nicht. Es wird Bezug genommen auf die Leitlinie des Dachverbandes Osteologie (DVO) deutsch-sprachiger osteologisch tätiger Fach-gesellschaften [10] sowie der österreichischen Leitlinie Osteoporose der Österreichischen Gesellschaft für Knochen und Mineralstoff-wechsel ÖGKM [9]. Letztere basiert auf einem Rechentool zur Bestimmung des Frakturrisikos (Fracture Risk Assessment Tool, FRAX) der WHO, das unter vielen anderen Ländern auch für Österreich evalu-iert ist [13]. Generell gelten in diesem Buch-beitrag Angaben zur Osteoporose der post-menopausalen Frau sowie zur Osteoporose des Mannes über 50 Jahre, außer es ist extra angeführt.

21.2 Epidemiologie und sozioökonomische Folgen der Osteoporose

C. Muschitz et al. veröffentlichten rezente Daten aus dem Jahr 2018, wonach in Öster-reich die Inzidenz von niedrigtraumatischen Frakturen 3600/100.000 für Frauen und 1600/100.000 für Männer ab dem 50. Lebensjahr beträgt [27]. Niedrigtraumatisch bedeutet hier nach Stürzen aus dem Stand, und es wurden MOF („major osteoporotic fractures" – nämlich vertebrale Frakturen, Hüftfrakturen, distale Radiusfrakturen, proximale Humerusfrakturen) sowie zusätz-lich Becken-, Rippen- und Tibiafrakturen herangezogen. Bei Frauen zwischen 50 und 60 Jahren sind 31 % der Frakturen niedrig-traumatisch, jede Dekade steigend um ca. 15 Prozentpunkte. Ein ähnliches Bild zeigt sich bei den über 50-jährigen Männern, nur ca. 10 Lebensjahre später beginnend. Die daraus entstehenden Kosten für die Allgemeinheit wurden mit über 157.000.000 € für Österreich geschätzt [27]. Nur 2 von 10 Frauen und 1 von 10 Männern erhalten nach einer MOF („major osteoporotic fracture") eine spezifische Osteoporosetherapie, so sie diese noch nicht im Krankenhaus verordnet bekommen haben, obschon sie nach einer solchen Fraktur (Fx) besonders gefährdet sind, erneut eine Fx zu erleiden [25]. Zieht man einen T-Score von $\leq -2,5$ am Schenkelhals Region Neck als Definition einer Osteoporose heran, ist die Prävalenz der Erkrankung in Österreich gesamt 5,5 % (Frauen, Alter 50+: 22 %, Männer, Alter 50+: 6,5 %) – für Deutschland und die Schweiz 6,1, 22,6 bzw. 6,6 %; dies entspricht in etwa der in der EU27 mit GB und CH von 5,6 % gesamt, 22,1 % für Frauen und 6,6 % für Männer [22].

21.3 Risikofaktoren für vertebrale und/oder Schenkelhalsfrakturen und/oder MOF

Es müssen gegebene Risikofaktoren wie Alter und Geschlecht von anderen Risikofaktoren wie eine schon stattgehabte Fx von Risikofaktoren bedingt durch Erkrankungen, Medikamente oder sonstigen Einflüssen, die zum Teil reversibel sind, unterschieden werden (◼ Tab. 21.1). Es gibt Risikofaktoren, die unmittelbar mit einem sehr hohen Frakturrisiko einhergehen (imminentes Frakturrisiko (Fußnote a in ◼ Tab. 21.1)). Einige der Risikofaktoren sollen an eine Abklärung denken lassen, werden dann aber auf Grund mangelnder Datenlage nicht ins Risikokalkül außer der gemessenen Knochendichte einfließen (Fußnote b in ◼ Tab. 21.1). Bei einigen kann auch schon in jüngeren Jahren als 50 an eine

Abklärung gedacht werden (Fußnote c in ◼ Tab. 21.1).

In der Gruppe „Sturzrisikoassoziierte Risikofaktoren" kann nur 1 Risikofaktor gewählt werden, das gilt ebenso für die Gruppe der Glukokortikoide, hier ist auch die rheumatoide Arthritis inkludiert (Fußnote d in ◼ Tab. 21.1). Ebenso kann aus der Gruppe der Wirbelkörperfrakturen nur der höchst gewertete Risikofaktor gewählt werden. Die in der Tabelle hinterlegten Werte des Risikos (Faktoren) gelten für die Gruppe der 70-Jährigen und sind in ◼ Tab. 21.1 jeweils links neben dem Risikofaktor angeführt [10]. Diese können je nach Alter weiter gewichtet werden, so z. B. die Hüftfraktur im letzten Jahr von 50 Jahren mit 3,8 bis zu 5,1 bei den 90-Jährigen. Daher ist eine Therapieentscheidung bei Jüngeren immer mit besonders großer Vorsicht zu treffen. Diese Tabellen sind auf der Homepage des Dachverbands der deutschsprachigen wissenschaftlichen osteologischen Gesellschaften (DVO) ersichtlich [10].

Wie schon eingangs erwähnt, hat das weibliche Geschlecht ein höheres Frakturrisiko als das männliche, ältere Menschen ein höheres als jüngere. Und auch eine niedrige Knochendichte ohne sonstige Risikofaktoren kann in Abhängigkeit des Alters und Geschlechts ein Risiko bedeuten, dies ist aber nur einer unter vielen Risikofaktoren für eine präventive Therapiemaßnahme. Entsprechend ist es Aufgabe des Arztes, all diese Einflüsse zusammenzuführen, um dann eine Therapieentscheidung treffen zu können. Dafür stehen uns Entscheidungshilfen wie das DVO-Modell zur Verfügung, bei welchem der elektronische Rechner noch in Entwicklung ist und das es derzeit nur in Papierform mit Tabellen gibt, oder das mit weniger Risikofaktoren arbeitende Modell nach FRAX (◼ Tab. 21.2), bei dem es schon derzeit ein elektronisches Rechentool gibt [10, 13].

21

◼ Tab. 21.1 Erhöhtes Frakturrisiko mit Angabe zur Höhe des Risikogradienten (Faktor) nach DVO-Leitlinie 2023 [10]; siehe auch Homepage des DVO

Faktor	Frakturvorgeschichte	Faktor	Medikamentöse Therapie	Faktor	Rheumatologische Erkrankungen
2.5 bzw. 4.1	Hüft-Fx je nach Akuität; falls im letzten Jahr [a]		Gruppe orale Glukokortikoide und Rheumatoide Arthritis		Systemischer Lupus Erythematodes (SLE) [b], [c]
2.0 bis 5.0	Wirbelkörper-Fx je nach Anzahl und Genant-Grad sowie Akuität; falls im letzten Jahr [a]	1.3	GC < 2.5mg PÄ über mehr als 3 Monate	2.7	Rheumatoide Arthritis [d] (siehe Glukokortikoide)
1.7	Humerus-Fx	2.3	GC zwischen 2.5 und 7.5mg PÄ über mehr als 3 Monate	1.6	Axiale Spondyloarthritis [c]
1.7	Becken-Fx	4.0	GC < 7.5mg > 3 Monate		**Gastroenterologische Erkrankungen**
1.6	Radius-Fx	4.9	GC > 5mg PÄ begonnen oder erhöht im letzten Jahr [a]		Zöliakie [b]
	Jede Fx postmenopausal und beim Mann ab 50 Jahren mit Ausnahme von Finger, Zehen und Schädel-Fx [b]	2.7	Rheumatoide Arthritis		M. Crohn [b], [c], Colitis ulcerosa [b], [c]
	Allgemeine Risikofaktoren		**Andere Medikamente**		**Endokrinologische Erkrankungen**
1.3	Hüft-Fx beim Elternteil		Aromatasehemmer mit Beginn der Therapie [b], [c]	2.5	Diabetes mellitus I
1.3 bis 2.2	BMI < 20 kg/m²	1.4	Opioide [e]	1.1 bis 1.6	Diabetes mellitus II
1.9	Alkohol (50g/d)	1.2	Antiepileptika (angewendet bei Epilepsie) [e]	2.2	Prim. Hyperpara
1.5 bzw. 1.3	Akt. Rauchen (> 10 Zigaretten/Tag) oder COPD	1.3	Antidepressiva [e]		Cushing und subklin. Hyperkortisolismus [b]
	Gruppe Sturzrisiko-ass. Risikofaktoren aus Neurologie und Geriatrie	1.4	PPI über mehr als 3 Monate		Wachstumshormonmangel bei Hypophyseninsuff. [b]
1.6	Apopl. Insult		**Weitere Erkrankungen**		Männl. Hypogonadismus [b]
2.1	Enc. disseminata	1.5	Herzinsuffizienz		Hormonabl. Therapie beim Mann [b]
1.7	M. Parkinson		B II oder Gastrektomie [b]	1.2	TSH-Suppression < 0.4
1.2	Epilepsie und Antikonvulsiva		Bariatrische Operation [b], [c]		**Erniedrigter TBS**
1.6	Demenz/M. Alzheimer	2.0	MGUS (Monoklonale Gammopathie unklarer Signifikanz)	1.3 bis 1.8	TBS je nach Z-Score ab < -1.0 bis -2.5 SD
1.3	Depression/Antidepressiva		HIV [b], [c]		
1.4	Chron. Hyponatriämie		COPD (siehe Rauchen)		
1.4	Opioide				
1.6 bis 2.0	Sturz in den vergangenen 12 Monaten, mehr als einer [a]				
1.8	Timed up and go Test > 12 Sekunden				

Adaptiert nach der DVO-Leitlinie Osteoporose 2023 [4]

Legende: [a] imminentes Fx-Risiko, [b] Indikator für eine Basisdiagnostik ohne später in der Fx-Risikoberechnung einen Faktor zu erhalten, [c] Basisdiagnostik auch im Alter < 50 Jahre, [d] rheumatoide Arthritis darf nicht gleichzeitig mit einem Risiko der Glukokortikoidgruppe gewählt werden (man nimmt aus dieser Gruppe den Risikofaktor, der mit dem höchsten Faktor bewertet ist); [e] Gleiches gilt für Opioide, Antidepressiva, Antiepileptika und Risikofaktoren aus der Gruppe der Sturzrisikofaktor-assoziierten Risikofaktoren

◘ Tab. 21.2   Frakturrisikofaktoren nach FRAX [13]

BMI < 20	Rheumatoide Arthritis
Stattgehabte niedrigtraumatische Fx (MOF) im Erwachsenenalter	Sekundäre Osteoporose: Typ I (insulinabhängiger) Diabetes, Osteogenesis imperfecta bei Erwachsenen, langjährige, unbehandelte Hyperthyreose, Hypogonadismus oder frühe Menopause (< 45-jährig), chronische Mangelernährung oder Malabsorption und chronische Lebererkrankungen
Pos Familienanamnese für Hüft-Fx	Alkohol über 3 Einheiten täglich
Gegenwärtiges Rauchen	DXA Knochendichte Hüfte, Region Neck
Glukokortikoide ≥ 5 mg täglich	Möglichkeit mit TBS zu korrigieren

21.4 Osteologische Abklärung

Diese beginnt mit einer Anamnese, um schon stattgehabte Frakturen (Fx) zu erfassen und entsprechende Risikofaktoren für eine Fx zu dokumentieren. Die Genese von Fx sollte erhoben werden (atraumatisch wie z. B. Sturz aus dem Stand) oder traumatisch. Es sollten Fx in Jugendjahren von denen im höheren Alter unterschieden werden.

Im Status kann man etwaig klare Hinweise auf eine Osteoporose finden mit einer verstärkten Brustkyphose, einer verstärkten Lendenwirbelsäulenlordose, den dadurch scheinbar verlängerten Armen, dem Tannenbaumphänomen am Rücken. Körpergröße und Gewicht sollten gemessen werden. Eine Körpergrößenabnahme von 5 cm ist ein Hinweis auf eine Osteoporose [23], weiters ist auch ein BMI < 20 mit Osteoporose assoziiert.

Das Sturzrisiko soll erhoben werden, insbesondere, ob Stürze im letzten Jahr aufgetreten sind. Mehr als ein unerklärlicher Sturz im letzten Jahr ist ein hoher Risikofaktor [29]. Ein „Timed-Up-and-Go-Test (TUG)" oder „Chair-rising-Test" kann hierzu für die Dokumentation durchgeführt werden [1], ein verlängerter TUG ist im DVO-Tool als Risikofaktor angeführt.

Eine Medikamentenanamnese muss erhoben werden. Vorerkrankungen sollen erhoben werden. Anhand von Anamnese und Status kann nun ein Präscreening mit der Risikotools der DVO (derzeit Papierform, Rechner in Planung, wahrscheinlich im Laufe 2024 fertig) oder des FRAX durchgeführt werden, ob eine Densitometrie mittels DXA zur weiteren Frakturrisikoabklärung durchgeführt werden soll (siehe auch im Folgenden unter Fx-Risikoabschätzung).

Weiters sollte ein Labor erhoben werden, um sekundäre Ursachen für eine Osteoporose ausschließen zu können, die etwa behandelt werden können, um dadurch deren Risiko zu minimieren (Minimallabor: BSG, CRP, BZ, GOT, GPT, GGT, AP, Krea, eGFR, Na, Ca, P, GE, Elektrophorese, TSH, 25OHVitD, PTH; bei Pathologien entsprechend weiterführendes Labor, ebenso bei V. a. seltene Erkrankungen wie z. B. Mastozytose entsprechende Parameter).

Bei Rückenschmerzen oder auffallendem Status sollte eine Röntgenaufnahme der BWS und LWS erfolgen, um etwaige prävalente Wirbelkörper-Fx zu erkennen, deren Ausmaß nach Genant [15] zu bewerten und deren Anzahl festzustellen.

▪▪ Knochendichtemessung
Vor einer Knochendichtemessung sollte abgeklärt worden sein, ob diese auch notwendig erscheint. So ist diese bei einer gesunden 60-jährigen Frau ohne Risikofaktoren und ohne Fx in der Anamnese entbehrlich (◘ Abb. 21.1). Die Knochendichtemessung sollte außer in wenigen Aus-

21

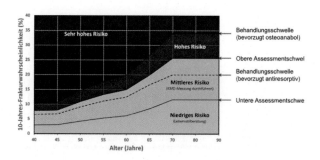

nahmefällen mittels einer DXA (Dual Energy X-ray Absorptiometry) erfolgen [36].

Das Ergebnis wird je nach Alter und Geschlecht gewichtet und in g/cm² Kalziumhydroxylapatitäquivalent angegeben. Weiters wird die Standardabweichung zu einem Kollektiv gesunder junger Erwachsener (T-Score) sowie auch zu gesunden Gleichaltrigen (Z-Score) angegeben. Gemessen wird an der Hüfte (Werte „Gesamt" und „Hals") sowie an L1−L4. Es ist ein zweidimensionales Röntgenverfahren und hat daher auch Schwächen, die es zu erkennen gilt. Die Lagerung ist wesentlich, an der Hüfte sollte vom Trochanter minor in der Abbildung am ausgestellten Befundblatt nur wenig zu sehen sein. An der Lendenwirbelsäule sollten die T-Scores der einzelnen Wirbelkörper nicht mehr als eine Standardabweichung (SD) auseinander liegen. Falsch-hohe Werte können z. B. durch Osteochondrosen, stattgehabte Wirbelkörpereinbrüchen, deutliche Spondylophyten oder eine stark verkalkte Aorta hervorgerufen werden.

Sowohl im FRAX als auch DVO-Modell sollte der T-Score der Hüfte herangezogen werden (FRAX Region „Neck oder Hals", DVO-Wert „Total oder Gesamt"), da diese repräsentativer als die Werte an der LWS für die MOF sind. Bei deutlicher Diskrepanz LWS zu Schenkelhals kann eine Korrektur des Ergebnisses mit Hilfe des TBS (Trabekular Bone Score) erfolgen, der ebenfalls am Befund vorliegen sollte. Hier werden mit Hilfe einer Software verschiedene Grauwerte der „region of interest" (Wirbelkörper) der DXA-Messung verarbeitet, um eine bessere Aussage über die Trabekelstruk-

tur zu erlangen [5]. Beide Risikotools (FRAX und DVO-Modell) haben diesbezüglich eine Korrekturmöglichkeit (■ Tab. 21.1 und 21.2). Der TBS sollte nur bei einem BMI zwischen 15 und 37 kg/m² herangezogen werden, da vor allem bei starkem Übergewicht falsch-niedrige Werte angegeben werden.

Da es zur Drucklegung dieses Buchbeitrages noch kein elektronisches Tool für zur Weiterverwendung meiner erhobenen Befunde für die DVO-Leitlinie gibt (es gibt sie in Papierform [10], ein Rechner sollte im Laufe 2024 fertig sein), sei dies nun anhand des FRAX-Modells erklärt. Anhand von Risikobewertungsgraphiken kann ich abschätzen, wie hoch das vorhandene Risiko je nach Alter und FRAX ist (■ Abb. 21.1 und 21.2).

Ab einem Alter von 70 Jahren gilt es als Konsens, eine DXA auch ohne Risikofaktoren durchzuführen im Sinne eines Screenings [10].

■■ Frakturrisikoabschätzung

Das „vorab" Risikoassessment (siehe oben) ist sowohl anhand des Risikoassessmenttools der DVO als auch des FRAX möglich. Wie erwähnt, beziehe ich mich hier auf das FRAX-Modell, es wird aber demnächst ebenso auch möglich sein, dies elektronisch mit dem DVO-Modell zu bewerkstelligen. Ich habe anhand der Anamnese nun die Möglichkeit, einen FRAX ohne DXA zu berechnen und den erhobenen Wert für die MOF mit einer Tabelle abzugleichen (■ Abb. 21.1). Hierbei ist zu bemerken, dass man das angegebene Ergebnis korrigieren kann: Sollte eine etwaig laufende (Lang-

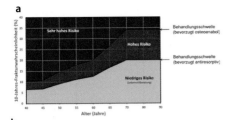

b

Alter, Jahre	Hüftnahe Fraktur (FRAX – Ergebnis für hüftnahe Fraktur für Österreich)	
	Schwelle für hohes Risiko (Behandlung)	Schwelle für sehr hohes Risiko (Osteoanabole Behandlung)
40	0.6	1.0
45	0.9	1.5
50	1.4	2.2
55	1.9	3.1
60	2.7	4.4
65	4.3	6.9
70	7.1	11.3

☐ **Abb. 21.2** Therapieentscheidungshilfe für FRAX-Tool anhand Risikoabschätzung MOF (**a**) oder Hüftfraktur (**b**) bei vorliegender DXA-Messung nachder Österreichischen Osteoporoseleitlinie 2024 [9]. (Mit freundliche Genehmigung der angegebenen Autoren sowie des Springer Verlages, ☐ Abb. 21.2 ist adaptiert unter einer Creative-Commons-Lizenz von [9])

zeit-)Glukokortikoidtherapie (GKT) nicht zwischen 2,5 und 7,5 mg Prednisolonäquivalent (PÄ) sein, dann werden bei Dosen < 2,5 mg täglich – 35 % für die MOF 10-Jahres-Frakturwahrscheinlichkeit abgezogen, – 20 % für die Femurfrakturwahrscheinlichkeit. Ist hingegen die GKT > 7,5 mg PÄ über mehr als 3 Monate, werden 20 % bzw. 15 % hinzugerechnet. Besteht eine deutliche Diskrepanz zur Messung an der LWS und es liegt kein TBS vor, werden 10 % für die MOF zu- oder abgerechnet (Cave: Pitfalls wie oben beschrieben). Bestanden mehr als 2 Stürze im letzten Jahr, kann man 30 % dem Ergebnis der 10-Jahres-Frakturwahrscheinlichkeit für die MOF und auch an der Hüfte zuschlagen; besteht ein Diabetes mellitus Typ 2, kann das Risiko „rheumatoide Arthritis" mit „ja" beantwortet werden [16, 19].

An der X-Achse ist das Alter ersichtlich, an der Y-Achse kann die berechnete 10-Jahres-Frakturwahrscheinlichkeit für die MOF abgeglichen werden. Landet mein Patient im grünen Bereich, ist keine weitere Abklärung mittels DXA erforderlich, die Wahrscheinlichkeit einer Fx in den nächsten Jahren sehr unwahrscheinlich. Zeigt sich ein Ergebnis im orangenen Bereich, sollte eine weitere Abklärung mittels DXA erfolgen, und das nun erhaltene Ergebnis für die MOF mit einer Therapieentscheidungshilfe (☐ Abb. 21.2) abgeglichen werden. Landet mein Patient ohne DXA in ☐ Abb. 21.1 im roten oder dunkelroten Bereich, so ist eine Behandlungsbedürftigkeit gegeben, eine weitere Abklärung mittels DXA nur dann erforderlich, wenn ich einen Ausgangswert erhalten möchte oder im Falle des roten Bereichs eine Entscheidung getroffen werden muss, ob antiresorptiv oder osteoanabol behandelt werden sollte. Eine osteoanabole Osteoporosebehandlung sollte bei allen Patienten erfolgen, deren Ergebnis im dunkelroten Bereich zu liegen kommt (☐ Abb. 21.1 und 21.2) [8, 9]. Einen Abgleich für das Hüftfrakturrisiko kann man für Österreich auch anhand der Tabelle in (☐ Abb. 21.2) machen [9].

Warum wird in diesem Beitrag immer wieder das DVO-Modell besprochen? Der Autor ist überzeugt, dass man mit Be-

21

schäftigung der Risikotabellen und der Diagramme für die Therapieentscheidung ein gutes Gespür bekommt für die Frakturgefährdung der Patienten. Weiters wurde vereinbart, nicht eine 10-Jahres-Frakturwahrscheinlichkeit, sondern eine 3-jährige, vor allem in Anbetracht der betagteren Patienten, zu berechnen, und man war bemüht, möglichst viele relevante Risikofaktoren speziell für ältere Patienten mit belegten Fx-Daten mit einzubeziehen (◘ Tab. 21.1 und 21.3). Angegeben wird in diesem Modell eine Wahrscheinlichkeit von 3 %, 5 % und 10 %, in den nächsten 3 Jahren eine MOF zu erleiden mit den daraus resultierenden Angaben, ob eine spezifische Therapie in Betracht gezogen werden sollte (erreichen der 3 %-Schwelle), empfohlen werden soll und eine osteanabole in Betracht gezogen werden kann (erreichen der 5 %-Schwelle) bzw. ab 10 % eine osteanabole in Betracht gezogen werden soll [10].

In beiden Modellen gibt es auch klare Richtlinien für einen sofortigen Therapiebeginn nach einer Fx, sobald sekundäre Ursachen dafür, wie z. B. Metastasen, ausgeschlossen wurden: Nach einer niedrigtraumatischen singulären Wirbelkörperfraktur 2. oder 3. Grades nach Genant (25–40 % bzw. > 40 % Höhenminderung) oder niedrigtraumatischen multiplen Wirbelkörper-Fx 1. bis 3. Grades nach Genant sowie nach proximalen Femur-Fx nach erfolgter Differenzialdiagnostik soll, wenn andere Ursachen einer Fx nicht wahrscheinlicher sind, individuell auch ohne Knochendichteergebnis eine medikamentöse Therapie empfohlen werden [10, 20, 31].

Ausnahmen gibt es auch bei einer hoch dosierten GKT mit > 7,5 mg PÄ/Tag über mehr als 3 Monate Dauer: Hier sollte eine Therapie rasch und ab einem T-Score < − 1,5 begonnen werden. Die DXA-Messung kann aber bei diesen Ausnahmen helfen, ob eine osteanabole oder antiresorptive Therapie bevorzugt werden soll. Sie soll aber einen Therapiebeginn bei nicht rascher Verfügbarkeit nicht verzögern, man kann das

◘ **Tab. 21.3**   Vergleich FRAX- und DVO-Modell. (Mod. nach [10, 13])

FRAX	DVO
FRAX berücksichtigt nur Risikofaktoren für Fx, die in den für die Datenbasis von FRAX zugrunde liegenden Kohorten systematisch erfasst wurden*	Berücksichtigt klinische Risikofaktoren, die mit einer erhöhten Fx-Neigung einhergehen**
FRAX ergibt ein 10-Jahres-Fx-Risiko mit Einbeziehung der länderspezifischen Mortalität	Ergibt ein 3-Jahres-Fx-Risiko ebenso unter Einschluss der Mortalität
FRAX berücksichtigt prox. Hüft-Fx und MOF	Primäre Zielparameter sind prox. Femur-Fx und Wirbelkörper-Fx

*Korrekturmöglichkeiten   später   dazugekommen (siehe Text)
**Problem: Interaktionen der Risikofaktoren in Bezug auf Gesamt-Fx-Risiko? Es sollen daher nur die 2 stärksten gewertet werden (Multiplikation der in der Leitlinie angegebenen Faktoren)

Therapieregime im Verlauf noch umstellen. Dies gilt im Besonderen auch deshalb, da das Risiko einer Wirbelkörper-Fx bei hohen Dosen dramatisch ansteigt (RR 1,55 bei 2,5 mg PÄ auf RR 5,18 bei > 7,5 mg PÄ/Tag) [31]. Adjustiert man auf die DXA-Messung, ist z. B. das relative Hüftfrakturrisiko bei GKT bei den 50-Jährigen 4,42, bei den 80-Jährigen 2,13; es betrifft also auch die jüngeren Patienten [21].

21.5   Therapie

Allen Patienten, auch wenn ein geringes Fx-Risiko bei der Begutachtung herauskommen sollte, soll ein knochengesunder Lebensstil angeraten werden. Dieser beinhaltet eine kalziumreiche Diät, ausreichende   250H-Vitamin-D-Blutspiegel,

Nikotinverzicht, nicht übermäßigen Alkoholgenuss, eine regelmäßige sportliche Betätigung mit Krafttraining (alles gegen Widerstand benötigt Kraft, es muss nicht die Kraftkammer sein) sowie Training des Gleichgewichts zur Sturzprophylaxe.

Wurde eine Osteopenie oder -porose bzw. ein erhöhtes Fx-Risiko festgestellt, so sollten täglich mindestens 1000 mg Kalzium zugeführt werden, dies kann diätetisch sein, oder auch supplementiert werden (meist 500 mg Ca zusätzlich nötig). Dies auch im Besonderen unter einer laufenden spezifischen Therapie zur Verminderung des Fx-Risikos.

An spezifischen Therapeutika stehen uns antiresorptive oder knochenanabole Medikamente zur Verfügung. Sie sollten eingesetzt werden je nach nachgewiesener Senkung von Fx-Raten, Indikation für postmenopausale Osteoporose, Osteoporose des Mannes und GK-induzierter Osteoporose (◘ Tab. 21.4).

Für Alendronat gibt es Sicherheitsdaten über 10 Jahre lang [33], für Zoledronat über 6 [2], Raloxifen 8 und Denosumab 10 Jahre [4]. Systemische Östrogene/Gestagene sollen nur bei Unverträglichkeit oder Kontraindikationen gegenüber den anderen Osteoporosetherapeutika zur Therapie der Osteo-

◘ **Tab. 21.4** Spezifische Osteoporosetherapeutika

◘ Tab. 21.4 (adaptiert DVO [10])	Risikoreduktion für		
Substanz	Wirbelkörper-Fx	Femur-Fx	Periphere Fx
Antiresorptiva			
Bisphosphonat			
Alendronat[*, **]	A	A	A
Ibandronat	A	-	B
Risedronat[*, **] (nur für Frauen)	A	A	A
Zoledronat[*, **]	A	A	A
RANK-Ligand-Antikörper			
Denosumab[*, **]	A	A	A
Hormon			
Östrogene	A	A	A
Selektiver Östrogenrezeptor-Modulator (SERM)			
Raloxifen	A	-	-
Osteoanabolika			
Teriparatid[*, **]	A	A	A
Dualer Wirkmechanismus			
Romosozumab	A	A	A
Strontiumranelat	A	B	A

A bzw. B: Empfehlungsgrad bezüglich vorliegender Evidenz
[*]Zulassung Osteoporose des Mannes
[**]Zulassung glukokortikoidinduzierte Osteoporose

porose eingesetzt und unter gynäkologischer Aufsicht verordnet werden [14].

Alle Therapeutika führen nicht nur zu einer Erhöhung der Knochendichte, sondern auch zu einer Reduktion der Frakturen, wobei unterschiedliche Evidenz bezüglich der Fx-Senkungsrate an den für die Osteoporose-Fx wichtigen Orten besteht (◘ Tab. 21.4).

Die Auswahl des Präparates soll je nach Praktikabilität (orale Bisphosphonate sollen nüchtern, eine halbe Stunde vor dem Frühstück mit 1 bis 2 Glas Wasser eingenommen werden, es gibt Formulierungen für tägliche Einnahme, einmal wöchentliche Einnahme oder auch alle 4 Wochen, entsprechend muss hier die Compliance auch zutreffen), und auch je nach Fx-Risiko (knochenanabole Präparate sollten bei hohem und vor allem sehr hohem Risiko oder auch nach Fx trotz ausreichend langer Anwendung von Antiresorptiva der Vorzug gegeben werden); bestimmte Präparate sollen nicht bei Nierenfunktion mit einer eGFR von < 30 angewendet werden (das gilt vor allem für i.v.-Biphosphonate, orale sollten nur mit Vorsicht angewendet werden, ebenso auch Teriparatid), Romosozumab sollte nicht bei erhöhtem kardiovaskulärem Risiko verschrieben werden.

Teriparatid ist in der Anwendungsdauer begrenzt mit 24 Monaten, Romosozumab mit 12 Monaten [34]. Bei beiden sowie unbedingt auch nach einem Therapiestopp von Denosumab [3] muss eine Anschlusstherapie erfolgen (Denosumab nach 3 bis 6 Monaten, Teriparatid gleich im Anschluss, Romosozumab nach 1 Monat). Auch nach Östrogenen als Osteoporosetherapie und nach Raloxifen sollte eine Anschlusstherapie erfolgen, und sei es nur, um den Knochendichtegewinn zu erhalten [11].

Nach stattgehabter osteoporotischer Fx sollte, sofern noch keine Osteoporosetherapie besteht, möglichst rasch eine solche

etabliert werden [26]. Dies kann gleich im Anschluss erfolgen, bei Zolendronat i.v. sollte zur operativen Versorgung ein Abstand von 2 Wochen eingehalten werden, aber auch nur dann, wenn die entsprechende Gabe später auch gewährleistet ist [12], im Zweifelsfall auch früher. Bei bestehender spezifischer Therapie und trotzdem stattgehabter Fx ist diese Therapie zu überprüfen, ob nicht ein anderes Therapieprinzip angewendet werden sollte.

Bei niedrigem Fx-Risiko oder Wegfall eines Risikofaktors kann nach ausreichend langer Therapie eine Therapiepause („drug holiday") in Betracht gezogen werden [28]. Dies gilt vor allem nach einer entsprechend langen Therapie mit Bisphosphonaten bei fehlenden bisherigen Fx und einem DEXA T-Score > − 2,5. Bisphosphonate sind noch lange nach ihrer Verabreichung im Knochen nachweisbar und behalten dort auch weiter ihre Wirksamkeit, ein Verlust an Knochendichte erfolgt somit langsamer als ohne bisherige Therapie. Ebenso gibt es die Möglichkeit einer „Kombinationstherapie" mit antiresorptiven und osteoanabolen Ansätzen; diese sollten aber, wenn überhaupt, nur durch spezialisierte Zentren durchgeführt werden [24]. „Sequenzielle" Therapieansätze wurden weiter oben besprochen und sind bei einigen Therapien auch unbedingt erforderlich (z. B. nach Denosumab, Raloxifen, Romosozumab oder Teriparatid).

■ **Weitere Therapieaspekte**

Bei stattgehabter Fx, hier vor allem nach Wirbelkörper-Fx, ist auf eine ausreichende Schmerztherapie zu achten [35]. Nach Wirbelkörper-Fx ist zu entscheiden, ob eine wirbelsäulenaufrichtende Orthese verordnet werden soll [18], innerhalb von 6 Wochen kann auch erwogen werden, eine Kypho- oder Vertebroplastie durchführen zu lassen, dies vor allem, wenn die Schmerzen nicht beherrschbar sind [30]. Auf jeden Fall ist nach jeglicher Fx eine möglichst baldige Mobilisierung anzustreben [17].

Zur raschen Einleitung einer osteoporosespezifischen Therapie haben sich sogenannte Fracture-Liaison-Dienste in versorgenden Unfallspitälern bewährt, um eine sichere Versorgung der Patienten zu gewährleisten [37]. Eine Osteoporosetherapie oder die Empfehlung zur weiteren Abklärung sollte dadurch rasch gewährleistet sein. Die Patienten sollten auch aufgeklärt werden, das häusliche Umfeld auf etwaige Stolperfallen zu überprüfen und diese auch zu beseitigen, auf ausreichend Licht im häuslichen Umfeld soll geachtet werden und ggf. auch der Visus überprüft werden [32].

> **Fallbeispiel**
> Eine 65-jährige Frau mit einem BMI von 22,5 kg/m^2 bei 170 cm Körpergröße und 65 kg Körpergewicht kommt zur osteologischen Abklärung. Sie war und ist gesund, hatte bisher keine Fx, raucht nicht und trinkt nicht übermäßig Alkohol. Sie nimmt keine Medikamente, und sie stürzt nicht aus ungeklärter Ursache. Ihr Labor ist bland. Eingegeben in den FRAX-Rechner (herangezogen der FRAX für Österreich) ergibt sich ohne Knochendichtemessung eine 10-Jahres-Fx-Wahrscheinlichkeit von 9 % für MOF, für eine Hüftfraktur von 2,3 %. Eingetragen in die Entscheidungshilfe, ob eine DXA durchgeführt werden sollte, erreicht sie den orangenen Bereich unterhalb der Interventionsschwelle (◼ Abb. 21.1). Eine Absicherung mit einer DXA sollte daher erfolgen. Bei einem T-Score an der Hüfte Region Neck von − 1,0 würde das 10-Jahres-Risiko auf 6,6 % für MOF und 0,8 % für die Hüfte sinken; abgeglichen mit ◼ Abb. 21.2, wäre sie für beide (MOF und Hüftfraktur) im grünen Bereich mit niedrigem Fx-Risiko, eine knochengesunde Lebensweise sollte

weiterhin erfolgen. Wäre das Ergebnis der DXA ein T-Score von − 3.0, dann erreicht sie mit 16 % für die MOF die Grenze zum hohen Risiko und mit 6.7 % für die Femurhals-Fx (FH-Fx) den roten Bereich (siehe Tabelle in ◼ Abb. 21.2b) für ein hohes Frakturrisiko; eine spezifische Therapie sollte eingeleitet werden.

Nehmen wir nun als 2. Beispiel an, diese Patientin hat eine rheumatoide Arthritis (RA). Ohne DXA besteht nun das Risiko für MOF 13 %, für eine FH-Fx 4,1 %. Eine DXA sollte ebenfalls durchgeführt werden. Schon ein T-Score von. − 2.3 wäre nun ausreichend bei einem dann errechneten 10-Jahres-Fx-Risiko von 4.5 % an der Hüfte, eine spezifische Therapie einzuleiten (siehe Tab. in ◼ Abb. 21.2b).

Nehmen wir nun als 3. Beispiel an, sie braucht über mehr als 3 Monate GK in einer Dosis zwischen 2,5 und 7,5 mg PÄ täglich wegen einer Polymyalgia rheumatica. Sie erreicht bei einem T-Score von − 2.1 die Therapieschwelle. Würde man höhere Dosen Glukokortikoide über längere Zeit brauchen, müsste man schon ab einem T-Score von − 1,5 entsprechend handeln.

Nehmen wir nun als 4. Beispiel an, sie hat eine RA und muss GK über mehr als 3 Monate in einer Dosis von 2,5 bis 7,5 mg PÄ einnehmen, dann erreicht sie die Schwelle für eine Therapie schon bei einem T-Score von − 1.3 für die MOF (15 %). Schon alleine das Screening ohne DXA ergibt dann für die MOF 21 % und 8,5 % für die FH-Fx (◼ Abb. 21.1). Natürlich hilft die DXA hier weiter, ob die Schwelle für eine osteoanabole Therapie erreicht wird: So wäre das 10-Jahres-Fx-Risiko z. B. bei einem T-Score von − 2,2 7.3 % für die FH-Fx, und es besteht somit ein sehr hohes Risiko nach dem FRAX-Modell (Tabelle in ◼ Abb. 21.2).

21

◘ Tab. 21.5 Faktoren, die in dem hier angeführten Beispiel benötigt werden, um die entsprechende Schwelle nach dem DVO-Modell mit oder ohne DXA (Femur gesamt) für eine Therapie zu erreichen; Ausschnitte aus den jeweils publizierten Tabellen [10]

◘ Tab. 21.5	3 Jahres-Fx-Risiko für MOF	Faktor ohne DXA	Faktor bei T-Score − 1,0	Faktor bei T-Score − 1,5	Faktor bei T-Score − 2,0	Faktor bei T-Score − 2,5
65-jährige Frau	3 %	3	2,3	1,7	1,2	Erreicht
	5 %	5	4	3	2,1	1,5
	10 %	9	7,5	6	4	3,1

Schaut man sich diese 4 Konstellationen nach dem DVO-Modell an, so sind GK und RA in ein und derselben Gruppe, es darf nur der am stärksten gewertete herangezogen werden. Die GK sind bei Dosen < 2,5 mg bis langlaufend und zuletzt um > 5 mg erhöhter Therapie mit einem Faktor von 1,3 bis 4,9 gewertet, die RA mit 2,7 (◘ Tab. 21.1). ◘ Tab. 21.5 zeigt zusammengefasst das DVO-Modell für unsere 65-jährige Patientin. Auch hier besteht in Spalte „ohne DXA" eine Möglichkeit abzuschätzen, ob eine DXA notwendig ist und welcher Faktor eine solche Entscheidung eindeutig bejaht. Das Gleiche dann, welcher Faktor erreicht werden muss um ein 3-, 5- oder 10 %iges 3-Jahres-Frakturrisiko für MOF anzuzeigen.

Die gesunde 65-Jährige erreicht die Therapieschwelle bei einem T-Score von − 2,5. Mit einer RA (Faktor 2,7) erreicht sie die 3-%-Schwelle bei einem T-Score von − 1,0, die 5-%-Schwelle bei einem T-Score zwischen − 1,5 und − 2,0, die 10-%-Schwelle nicht. Nimmt sie, wie im Beispiel 3 erwähnt, GK mit PÄ-Dosis 2,5–7,5 mg täglich (Faktor 2,3) ebenso die 3-%-Schwelle bei − 1,0, die 5-%-Schwelle bei einem T-Score von − 2,0, die 10 % Schwelle nicht. Eine Kombination dieser 2 Risikofaktoren ist nach dem DVO-Modell nicht vorgesehen, der höhere Faktor der Risikofaktoren aus derselben Gruppe würde herangezogen. Die Ergebnisse sind also mit dem FRAX-Modell vergleichbar.

Nach Wegfallen eines Risikofaktors, wie z. B. einer GK-Therapie, ist dieser Risikofaktor zumindest nach dem DVO-Modell nach 1 Jahr nicht mehr zu werten.

Kommentar: Eine Osteoporosetherapie sollte nicht nur nach einem Knochendichtemessergebnis erfolgen, sondern nach dem erwartetem Fx-Risiko. Hier gibt es zwei sehr taugliche Mittel, um dieses zu ermitteln: nämlich das DVO-Modell und FRAX; beide geben auch Hinweise, ob primär knochenanabol oder antiresorptiv behandelt werden sollte. Vor Beginn einer Osteoporosetherapie sollte auch die erwartete Dauer dieser abgewogen werden, im Besonderen bei jüngeren Patienten. Dies auch in Anbetracht von sequenzieller Therapie und etwaiger Therapiepausen. Daher sollten Therapieentscheidungen primär von in der Osteoporosetherapie erfahrenen Ärzten getroffen werden.

Häufig verwendete Abkürzungen
DVO Dachverband Osteologie
   DXA Dual-X-Ray-Absorptiometrie
   FRAX Fracture Risk Assessment Tool
   Fx Fraktur
   FH-Fx Femurhalsfraktur
   GKT Glukokortikoidtherapie
   MOF Major Osteoporotic Fracture (vertebrale Frakturen, Hüftfrakturen, distale Radiusfrakturen, proximale Humerusfrakturen)
   PÄ Prednisolonäquivalent

TBS Trabecular Bone Score

T-Score Standardeviation – Abweichung zu jungen Erwachsenen

Z-Score Standardeviation – Abweichung zu Gleichaltrigen

Literatur

1. Beauchet O, Fantino B, Allali G, Muir SW, Montero-Odasso M, Annweiler C (2011) Timed up and go test and risk of falls in older adults: a systematic review. J Nutr Health Aging 15(10):933–938

2. Black DM, Reid IR, Boonen S, Bucci-Rechtweg C, Cauley JA, Cosman F, Cummings SR, Hue TF, Lippuner K, Lakatos P, Leung PC, Man Z, Martinez RL, Tan M, Ruzycky ME, Su G, Eastell R (2012) The effect of 3 versus 6 years of zoledronic acid treatment of osteoporosis: a randomized extension to the HORIZON-Pivotal Fracture Trial (PFT). J Bone Miner Res 27(2):243–254

3. Bone HG, Bolognese MA, Yuen CK, Kendler DL, Miller PD, Yang YC, Grazette L, San Martin J, Gallagher JC (2011) Effects of denosumab treatment and discontinuation on bone mineral density and bone turnover markers in postmenopausal women with low bone mass. J Clin Endocrinol Metab 96(4):972–980

4. Bone HG, Wagman RB, Brandi ML, Brown JP, Chapurlat R, Cummings SR, Czerwiński E, Fahrleitner-Pammer A, Kendler DL, Lippuner K, Reginster JY, Roux C, Malouf J, Bradley MN, Daizadeh NS, Wang A, Dakin P, Pannacciulli N, Dempster DW, Papapoulos S (2017) 10 years of denosumab treatment in postmenopausal women with osteoporosis: results from the phase 3 randomised FREEDOM trial and open-label extension. Lancet Diabetes Endocrinol 5(7):513–523

5. Carey JJ, Buehring B (2018) Current imaging techniques in osteoporosis. Clin Exp Rheumatol 36 Suppl 114(5):115–126

6. Consensus Development Conference (1991) Diagnosis, prophylaxis and treatment of osteoporosis. Am J Med 90:107–110

7. Cranney A, Jamal SA, Tsang JF, Josse RG, Leslie WD (2007) Low bone mineral density and fracture burden in postmenopausal women. CMAJ 177(6):575–580

8. Dimai HP, Johansson H, Harvey NC, Lorentzon M, Liu E, Vandenput L, Fahrleitner-Pammer A, Pietschmann P, Muschitz C, McCloskey EV,

Kanis JA (2022) Osteoporosis treatment in Austria-assessment of FRAX-based intervention thresholds for high and very high fracture risk. Arch Osteoporos 17(1):141

9. Dimai HP, Muschitz C, Amrein K, Bauer R, Cejka D, Gasser RW, Gruber R, Haschka J, Hasenöhrl T, Kainberger F, Kerschan-Schindl K, Kocijan R, König J, Kroißenbrunner N, Kuchler U, Oberforcher C, Ott J, Pfeiler G, Pietschmann P, Puchwein P, Schmidt-Ilsinger A, Zwick RH, Fahrleitner-Pammer A (2024) Osteoporose – Definition, Risikoerfassung, Diagnose, Prävention und Therapie (Update 2024) : Leitlinie der Österreichischen Gesellschaft für Knochen- und Mineralstoffwechsel [Osteoporosis-Definition, risk assessment, diagnosis, prevention and treatment (update 2024) : Guidelines of the Austrian Society for Bone and Mineral Research]. Wien Klin Wochenschr. 2024(Suppl 16):599–668. German. https://doi.org/10.1007/s00508-024-02441-2. Epub 2024 Oct 2. PMID: 39356323.

10. https://leitlinien.dv-osteologie.org/. Zugegriffen am 06.04.2024

11. Elbers LPB, Raterman HG, Lems WF (2021) Bone mineral density loss and fracture risk after discontinuation of anti-osteoporotic drug treatment: a narrative review. Drugs 81(14):1645–1165

12. Eriksen EF, Lyles KW, Colón-Emeric CS, Pieper CF, Magaziner JS, Adachi JD, Hyldstrup L, Recknor C, Nordsletten L, Lavecchia C, Hu H, Boonen S, Mesenbrink P (2009) Antifracture efficacy and reduction of mortality in relation to timing of the first dose of zoledronic acid after hip fracture. J Bone Miner Res 24(7):1308–1313

13. FRAX. https://frax.shef.ac.uk/FRAX/tool.aspx?lang=de. Zugriffsdatum 06.04.2024

14. Gartlehner G, Patel SV, Reddy S, Rains C, Schwimmer M, Kahwati L (2022) Hormone therapy for the primary prevention of chronic conditions in postmenopausal persons: updated evidence report and systematic review for the US preventive services task force. JAMA 328(17):1747–1176

15. Genant HK, Wu CY, van Kuijk C, Nevitt MC (1993) Vertebral fracture assessment using a semiquantitative technique. J Bone Miner Res 8(9):1137–1148

16. Gregson CL, Armstrong DJ, Bowden J, Cooper C, Edwards J, Gittoes NJL, Harvey N, Kanis J, Leyland S, Low R, McCloskey E, Moss K, Parker J, Paskins Z, Poole K, Reid DM, Stone M, Thomson J, Vine N, Compston J (2022) UK clinical guideline for the prevention and treatment of osteoporosis. Arch Osteoporos 17(1):58

17. Hoffmann I, Shojaa M, Kohl M, von Stengel S, Becker C, Gosch M, Jakob F, Kerschan-Schindl K, Kladny B, Clausen J, Lange U, Middeldorf S,

21

Peters S, Schoene D, Sieber C, Tholen R, Thomasius F, Bischoff-Ferrari HA, Uder M, Kemmler W (2022) Exercise reduces the number of overall and major osteoporotic fractures in adults. Does supervision make a difference? Systematic review and meta-analysis. J Bone Miner Res 37(11):2132–2148

18. Jin YZ, Lee JH (2016) Effect of brace to osteoporotic vertebral fracture: a meta-analysis. J Korean Med Sci 31(10):1641–1649
19. Kanis JA et al (2011) Guidance for the adjustment of FRAX according to the dose of glucocorticoids. Osteoporos Int 22(3):809–816
20. Kanis JA, Borgstrom F, De Laet C, Johansson H, Johnell O, Jonsson B, Oden A, Zethraeus N, Pfleger B, Khaltaev N (2005) Assessment of fracture risk. Osteoporos Int 16(6):581–589
21. Kanis JA, Johansson H, Oden A, Johnell O, de Laet C, Melton LJ III, Tenenhouse A, Reeve J, Silman AJ, Pols HA, Eisman JA, McCloskey EV, Mellstrom D (2004) A meta-analysis of prior corticosteroid use and fracture risk. J Bone Miner Res 19(6):893–899
22. Kanis JA, Norton N, Harvey NC, Jacobson T, Johansson H, Lorentzon M, McCloskey EV, Willers C, Borgström F (2021) SCOPE 2021: a new scorecard for osteoporosis in Europe. Arch Osteoporos 16(1):82
23. Kantor SM, Ossa KS, Hoshaw-Woodard SL, Lemeshow S (2004) Height loss and osteoporosis of the hip. J Clin Densitom 7(1):65–70
24. LeBoff MS, Greenspan SL, Insogna KL, Lewiecki EM, Saag KG, Singer AJ, Siris ES (2022) The clinician's guide to prevention and treatment of osteoporosis. Osteoporos Int 33(10):2049–2102
25. Malle O, Borgstroem F, Fahrleitner-Pammer A, Svedbom A, Dimai SV, Dimai HP (2021) Mind the gap: Incidence of osteoporosis treatment after an osteoporotic fracture – results of the Austrian branch of the International Costs and Utilities Related to Osteoporotic Fractures Study (ICUROS). Bone 142:115071
26. McCloskey E, Rathi J, Heijmans S, Blagden M, Cortet B, Czerwinski E, Hadji P, Payer J, Palmer K, Stad R, O'Kelly J, Papapoulos S (2021) The osteoporosis treatment gap in patients at risk of fracture in European primary care: a multi-country cross-sectional observational study. Osteoporos Int 32(2):251–259
27. Muschitz C, Hummer M, Grillari J, Hlava A, Birner AH, Hemetsberger M, Dimai HP (2022) Epidemiology and economic burden of fragility fractures in Austria. Osteoporos Int 33(3):637–647
28. Nayak S, Greenspan SL (2019) A systematic review and meta-analysis of the effect of bisphosphonate drug holidays on bone mineral density and osteoporotic fracture risk. Osteoporos Int 30(4):705–720

29. Nevitt MC, Cummings SR, Stone KL, Palermo L, Black DM, Bauer DC, Genant HK, Hochberg MC, Ensrud KE, Hillier TA, Cauley JA (2005) Risk factors for a first-incident radiographic vertebral fracture in women > or = 65 years of age: the study of osteoporotic fractures. J Bone Miner Res 20(1):131–140
30. Rodriguez AJ, Fink HA, Mirigian L, Guañabens N, Eastell R, Akesson K, Bauer DC, Ebeling PR (2017) Pain, quality of life, and safety outcomes of kyphoplasty for vertebral compression fractures: report of a task force of the American Society for Bone and Mineral Research. J Bone Miner Res 32(9):1935–1944
31. Ryg J, Rejnmark L, Overgaard S, Brixen K, Vestergaard P (2009) Hip fracture patients at risk of second hip fracture: a nationwide population-based cohort study of 169,145 cases during 1977–2001. J Bone Miner Res 24(7):1299–1307
32. Salonen L, Kivelä SL (2012) Eye diseases and impaired vision as possible risk factors for recurrent falls in the aged: a systematic review. Curr Gerontol Geriatr Res 2012:271481
33. Schwartz AV, Bauer DC, Cummings SR, Cauley JA, Ensrud KE, Palermo L, Wallace RB, Hochberg MC, Feldstein AC, Lombardi A, Black DM, FLEX Research Group (2010) Efficacy of continued alendronate for fractures in women with and without prevalent vertebral fracture: the FLEX trial. J Bone Miner Res 25(5):976–982
34. Siehe Fachinformation der Präparate (Austria Codes Fachinformation, Apothekerverlag, Erscheinungsdatum 01.09.2024)
35. Vellucci R, Terenzi R, Kanis JA, Kress HG, Mediati RD, Reginster JY, Rizzoli R, Brandi ML (2018) Understanding osteoporotic pain and its pharmacological treatment. Osteoporos Int 29(7):1477–1491
36. Viswanathan M, Reddy S, Berkman N, Cullen K, Middleton JC, Nicholson WK, Kahwati LC (2018) Screening to prevent osteoporotic fractures: updated evidence report and systematic review for the US preventive services task force. JAMA 319(24):2532–2551
37. Wilson N, Hurkmans E, Adams J, Bakkers M, Balážová P, Baxter M, Blavnsfeldt AB, Briot K, Chiari C, Cooper C, Dragoi R, Gäbler G, Lems W, Mosor E, Pais S, Simon C, Studenic P, Tilley S, de la Torre J, Stamm TA (2020) Prevention and management of osteoporotic fractures by non-physician health professionals: a systematic literature review to inform EULAR points to consider. RMD Open 6(1):e001143
38. World Health Organization (1994) Assessment of fracture risk and its application to screening for postmenopausal osteoporosis: report of a WHO study group [meeting held in Rome from 22 to 25 June 1992]. World Health Organization

Rheuma und rheumatologische Pharmakotherapie in der Schwangerschaft

Antonia Mazzucato-Puchner, Judith Sautner und Klara Rosta

Inhaltsverzeichnis

R. J. Puchner, A. Mazzucato-Puchner (Hrsg.), *Rheumatologie aus der Praxis*,
https://doi.org/10.1007/978-3-662-69693-4_22

22

Frauen leiden häufiger unter Autoimmuner-krankungen wie der rheumatoiden Arthritis oder systemischem Lupus erythemadotes als Männer. Die Diagnose wird nicht selten im gebärfähigen Alter gestellt. Fortschritte in der Therapie, darunter Biologika, haben zu einer Steigerung der Lebensqualität und der körperlichen Funktion geführt. Aus diesem Grund gewinnt das Thema Kinderwunsch und Familienplanung bei diesen Patientin-nen zunehmend an Bedeutung. Der richtige Zeitpunkt ist entscheidend, da un-kontrollierte entzündliche Prozesse den Ein-tritt einer Schwangerschaft erschweren kön-nen und mit mehr fetalen und maternalen Komplikationen assoziiert sind. Dement-sprechend ist eine sorgfältige Planung äu-ßerst wichtig. Eine Schwangerschaft kann bei einer Rheumapatientin in Abhängigkeit von der Grundkrankheit und der laufenden medikamentösen Therapie eine Risiko-schwangerschaft sein, welche in interdiszi-plinärer Zusammenarbeit zwischen Gynäko-logen, Rheumatologen und gegebenenfalls Endokrinologen und Nephrologen unter engmaschigen Kontrollen zu begleiten ist. In diesem Fall ist die Planung der Geburt in einem Zentrum mit Neonatologie anzu-raten.

Bei Planung einer Schwangerschaft sollte bereits eine ausreichende Folsäure- (0,8–1 mg/Tag) und Vitamin-D-Supplementierung gegeben werden.

arthritis (PsA) oder axialer Spondylarthritis (axSPA) entspricht in etwa der der Normal-bevölkerung. Allerdings ist die Dauer bis zum Eintritt einer Schwangerschaft oft ver-längert, insbesondere bei erhöhter Krank-heitsaktivität sowie Einnahme von NSAR und Steroiden um die Empfängnis [1].

Die fetale Entwicklung verläuft meist ungestört bis auf ein vermindertes Geburts-gewicht und erhöhtes Risiko für Früh-geburt, assoziiert mit aktiver Erkrankung [2, 3].

Bei Patientinnen mit RA kommt es ten-denziell zur schwangerschaftsinduzierten Abnahme der RA-Gelenkaktivität, jedoch nicht in dem Maße, wie wir es früher an-genommen haben. Dieses bekannte klini-sche Phänomen wird durch hormonelle Ver-änderungen wie einen erhöhten Östrogen-spiegel und immunologische Veränderungen während der Schwangerschaft erklärt. Post-partal kommt es häufig innerhalb von 3–6 Monaten oder mit dem Abstillen zu einer Exazerbation der RA [4–6].

PsA-Patientinnen entwickeln ähnliche klinische Verläufe wie RA-Patientinnen. Während periphere Arthritis tendenziell positiv beeinflusst wird, zeigen sich bei entzündlichen Rückenschmerzen im Rah-men einer axSPA oft Verschlechterungen während der Schwangerschaft, insbesondere um die 20. Schwangerschaftswoche [7].

22.1 Verschiedene rheumatische Erkrankungen und Schwangerschaft

22.1.1 Entzündliche Gelenkerkrankungen

Die Fruchtbarkeit von Patienten mit entzündlichen Gelenkerkrankungen wie rheumatoider Arthritis (RA), Psoriasis-

22.1.2 Systemischer Lupus erythematodes (SLE)

Die Fertilität von SLE-Patientinnen ist grundsätzlich nicht eingeschränkt. Aller-dings kann eine Therapie mit Cyclo-phosphamid (CYC) die Eierstockreserve beeinflussen. Aus diesem Grund werden heute Protokolle mit einer niedrigeren ku-mulativen CYC-Dosis oder alternative The-rapien wie Mycophenolat-Mofetil im gebärfähigen Alter eingesetzt. Bei Patientinnen mit SLE ist die Rate an mütterlichen und kindlichen Schwangerschaftskomplikationen deutlich erhöht gegenüber der Normalbevölkerung.

Zu den bedeutendsten Risikofaktoren für Schwangerschaftskomplikationen zählt eine hohe SLE-Aktivität, weshalb - ähnlich wie bei der RA - die Remission oder niedrige Krankheitsaktivität für die Planung bzw. den optimalen Zeitpunkt einer Konzeption ausschlaggebend ist. Bei schweren Organmanifestationen wie aktivem schubhaftem SLE, aktueller Lupusnephritis, Neurolupus mit ZNS-Befall, nephrotischem Syndrom oder schwerer arterieller Hypertonie sollte eine Schwangerschaft postponiert werden. Spontanaborte, Tot- und Frühgeburten sind häufiger, das mittlere Geburtsgewicht ist vermindert. SLE-Exazerbationen werden in der 2. Schwangerschaftshälfte oder im Wochenbett bei 65 % beobachtet. Abgesehen von der Aktivität gelten Antiphospholipidantikörper als Prädiktoren für weitere Komplikationen im Sinne eines sekundären Antiphospholipid-Syndroms mit venösen und arteriellen Thrombosen, Häufung von EPH-Gestosen, rezidivierenden Aborten, Frühgeburten und Wachstumsretardierung [8]. Eine Schwangerschaft ist bei einer SLE-Patientin jedenfalls als Risikoschwangerschaft zu betrachten. SLE-Patientinnen sollten in einem geburtshilflichen Zentrum überwacht werden, speziell im 3. Trimester mit entsprechender geburtshilflicher Sonographie-Expertise zum Screening von Plazentainsuffizienz bzw. „small for date", fetaler Echokardiographie bei Verdacht auf fetale Rhythmusstörungen oder Myokarditis, vor allem bei Anti-Ro/SS-A- und/oder Anti-La/SS-B-Positivität. Die Gabe von Antimalariamitteln wird bei SLE-Patientinnen sowohl vor als auch in der gesamten Schwangerschaft empfohlen, weil die Schubwahrscheinlichkeit dadurch deutlich reduziert wird.

Ist die Patientin SS-A/Ro- und SS-B/La-positiv, kann sich beim Neugeborenen ein neonataler Lupus (ca. 2 %) mit kongenitalem Herzblock, ein kutaner Lupus, Zytopenien bzw. Hepatitis und Pneumonitis entwickeln.

22.2 Pharmakotherapie

Die ersten internationalen Empfehlungen zu diesem Thema wurden 2016 von der European Alliance of Associations for Rheumatology (EULAR) veröffentlicht, befinden sich jedoch derzeit in Überarbeitung [9]. Im Jahr 2020 gab das American College of Rheumatology (ACR) umfangreiche diesbezügliche Empfehlungen heraus. Diese Publikation ist sehr hilfreich in der klinischen Praxis, weil sie nicht nur die medikamentöse Therapie während der Schwangerschaft behandelt, sondern auch wichtige Aspekte wie Empfängnisverhütung, assistierte Reproduktionstechnologien (ART), Erhaltung der Fruchtbarkeit während einer gonadotoxischen Therapie und den perimenopausalen Einsatz von Hormonersatztherapien (HRT) berücksichtigt [10].

Die jüngste Leitlinie, basierend auf Erkenntnissen, die zwischen dem 1. Januar 2014 und dem 31. Dezember 2020 veröffentlicht wurden, ist die Leitlinie der Britisch Society for Rheumatology (BSR) [11]. Neben internationalen Empfehlungen wurde 2019 auch ein österreichisches Konsensus-Statement der nationalen Fachgesellschaften für Gastroenterologie, Dermatologie und Rheumatologie, unterstützt von Gynäkologie und Humangenetik, publiziert [12]. Die zusammenfassende Tabelle dieses Konsensus wurden unter Berücksichtitgung der erwähnten neuen Richtlinien aktualisiert (◻ Tab. 22.1).

Tab. 22.1 Empfehlungen zum möglichen Einsatz von NSAR, Glukokortikoiden, csDMARDs, bDMARDs und tsDMARDs präkonzeptionell, in Schwangerschaft und Stillzeit, mit spezifischen Kommentaren zu den einzelnen Substanzen

Substanz	präkonzeptionell	Schwangerschaft (SS)	Stillzeit	Empfehlung/Kommentar
Nicht-steroidale Antirheumatika (NSAR)				Bei Problemen mit der Konzeption absetzen. Anwendung im ersten und zweiten Trimenon möglich, jedoch spätestens in der 30.–32. Schwangerschaftswoche absetzen. Stillzeit: Ibuprofen bevorzugen.
Prednisolon				Verwenden Sie die niedrigste effektive Dosis und bevorzugen Sie eine Steroid-sparende Medikation. Stillzeit: Bei einer Dosis > 20 mg sollte die Muttermilch verworfen werden, und das Stillen soll frühestens 4 Stunden nach der Einnahme wieder aufgenommen werden.
Konventionelle synthetische DMARDs				
Avacopan				
Azathioprin				Die Dosis sollte in der SS nicht 2 mg/kg überschreiten.
Chloroquin				
Hydroxychloroquin				
Colchizin				Die Dosis sollte in der SS nicht 1 mg/kg überschreiten.
Sulfasalazin				Die Dosis sollte in der SS nicht 2 g/kg überschreiten. Eine erhöhte Folsäure-Substitution (5mg pro Tag) bis zur 12 SSW empfohlen.
Cyclophosphamid				Ausnahme bei Lebens-/Organbedrohender Erkrankung im 2. und 3. Trimenon (nach abgeschlossener embryonaler Organbildung)
Methotrexat				Bei Frauen, die innerhalb eines Monats vor Empfängnis mit niedrig dosiertem (25mg/Woche) MTX behandelt wurden, ist eine erhöhte Folsäure-Substitution (5mg pro Tag) bis zur 12 SSW empfohlen.
Leflunomid				Im Tierversuch teratogen, humane Daten nicht ausreichend für eine Empfehlung. HWZ 2 Jahre, bei Kinderwunsch oder ungeplanter SS Cholestyramin-Washout (8g dreimal tgl für 11 Tage) und Spiegelkontrolle (<0,02mg/l)
Mycophenolat Mofetil				
Cyclosporin A				regelmäßige Blutdruck-Kontrolle
Tacrolimus				regelmäßige Blutdruck-Kontrolle
Targeted synthetische DMARDs				
Apremilast				
Baricitinib				Kleine Molekülgröße, vereinbar mit diaplazentarem Transport und Transport in die Muttermilch. Im Tierversuch teratogen, humane Daten fehlend für eine Empfehlung.
Filgotinib				Kleine Molekülgröße, vereinbar mit diaplazentarem Transport und Transport in die Muttermilch. Im Tierversuch teratogen, humane Daten fehlend für eine Empfehlung.
Tofacitinib				Kleine Molekülgröße, vereinbar mit diaplazentarem Transport und Transport in die Muttermilch. Im Tierversuch teratogen, humane Daten fehlend für eine Empfehlung.
Upadacitinib				Kleine Molekülgröße, vereinbar mit diaplazentarem Transport und Transport in die Muttermilch. Im Tierversuch teratogen, humane Daten fehlend für eine Empfehlung.
Biologische DMARDs: TNF Inhibitoren				Gelten als sicher in Schwangerschaft und Stillzeit. Lebendimpfungen des Säuglings verschieben bis zum 6. Lebensmonat bei Gaben in der Spätschwangerschaft.
Adalimumab				Fortführung in der 28. SSW evaluieren.
Infliximab				Fortführung in der 20. SSW evaluieren.
Etanercept				Fortführung in der 32. SSW evaluieren.
Certolizumab				Geringe/kein diaplazentarer Transport. Erfordert keine Änderung des Impfschemas für Säuglinge.
Golimumab				Fortführung in der 28. SSW evaluieren.
Andere Biologische DMARDs				Aufgrund der geringen Datenlage wird empfohlen (nicht TNFi) Biologika während der Konzeption zu pausieren. Bei schwerer mütterlicher Krankheit und fehlenden Alternativen können sie in Betracht gezogen werden in der Schwangerschaft.
Belimumab				
Abatacept				
Rituximab				Wenn Biologika im dritten Trimester eingesetzt wurden, wird empfohlen, alle Lebendimpfstoffe bei Säuglingen bis zum Alter von 6 Monaten zu vermeiden. Begrenzte Datenlage aber Stillen möglich.
IL-6-Inhibitoren				Anwendung im 2./3. Trimenon kann B-Zell-Depletion beim Kind verursachen.
IL-1-Inhibitoren				
IL-17-Inhibitoren				
IL-12/23-Inhibitoren				
Anifrolumab				

erlaubt
begrenzte Datenlage
nicht empfohlen

22.2.1 Nichtsteroidale Antirheumatika (NSAR) und Coxibe

Traditionelle NSAR sind nicht teratogen, müssen also bei Kinderwunsch nicht abgesetzt werden, können die Ovulation aber verzögern bzw. verhindern. Im 3. Trimenon sind sie nicht mehr empfohlen wegen der Gefahr des verzögerten Verschlusses des Ductus Botalli, möglicher Wehenhemmung, protrahierter Geburt und peripartaler Gerinnungsinhibierung; in der Laktationsphase sind sie wieder erlaubt (Präparat der Wahl: Ibuprofen). Zu Coxiben (COX-2-Hemmern) liegen keine Daten vor, sodass diese bei Planung oder eingetretener Schwangerschaft nicht gegeben werden sollten [13].

22.2.2 Glukokortikoide

Glukokortikoide sind bei Schüben in der Schwangerschaft lokal und systemisch Mittel der ersten Wahl, allerdings nicht als Prophylaxe und in der Langzeittherapie und nur unter Zugabe von Kalziumsupplementen und Vitamin-D-Präparaten (Cave: kein aktives Vitamin D!).

Prednisolon wird durch Plazentaenzyme inaktiviert und gelangt nur in sehr geringer Konzentration ins Nabelschnurblut. Dexamethason und Betamethason hingegen passieren die Plazentaschranke ungehindert und sind dementsprechend Therapie der Wahl bei z. B. intrauterin diagnostizierten fetalen atrioventrikulären Überleitungsstörungen bei anti-SS-A(Ro)- und anti-SS-B(La)-positiven Müttern. Aus fetaler Sicht liegt die kritische Dosis bei 15 mg Prednisolonäquivalent im 1. Trimenon – darüber wird ein leicht erhöhtes Risiko für Lippen-Kiefer-Gaumen-Spalten berichtet. Dosen > 20 mg/Tag gelten als Risikofaktor für eine Frühgeburt. Die möglichen Steroidnebenwirkungen bei der Mutter wie Exazerbation eines Diabetes mellitus, Hypertonie, Präeklampsie, Infektionen und vorzeitiger Blasensprung sind zu beachten.

22.2.3 Synthetische Basistherapeutika (sDMARDs)

Konventionelle synthetische DMARDs (csDMARDS) wie das häufig verwendete Methotrexat, Cyclophosphamid und Mycophenolat dürfen aufgrund ihrer nachgewiesenen teratogenen Wirkung während der Konzeption und Schwangerschaft nicht eingenommen werden. Vor Beginn einer Basistherapie mit Methotrexat ist es daher unumgänglich, das Thema Familienplanung anzusprechen. Cyclophosphamid ist das einzige Medikament, das die ovarielle Reserve und daher die Fruchtbarkeit beeinflusst. Dies ist abhängig vom der kumulativen Dosis und dem Alter zum Zeitpunkt der Therapie. Auch während des Stillens ist die Verwendung dieser Medikamente nicht gestattet.

Für Leflunomid und die neueren Januskinase(JAK)-Inhibitoren zeigt sich in Tierversuchen eine teratogene Wirkung. Bisher gibt es jedoch keine Hinweise, dass Leflunomid bei Menschen zu einem erhöhten Risiko für angeborene Missbildungen führt. Aufgrund unzureichender Daten wird jedoch empfohlen, Leflunomid vor einer geplanten Schwangerschaft abzusetzen. Für Leflunomid wird bei einer ungeplanten Schwangerschaft unter der Therapie oder bei Kinderwunsch (sehr langen HWZ) ein Auswaschverfahren mit Cholestyramin empfohlen. Das Ziel dieses Auswaschverfahrens ist es, einen negativen Leflunomid-Spiegel (< 0,02 mg/l) in zwei aufeinanderfolgenden Messungen im Abstand von 14 Tagen zu erreichen. Bei JAK-Inhibitoren ist zu beachten, dass sie kleine Moleküle sind und die Plazenta wahrscheinlich passieren können. Humane Daten liegen nicht vor.

Die Einnahme von Hydroxychloroquin (HCQ), Azathioprin/6-Mercaptopurin, Colchicin und Sulfasalazin ist während der gesamten Schwangerschaft sicher. Um eine geringe Krankheitsaktivität nach der Geburt zu gewährleisten, ist die Einnahme auch während der Stillzeit möglich. Allen Leitlinien zufolge bleibt Hydroxychloroquin das Medikament der Wahl bei Frauen, die eine Schwangerschaft mit einer rheumatischen Erkrankung, insbesondere SLE, planen und sollte während der Schwangerschaft mit einer Höchstdosis von 400 mg/Tag fortgesetzt werden.

22.2.4 Biologika

Wenn konventionelle Basistherapeutika nicht ausreichen, kann ein Biologikum während der Schwangerschaft und Stillzeit erforderlich sein. Die meisten Biologika sind Immunglobulin(Ig)G1-Antikörper, die aufgrund ihrer Größe während des ersten Schwangerschaftsdrittels, der Organogenese, praktisch nicht auf den Fetus übertragen werden. Erst mit vollständiger Entwicklung der Plazenta werden IgG1-Antikörper später aktiv über einen FC-Rezeptor zum Fetus transportiert.

Zu den TNF-α-Blockern existieren die meisten Daten, weswegen sie heute als sicher in der Schwangerschaft gelten. Unter den TNF-α-Blockern gibt es aufgrund ihrer unterschiedlichen Molekülstruktur Unterschiede im Übertritt in das Nabelschnurblut; das Rezeptorkonstrukt Etanercept tritt z. B. geringer über als Infliximab und Adalimumab. Der pegylierte TNF-α-Blocker Certolizumab tritt praktisch gar nicht in das Nabelschnurblut über, was im Hinblick auf den Fetus als günstig zu werten ist. Für Infliximab und Adalimumab sprechen die Erfahrung (und Daten) aufgrund ihrer Anwendung bei Patientinnen mit chronisch-entzündlichen Darmerkrankungen vor und in der Schwangerschaft, oftmals bis zur Geburt.

Aufgrund des Übertritts in das Nabelschnurblut müssen Lebendimpfstoffe beim Kind bis zum Alter von 6 Monaten vermieden werden bei Therapie mit TNF-α-Blockern während der *gesamten* Schwangerschaft. Falls das Risiko eines Krankheitsschubs nach *Pausieren* des TNF-α-Blockers in der Schwangerschaft als gering eingeschätzt wird, können IFX in SSW 20, ADA und GOL in SSW 28 und ETA in SSW 32 pausiert werden, sodass ein Neugeborenes ein normales österreichisches Impfschema mit einer Rotavirus-Impfung mit 8 Wochen erhalten kann. In diesem Fall soll die Therapie aber sobald wie möglich nach der Geburt wieder begonnen werden, wenn keine Infektionen oder chirurgische Komplikationen vorliegen. Aufgrund des minimalen Plazentatransfers ist CZP ist mit allen 3 Trimestern der Schwangerschaft vereinbar und erfordert keine Änderung des Impfplans für Säuglinge [11].

Für andere Biologika ist die Datenlage für eine Empfehlung bis dato unzureichend, und es wird empfohlen, andere Biologika während der Konzeption zu pausieren. Bisherige Daten deuten jedoch nicht darauf hin, dass Biologika teratogen sind [11].

Stillen ist unter Biologika (bei begrenzter Datenlage) möglich.

■ **Zeugung**

Bei sehr geringer Datenlage zur Zeugung für die meisten Medikamente wurden Empfehlungen auf der Grundlage verfügbarer Evidenz und Expertenmeinungen entwickelt. CYC kann auch bei Männern die Spermatogenese beeinträchtigen bzw. teratogen sein und sollte 3 Monate vor dem Versuch einer Empfängnis abgesetzt werden. Sulfasalazin kann in manchen Fällen die Spermienqualität und -mobilität beeinflussen und so zu einer verminderten Fruchtbarkeit führen. Es wird aber nicht unbedingt empfohlen, die Therapie vor Zeugung zu beenden. Sollte allerdings nach 12 Monaten keine Schwangerschaft eintreten, kann Sulfasalazin zusammen mit anderen möglichen Ursachen für Unfruchtbarkeit in Betracht gezogen und die Therapie beendet werden. Eine Behandlung mit HCQ, Azathioprin,

6-Mercaptopurin, Colchicin und TNF-α-Inhibitoren ist sicher und soll in jedem Fall fortgesetzt werden. Basierend auf einer geringeren, wenn auch stetig wachsenden, Evidenzlage, kann auch eine Therapie mit MTX, MMF, Leflunomid, Nicht-TNFi-Biologika und JAK-Inhibitoren fortgesetzt werden [10, 11].

Fallbeispiel: Spondyloarthritis und Schwangerschaft

Bei einer 1986 geborenen Patientin wird 2011 eine seronegative Spondyloarthritis (HLA-B27 negativ) mit Befall von 3 peripheren Gelenken im Sinne einer Oligoarthritis diagnostiziert. In weiterer Folge treten starke nächtliche Kreuzschmerzen auf; im Nativröntgen zeigt sich eines Sakroiliitis rechts, weswegen eine MRT der Sakroiliakalgelenke angeschlossen wird – ohne aktuellen Entzündungsnachweis. Auf Befragen gibt die Patientin das Auftreten von blutig-schleimigen Durchfällen an, daher wird eine Koloskopie mit Stufenbiopsien durchgeführt: mit unauffälligem histologischen Befund. In einem angeschlossenen MR-Enteroklysma zeigt sich aber eine deutliche Wandverdickung des Duodenums sowie des Jejunums mit Flüssigkeitsansammlungen paramedian, sodass der Verdacht auf einen Morbus Crohn geäußert wird.

Sulfasalazin wird begonnen; darunter entwickelt die Patientin eine rezidivierende Thrombopenie, weswegen der Patientin die Umstellung auf Glukokortikoide und Azathioprin geraten wird, was sie allerdings ablehnt. Eine anschließende Behandlung mit Methotrexat (MTX) bleibt ohne Effekt. Danach wird auf einen TNF-α-Inhibitor (Adalimumab) umgestellt, im Hinblick auf einen geäußerten Kinderwunsch ohne begleitende MTX-Therapie. Darunter bessert sich die Patientin rasch sowohl hinsichtlich der Gelenke als auch des Intestinums. Ein Hydrops des linken Kniegelenks muss punktiert und das Intervall der Spritzabstände von 14 auf 12 Tage verkürzt werden; daraufhin kommt die Patientin in Remission. Als die Patientin 2014 schwanger werden will, möchte sie auf „Nummer sicher" gehen und setzt Adalimumab ab; sie meldet sich danach in der 14. Schwangerschaftswoche (SSW) und klagt über zunehmende Diarrhöen und nächtliche Kreuzschmerzen sowie eine neuerliche Schwellung des linken Kniegelenks. In Kooperation mit einem gastroenterologischen Zentrum wird eine Therapie mit Adalimumab wieder begonnen, wodurch eine prompte Besserung und Remission erreicht werden kann. Die Therapie wird bis zur Geburt und auch während der Stillzeit appliziert. Sie entbindet spontan ein gesundes Mädchen.

Kommentar

Bei Patienten mit seronegativer Spondyloarthritis sollte man immer auch nach Durchfällen fragen, um eine begleitende chronisch entzündliche Darmerkrankung (CED) nicht zu übersehen. Gerade bei CED-Patientinnen aber auch bei Patientinnen mit Sakroiliitis sollte eine Fortführung der laufenden TNF-α-Blocker-Therapie mit Adalimumab in die Schwangerschaft fortgeführt werden. Dies entspricht auch den aktuellen Empfehlungen (siehe oben). Die Therapie erscheint prinzipiell sicher; eine Pausierung kann bei Remission vor der 28. SSW erwogen werden. Der pegylierte TNF-α-Inhibitor Certolizumab und das TNF-Rezeptorkonstrukt Etanercept (allerdings nicht am Darm wirksam) passieren die Nabelschnurschranke praktisch nicht, sind jedoch bei CED-Patientinnen nicht zugelassen. Außerdem wissen wir bei dieser Patientin bereits, dass Adalimumab

22

wirksam ist. Wenn ein Plazenta-
gängiger TNF-α-Inhibitor bis zur Geburt
gegeben wird, darf das Neugeborene in
den ersten 6 Lebensmonaten keine Lebendimpfungen erhalten!

Fallbeispiel: SLE und Schwangerschaft
Bei einer 1985 geborenen Patientin sind
seit dem 18. Lebensjahr ein SLE mit
Nierenbeteiligung   und   ein
Antiphospholipid-Syndrom (ohne bis-
heriges embolisches Ereignis) bekannt.
An Vortherapien wurden Glukokortikoide und Azathioprin, das wegen Auftreten einer Meningitis beendet werden
musste, eingesetzt. Mit 23 Jahren kommt
es 2008 zu einer ZNS-Beteiligung im
Rahmen des SLE mit generalisierten
Myoklonien und spastischer Hemiparese
links, weswegen die Patientin mehrfach
an einer neurologischen Abteilung stationär zu einer Piracetam-Infusionstherapie
und Einstellung auf das Antiepileptikum
Levetiracetam aufgenommen werden
muss. Zu diesem Zeitpunkt wird die Patientin mit der Fragestellung eines
rheumatologischen Therapievorschlags
bei instabiler Erkrankung vorgestellt.
Aufgrund des Organbefalls wird – gerade
im Hinblick auf die derzeit im Vordergrund stehende ZNS-Beteiligung – eine
immunsuppressive Therapie mit Rituximab (RTX) und MTX begonnen. Darunter kommt es zu einem prompten und
anhaltenden Sistieren der Myoklonien.
RTX wird beibehalten, MTX auf
Mycophenolat-Mofetil (MMF) gewechselt, darunter ein relativ stabiler Zustand über mehrere Jahre erreicht. 2016
äußert die Patientin nach dem 11.
RTX-Zyklus einen vehementen Kinderwunsch. Die laufende Therapie mit

MMF wird beendet und der Patientin
mitgeteilt, dass sie frühestens 6 Wochen
nach Absetzen des Medikaments schwanger werden darf; Hydroxychloroquin (HCQ) wird stattdessen Gewichts
adaptiert etabliert. Die Patientin und ihr
Mann werden auf das erhöhte Risiko
einer Schwangerschaft für Mutter und
Kind bei SLE und die Notwendigkeit
engmaschiger Kontrollen hingewiesen.
Wenige Wochen später erscheint die Patientin in der 7. Schwangerschaftswoche
(SSW); nach genauer Rechnung ist die
Schwangerschaft bereits 4 Wochen nach
Absetzen von MMF eingetreten. Die
Laborkontrolle zeigt positive anti-
nukleäre Antikörper (ANA) und
dsDNA-Antikörper, ein positives
Lupus-Antikoagulans inkl. positivem
Lupus-Hemmstofftest und Antikardioli-
pin-Antiköpern, eine verlängerte aPTT
(aktivierte partielle Thromboplastinzeit)
sowie eine geringe Proteinurie im
Spontanharn; die Patientin hat hyper-
tone Blutdruckwerte – als Zeichen für
Krankheitsaktivität. Es wird dringlich zu
einer gynäkologischen Kontrolle geraten.
In der 12. SSW kommt es zu einem
Spontanabort. Bei einer anschließenden
Kontrolle wird eine Low-dose-
Glukokortikoid-Therapie mit Prednisolon 5 mg Tabletten (½–0–0) etabliert und
HCQ weitergeführt; der Blutdruck ist mit
Methyldopa (statt dem früheren Beta-
blocker) gut eingestellt. Zudem nimmt sie
derzeit Thrombo ASS 100 mg pro Tag. In
der letzten Laborkontrolle sind ANA
und dsDNA-Antiköper nicht nachweisbar, C3 und C4 sind im Normbereich; es
besteht somit kein Komplementverbrauch. Der Blutdruck ist normotensiv
und im 24-Stunden-Harn ist keine
Proteinurie nachweisbar. Es besteht nach
wie vor ein Kinderwunsch.

Kommentar

Die Patientin leidet unter einem schweren SLE mit Organmanifestation, was eine Schwangerschaft jedenfalls zu einer Risikoschwangerschaft macht. Die Voraussetzungen für den Eintritt einer Schwangerschaft waren bei positiven ANA, positiven dsDNA-Antikörpern und einer Proteinurie sowie einer arteriellen Hypertonie denkbar schlecht. Das zu kurz pausierte Mycophenolat-Mofetil kann ebenfalls zu dem Abort geführt haben (wirkt stark abortiv!). Die Ausgangssituation ist mit der nun laufenden aufgesättigten Hydroxychloroquin- und Low-dose-Glukokortikoid-Therapie bzw. dem gut eingestellten Blutdruck und den nun negativen ANA und dsDNA-Antiköpern deutlich günstiger. Trotzdem bleibt die 31-jährige Frau eine Hochrisikopatientin, die bei Eintritt einer Schwangerschaft engmaschig interdisziplinär zu betreuen ist. Diesbezüglich sind – auch aus forensischen Gründen – ausführliche Informationsgespräche mit genauer Dokumentation zu führen.

Literatur

1. Jawaheer D et al (2011) Time to pregnancy among women with rheumatoid arthritis. Arthritis Rheum 63(6):1517–1521
2. de Man YA et al (2009) Association of higher rheumatoid arthritis disease activity during pregnancy with lower birth weight: results of a national prospective study. Arthritis Rheum 60(11):3196–3206
3. Chakravarty EF, Nelson L, Krishnan E (2006) Obstetric hospitalizations in the United States for women with systemic lupus erythematosus and rheumatoid arthritis. Arthritis Rheum 54(3):899–907
4. Barrett JH et al (1999) Does rheumatoid arthritis remit during pregnancy and relapse postpartum? Results from a nationwide study in the United Kingdom performed prospectively from late pregnancy. Arthritis Rheum 42(6):1219–1227
5. Nelson JL et al (1993) Maternal-fetal disparity in HLA class II alloantigens and the pregnancy-induced amelioration of rheumatoid arthritis. N Engl J Med 329(7):466–471
6. de Man YA et al (2010) Women with rheumatoid arthritis negative for anti-cyclic citrullinated peptide and rheumatoid factor are more likely to improve during pregnancy, whereas in autoantibody-positive women autoantibody levels are not influenced by pregnancy. Ann Rheum Dis 69(2):420–423
7. Ostensen M, Ostensen H (1998) Ankylosing spondylitis – the female aspect. J Rheumatol 25(1):120–124
8. Andreoli L et al (2017) EULAR recommendations for women's health and the management of family planning, assisted reproduction, pregnancy and menopause in patients with systemic lupus erythematosus and/or antiphospholipid syndrome. Ann Rheum Dis 76(3):476–485
9. Gotestam Skorpen C et al (2016) The EULAR points to consider for use of antirheumatic drugs before pregnancy, and during pregnancy and lactation. Ann Rheum Dis 75(5):795–810
10. Sammaritano LR et al (2020) 2020 American College of Rheumatology Guideline for the management of reproductive health in rheumatic and musculoskeletal diseases. Arthritis Rheumatol 72(4):529–556
11. Russell MD et al (2023) British Society for Rheumatology guideline on prescribing drugs in pregnancy and breastfeeding: immunomodulatory anti-rheumatic drugs and corticosteroids. Rheumatology (Oxford) 62(4):e48–e88
12. Puchner A et al (2019) Immunosuppressives and biologics during pregnancy and lactation : A consensus report issued by the Austrian Societies of Gastroenterology and Hepatology and Rheumatology and Rehabilitation. Wien Klin Wochenschr 131(1–2):29–44
13. Lockshin MD (2006) Treating rheumatic diseases in pregnancy: dos and don'ts. Ann Rheum Dis 65 Suppl 3(Suppl 3):iii58–iii60

Der Rheumatologe als Gutachter

Gabriela Eichbauer-Sturm

Inhaltsverzeichnis

23.1 Die Stellung des Sachverständigen

Zur Beurteilung komplizierter Sachverhalte reichen die Kenntnisse und Erfahrungen des Richters oft nicht aus. Diese Lücken schließt der Sachverständige. Erweist es sich in einem Verfahren als notwendig, einen Experten aus einem Fachgebiet heranzuziehen, hat das Gericht auf Antrag oder von Amts wegen einen Sachverständigen zu bestellen.

Der Sachverständige ist eine natürliche Person, die dem Gericht aufgrund ihrer Fachkunde spezielle Kenntnisse übermittelt. Die Beiziehung kann entweder zur Beweisaufnahme erfolgen (Untersuchung) oder zur fachkundigen Beurteilung eines Sachverhaltes (Schlussfolgerungen). Man spricht daher von einer Doppelfunktion des Sachverständigen, einerseits als Beweismittel zur Feststellung eines Sachverhalts und andererseits als Ergänzung des für den Fall erforderlichen Wissens des Richters.

Die Aufgaben des rheumatologischen Gutachters sind prinzipiell die Aufgaben jedes medizinischen Gutachters:

- Gesundheitsschäden feststellen,
- die Auswirkung der Krankheit auf die verschiedenen Bereiche des Lebens evaluieren und
- eine Einschätzung der Arbeitsfähigkeit vornehmen.

Der Sachverständige ist, wie der Richter, zur Objektivität verpflichtet. Er darf sich weder als Ankläger noch als Verteidiger noch als Richter fühlen.

23.2 Das Gutachten

Normalerweise erhält der Sachverständige mit der Bestellung zum Gutachter auch die Gerichtsakte samt Beilagen, weitere benötigte Unterlagen, wie z. B. Krankengeschichten kann er selbst beschaffen. Die Vorladung des Klägers wird durch den Sachverständigen selbst vorgenommen.

Das schriftliche Gutachten beginnt mit der Anführung der Gerichtssache und dem Gutachtensauftrag. Es folgt eine Aufstellung der vorliegenden Befunde, die Anamnese und ein ausführlicher Status. Werden zusätzliche Untersuchungen wie Sonographie, EKG etc. durchgeführt, sind diese anzuführen. Es folgt eine kurze Zusammenfassung und die Erstellung des Leistungskalküls inklusive der Krankenstandprognose. Sollten ergänzende Gutachten erforderlich sein (z. B. durch einen orthopädischen oder neurologischen Sachverständigen), ist dies ebenfalls anzuführen.

Der Gutachter muss über spezielle Kenntnisse und klinische Erfahrung auf dem Gebiet entzündlich-rheumatischer Erkrankungen verfügen. Zu beachten ist der besondere Verlauf dieser Erkrankungen mit subakutem bis chronischem Verlauf, dem Fehlen sicherer Zeichen der Verlaufsprognose, den tageszeitlichen Schwankungen der Schmerzintensität und der dadurch bestehenden Funktionsbehinderungen. Zusätzlich sind häufig auftretende unerwünschte Nebenwirkungen medikamentöser Langzeittherapien (z. B. Infekte, Osteoporose) zu bedenken. Im rheumatologischen Gutachten müssen Schmerz, Entzündung und Funktionsstörungen des Bewegungsapparats und der inneren Organe beurteilt werden.

Der Rheumatologe sollte darauf achten, dass die Einschränkung der Arbeitsfähigkeit immer auf Diagnosen und Funktionsdefiziten aus dem eigenen Fachgebiet beruhen sollte. Diagnosen wie Aggravation, Simulation und Somatisierung sind zu vermeiden, da diese aus dem rheumatologischen Fachgebiet nicht zu beurteilen sind. (Weiterführende Literatur: [1–5])

■ Anamnese

Die Schmerzanamnese ist eine wichtige Grundlage zur Erstellung des Leistungskalküls und der Krankenstandprognose. Zu berücksichtigen sind die Lokalisation und Intensität (Art, Stärke und Dauer) des

Schmerzes, wobei besonders die tageszeitlichen Schwankungen zu hinterfragen sind.

Zu unterscheiden ist zwischen rein subjektiv geschilderten Beschwerden, den Arthralgien und objektivierbaren Gelenkbefunden (Schwellung, Überwärmung und Bewegungseinschränkungen). Zusätzlich muss, entsprechend dem vorliegenden Krankheitsbild, nach Begleitsymptomen wie z. B. Fieber, Durchfällen, Haut- und Schleimhautbeteiligungen, Veränderungen am Auge und an inneren Organen gefragt und die Antworten dokumentiert werden.

Die Sozialanamnese muss die Schulbildung, den erlernten oder ausgeübten Beruf, den Anmarschweg zur Arbeitsstätte und die bereits durchgeführten gesundheitsfördernden Maßnahmen berücksichtigen.

■ **Klinische Untersuchung**

Die klinische Untersuchung setzt sich wie immer aus Inspektion, Palpation und Funktionsprüfung zusammen. Bei der Inspektion sind Haut und Schleimhautveränderungen, die Beschaffenheit der Muskulatur und der Gelenke sowie Gelenkschwellungen und Gelenkdeformierungen anzugeben. Massive Abwehrbewegungen des zu Untersuchenden oder fehlende Mitarbeit sind zu dokumentieren.

■ **Hilfsbefunde**

Die vorhandenen Befunde müssen auf Aktualität, Vollständigkeit und Richtigkeit überprüft werden. Es ist zu bedenken, dass Laborergebnisse wie z. B. humorale Entzündungsparameter durch medikamentöse Therapien (Glukokortikoide, Interleukin-6-Hemmer) in ihrer Beurteilbarkeit eingeschränkt sind.

Sollte eine Einschätzung der Krankheitsaktivität oder der Arbeitsfähigkeit aufgrund der Untersuchung und der vorliegenden Befunde oder einer Widersprüchlichkeit in den einsehbaren Akten nicht möglich sein, ist dies zu dokumentieren. Ergänzende Untersuchungen müssen angefordert werden; im Zweifelsfall nach Absprache mit dem zuständigen Richter.

Im Rahmen der Zusammenfassung ist auch zur Compliance Stellung zu nehmen, zudem darauf hinzuweisen, ob weitere Behandlungsoptionen gegeben und diese dem Kläger zumutbar sind und ob eine Besserung möglich ist.

23.3 Die häufigsten zu beurteilenden Krankheitsbilder

Bei den entzündlich-rheumatischen Erkrankungen sind die objektivierbaren Befunde meist klar und korrelieren mit den von den Klägern geschilderten Beschwerden und den angegebenen Funktionseinschränkungen. Ein schubhafter Verlauf mit einem Wechsel von Phasen geringer Krankheitsaktivität und akuten Exazerbationen ist häufig und zu bedenken.

23.3.1 Rheumatoide Arthritis (RA)

Die RA ist die häufigste entzündlich-rheumatische Erkrankung, die in einem hohen Prozentsatz zu einer Destruktion der betroffenen Gelenke führt. Die Prävalenz liegt zwischen 0,5 und 1 %, Frauen sind etwa 2- bis 3-mal häufiger betroffen als Männer. Die Erkrankung betrifft alle Altersstufen, der Krankheitsbeginn weist einen Häufigkeitsgipfel zwischen dem 30. und dem 45. Lebensjahr und einen weiteren um das 60. Lebensjahr auf.

■ **Symptomatik und Verlauf**

Die RA manifestiert sich vor allem an den peripheren Gelenken, bei ca. 20 % der Betroffenen kommt es zu einem Befall der Halswirbelsäule. Meistens sind die kleinen Gelenke der Hände und Füße, häufig aber

23

auch große Gelenke wie Schultern, Ellbogen und Kniegelenke befallen.

Die RA beginnt selten als Monarthritis, meistens als Oligo- (2–4 Gelenke betroffen) oder bereits als Polyarthritis (über 5 Gelenke) und entwickelt sich mit hoher Wahrscheinlichkeit innerhalb von 2 Jahren zu einer symmetrischen Polyarthritis.

Bei 15–30 % der Patienten können bereits im ersten Krankheitsjahr radiologisch Destruktionen am Knochen nachgewiesen werden.

Als ungünstige Prognosefaktoren gelten ein positiver Rheumafaktor (RF), positive Antikörper gegen zyklische citrullinierte Peptide (ACPA), eine dauerhafte Erhöhung der systemisch-humoralen Entzündungsparameter und der frühe Nachweis von radiologischen Veränderungen [6].

■ Beurteilung

Die Beurteilung der Leistungsfähigkeit bei Betroffenen richtet sich im Wesentlichen nach der Funktionsfähigkeit der Hände, insbesondere der Fingergelenke und der großen Gelenke. In der Mehrzahl der Fälle sind leichte und zumindest halbzeitig mittelschwere Tätigkeiten möglich. Arbeiten, die abruptes Ziehen, Drücken oder Stoßen erforderlich machen, ebenso Arbeiten, die mit vermehrter Exposition auf Kälte, Nässe, Hitze oder Zugluft verbunden sind, und Tätigkeiten auf Leitern oder Gerüsten sind üblicherweise nicht zumutbar.

Bei Vorliegen von rheumatischen Vorfußveränderungen ist die Gehstrecke eingeschränkt und zusätzlich sind Arbeiten in unwegsamem Gelände oder unebenem Untergrund auszuschließen. Zu beurteilen ist ferner die Gebrauchsfähigkeit der Hände hinsichtlich der Motorik.

Eine völlige Erwerbsunfähigkeit liegt bei Gebrauchsunfähigkeit der Finger infolge von Sehnenabrissen und bei einem Befall der Halswirbelsäule vor.

23.3.2 Spondyloarthritiden (SpA)

Axiale Spondylarthritis (axSpA)

Charakteristisch für Spondylarthritiden sind entzündliche Veränderungen im Bereich der Wirbelsäule, der Sehnenansätze (Enthesitiden) und der Nachweis von HLA-B27.

Entsprechend der ASAS-Gruppe (Assessment of Spondylarthritis International Society) können zwei Gruppen von Spondyloarthritiden unterschieden werden:
- die axiale SpA, zu der die frühe, radiologisch nicht nachweisbare axiale SpA (nr-axSPA) sowie die klassische SpA (Morbus Bechterew) zu zählen sind und
- die vorwiegend periphere SpA mit Arthritis, Enthesitis und Daktylitis.

Komorbiditäten wie eine Psoriasis vulgaris, anteriore Uveitis und CED sind häufig [7].

Die axSpA tritt in Europa mit einer Prävalenz von ca. 0,5 % der Gesamtbevölkerung auf. Männer sind 2- bis 3-mal häufiger betroffen als Frauen, bei ca. 95 % ist HLA-B27 nachweisbar. Rund 80 % der Betroffenen entwickeln die ersten Symptome bereits vor dem 30. Lebensjahr und nur 5 % der Patienten nach dem 45. Lebensjahr.

■ Symptomatik und Verlauf

Zu Beginn der Erkrankung steht der tief sitzende, nächtlich auftretende Rückenschmerz, der sich durch Bewegung bessert und durch die bilaterale Sakroiliitis bedingt ist, im Vordergrund. Frühformen, bei denen noch keine ausgeprägten knöchernen Veränderungen bestehen, sind nur mittels MRT oder CT nachweisbar.

Die genaue Ursache ist nach wie vor unbekannt. Man nimmt an, dass die Ursache in einer Mischform aus genetischer Prädisposition und auslösendem Trigger (meist eine Infektion) zu suchen ist.

Ungünstige Prognosefaktoren sind ein früher Krankheitsbeginn, deutlich erhöhte Entzündungsparameter, eine Beteiligung des Hüftgelenks und eine frühzeitige Einsteifung der Wirbelsäule.

Bei dieser Erkrankung sind nicht nur die Funktionseinschränkung der Wirbelsäule und der peripheren Gelenke oder das Auftreten von Enthesiopathien zu berücksichtigen, sondern auch eventuell bestehende Organbeteiligungen der Lunge, des Herzens, des Darms und der Augen sowie Folgeerkrankungen, wie z. B. eine Osteoporose. Zu beurteilen ist weiterhin die tageszeitliche Schwankung der Gelenk- und Wirbelsäulenschmerzen sowie deren Steifigkeit.

Jüngere Patienten weisen häufig eine höhere klinische Aktivität und eine vermehrte entzündliche Rückenschmerzsymptomatik auf. Nach jahrelangem Verlauf prägen die Einschränkungen der Funktion der Wirbelsäule, gemessen vor allem an der Kyphosierung der Wirbelsäule, und beurteilbar durch den Hinterhaupt-Wand-Abstand das Bild.

▪ **Beurteilung**
Bei der Beurteilung der Leistungsfähigkeit ist zu beachten, dass klimatische Einflüsse wie Nässe und Kälte zu vermeiden sind. Zu befürworten sind Tätigkeiten mit Wechsel von Sitzen, Stehen und Gehen. Die Belastbarkeit der Wirbelsäule beim Heben und Tragen ist eingeschränkt, schwere körperliche Arbeit ist nicht zumutbar [1].

Psoriasisarthritis (PsA)

Bei ca. 30 % der von einer Psoriasis vulgaris (Pso) Betroffenen kommt es zum Auftreten einer Gelenkbeteiligung. Eine Nagelbeteiligung erhöht das Risiko für eine Psoriasisarthritis [8].

Das klinische Bild ist sehr vielfältig:
- Periphere PsA: asymmetrisch, häufig mit Befall der Fingerendgelenke
- Daktylitis: Schwellung eines ganzen Fingers oder einer Zehe

- Axiale PsA: ca. 25 % der Patienten mit einer PsA oder AS erfüllen die Kriterien für beide Erkrankungen, allerdings gibt es unterschiedliche radiologische Befunde (z. B. asymmetrische Sakroiliitis) [9]

▪ **Beurteilung**
Die Beurteilung der Leistungsfähigkeit richtet sich nach der Funktionsfähigkeit der großen und kleinen Gelenke sowie dem Wirbelsäulenbefall. In der Mehrzahl der Fälle sind leichte und zumindest halbzeitig mittelschwere Tätigkeiten möglich. Arbeiten, die abruptes Ziehen, Drücken oder Stoßen erforderlich machen, ebenso Arbeiten, die mit vermehrter Exposition auf Kälte, Nässe, Hitze oder Zugluft verbunden sind, und Tätigkeiten auf Leitern oder Gerüsten sind üblicherweise nicht zumutbar.

23.3.3 Fibromyalgiesyndrom (FMS)

Patienten, bei denen die Diagnose eines Fibromyalgiesyndroms gestellt wurde, stellen den Sachverständigen meist vor eine schwierige Aufgabe, da die geschilderten Beschwerden nicht durch objektivierbare Befunde zu sichern sind. Für den rheumatologischen Sachverständigen ist es wichtig, eine entzündlich-rheumatische Erkrankung im Sinne einer sekundären Fibromyalgie zu bewerten.

Definition der Fibromyalgie im ICD-11 [4]:
- chronischer Schmerz in mehreren Körperregionen, in mindestens 4 von 5 Körperregionen bzw. in mindestens 3 von 4 Körperquadranten,
- assoziiert mit Schlafstörungen, kognitiven Dysfunktionen und körperlichen Symptomen,
- Symptomdauer mindestens 3 Monate,
- Symptome nicht besser erklärbar durch eine andere Diagnose.

Das FMS wurde aus dem Kapitel „Erkrankungen des muskuloskeletalen System und des Bindegewebes" entfernt. Es wird als Störung der Schmerz- und Stressverarbeitung mit entsprechender psychiatrischer Komorbidität angesehen. Frauen sind ca. 7-mal häufiger betroffen als Männer. Bei 15–25 % beginnen die Symptome bereits in der Kindheit, der durchschnittliche Krankheitsbeginn liegt bei ca. 35 Jahren. Etwa 75 % der Betroffenen leiden auch an psychischen Störungen, vor allem Angststörungen und Depressionen. Bei Frauen korreliert die Schwere der Depression mit der Schwere der Erkrankung.

Dementsprechend umfasst die Therapie der Fibromyalgie ein multimodales Konzept bestehend aus Schulung, kognitiver Verhaltenstherapie, Pharmakotherapie sowie physikalischer und Bewegungstherapie.

Aus Sicht des rheumatologischen Sachverständigen sollte ein ergänzendes Gutachten aus dem Fachbereich der Psychiatrie/Schmerzmedizin empfohlen werden.

▪ Beurteilung

Eine Arbeitsunfähigkeit kann mit der Diagnose eines FMS nicht begründet werden. Eine vollschichtige Leistungsfähigkeit für leichte bis halbzeitig mittelschwere Tätigkeiten auf dem allgemeinen Arbeitsmarkt bleibt in der Regel erhalten. Auszuschließen sind Zwangshaltungen und ständige Nässe- und Kälteexposition sowie Arbeiten mit erhöhten Anforderungen an Eigeninitiative, Eigenverantwortung und Entscheidungsfähigkeit. Bei Vorliegen einer zugrunde liegenden entzündlich-rheumatischen Erkrankung sollte das Leistungskalkül entsprechend dieser Erkrankung gestellt werden.

Literatur

1. Buchhardi C, Kellner H (2005) Begutachtungsfragen. In: Falkenbach A (Hrsg) Morbus Bechterew: Beratung, Betreuung, Behandlung. Springer, Wien, S 887–900
2. Franke M, Petzold E, Keitel W (2007) Begutachtung entzündlich-rheumatischer Erkrankungen. In: DGRh (Hrsg) Qualitätssicherung in der Rheumatologie, 2. Aufl. Steinkopff, Darmstadt, S 581–583
3. Fritze J, Mehrhoff F (2007) Die ärztliche Begutachtung, 7. Aufl. Steinkopff, Darmstadt
4. Jadon DR, Sengupta R, Nightingale A et al (2017) Axial Disease in Psoriatic Arthritis study: defining the clinical and radiographic phenotype of psoriatic spondyloarthritis. Ann Rheum Dis 76:701–707. https://doi.org/10.1136/annrheumdis-2016-209853
5. Nicholas M, Vlaeyen JWS, Rief W et al. (2019) The IASP classification of chronic pain for ICD-11: chronic primary pain. Pain 160:28–37
6. Jeger J (2007) Die Rolle des Rheumatologen bei der polydisziplinären Begutachtung. Z Rheumatol 66:466–472
7. Zeitschrift für Rheumatologie (2012) Systemerkrankung rheumatoide Arthritis. Schwerpunktheft. Z Rheumatol 10. Systemerkrankung rheumatoide Arthritis, Zeitschrift für Rheumatologie, Schwerpunktheft Ausgabe 10/2012
8. Rudwaleit M et al (2009) The development of Assessment of Spondyloarthritis international Society classifacation criteria for axial spondylarthritis (part II):validation and final selection. Ann Rheum Dis 68(6):777–783
9. Scher JU, Ogdie A, Merola JF, Ritchlin C (2019) Preventing psoriatic arthritis: focusing on patients with psoriasis at increased risk of transition. Nat Rev Rheumatol 15(3):153–166

23

Serviceteil

Stichwortverzeichnis